临床护理实践要点

主编◎戴光霞　高华英　李秀霞

吕秀云　张晓军　王　莹

黑龙江科学技术出版社

图书在版编目(CIP)数据

临床护理实践要点 / 戴光霞等主编. -- 哈尔滨：
黑龙江科学技术出版社，2023.7
ISBN 978-7-5719-1969-6

Ⅰ.①临… Ⅱ.①戴… Ⅲ.①护理学 Ⅳ.①R47

中国国家版本馆CIP数据核字(2023)第104621号

临床护理实践要点
LINCHUANG HULI SHIJIAN YAODIAN

作　　者	戴光霞　高华英　李秀霞　吕秀云　张晓军　王　莹	
责任编辑	单　迪	
封面设计	邓姗姗	
出　　版	黑龙江科学技术出版社	
	地址：哈尔滨市南岗区公安街70-2号　邮编：150007	
	电话：（0451）53642106　传真：（0451）53642143	
	网址：www.lkcbs.cn	
发　　行	全国新华书店	
印　　刷	黑龙江龙江传媒有限责任公司	
开　　本	787mm×1092mm　1/16	
印　　张	23.75	
字　　数	562千字	
版　　次	2023年7月第1版	
印　　次	2023年7月第1次印刷	
书　　号	ISBN 978-7-5719-1969-6	
定　　价	128.00元	

《临床护理实践要点》
编委会

主　编

戴光霞　　临沂市人民医院

高华英　　潍坊市人民医院

李秀霞　　潍坊市人民医院

吕秀云　　潍坊市人民医院

张晓军　　潍坊市人民医院

王　莹　　潍坊市人民医院

副主编

王青晓　　潍坊市人民医院

尹美玲　　潍坊市人民医院

付　瑶　　潍坊市人民医院

李成兰　　潍坊市人民医院

郭德凤　　潍坊市人民医院

杨　梅　　潍坊市人民医院

刘　芸　　潍坊市人民医院

刘　瑜　　潍坊市人民医院

吴凤姣　　潍坊市人民医院

陈颖超　　潍坊市人民医院

张书琴　　潍坊市人民医院

郭　青　　潍坊市人民医院

曹雅宁　　潍坊市人民医院

曹馨方　　潍坊市人民医院

韩媛媛　　潍坊市人民医院

前　言

随着现代医学的发展,临床疾病的护理进展日新月异,许多新理论、新机制、新观点和新技术不断问世,这就要求护理人员要坚持不懈地努力学习,更快、更好地掌握相关领域的新知识,提高护理质量和实践水平。为此,编者在繁忙的工作之余,广泛收集国内外的近期文献,并结合多年的临床经验及专业特长,编写了本书。

本书侧重介绍临床疾病的护理要点,尤其在患者的健康指导以及护理操作方面给出了专业性的建议。本书内容包括神经科疾病、消化科疾病、普外科疾病、妇产科疾病、儿科疾病、老年疾病等的护理,还有心内科护理、心外科护理、急症护理、危重症护理等方面的内容,详细阐述了临床护理操作中的实践要点,内容丰富,重点突出,不仅科学性与实用性强,而且在贴近临床护理工作实际的同时,又紧密结合了医疗卫生事业的发展性和专业性。希望本书的出版对促进临床护士工作的规范化、系统化及科学化能起到一定作用。

由于我们水平有限,加之时间仓促,书中难免有不妥之处,敬请广大读者批评指正。

编　者

目　　录

第一章　神经科护理

第一节　脑梗死

脑梗死又称缺血性卒中,中医称之为卒中或中风。本病系由各种原因所致的局部脑组织血液供应障碍,导致脑组织缺血缺氧性病变坏死,进而产生临床上对应的神经功能缺失表现。脑梗死依据发病机制的不同分为脑血栓形成、脑栓塞和腔隙性脑梗死等主要类型。其中脑血栓形成是脑梗死最常见的类型,约占全部脑梗死的 60%。

一、病因

(一)血管壁本身的病变

最常见的是动脉粥样硬化,且常常伴有高血压、糖尿病、高脂血症等危险因素。其可导致各处脑动脉狭窄或闭塞性病变,但以大中型管径($\geqslant 500\mu m$)的动脉受累为主,国人的颅内动脉病变较颅外动脉病变更多见。其次为脑动脉壁炎症,如结核、梅毒、结缔组织病等。此外,先天性血管畸形、血管壁发育不良等也可引起脑梗死。由于动脉粥样硬化好发于大血管的分叉处和弯曲处,故脑血栓形成的好发部位为颈动脉的起始部和虹吸部、大脑中动脉起始部、椎动脉及基底动脉中下段等。当这些部位的血管内膜上的斑块破裂后,血小板和纤维素等血液中有形成分随后黏附、聚集、沉积形成血栓,而血栓脱落形成栓子可阻塞远端动脉导致脑梗死。脑动脉斑块也可造成管腔本身的明显狭窄或闭塞,引起灌注区域内的血液压力下降、血流速度减慢和血液黏度增加,进而产生脑局部区域供血减少或促进局部血栓形成出现脑梗死症状。

(二)血液成分改变

真性红细胞增多症、高黏血症、高纤维蛋白原血症、血小板增多症、口服避孕药等均可致血栓形成。少数病例可有高水平的抗磷脂抗体、蛋白 C、蛋白 S 或抗血栓Ⅲ缺乏伴发的高凝状态等。这些因素也可以造成脑动脉内的栓塞事件发生或原位脑动脉血栓形成。

(三)其他

药源性、外伤所致脑动脉夹层及极少数不明原因者。

二、临床表现

本病好发 50~60 岁以上的中、老年人,男性稍多于女性。其常合并有动脉硬化、高血压、高脂血症或糖尿病等危险因素或对应的全身性非特异性症状。脑梗死的前驱症状无特殊性,部分患者可能有头昏、一时性肢体麻木、无力等短暂性脑缺血发作的表现。而这些症状往往由于持续时间较短和程度轻微而被患者及家属忽略。脑梗死起病急,多在休息或睡眠中发病,其临床症状在发病后数小时或 1~2 天达到高峰。

(一)颈内动脉闭塞综合征

病灶侧单眼黑矇或病灶侧 Horner 征(因颈上交感神经节后纤维受损所致的同侧眼裂变

小、瞳孔变小、眼球内陷及面部少汗);对侧偏瘫、偏身感觉障碍和偏盲等(大脑中动脉或大脑中、前动脉缺血表现);优势半球受累还可有失语,非优势半球受累可出现体像障碍等。尽管颈内动脉供血区的脑梗死出现意识障碍较少,但急性颈内动脉主干闭塞可产生明显的意识障碍。

(二)大脑中动脉闭塞综合征

1.主干闭塞

出现对侧中枢性面舌瘫和偏瘫、偏身感觉障碍和同向性偏盲;可伴有不同程度的意识障碍;若优势半球受累还可出现失语,非优势半球受累可出现体像障碍。

2.皮质支闭塞

上分支闭塞可出现对侧偏瘫和感觉缺失,Broca 失语(优势半球)或体像障碍(非优势半球);下分支闭塞可出现 Wernicke 失语、命名性失语和行为障碍等,而无偏瘫。

3.深穿支闭塞

对侧中枢性上下肢均等性偏瘫,可伴有面舌瘫;对侧偏身感觉障碍,有时可伴有对侧同向性偏瘫;优势半球病变可出现皮质下失语。

(三)大脑前动脉闭塞综合征

1.主干闭塞

前交通动脉以后闭塞时额叶内侧缺血,出现对侧下肢运动及感觉障碍,因旁中央小叶受累小便不易控制,对侧出现强握、摸索及吸吮反射等额叶释放症状。若前交通动脉以前大脑前动脉闭塞时,由于有对侧动脉的侧支循环代偿,不一定出现症状。如果双侧动脉起源于同一主干,易出现双侧大脑前动脉闭塞,出现淡漠、欣快等精神症状,双侧脑性瘫痪、二便失禁、额叶性认知功能障碍。

2.皮质支闭塞

对侧下肢远端为主的中枢性瘫痪,可伴有感觉障碍;对侧肢体短暂性共济失调、强握反射及精神症状。

3.深穿支闭塞

对侧中枢性面舌瘫及上肢近端轻瘫。

(四)大脑后动脉闭塞综合征

1.主干闭塞

对侧同向性偏盲、偏瘫及偏身感觉障碍,丘脑综合征,主侧半球病变可有失读症。

2.皮质支闭塞

因侧支循环丰富而很少出现症状,仔细检查可发现对侧同向性偏盲或象限盲,伴黄斑回避,双侧病变可有皮质盲;顶枕动脉闭塞可见对侧偏盲,可有不定型幻觉痫性发作,主侧半球受累还可出现命名性失语;距状动脉闭塞出现对侧偏盲或象限盲。

3.深穿支闭塞

丘脑穿通动脉闭塞产生红核丘脑综合征,如病灶侧小脑性共济失调、肢体意向性震颤、短暂的舞蹈样不自主运动、对侧面部感觉障碍;丘脑膝状体动脉闭塞可出现丘脑综合征,如对侧感觉障碍(深感觉为主),以及自发性疼痛、感觉过度、轻偏瘫和不自主运动,可伴有舞蹈、手足徐动和震颤等锥体外系症状;中脑支闭塞则出现大脑脚综合征(Weber 综合征),如同侧动眼神经瘫痪,对侧中枢性面舌瘫和上下肢瘫;或 Benedikt 综合征,同侧动眼神经瘫痪,对侧不自主运动,对侧偏身深感觉和精细触觉障碍。

(五)椎基底动脉闭塞综合征

1.主干闭塞

常引起广泛梗死,出现脑神经、锥体束损伤及小脑症状,如眩晕、共济失调、瞳孔缩小、四肢瘫痪、消化道出血、昏迷、高热等,患者常因病情危重而死亡。

2.中脑梗死

常见综合征如下。

(1)Weber 综合征。同侧动眼神经麻痹和对侧面舌瘫和上下肢瘫。

(2)Benedikt 综合征。同侧动眼神经麻痹,对侧肢体不自主运动,对侧偏身深感觉和精细触觉障碍。

(3)Claude 综合征。同侧动眼神经麻痹,对侧小脑性共济失调。

(4)Parinaud 综合征。垂直注视麻痹。

3.脑桥梗死常见综合征

(1)Foville 综合征。同侧周围性面瘫,双眼向病灶对侧凝视,对侧肢体瘫痪。

(2)Millard-Gubler 综合征。同侧面神经、展神经麻痹,对侧偏瘫。

(3)Raymond-Cesten 综合征。对侧小脑性共济失调,对侧肢体及躯干深浅感觉障碍,同侧三叉神经感觉和运动障碍,双眼向病灶对侧凝视。

(4)闭锁综合征,又称为睁眼昏迷。系双侧脑桥中下部的副侧基底部梗死。患者意识清楚,因四肢瘫痪、双侧面瘫及球麻痹,故不能言语、不能进食、不能做各种运动,只能以眼球上下运动来表达自己的意愿。

三、诊断

(一)辅助检查

1.一般检查

血小板聚集率、凝血功能、血糖、血脂水平、肝肾功能等;心电图,胸片。这些检查有助于明确患者的基本病情,部分检查结果还有助于病因的判断。

2.特殊检查

主要包括脑结构影像评估、脑血管影像评估、脑灌注及功能检查等。

(1)脑结构影像检查:①头颅 CT。头颅 CT 是最方便和常用的脑结构影像检查。在超早期阶段(发病 6h 内),CT 可以发现一些细微的早期缺血改变:如大脑中动脉高密度征、皮层边缘(尤其是岛叶)以及豆状核区灰白质分界不清楚和脑沟消失等。但是 CT 对超早期缺血性病变和皮质或皮质下小的梗死灶不敏感,尤其后颅窝的脑干和小脑梗死更难检出。大多数病例在发病 24h 后 CT 可显示均匀片状的低密度梗死灶,但在发病 2～3 周内由于病灶水肿消失导致病灶与周围正常组织密度相当的"模糊效应",CT 难以分辨梗死病灶。②头颅 MRI。标准的 MRI 序列(T1、T2 和 Flair 相)可清晰显示缺血性梗死、脑干和小脑梗死、静脉窦血栓形成等,但对发病几小时内的脑梗死不敏感。弥散加权成像(DWI)可以早期(发病 2h 内)显示缺血组织的大小、部位,甚至可显示皮质下、脑干和小脑的小梗死灶。结合表观弥散系数(ADC),

DWI 对早期梗死的诊断敏感性达到 88%～100%，特异性达到 95%～100%。

（2）脑血管影像学：①颈部血管超声和经颅多普勒（TCD）。目前脑血管超声检查是最常用的检测颅内外血管狭窄或闭塞、动脉粥样硬化斑块的无创手段，亦可用于手术中微栓子的检测。颈动脉超声对颅外颈动脉狭窄的敏感度可达 80% 以上，特异度可超过 90%，而 TCD 对颅内动脉狭窄的敏感度也可达 70% 以上，特异度可超过 90%。但由于血管超声技术受操作者主观性影响较大，且其准确性在总体上仍不及 MRA/CTA 及 DSA 等有创检查方法，因而目前的推荐意见认为脑血管超声检查（颈部血管超声和 TCD）可作为首选的脑血管病变筛查手段，但不宜将其结果作为血管干预治疗前的脑血管病变程度的唯一判定方法。②磁共振血管成像（MRA）和计算机成像血管造影（CTA）。MRA 和 CTA 是对人体创伤较小的血管成像技术，其对人体有创的主要原因系均需要使用对比剂，CTA 尚有一定剂量的放射线。二者对脑血管病变的敏感度及特异度均较脑血管超声更高，因而可作为脑血管评估的可靠检查手段。③数字减影血管造影（DSA）。脑动脉的 DSA 是评价颅内外动脉血管病变最准确的诊断手段，也是脑血管病变程度的金标准，因而其往往也是血管内干预前反映脑血管病变最可靠的依据。DSA 属于有创性检查，通常其致残及致死率不超过 1%。

（二）诊断要点

本病的诊断要点如下。

（1）中老年患者，多有脑血管病的相关危险因素病史。

（2）发病前可有 TIA。

（3）安静休息时发病较多，常在睡醒后出现症状。

（4）迅速出现局灶性神经功能缺失症状并持续 24h 以上，症状可在数小时或数日内逐渐加重。

（5）多数患者意识清楚，但偏瘫、失语等神经系统局灶体征明显。

（6）头颅 CT 早期正常，24～48h 后出现低密度灶。

四、治疗

（一）戒烟限酒、调整不良生活饮食方式

对所有有此危险因素的脑梗死患者及家属均应向其普及健康生活饮食方式对改善疾病预后和预防再发的重要性。

（二）规范化二级预防药物治疗

主要包括控制血压、血糖和血脂水平的药物治疗。

1.控制血压

在参考高龄、基础血压、平时用药、可耐受性的情况下，降压目标一般应该达到≤18.67/12kPa（140/90mmHg），理想应达到≤17.33/10.67kPa（130/80mmHg）。糖尿病合并高血压患者严格控制血压在 17.33/10.67kPa（130/80mmHg）以下，降血压药物以血管紧张素转换酶抑制剂、血管紧张素Ⅱ受体拮抗剂类在降低心脑血管事件方面获益明显。在急性期血压控制方面应当注意以下几点。

（1）准备溶栓者，应使收缩压<24kPa（180mmHg）、舒张压<13.33kPa（100mmHg）。

（2）缺血性脑卒中后 24h 内血压升高的患者应谨慎处理。应先处理紧张焦虑、疼痛、恶心

呕吐及颅内压增高等情况。血压持续升高，收缩压≥26.67kPa(200mmHg)或舒张压≥14.67kPa(110mmHg)，或伴有严重心功能不全、主动脉夹层、高血压脑病，可予谨慎降压治疗，并严密观察血压变化，必要时可静脉使用短效药物(如拉贝洛尔、尼卡地平等)，最好应用微量输液泵，避免血压降得过低。

(3)有高血压病史且正在服用降压药者，如病情平稳，可于脑卒中24h后开始恢复使用降压药物。

(4)脑卒中后低血压的患者应积极寻找和处理原因，必要时可采用扩容升压的措施。

2.控制血糖

空腹血糖应<7mmol/L(126mg/dL)，糖尿病血糖控制的靶目标为HbAlc<6.5%，必要时可通过控制饮食、口服降糖药物或使用胰岛素控制高血糖。

在急性期血糖控制方面应当注意以下两点。

(1)血糖超过11.1mmol/L时可给予胰岛素治疗。

(2)血糖低于2.8mmol/L时可给予10%～20%葡萄糖口服或注射治疗。

3.调脂治疗

对脑梗死患者的血脂调节药物治疗的几个推荐意见如下。

(1)胆固醇水平升高的缺血性脑卒中和TIA患者，应该进行生活方式的干预及药物治疗。建议使用他汀类药物，目标是使LDL-C水平降至2.59mmol/L以下或使LDL-C下降幅度达到30%～40%。

(2)伴有多种危险因素(冠心病、糖尿病、未戒断的吸烟、代谢综合征、脑动脉粥样硬化病变但无确切的易损斑块或动脉源性栓塞证据或外周动脉疾病之一者)的缺血性脑卒中和TIA患者，如果LDL-C>2.07mmol/L，应将LDL-C降至2.07mmol/L以下。

(3)对于有颅内外大动脉粥样硬化性易损斑块或动脉源性栓塞证据的缺血性脑卒中和TIA患者，推荐尽早启动强化他汀类药物治疗，建议目标LDL-C<2.07mmol/L或使LDL-C下降幅度>40%。

(4)长期使用他汀类药物总体上是安全的。他汀类药物治疗前及治疗中，应定期监测肌痛等临床症状及肝酶(谷氨酸和天冬氨酸氨基转移酶)、肌酶(肌酸激酶)变化，如出现监测指标持续异常并排除其他影响因素，应减量或停药观察(供参考：肝酶>3倍正常上限；肌酶>5倍正常上限时停药观察)；老年患者如合并重要脏器功能不全或多种药物联合使用时，应注意合理配伍并监测不良反应。

(5)对于有脑出血病史或脑出血高风险人群应权衡风险和获益，建议谨慎使用他汀类药物。

(三)特殊治疗

主要包括溶栓治疗、抗血小板聚集及抗凝药物治疗、神经保护剂、血管内介入治疗和手术治疗等。

1.溶栓治疗

静脉溶栓和动脉溶栓的适应证及禁忌证基本一致。本书以静脉溶栓为例详细介绍其相关注意问题。

(1)对缺血性脑卒中发病 3h 内和 3～4.5h 的患者,应根据适应证严格筛选患者,尽快静脉给予 rt-PA 溶栓治疗。使用方法:rt-PA 0.9mg/kg(最大剂量为 90mg)静脉滴注,其中 10% 在最初 1min 内静脉推注,其余持续滴注,用药期间及用药 24h 内应如前述严密监护患者。

(2)发病 6h 内的缺血性脑卒中患者,如不能使用 rt-PA 可考虑静脉给予尿激酶,应根据适应证严格选择患者。使用方法:尿激酶 100 万～150 万 U,溶于生理盐水 100～200mL,持续静脉滴注 30min,用药期间应如前述严密监护患者。

(3)发病 6h 内由大脑中动脉闭塞导致的严重脑卒中且不适合静脉溶栓的患者,经过严格选择后可在有条件的医院进行动脉溶栓。

(4)发病 24h 内由后循环动脉闭塞导致的严重脑卒中且不适合静脉溶栓的患者,经过严格选择后可在有条件的单位进行动脉溶栓。

(5)溶栓患者的抗血小板或特殊情况下溶栓后还需抗血小板聚集或抗凝药物治疗者,应推迟到溶栓 24h 后开始。

(6)临床医生应该在实施溶栓治疗前与患者及家属充分沟通,向其告知溶栓治疗可能的临床获益和承担的相应风险。①溶栓适应证:A.年龄 18～80 岁;B.发病 4.5h 以内(rt-PA)或 6h 内(尿激酶);C.脑功能损害的体征持续存在超过 1h,且比较严重;D.脑 CT 已排除颅内出血,且无早期大面积脑梗死影像学改变;E.患者或家属签署知情同意书。②溶栓禁忌证:A.既往有颅内出血,包括可疑蛛网膜下隙出血;近 3 个月有头颅外伤史;近 3 周内有胃肠或泌尿系统出血;近 2 周内进行过大的外科手术;近 1 周内有在不易压迫止血部位的动脉穿刺。B.近 3 个月内有脑梗死或心肌梗死史,但不包括陈旧小腔隙梗死而未遗留神经功能体征。C.严重心、肝、肾功能不全或严重糖尿病患者。D.体检发现有活动性出血或外伤(如骨折)的证据。E.已口服抗凝药,且 INR>1.5;48h 内接受过肝素治疗(APTT 超出正常范围)。F.血小板计数低于 $100×10^9/L$,血糖<2.7mmol/L。G.血压:收缩压>24kPa(180mmHg),或舒张压>13.33 kPa(100mmHg)。H.妊娠。I.患者或家属不合作。J.其他不适合溶栓治疗的条件。

2.抗血小板聚集治疗

急性期(一般指脑梗死发病 6h 后至 2 周内,进展性卒中稍长)的抗血小板聚集推荐意见如下。

(1)对于不符合溶栓适应证且无禁忌证的缺血性脑卒中患者应在发病后尽早给予口服阿司匹林 150～300mg/d。急性期后可改为预防剂量 50～150mg/d;

(2)溶栓治疗者,阿司匹林等抗血小板药物应在溶栓 24h 后开始使用;

(3)对不能耐受阿司匹林者,可考虑选用氯吡格雷等抗血小板治疗。

3.抗凝治疗

主要包括肝素、低分子肝素和华法林。其应用指证及注意事项如下。

(1)对大多数急性缺血性脑卒中者,不推荐无选择地早期进行抗凝治疗。

(2)关于少数特殊患者(如主动脉弓粥样硬化斑块、基底动脉梭形动脉瘤、卵圆孔未闭伴深静脉血栓形成或房间隔瘤等)的抗凝治疗,可在谨慎评估风险、效益比后慎重选择。

(3)特殊情况下溶栓后还需抗凝治疗的患者,应在 24h 后使用抗凝剂。

(4)无抗凝禁忌证的动脉夹层患者发生缺血性脑卒中或者 TIA 后,首先选择静脉肝素,维持活化部分凝血活酶时间 50～70s 或低分子肝素治疗；随后改为口服华法林抗凝治疗（INR 2.0～3.0），通常使用 3～6 个月；随访 6 个月如果仍然存在动脉夹层，需要更换为抗血小板药物长期治疗。

4.神经保护剂

如自由基清除剂、电压门控性钙通道阻断剂、兴奋性氨基酸受体阻断剂等，对急性期脑梗死患者可试用此类药物治疗。

5.其他特殊治疗

如血管内干预治疗和外科手术治疗，有条件的医院可对合适的脑梗死患者进行急性期血管内干预和外科手术治疗；如对发病 6h 内的脑梗死病例可采用动脉溶栓及急性期支架或机械取栓治疗；对大面积脑梗死病例必要时可采用去骨板减压术治疗。

（四）并发症的防治

脑梗死急性期和恢复期容易出现各种并发症，其中吸入性肺炎、压疮、尿路感染、下肢深静脉血栓形成及肺栓塞、吞咽困难所致营养不良等可明显增加不良预后的风险。因而对这些并发症的有效防治和密切护理也是脑梗死规范化治疗过程中一个关键的环节。

（五）康复治疗和心理调节治疗

应尽早启动脑梗死患者个体化的长期康复训练计划，因地制宜采用合理的康复措施。有研究结果提示脑梗死发病后 6 月内是神经功能恢复的"黄金时期"，对语言功能的有效康复甚至可长达数年。同时，对脑梗死患者心理和社会上的辅助治疗也有助于降低残疾率，提高生活质量，促进其早日重返社会。

五、护理

（1）给予患者高热量、易消化普通食物，可以是牛奶、米汤、菜汤、鸡蛋、淀粉、菜汁、肉汤和果汁水等，为方便进食，可剁馅。如进食正常，食物可不用机械高密度处理。但不要高盐、肥腻，还要结合患者有没有其他病选用食物，如糖尿病患者不能食糖。每日 3～4 餐即可。有医生建议多吃黑木耳和芹菜等，前为软化血管，后为降血压。

（2）保持呼吸道通畅，防止感冒。特别是结合患者情况，日夜安排人看护好患者。

（3）预防压疮。帮助和维持患者定时翻身和适度活动，如果患者不能很好活动，可以帮助其翻身，一般每 2～3h 翻身一次。及时更换潮湿的床单、被褥和衣服。

（4）预防烫伤、碰伤、摔倒等二次伤害。

（5）为防止便秘可给患者吃一些香蕉及蜂蜜和含纤维素多的食物，每日早晚给患者按摩腹部。3 天未大便者，要药物帮助排便。

（6）防止泌尿系感染。患者能自行排尿，要及时更换尿湿衣褥。患者用导尿管排尿，每次清理患者尿袋要无菌操作。

（7）防止坠床。躁动不安的患者应安装床挡，必要时使用保护带，防止患者坠床、摔伤。

（8）防治结膜、角膜炎和老年人疾病。对眼睛不能闭合者，可给患者涂用抗生素眼膏并加盖湿纱布，以防结、角膜炎的发生。一般说来 70 多岁的老年人还同时患有其他疾病，要结合病情，有主有次，有先有后地进行适度治疗。

（9）每天早晚及饭后给患者用盐水清洗口腔、甚至刷牙，每周擦澡 1～2 次，每日清洗外阴一次,隔日洗脚一次等,当天气炎热,洗澡要相对勤快些。洗漱时还可适当进行热敷患侧身体,促进血液循环。平时保证适度的按摩推拿。保证患者住房环境良好。

第一节　脑出血

脑出血,俗称脑溢血,属于"脑中风"的一种,是中老年高血压患者一种常见的严重脑部并发症。脑出血是指非外伤性脑实质内血管破裂引起的出血,最常见的病因是高血压、脑动脉硬化、颅内血管畸形等,常因用力、情绪激动等因素诱发,故大多在活动中突然发病,临床上脑出血发病十分迅速,主要表现为意识障碍、肢体偏瘫、失语等神经系统的损害。它起病急骤、病情凶险、病死率非常高,是目前中老年人致死性疾病之一。

一、病因

(一)外界因素

气候变化。临床上发现,脑血管病的发生在季节变化时尤为多见,如春夏、秋冬交界的季节,现代医学认为,季节的变化以及外界温度的变化可以影响人体神经内分泌的正常代谢,改变血液黏稠度,血浆纤维蛋白质、肾上腺素均升高,毛细血管痉挛性收缩和脆性增加。短时间内颅内血管不能适应如此较为明显的变化,即出现血压的波动,最终导致脑出血的发生。

(二)情绪改变

情绪改变是脑出血的又一重要诱因,包括极度的悲伤、兴奋、恐惧等,临床工作中我们发现,多数脑出血患者发病之前都有情绪激动病史,甚至曾有人做过研究,证实临床上近30%的患者是因生气、情绪激动导致脑出血。究其原因主要是由于短时间情绪变化时出现交感神经兴奋,心跳加快、血压突然升高,原本脆弱的血管破裂所致。

(三)不良生活习惯

吸烟对人体有较为严重的健康影响是得到世界卫生组织公认的,长期吸烟可以使得体内血管脆性增加,对血压波动的承受能力下降容易发生脑血管破裂。而长期饮酒可引起血管收缩舒张调节障碍,并出现血管内皮的损伤,血管内脂质的沉积,使得血管条件变差,易发生脑出血。此外,经常过度劳累,缺少体育锻炼,也会使血黏度增加,破坏血管条件,导致脑出血的发生。

二、临床表现

脑出血的症状与出血的部位、出血量、出血速度、血肿大小以及患者的一般情况等有关,通常一般表现为不同程度的突发头痛、恶心呕吐、言语不清、小便失禁、肢体活动障碍和意识障碍。位于非功能区的小量出血可以仅表现为头痛及轻度的神经功能障碍,而大量出血以及大脑深部出血、丘脑出血或者脑干出血等可以出现迅速昏迷,甚至在数小时及数日内出现死亡。典型的基底节出血可出现突发肢体无力及麻木,语言不清或失语,意识障碍,双眼向出血一侧凝视,可有剧烈疼痛,同时伴有恶心呕吐、小便失禁症状;丘脑出血常破入脑室,患者有偏侧颜面和肢体感觉障碍,意识淡漠,反应迟钝;而脑桥出血小量时可有出血一侧的面瘫和对侧肢体瘫,而大量时可迅速出现意识障碍、四肢瘫痪、眼球固定,危急生命;小脑出血多表现为头痛、眩晕、呕吐、构音障碍等小脑体征,一般不出现典型的肢体瘫痪症状,血肿大量时可侵犯脑干,出现迅速昏迷、死亡。

三、诊断

脑出血属于神经科急诊,需要在短时间内立刻明确诊断,目前辅助检查主要分为实验室检查和影像学检查两种,随着目前医疗水平的逐渐提高,影像学检查因为其具有时间短、无创、结果准确等优点,已逐渐成为首选的检查方法。

(一)头颅 CT 检查

临床疑诊脑出血时首选 CT 检查,可显示圆形或卵圆形均匀高密度血肿,发病后即可显示边界清楚的新鲜血肿,并可确定血肿部位、大小、形态以及是否破入脑室,血肿周围水肿带和占位效应等;如脑室大量积血可见高密度铸型,脑室扩张,1 周后血肿周围可见环形增强,血肿吸收后变为低密度或囊性变,CT 动态观察可发现脑出血的病理演变过程,并在疾病治疗过程中的病情变化,第一时间指导临床治疗。目前头颅 CT 已成为较为广泛的检查方法。

(二)MRI 检查

可发现 CT 不能确定的脑干或小脑小量出血,能分辨病程 4~5 周后 CT 不能辨认的脑出血,区别陈旧性脑出血与脑梗死,显示血管畸形流空现象,还可以大致判断出血时间,是否多次反复出血等,但 MR 检查需要患者较长时间(10min 以上)静止不动躺在扫描机内,对已有意识障碍的患者较难做到,一般不及 CT 检查应用广泛。

(三)DSA 全脑血管造影检查

脑血管造影曾是脑出血的重要诊断手段,因其不能显示血肿本身,仅能根据血肿周围相关血管的移位来推测血肿的部位及大小,且 DSA 检查为一项有创检查,目前一线应用已明显减少。值得一提的是,DSA 在脑出血原因的鉴别上仍意义重大,因其可直观地看到脑血管的走行及形态,当怀疑有脑血管畸形或动脉瘤破裂的患者应该需要做 DSA 检查明确诊断。

(四)脑脊液检查

脑出血诊断明确者一般不做脑脊液检查,以防脑疝发生,但在无条件做脑 CT 扫描或脑 MRI 检查时,腰穿仍有一定诊断价值。脑出血后由于脑组织水肿,颅内压力一般较高,80% 患者在发病 6h 后,由于血液可自脑实质破入到脑室或蛛网膜下隙而呈血性脑脊液,所以脑脊液多数呈血性或黄色,少数脑脊液清亮。因此,腰穿脑脊液清亮时,不能完全排除脑出血的可能,术前应给脱水剂降低颅内压,有颅内压增高或有脑疝的可能时,应禁忌做腰穿。

四、治疗

(一)内科治疗

出血量不多,神经功能损害较轻,或者一般情况较差不能手术治疗的患者可选择内科保守治疗。内科治疗的原则在于:脱水降颅内压、减轻脑水肿,调整血压;防止再出血;减轻血肿造成的继发性损害,促进神经功能恢复;防止并发症。

1.一般治疗

安静休息,一般卧床休息 2~4 周。保持呼吸道通畅,防止舌根后坠,必要时行气管切开,有意识障碍、血氧饱和度下降的患者应予以吸氧。危重患者应予以心电监测,进行体温、血压、呼吸等生命体征的监测。

2.控制血压

脑出血患者血压会反射性升高,而过高的血压则会更加引起出血增加,而过低的血压又会影响到健康脑组织的血供,所以对于脑出血患者,应该选用较为有效的降压药物将血压控制在发病之前的基础血压水平。

3.控制脑水肿,降低颅内压

颅内压的升高可引起患者较为明显的症状,如恶心、呕吐等,严重的还会引起脑疝导致生命危险。所以降低颅内压控制脑水肿是脑出血治疗的重要措施,发病早期可用甘露醇并辅助以呋塞米进行脱水,同时注意监测患者肾功能,注意复查血电解质情况防止水电解质紊乱。

4.预防并发症

可预防性使用抗生素以及降低胃酸分泌的药物防止肺部感染及上消化道应激性溃疡的发生。早期可行胃肠减压,一来可观察是否存在应激性溃疡,二来可减轻患者胃肠道麻痹引起的腹胀,避免胃内容物因呕吐而发生吸入性肺炎。

(二)外科治疗

1.手术适应证

目前认为,患者无意识障碍时多无须手术;有明显意识障碍、脑疝尚不明时,外科治疗明显优于内科;深昏迷患者、双瞳扩大、生命体征趋于衰竭者,内外科治疗方法均不理想。目前手术适应证主要参考以下几点考虑:大脑出血量大于 30mL,小脑出血量大于 10mL;患者出血后意识障碍情况,Ⅰ级一般不需手术,Ⅴ级病情处于晚期也无法手术,Ⅱ~Ⅳ级需要手术治疗,Ⅱ级患者若一般情况可,也可首选内科保守治疗,根据病情变化再决定,Ⅳ级患者若出血时间短出血量大,进展快,脑疝形成时间长,则无法手术。另外,位置较为表浅的出血一般多可手术,而较为深在出血如脑干局部出血,若无意识障碍,可保守治疗。对于出血量较少但患者病情明显加重的需要警惕是否存在持续出血,术前应充分考虑。此外,患者的一般情况需要考虑,是否存在心肺功能下降,高龄患者手术后一般恢复较差,效果一般,选择手术需要慎重。

2.手术前的准备

脑出血手术应尽早进行,长时间的血肿压迫可导致脑细胞功能受损,并出现较为严重的并发症,手术的早期进行有利于提高脑出血的治愈率以及患者的生活质量。脑出血虽然是一种急诊,但术前准备仍然要充分,术前正确处理患者的症状对手术的成功与否也有着重要的影响。术前应保证患者的呼吸道通畅,防止误吸,应用脱水降颅内压的药物,并有效控制血压防止在手术中出现再出血,术前常规需要进行头颅 CT 检查明确诊断,尽快排除手术禁忌证后进行手术治疗。

3.手术方式的选择

手术方式的选择需要综合患者的一般情况、出血的部位、出血量等,常用的手术方式有开颅清除血肿、穿刺抽吸血肿、脑室穿刺引流血肿等。

(1)开颅清除血肿:是较为常用的脑出血治疗手段,出血量较大的患者常需行开颅手术,如基底节出血常需进行开颅清除血肿,传统的手段主要是行大骨瓣打开颅骨,剪开硬脑膜后暴露脑组织,以距离血肿最近处切开脑皮质,在直视下清除血肿,严密止血后关颅,根据手术中情况决定是否需要去除骨瓣。这种手术方式是急诊手术最常用的,也是较为紧急、快捷的手术方式,但其缺点在于手术创伤较大,术后恢复慢。目前开颅清血肿手术方式已基本改进,在急诊手术时首先行一较小手术切口,在去除小骨窗后进行显微镜下血肿清除,根据术中情况再决定是否扩大骨窗的面积以及是否进行去骨瓣等。目前小骨窗治疗脑出血已得到神经外科医师的广泛认可,并在临床上熟练运用。由于改进后手术创伤小,术后患者恢复快,手术效果好,值得推广,其缺陷在于部分基层医院并不具备一定的医疗条件,全面推广还需要一定的时间。

(2)穿刺抽吸血肿:这种治疗方式适用于各部位脑出血,深部脑出血尤为适用,主要方法是应用 CT 引导或者立体定向引导,选择距离血肿最近的穿刺点并离开功能区,进行颅骨钻孔,在定位和定向的基础上向血肿内穿刺,再辅助以负压吸引,可一次去除较大部分的血肿。这种手术方式创伤很小,但其局限于仅为细针穿刺,血肿并非为均一圆形状态,一次手术仅能解除一部分血肿的压迫,剩余的血肿依然存在,其分解产物依旧会对脑细胞产生毒害作用,而且这种手术方式对手术者技术要求较高,若一次性抽吸过多血肿,可能造成远隔部位的再出血,所以临床上目前还没有广泛推广。

(3)脑室穿刺引流血肿:顾名思义,主要是进行脑室内穿刺,适应证主要是针对脑室内积血,手术常规行脑室角穿刺,放置引流管,术后应用尿激酶等融化血块药物,使得血肿能由引流管逐渐引出,当颅内压明显升高的时候,脑室外引流手术还可以有效减低颅内压,防止脑疝的形成。外科治疗脑出血是较为明确的方法,术后需要有较为妥善的患者管理,注意患者血压情况,控制性降压防止再次出血,应用脱水药物防止颅内压过高,防治并发症,监测患者的各重要脏器功能,加强术后护理,维持水电解质平衡。术后应早期行功能锻炼。

五、护理

(1)安静、舒适的环境,特别是发病 2 周内,应尽量减少探望,保持平和、稳定的情绪,避免各种不良情绪影响。

(2)绝对卧床休息 2 周,头部可轻轻向左右转动,应避免过度搬动或抬高头部,四肢可在床上进行小幅度翻动,每 2h 一次,不必过分紧张。大小便须在床上进行,不可自行下床解便,以防再次出血的意外发生。

(3)有些患者会出现烦躁不安、躁动的症状,对这样的患者采取约束带、床档等保护措施,这样可防止患者自行拔除输液管或胃管、坠床等不必要的意外。可能有些家属于心不忍,理解家属的心情。一旦病情稳定,不再烦躁后,立即撤离对躯体的约束,但床档还需时时加护,特别是有气垫床的患者,严防坠床。

(4)病程中还会出现不同程度的头痛,例如头部胀痛、针刺样痛、剧烈疼痛等,这是最常见的症状。我们会予以合理的治疗。随着病情的好转,头痛会逐渐消失,因此不必过度紧张,要学会分散注意力。如在治疗过程中,仍觉得痛得很厉害,不能耐受,请及时通知我们,以便医生能采取更有效的治疗方法。

(5)老年患者心脑血管老化、脆性程度高,季节变化易诱发疾病。长期卧床易肺部感染,痰多不易咳出,药物祛痰,加强翻身、拍背,使痰液松动咳出,减轻肺部感染。无力咳痰者,采取吸痰措施,望能配合。

(6)长期卧床,皮肤受压超过 2h,易发生压疮,应加强翻身。按摩受压处,保持皮肤清洁干燥。肢体放置功能位,防畸形。

（7）饮食：要营养丰富、低脂、清淡软食，如鸡蛋、豆制品等。进食困难者，可头偏向一侧，喂食速度慢，避免交谈，防呛咳、窒息。

（8）保持大便通畅，可食用香蕉、蜂蜜，多进水，加强适度翻身，按摩腹部，减少便秘发生。患者数天未解便或排便不畅，可使用缓泻剂，诱导排便。禁忌用力屏气排便，以防再次脑出血。

（9）恢复期据医嘱摇高床头 10°～15°，后按耐受及适应程度逐渐摇高床头至半卧位，每天30min，1～2h 不等。

（10）高血压是本病常见诱因。服用降压药物要按时定量，不随意增减药量，防止血压骤升骤降，加重病情。

（11）出院后定期门诊随访，监测血压、血脂等，适当进行体育活动，如散步、太极拳等。

第三节　帕金森综合征

帕金森综合征（Parkinson's disease，PD）是一种常见的神经系统变性疾病，老年人多见，平均发病年龄为 60 岁左右，40 岁以下起病的青年帕金森病较少见。我国 65 岁以上人群 PD 的患病率大约是 1.7%。大部分帕金森病患者为散发病例，仅有不到 10% 的患者有家族史。帕金森病最主要的病理改变是中脑黑质多巴胺（Dopamine，DA）能神经元的变性死亡，由此而引起纹状体 DA 含量显著性减少而致病。

一、病因

帕金森病的确切病因至今未明。遗传因素、环境因素、机体衰老、氧化应激等均可能参与 PD 多巴胺能神经元的变性死亡过程。

(一)年龄老化

PD 的发病率和患病率均随年龄的增高而增加。PD 多在 60 岁以上发病，这提示衰老与发病有关。资料表明随年龄增长，正常成年人脑内黑质多巴胺能神经元会渐进性减少。但 65 岁以上老年人中 PD 的患病率并不高，因此，机体衰老只是 PD 发病的危险因素之一。

(二)遗传因素

遗传因素在 PD 发病机制中的作用越来越受到学者们的重视。自 20 世纪 90 年代后期第一个帕金森病致病基因 α-突触核蛋白（α-synuclein，PARK1）的发现以来，目前至少有 6 个致病基因与家族性帕金森病相关。但帕金森病中仅 5%～10% 有家族史，大部分还是散发病例。遗传因素也只是 PD 发病的因素之一。

(三)环境因素

20 世纪 80 年代美国学者 Langston 等发现一些吸毒者会快速出现典型的帕金森病样症状，且对左旋多巴制剂有效。研究发现，吸毒者吸食的合成海洛因中含有一种 1-甲基-4 苯基-1,2,3,6-四氢吡啶（MPTP）的嗜神经毒性物质。该物质在脑内转化为高毒性的 1-甲基-4 苯基-吡啶离子 MPP^+，并选择性地进入黑质多巴胺能神经元内，抑制线粒体呼吸链复合物Ⅰ活性，促发氧化应激反应，从而导致多巴胺能神经元的变性死亡。由此学者们提出，线粒体功能障碍可能是 PD 的致病因素之一。在后续的研究中人们也证实了原发性 PD 患者线粒体呼吸链复合物Ⅰ活性在黑质内有选择性下降。一些除草剂、杀虫剂的化学结构与 MPTP 相似。随着 MPTP 的发现,人们意识到环境中一些类似 MPTP 的化学物质有可能是 PD 的致病因素之一。但是在众多暴露于 MPTP 的吸毒者中仅少数发病,提示 PD 可能是多种因素共同作用的结果。

(四)其他

除了机体衰老、遗传因素外,脑外伤、吸烟、饮咖啡等因素也可能增加或降低罹患 PD 的危险性。吸烟与 PD 的发生呈负相关,这在多项研究中均得到了一致的结论。咖啡因也具有类似的保护作用。严重的脑外伤则可能增加患 PD 的风险。

二、临床表现

帕金森病起病隐袭,进展缓慢。首发症状通常是一侧肢体的震颤或活动笨拙,进而累及对侧肢体。临床上主要表现为静止性震颤、运动迟缓、肌强直和姿势步态障碍。近年来人们越来越多注意到抑郁、便秘和睡眠障碍等非运动症状也是帕金森病患者常见的主诉,它们对患者生活质量的影响甚至超过运动症状。

(一)静止性震颤(static tremor)

约 70% 的患者以震颤为首发症状,多始于一侧上肢远端,静止时出现或明显,随意运动时减轻或停止,精神紧张时加剧,入睡后消失。手部静止性震颤在行走时加重。典型的表现是频率为 4~6Hz 的"搓丸样"震颤。部分患者可合并姿势性震颤。患者典型的主诉为:"我的一只手经常抖动,越是放着不动越抖得厉害,干活拿东西的时候反倒不抖了。遇到生人或激动的时候也抖得厉害,睡着了就不抖了"。

(二)肌强直(rigidity)

检查者活动患者的肢体、颈部或躯干时可觉察到有明显的阻力,这种阻力的增加呈现各方向均匀一致的特点,类似弯曲软铅管的感觉,故称"铅管样强直"(lead-pipe rigidity)。患者合并有肢体震颤时,可在均匀阻力中出现断续停顿,如转动齿轮,故称"齿轮样强直"(cogwheel rigidity)。患者典型的主诉为:"我的肢体发僵发硬。"在疾病的早期,有时肌强直不易察觉到,此时可让患者主动活动一侧肢体,被动活动的患侧肢体肌张力会增加。

(三)运动迟缓(bradykinesia)

运动迟缓指动作变慢,始动困难,主动运动丧失。患者的运动幅度会减少,尤其是重复运动时。根据受累部位的不同运动迟缓可表现在多个方面。面部表情减少,瞬目减少称为面具脸(masked face)。说话声音单调低沉、吐字欠清。写字可变慢变小,称为"小写征"(micrographia)。洗漱、穿衣和其他精细动作可变得笨拙、不灵活。行走的速度变慢,手臂摆动幅度会逐渐减少甚至消失。步距变小。因不能主动吞咽至唾液不能咽下而出现流涎。夜间可出现翻身困难。在疾病的早期,患者常常将运动迟缓误认为是无力,且常因一侧肢体酸胀无力而误诊为脑血管疾病或颈椎病。因此,当患者缓慢出现一侧肢体的无力且伴有肌张力的增高时,应警惕帕金森病的可能。早期患者的典型主诉为:"我最近发现自己的右手(或左手)不得劲,不如以前利落,写字不像以前那么漂亮了,打鸡蛋的时候觉得右手不听使唤,不如另一只手灵活。走路的时候觉得右腿(或左腿)发沉,似乎有点拖拉"。

(四)姿势步态障碍

姿势反射消失往往在疾病的中晚期出现,患者不易维持身体的平衡,路面稍不平整即有可能跌倒。患者典型的主诉为:"我很怕自己一个人走路,别人稍一碰我或路上有个小石子都能把我绊倒,最近我摔了好几次了,以至于我现在走路很小心。"姿势反射可通过后拉试验来检测。检查者站在患者的背后,嘱患者做好准备后牵拉其双肩。正常人能在后退一步之内恢复正常直立,而姿势反射消失的患者往往要后退三步以上或是需人搀扶才能直立。PD 患者行走时常常会越走越快,不易止步,称为慌张步态(festinating gait)。患者典型的主诉为:"我经常越走越快,止不住步。"晚期帕金森病患者可出现冻结现象,表现为行走时突然出现短暂的不能迈步,双足似乎黏在地上,须停顿数秒钟后才能再继续前行或无法再次启动。冻结现象常见于开始行走时(始动困难),转身,接近目标时,或担心不能越过已知的障碍物时,如穿过旋转门。患者典型的主诉为:"起身刚要走路时常要停顿几秒才能走动起来,有时候走着走着突然就迈不开步了,尤其是在转弯或是看见前面有东西挡着路的时候。"

(五)非运动症状

帕金森病患者除了震颤和行动迟缓等运动症状外,还可出现情绪低落、焦虑、睡眠障碍、认知障碍等非运动症状。疲劳感也是帕金森病常见的非运动症状。患者典型的主诉为:"我感觉身体很疲乏,无力;睡眠差,经常睡不着;大便费劲,好几天一次;情绪不好,总是高兴不起来;记性差,脑子反应慢。"

三、诊断

帕金森病的诊断主要依靠病史、临床症状及体征。根据隐袭起病、逐渐进展的特点,单侧受累进而发展至对侧,表现为静止性震颤和行动迟缓,排除非典型帕金森病样症状即可做出临床诊断。对左旋多巴制剂治疗有效则更加支持诊断。常规血、脑脊液检查多无异常。头 CT、MRI 也无特征性改变。嗅觉检查多可发现 PD 患者存在嗅觉减退。以 ^{18}F-多巴作为示踪剂行多巴摄取功能 PET 显像可显示多巴胺递质合成减少。以 ^{125}I-β-CIT,^{99m}Tc-TRODAT-1 作为示踪剂行多巴胺转运体(DAT)功能显像可显示 DAT 数量减少,在疾病早期甚至亚临床期即可显示降低,可支持诊断。但此项检查费用较高,尚未常规开展。

四、治疗

(一)治疗原则

1.综合治疗

药物治疗是帕金森病最主要的治疗手段。左旋多巴制剂仍是最有效的药物。手术治疗是药物治疗的一种有效补充。康复治疗、心理治疗及良好的护理也能在一定程度上改善症状。目前应用的治疗手段主要是改善症状,但尚不能阻止病情的进展。

2.用药原则

用药宜从小剂量开始逐渐加量。以较小剂量达到较满意疗效,不求全效。用药在遵循一般原则的同时也应加强调个体化。根据患者的病情、年龄、职业及经济条件等因素采用最佳的治疗方案。药物治疗时不仅要控制症状,也应尽量避免药物不良反应的发生,并从长远的角度出发尽量使患者的临床症状能得到较长期的控制。

(二)药物治疗

1.保护性治疗

原则上,帕金森病一旦确诊就应及早予以保护性治疗。目前临床上作为保护性治疗的药物主要是单胺氧化酶 B 型(MAO-B)抑制剂。近年来研究表明,MAO-B 抑制剂有可能延缓疾病的进展,但目前尚无定论。

2.症状性治疗

(1)早期治疗(Hoehn-Yahr Ⅰ~Ⅱ级):①何时开始用药:疾病早期病情较轻,对日常生活或工作尚无明显影响时可暂缓用药。若疾病影响患者的日常生活或工作能力,或患者要求尽早控制症状时即应开始症状性治疗。②首选药物原则:<65 岁的患者且不伴智能减退可选择:a.非麦角类多巴胺受体(DR)激动剂;b.MAO-B 抑制剂;c.金刚烷胺,若震颤明显而其他抗 PD 药物效果不佳则可选用抗胆碱能药;d.复方左旋多巴＋儿茶酚－氧位－甲基转移酶(COMT)抑制剂;e.复方左旋多巴;d 和 e 一般在 a、b、c 方案治疗效果不佳时加用。但若因工作需要力求显著改善运动症状,或出现认知功能减退则可首选 d 或 e 方案,或可小剂量应用a、b 或 c 方案,同时小剂量合用 e 方案。≥65 岁的患者或伴智能减退:首选复方左旋多巴,必要时可加用 DR 激动剂、MAO-B 或 COMT 抑制剂。苯海索因有较多不良反应尽可能不用,尤其是老年男性患者,除非有严重震颤且对其他药物疗效不佳时。

(2)中期治疗(Hoehn-Yahr Ⅲ级):早期首选 DR 激动剂、MAO-B 抑制剂或金刚烷胺/抗胆碱能药物治疗的患者,发展至中期阶段,原有的药物不能很好地控制症状时应添加复方左旋多巴治疗;早期即选用低剂量复方左旋多巴治疗的患者,至中期阶段症状控制不理想时应适当加大剂量或添加 DR 激动剂、MAO-B 抑制剂、金刚烷胺或 COMT 抑制剂。

(3)晚期治疗(Hoehn-Yahr Ⅳ~Ⅴ级):晚期患者由于疾病本身的进展及运动并发症的出现治疗相对复杂,处理也较困难。因此,在治疗之初即应结合患者的实际情况制订合理的治疗方案,以期尽量延缓运动并发症的出现,延长患者有效治疗的时间窗。

(三)常用治疗药物

1.抗胆碱能药物

主要是通过抑制脑内乙酰胆碱的活性,相应提高多巴胺效应。临床常用的是盐酸苯海索。此外有开马君、苯甲托品、东莨菪碱等。主要适用于震颤明显且年轻患者。老年患者慎用,狭角型青光眼及前列腺肥大患者禁用。

2.金刚烷胺

可促进多巴胺在神经末梢的合成和释放,阻止其重吸收。对少动、僵直、震颤均有轻度改善作用,对异动症可能有效。肾功能不全、癫痫、严重胃溃疡、肝病患者慎用。

3.单胺氧化酶 B(MAO-B)抑制剂

通过不可逆地抑制脑内 MAO-B,阻断多巴胺的降解,相对增加多巴胺含量而达到治疗的目的。MAO-B 抑制剂可单药治疗新发、年轻的帕金森病患者,也可辅助复方左旋多巴治疗中晚期患者。它可能具有神经保护作用,因此原则上推荐早期使用。MAO-B 抑制剂包括司来吉兰和雷沙吉兰。晚上使用易引起失眠,故建议早、中服用。胃溃疡者慎用,禁与 5-羟色胺再摄取抑制剂(SSRI)合用。

4.DR 激动剂

可直接刺激多巴胺受体而发挥作用。目前临床常用的是非麦角类 DR 激动剂。适用于早期帕金森病患者,也可与复方左旋多巴联用治疗中晚期患者。年轻患者病程初期首选 MAO-B 抑制剂或 DR 激动剂。激动剂均应从小剂量开始,逐渐加量。使用激动剂症状波动和异动症的发生率低,但体位性低血压和精神症状发生率较高。常见的不良反应包括胃肠道症状、嗜睡、幻觉等。非麦角类 DR 激动剂有普拉克索、罗匹尼罗、吡贝地尔、罗替戈汀和阿扑吗啡。

5.复方左旋多巴(包括左旋多巴/苄丝肼和左旋多巴/卡比多巴)

左旋多巴是多巴胺的前体。外周补充的左旋多巴可通过血脑屏障,在脑内经多巴脱羧酶的脱羧转变为多巴胺,从而发挥替代治疗的作用。苄丝肼和卡比多巴是外周脱羧酶抑制剂,可减少左旋多巴在外周的脱羧,增加左旋多巴进入脑内的含量以及减少其外周的不良反应。

应从小剂量开始,逐渐缓慢增加剂量直至获较满意疗效,不求全效。剂量增加不宜过快,用量不宜过大。餐前 1h 或餐后 1.5h 服药。老年患者可尽早使用,年龄小于 65 岁,尤其是青年帕金森病患者应首选单胺氧化酶 B 抑制剂或多巴胺受体激动剂,当上述药物不能很好控制症状时再考虑加用复方左旋多巴。活动性消化道溃疡者慎用,狭角型青光眼、精神病患者禁用。

(四)并发症的防治

1.运动并发症的诊断与治疗

中晚期帕金森病患者可出现运动并发症,包括症状波动和异动症。症状波动(motor fluctuation)包括疗效减退(wearing-off)和"开-关"现象(on-off phenomenon)。疗效减退指每次用药的有效作用时间缩短。患者此时的典型主诉为:"药物不像以前那样管事了,以前服一次药能维持 4 小时,现在 2 小时药就过劲了。"此时可通过增加每日服药次数或增加每次服药剂量,或改用缓释剂,或加用其他辅助药物。"开-关"现象表现为突然不能活动和突然行动自如,两者在几分钟至几十分钟内交替出现。多见于病情严重者,机制不明。患者此时的典型主诉为"以前每次服药后大致什么时候药效消失自己能估计出来,现在不行了,药效说没就没了,很突然。即使自认为药效应该还在的时候也会突然失效"。一旦出现"开-关"现象,处理较困难。可采用微泵持续输注左旋多巴甲酯、乙酯或 DR 激动剂。异动症又称运动障碍(dyskinesia),表现为头面部、四肢或躯干的不自主舞蹈样或肌张力障碍样动作。在左旋多巴血药浓度达高峰时出现者称为剂峰异动症(peak-dosed yskinesia),此时患者的典型主诉为:"每次药劲一上来,身体就不那样硬了,动作也快了,抖也轻了,但身体会不自主地晃动,控制不住。"在剂峰和剂末均出现者称为双相异动症(biphasicdys kinesia)。此时患者的典型主诉为:"每次在药起效和快要失效时都会出现身体的不自主晃动。"足或小腿痛性肌痉挛称为肌张力障碍(dystonia),多发生在清晨服药之前,也是异动症的一种表现形式。此时患者的典型主诉为:"经常早上一起来就感觉脚抠着地,放松不下来,有时还感觉疼。"剂峰异动症可通过减少每次左旋多巴剂量,或加用 DR 激动剂或金刚烷胺治疗。双相异动症控制较困难,可加用长半衰期 DR 激动剂或 COMT 抑制剂,或微泵持续输注左旋多巴甲酯、乙酯或 DR 激动剂。肌张力障碍可根据其发生在剂末或剂峰而对相应的左旋多巴制剂剂量进行相应的增减。

2.运动并发症的预防

运动并发症的发生不仅与长期应用左旋多巴制剂有关,还与用药的总量、发病年龄、病程密切相关。用药总量越大、用药时间越长、发病年龄越小、病程越长越易出现运动并发症。发病年龄和病程均是不可控的因素,因此通过优化左旋多巴的治疗方案可尽量延缓运动并发症的出现。新发的患者首选 MAO-B 抑制剂或 DR 激动剂以推迟左旋多巴的应用;左旋多巴宜从小剂量开始,逐渐缓慢加量;症状的控制能满足日常生活需要即可,不求全效;这些均能在一定程度上延缓运动并发症的出现。但需要强调的是,治疗一定要个体化,不能单纯为了延缓运动并发症的出现而刻意减少或不用左旋多巴制剂。

(五)非运动症状的治疗

1.精神障碍的治疗

帕金森病患者在疾病晚期可出现精神症状,如幻觉、欣快、错觉等。而抗 PD 的药物也可引起精神症状,最常见的是盐酸苯海索和金刚烷胺。因此,当患者出现精神症状时首先考虑依次逐渐减少或停用抗胆碱能药、金刚烷胺、司来吉兰、DR 激动剂、复方左旋多巴。对经药物调整无效或因症状重无法减停抗 PD 药物者,可加用抗精神病药物,如氯氮平、喹硫平等。出现认知障碍的 PD 患者可加用胆碱酯酶抑制剂,如石杉碱甲、多奈哌齐、卡巴拉汀。

2.自主神经功能障碍的治疗

便秘的患者可增加饮水量、多进食富含纤维的食物。同时也可减少抗胆碱能药物的剂量或服用通便药物。泌尿障碍的患者可减少晚餐后的摄水量,也可试用奥昔布宁、莨菪碱等外周抗胆碱能药。体位性低血压患者应增加盐和水的摄入量,可穿弹力袜,也可加用 α-肾上腺素能激动剂米多君。

3.睡眠障碍

帕金森病患者可出现入睡困难、多梦、易醒、早醒等睡眠障碍。若 PD 的睡眠障碍是由于夜间病情加重所致,可在晚上睡前加服左旋多巴控释剂。若患者夜间存在不安腿综合征影响睡眠可在睡前加用 DR 激动剂。若经调整抗 PD 药物后仍无法改善睡眠时可选用镇静安眠药。

(六)手术治疗

手术方法主要有两种,神经核毁损术和脑深部电刺激术(DBS)。神经核毁损术常用的靶点是丘脑腹中间核(Vim)和苍白球腹后部(PVP)。以震颤为主的患者多选取丘脑腹中间核,以僵直为主的多选取苍白球腹后部作为靶点。神经核毁损术费用低且也有一定疗效,因此在一些地方仍有应用。脑深部电刺激术因其微创、安全、有效,已作为手术治疗的首选。帕金森病患者出现明显疗效减退或异动症,经药物调整不能很好地改善症状者可考虑手术治疗。手术对肢体震颤和肌强直的效果较好,而对中轴症状如姿势步态异常、吞咽困难等功能无明显改善。手术与药物治疗一样,仅能改善症状,而不能根治疾病,也不能阻止疾病的进展。术后仍需服用药物,但可减少剂量。继发性帕金森病和帕金森叠加综合征患者手术治疗无效。早期帕金森病患者、药物治疗效果好的患者不适宜过早手术。

五、护理

(一)运动安全护理

1.环境设置

科内特设 PD 病房,其内仅摆放 2 张病床,光线明亮,墙壁色彩明快,热水瓶置专设柜中,地面平整、干燥,防止摔伤、烫伤及其他损伤;床铺加用防护栏,防止坠床。

2.做好运动前准备工作

运动前帮助其按摩下肢肌肉 5min,同时鼓励自行按摩;为患者配置拐杖,鼓励训练使用拐杖;移去活动范围内的障碍物,保证平整、宽敞;患者的衣裤不宜过于长大,穿合适的布鞋,预防跌跤及碰伤。

3.步行步态的训练

步行训练 2 次/天,每次 5min。方法:步行时患者双眼直视,两上肢与下肢保持协同合拍动作,同时使足尖尽量抬高,以脚跟先着地,尽量迈开步行走,并进行左右转向和前后进退的训练;当患者走路遇到步僵时,先让患者停下来,站直身体,鼓励患者抬高一条腿,然后向前迈一大步,再换另一条腿,再抬高,向前迈大步,反复练习 3～5 次。以上训练方法可以减轻腿部重力,减轻疲劳,松动肩、手关节,纠正小步和慌张步态。

4.陪护要求

行走时旁边皆有人守护、搀扶或拄拐杖;患者外出或做检查时,有人陪同,防止外伤、迷路等意外。

(二)情志改变护理

1.加强心理护理

护理人员同情和理解患者,对患者的症状不流露嫌弃、厌烦的表情,不催促患者,给患者尽可能多的关心和爱护;帮助患者理智地对待疾病,控制情绪,并争取家庭配合,给予具体的护理支持;教一些心理调适的技巧,如重视自己的优点和成就,寻找业余爱好,向医生、护士、亲人倾诉内心想法,宣泄郁闷,获得同情,舒缓情绪。

2.严格制度管理

制订针对性的护理制度:量体温时,禁量口温,并做到手不离表;发药到口,确认咽下;避免让患者单独活动;将患者情绪、精神症状列入每班交班内容。严格执行护理巡视制度及陪客制度;强调陪客职责,宣教注意事项,对伴有抑郁、幻觉的患者重点巡视,密切观察自杀的先兆征象,特别是在午睡、夜间、饭前、交接班前后要加强防范,以防走失、坠楼、自杀等意外。

(三)用药护理

督促坚持按时、按量服药,发药到口,药片先溶解于水中,再用小勺把药送到舌根处,让患者自己吞咽。密切观察患者的血压、表情、步态等,及时发现药物不良反应,注意有无开-关现象、便秘、尿潴留、失眠、谵妄等精神症状,发现有异常时,着重交班,及时请示医生停药或减量,特别是对有幻觉、谵妄的患者,要专人守护和定时巡视观察,确保患者安全。

(四)特殊症状护理

病情较重者或晚期患者可因吞咽肌强直,导致吞咽困难或发生呛咳、误吸、肺部感染等现象,应予相应的特殊护理。

1.进食要求

进餐时不说笑,细嚼慢咽;少量多餐,食物不要过冷过热,不吃带有刺激性的调味品,避免胃及食管痉挛;餐后用淡盐水漱口,定时进行口腔护理,防止口腔内积存食物残渣、唾液等而引起口腔及肺部感染。

2.留置鼻饲管

严重吞咽障碍患者应选择通过胃管给予流质饮食和药物,及早留置鼻饲管能有效预防上述并发症,而插鼻饲管较一般患者更应注意技巧才能顺利插入。

3.卧位要求

睡眠时以侧卧位为好,以免口水反流而引起呛咳。

第四节　多发性神经病

多发性神经病(polyneuropathy)又称末梢神经病,以往也称为周围神经炎、末梢神经炎。是不同病因引起的,表现为四肢远端对称性的或非对称性的运动、感觉以及自主神经功能障碍性疾病。

一、病因与发病机制

(一)病因

1.感染

如下所述。

(1)周围神经的直接感染:如麻风、带状疱疹。

(2)伴发或继发于各种急性和慢性感染:如流行性感冒、麻疹、水痘、腮腺炎、猩红热、传染性单核细胞增多症、钩端螺旋体、疟疾、布氏杆菌病、艾滋病等。

(3)细菌分泌的毒素对周围神经有特殊的亲和力:如白喉、破伤风、菌痢等。

2.代谢及内分泌障碍

糖尿病、尿毒症、血卟啉病、淀粉样变性、痛风、甲状腺功能减退、肢端肥大症,各种原因引起的恶病质。

3.营养障碍

B族维生素缺乏,慢性酒精中毒、妊娠、胃肠道的慢性疾病及手术后。

4.化学因素

药物、化学品、重金属。

5.感染后或变态反应

吉兰-巴雷综合征、血清注射或疫苗接种后、注射神经节苷脂等。

6.结缔组织疾病

如红斑狼疮、结节性多动脉炎、硬皮病、巨细胞性动脉炎、类风湿关节炎、结节病、干燥综合征等。

7.遗传

遗传性共济失调性周围神经病、进行性肥大性多发性神经病、遗传性感觉性神经根神经病等。

8.其他

原因不明、癌瘤性、动脉粥样硬化性、慢性、进行性、复发性或多发性神经病。

(二)发病机制

多发性神经病的病理改变主要是周围神经的节段性脱髓鞘和轴突变性或两者兼有,少数病例可伴有神经肌肉连接点的改变。

二、临床表现

(一)感觉障碍

受累肢体远端感觉异常,如针刺、蚁走、烧灼感、触痛等。与此同时或稍后出现肢体远端对称性深浅感觉减退或缺失,呈或长或短的手套袜子样分布。

(二)运动障碍

肢体远端对称性无力,轻重不等,可有轻瘫甚至全瘫。肌张力低下,腱反射减弱或消失。肌肉萎缩,在上肢以骨间肌、蚓状肌、鱼际肌;下肢以胫前肌、腓骨肌明显。可出现垂腕与垂足。后期可出现肌肉萎缩、肢体挛缩及畸形。

(三)自主神经障碍

肢体末端皮肤对称性菲薄、光亮或脱屑、变冷、苍白或青紫、汗多或无汗、指(趾)甲粗糙、松脆,甚至溃烂。

上述症状通常同时出现,呈四肢远端对称性分布,由远端向近段扩展。

三、实验室检查

(一)实验室检查

除个别患者可有脑脊液蛋白含量轻度增高外,一般均正常。

(二)肌电图

可见神经源性改变,不同神经传导速度检查可见不同程度的传导阻滞。

(三)神经组织活检

可有不同程度的髓鞘脱失或轴突变性。

四、治疗要点

(一)病因治疗

根据不同病因采取不同的方法。如铅中毒应立即脱离中毒环境、阻止毒物继续进入体内,及时应用特殊解毒剂治疗。异烟肼中毒除立即停药,加大输液量、利尿、通便外,大剂量维生素 B_6 的应用具有重要的治疗意义。酒精中毒者,禁酒是治疗的关键,并应用大剂量维生素 B_1 肌内注射。糖尿病性者应调整控制糖尿病的药物用量、严格控制病情发展。结缔组织疾病及变态反应性可应用皮质类固醇治疗。因营养缺乏及代谢障碍或感染所致者,应积极治疗原发疾病。

(二)一般治疗

急性期应卧床休息。各种原因引起的多发性神经炎,均应早期足量地应用维生素 B_1、维

生素 B_2、维生素 B_6、维生素 B_{12} 及维生素 C 等。尚可根据情况选用 ATP、辅酶 A、地巴唑、肌酐等药物。疼痛剧烈者可选用止痛药、卡马西平、苯妥英钠或阿米替林。

五、护理措施

(一)基础护理

1.生活护理

如下所述。

(1)评估患者的生活自理能力,满足患者的生活所需,给予进食、穿衣、洗漱、大小便及个人卫生等生活上的照顾。

(2)做好口腔护理,以增进患者舒适感。

(3)做好皮肤护理,勤换衣服、被褥,勤洗澡,保持皮肤清洁,指导涂抹防裂油膏,预防压疮发生。

2.饮食护理

如下所述。

(1)戒烟、戒酒。

(2)给予高热量、高维生素、清淡易消化饮食,多吃新鲜水果、蔬菜,补充 B 族维生素。

3.环境护理

如下所述。

(1)床铺要有保护性床栏,防止患者坠床。

(2)走廊厕所要装有扶手,以方便患者起坐、扶行。

(3)地面要保持平整干燥,去除门槛,防潮湿。

4.心理护理

如下所述。

(1)给患者提供有关疾病、治疗及预后的可靠信息。

(2)关心、尊重患者,多与患者交谈,鼓励患者表达自己的感受,指导患者克服焦虑、悲观情绪,适应患者角色。

(3)鼓励患者正确对待康复过程中遇到的困难,增强患者自我照顾能力与自信心。

(二)疾病护理

(1)指导患者进行肢体的主动和被动运动,并辅以针灸、理疗、按摩,防止肌肉萎缩和关节挛缩,促进知觉恢复。

(2)鼓励患者在能够承受的活动范围内坚持日常生活活动锻炼,并为其提供宽敞的活动环境和必要的辅助设施。

(3)避免高温或过冷刺激:谨慎使用热水袋或冰袋,防止烫伤或冻伤。

(三)健康指导

1.疾病知识指导

告知患者及家属疾病相关知识与自我护理方法,帮助患者分析寻找病因和不利于恢复的因素,指导患者保持平衡心态,积极治疗原发疾病。

2.合理饮食

多吃富含 B 族维生素的食物,如绿叶蔬菜、新鲜水果、大豆、谷类、蛋、瘦肉、动物肝等,戒烟酒,保证营养均衡。

3.自我护理指导

生活有规律,经常适当运动和进行肢体功能锻炼,注意防止跌倒、坠床和烫伤。每晚睡前用温水泡脚,以促进血液循环和感觉恢复,增进睡眠。糖尿病周围神经病者应特别注意保护足部,预防糖尿病足。

4.就诊指导

定期门诊复查,当感觉和运动障碍症状加重或出现外伤、感染、尿潴留或尿失禁时立即就诊。

第五节　短暂性脑缺血发作

一、病因与发病机制

短暂性脑缺血发作(TIA)是颈动脉或椎-基底动脉系统发生短暂性血液供应不足,引起局灶性脑缺血导致突发的、短暂性、可逆性神经功能障碍。发作持续数分钟,通常在 30 分钟内完全恢复,超过 2 小时常遗留轻微神经功能缺损表现,或 CT 及 MRI 显示脑组织缺血征象。TIA 好发于 34～65 岁,65 岁以上占 25.3％,男性多于女性。发病突然,多在体位改变、活动过度、颈部突然转动或屈伸等情况下发病。发病无先兆,有一过性的神经系统定位体征,一般无意识障碍,历时 5～20 分钟,可反复发作,但一般在 24 小时内完全恢复,无后遗症。

二、护理评估和措施

(一)评估要点

1.病史

起病前有无动脉粥样硬化、高血压、高血脂、心脏病等。

2.临床表现

颈内动脉系统的 TLA 症状为病灶对侧单肢无力或不完全瘫痪,对侧感觉异常,短暂性单眼失明、失语。

椎-基底动脉系统 TLA 多表现为阵发性眩晕、平衡失调。

(二)护理措施

(1)了解发病原因,高血压者应控制血压,糖尿病者应控制血糖水平,肥胖者应降低体重。

(2)症状发作时卧床休息,注意枕头以 15°～25°为宜,频繁发作时应避免重体力劳动,外出活动时应有人陪伴。

(3)养成良好的饮食习惯,选择低盐低脂、充足蛋白质、富含维生素的饮食。

(4)保持心态平衡,戒烟戒酒。

(5)指导患者遵医嘱正确用药,告知患者药物的作用机制、不良反应观察及用药注意事项。

(6)向患者介绍疾病知识,出现症状时应及时就诊。

三、护理问题

(一)有受伤的危险

与突发眩晕、平衡失调及一过性盲有关。

(二)潜在并发症

脑卒中。

第六节　蛛网膜下隙出血

一、病因

蛛网膜下隙出血是指脑表面血管破裂后,血液流入蛛网膜下隙引起相应的临床症状的一种脑卒中,又称为原发性蛛网膜下隙出血。

二、护理评估和措施

(一)护理评估

1.一般评估

检查及治疗经过,生命体征和心理-社会状况。

2.专科评估

病因、诱因、瞳孔、意识状态、头痛程度、颈项强直等。

(二)护理措施

(1)要密切观察患者意识、瞳孔、生命体征的变化,听取患者的主诉。

(2)绝对卧床休息4~6周,头部抬高15°~30°。

(3)谢绝探视(2~3周内),保持环境安静,病室光线应暗,不可与患者过多交谈,以保持情绪稳定。向患者及其家属解释,以取得配合。

(4)对症处理,如患者出现剧烈头痛、呕吐、烦躁不安,给予镇静剂、脱水剂、止痛药物等。

(5)护理患者时,应动作轻柔,尽量少搬动患者。

(6)加强皮肤护理,每2~3天给予患者温水擦浴1次,协助患者面部清洁及足部护理,定时翻身,保持床铺整洁干燥,防止发生压疮。

(7)要保持患者大便通畅,便秘时应遵医嘱定期给予缓泻药物,并嘱患者排便时勿用力过猛。

(8)持续静脉泵入钙离子拮抗剂时,应严密观察血压,防止血压过低。

(9)做好卫生宣教工作,出院后不宜参加过重的体力劳动,注意生活规律,保持情绪稳定,大小便通畅,定期到门诊进行复查。

三、健康教育

(1)合理膳食,保证营养,生活规律,充足睡眠。

(2)合理用药,坚持治疗,掌握与疾病相关的防治知识,学会自我保健管理。

(3)制订锻炼活动计划,尽量消除因疾病带来的紧张、焦虑、恐惧等不良情绪,避免各种诱发因素。

第七节　急性脊髓炎

一、病因与发病机制

急性脊髓炎是指各种自身免疫反应（多为感染后诱发，个别为疫苗接种后或隐源性原因）所致的急性横贯性脊髓炎性改变，又称急性横贯性脊髓炎，是临床上最常见的一种脊髓炎。该病是指非特异性炎症引起脊髓急性进行性炎性脱髓鞘病变或坏死，病变常局限于脊髓的数个节段，主要病理改变为髓鞘肿胀、脱失、周围淋巴细胞显著增生、轴索变性、血管周围炎症细胞浸润。胸髓最常受累，以病损水平以下肢体瘫痪、传导束性感觉障碍和尿便障碍为临床特征。

二、护理措施和问题

（一）护理措施

1.密切观察

密切观察病情变化，急性期病情不稳定，如出现呼吸困难、心率加快、高热、发绀及吞咽困难等，是进展性脊髓炎的表现，应立即吸氧积极抢救。

2.加强皮肤护理，预防压疮的发生

（1）加强皮肤护理，每2～3天给予患者温水擦浴1次，协助患者面部清洁及足部护理。

（2）定时翻身，保持床铺整洁干燥，翻身时动作要轻，避免拖、拉、推等动作，以防损伤皮肤，易患压疮的部位应加强保护措施。

3.注意大小便通畅，预防泌尿系统感染

（1）尿失禁的患者要及时更换尿垫，保持会阴部清洁，有尿潴留者要给予留置导尿，嘱患者每日饮水1500～2500mL，每日2次尿管护理。

（2）由于副交感神经受损及长期卧床，患者肠蠕动差，出现腹部胀气和便秘，应鼓励食用富含粗纤维的蔬菜，让患者养成定时排便的习惯，如便秘可服用缓泻剂，并按摩腹部，促进肠蠕动。

4.保持肢体功能位置

预防挛缩畸形，急性期后，要尽早进行肢体功能锻炼，以促进瘫痪肢体的功能恢复。

5.预防烫伤

使用热水袋、热敷、烤灯时要注意温度，预防烫伤。

6.心理护理

做好心理护理，因患者长期卧床，生活不能自理，易出现焦虑的情绪，要关心、同情患者，介绍有关疾病的知识，让患者树立战胜疾病的信心。

（二）护理问题

1.躯体移动障碍

与脊髓病变所致截瘫有关。

2.低效性呼吸形态

与高位脊髓病变所致呼吸肌麻痹有关。

3.排尿异常:尿潴留、尿失禁

与脊髓损害所致自主神经损害有关。

4.感知紊乱:脊髓病变水平以下感觉缺失

与脊髓损害有关。

5.便秘

与脊髓损害所致自主神经功能障碍有关。

6.有感染的危险

与体内置管、应用激素有关。

7.有皮肤完整性受损危险

与长期卧床、感觉障碍有关。

8.生活自理能力缺陷

与双下肢瘫痪有关。

第二章 心内、外科护理

第一节 冠心病

冠心病是指冠状动脉发生粥样硬化引起管腔狭窄或闭塞，导致心肌缺血、缺氧或坏死而引起的心脏病。

冠心病是动脉粥样硬化导致器官病变的最常见类型，也是严重危害人类健康的常见病。本病多发于 40 岁以上成人，男性发病早于女性，经济发达国家发病率较高。近年来其发病呈年轻化趋势，已成为威胁人类健康的主要疾病之一。

一、疾病概述

(一)病史

1.发病情况

发病的持续时间，有无诱发因素如饱餐、寒冷刺激，有无明显的前驱症状或并发症。

2.病因和危险因素

研究表明，引起本病的原因是多方面的，主要的危险因素为年龄（多见于 40 岁以上人群，49 岁以后进展较快）、性别（男性发病率大于女性，但女性绝经期后发病率明显增加）、血脂异常、高血压（高血压患者患冠心病较血压正常者高 3～4 倍）、吸烟（吸烟可造成动脉壁氧含量不足，促进动脉粥样硬化的形成）、糖尿病和糖耐量异常、肥胖 [BMI，即体重指数，体重指数(BMI)＝体重(kg)/身高^2(m^2)，BMI 正常值为 18.5～23.9，BMI≥28 视为肥胖]、家族史、缺乏运动。

(二)身体状况

1.体格检查

心前区有无隆起或凹陷，心尖搏动有无移位、强弱有无改变，心脏有无杂音，心界大小、心律、心率是否在正常范围内（正常成人心率 60～100 次/分）、各瓣膜区有无病理性杂音。

2.生命体征监测

T(体温)、P(脉搏)、R(呼吸)、BP(血压)、疼痛。

3.临床表现

(1)症状：以发作性胸痛为主要临床表现，典型疼痛特点如下。

1)部位：主要在胸骨体中、上段之后或心前区，界限不明确，常放射至左肩、左臂尺侧达无名指和小指；偶有放射至颈、咽或下颌部。

2)性质：胸痛常为压迫感、憋闷感或紧缩感，也可有烧灼感，偶伴濒死感。发作时，患者往往不自觉停止原来的活动，直至症状缓解。

3)诱因：体力劳动、情绪激动、饱餐、寒冷、吸烟、心动过速、休克等。

4)持续时间:疼痛出现后常逐渐加重,持续 3～5min,休息或含服硝酸甘油可逐渐缓解,可数天或数周发作 1 次,亦可一周内发作多次。

(2)体征:心绞痛发作时,患者面色苍白、出冷汗、心率增快、血压升高。心尖部听诊可出现"奔马律"。一过性心尖部收缩期杂音是乳头肌缺血引起二尖瓣关闭不全所致。

4.评估患者冠心病所属类型

根据临床表现及心电图变化,冠心病可分为以下五种类型。

(1)隐匿型:患者有冠状动脉硬化,但病变较轻,或有较好的侧支循环,或患者痛阈较高因而无疼痛症状。心电图检查可有缺血性 ST 段改变。

(2)心绞痛型:由于心肌负荷的增加引起心肌急剧、短暂的缺血与缺氧的临床综合征。心电图可无变化或暂时 ST 段和 T 波变化。

(3)心肌缺血型:心肌纤维化,系心肌的血供长期不足,心肌组织发生营养障碍和萎缩,或大面积心肌梗死后,纤维组织增生所致。

(4)心肌梗死型:冠状动脉供血急剧减少或中断,使相应的心肌严重而持久地急性缺血导致心肌坏死。心电图变化较为典型,可出现 ST 段抬高呈弓背向上,宽而深的 Q 波、T 波倒置。

(5)猝死型:冠状动脉痉挛或栓塞导致心肌急性缺血,造成局部电生理紊乱,引起严重心律失常,从而致死。

(三)实验室及其他检查

(1)血液检查。血常规、肾功能、电解质、凝血、心肌酶谱、BNP(心力衰竭标志物)等。

(2)心电图。是发现心肌缺血、心肌损伤,诊断心绞痛、心肌梗死最常用的检查方法。

(3)X 线检查。心脏 X 线检查可无异常,若伴发缺血性心肌病可见心影增大、肺充血。

(4)放射性核素检查。利用放射性铊显像所示灌注缺损,提示心肌供血不足或血供消失,对心肌缺血诊断有一定价值。

(5)冠状动脉造影。选择性冠状动脉造影可使左、右冠状动脉及主要分支得到清楚显影,具有确诊价值,是诊断冠心病的金标准。

(6)其他检查。二维超声心动图可探测到缺血区心室壁的运动异常;多层螺旋 CT 对诊断具有重要价值。

(四)心理-社会状况

患者是否有焦虑情绪,是否担心今后工作能力和生活质量,能否保持乐观、平和的心态,正确对待自己的病情。家属能否积极支持和配合治疗,予以理解,并设法进行疏导。必要时争取患者工作单位领导和同事的支持。

二、治疗原则

(一)抗血小板治疗

抗血小板治疗是冠心病二级预防的基石,与生活方式干预、危险因素的控制一样,有同等重要的地位。若无禁忌证,所有冠心病患者均应长期服用阿司匹林 80～100mg/d,冠状动脉旁路移植术后应于 6h 内开始服用阿司匹林。若不能耐受,可用氯吡格雷 75mg/d 代替。抗血小板的药物主要包括环氧化酶-1(COX-1)抑制剂,如阿司匹林;腺苷二磷酸(ADP)依赖的P2Y12 受体拮抗剂,如氯吡格雷、普拉格雷、替格瑞洛。

1.阿司匹林

阿司匹林是二级预防中使用最广泛、接受程度最高的抗血小板药物。阿司匹林是一种历史悠久的药物,最早于1899年由德国的费力克斯·霍夫曼与阿图尔·艾兴格林推广到临床。阿司匹林主要是通过环氧化酶中的COX-1活性部位多肽链530位丝氨酸残基的羟基发生不可逆的乙酰化,导致COX失活,继而阻断了花生四烯酸(AA)转化为血栓烷A2(TXA2)的途径,抑制了血小板聚集,抑制了白血栓的形成。

2.氯吡格雷

氯吡格雷是血小板聚集抑制剂,它通过选择性地抑制ADP与血小板受体的结合而抑制血小板聚集。主要用于经皮冠状动脉介入治疗后12～15个月、急性冠脉综合征的最初1个月及阿司匹林有禁忌证时。

3.普拉格雷

普拉格雷是新一代的口服强效噻吩并吡啶类药物,是一个无活性的前体,经细胞色素P450酶代谢转化至活性代谢物后才能不可逆地抑制血小板的P2Y12 ADP受体。2009年7月通过美国食品药品监督管理局允许用于经皮冠状动脉介入治疗的患者。推荐的初始剂量60mg,维持剂量10mg,体重低于60kg的患者,考虑每天剂量为5mg。

4.替格瑞洛

替格瑞洛是一种新型的环戊基三唑嘧啶类口服抗血小板药物,为非类固醇类药物,无须经肝代谢激活即可直接起效,并与P2Y12 ADP受体可逆性结合。疗效优于氯吡格雷。替格瑞洛有快速起效的特点,180mg负荷剂量给药0.5h后平均血小板抑制率可达41%,给药2～4h后达到最大作用89%,此作用可保持2～8h。主要用于经皮冠状动脉介入治疗前后。

2011年美国心脏病学会/美国心脏协会(ACC/AHA)推荐:使用药物洗脱支架患者服用双联抗血小板治疗至少12个月,使用金属裸支架患者至少服用双联抗血小板治疗1个月,最好服用12个月。同时指出普拉格雷和替格瑞洛,在急性冠脉综合征患者或支架植入术后的阿司匹林联合抗血小板治疗方面获得了与氯吡格雷同等的地位(推荐类别Ⅰ,证据等级A)。

(二)调脂稳定斑块治疗

斑块的稳定性是冠心病发生和发展的主要决定因素。吸烟、不健康的生活方式、肥胖、缺乏运动、高脂血症、高血压、高血糖等因素均可导致斑块的不稳定性。

北欧辛伐他汀生存研究(4S)首次证实应用他汀类药物进行二级预防可以大大减少冠心病的病死率,使冠心病死亡危险降低42%。调整血脂异常是冠心病二级预防的必经之路。研究表明,血浆胆固醇,尤其是低密度脂蛋白胆固醇(LDL-C)是动脉粥样硬化发展的必备条件。他汀类药物通过抑制细胞内胆固醇合成早期的限速酶羟甲基戊二酸单酰辅酶A还原酶抑制剂(HMG-CoA还原酶抑制剂)起到降脂作用,并有稳定斑块的作用。

《2016中国成人血脂异常防治指南》(2016年修订版)根据个体动脉粥样硬化性心血管病的危险程度,决定是否启动药物调脂治疗,并将降低LDL-C水平作为防控动脉粥样硬化性心血管病的首要干预靶点。

调脂治疗需设定目标值:

(1)极高危者LDL-C<1.8mmol/L。

（2）高危者 LDL-C<2.6mmol/L。

（3）中危和低危者 LDL-C<3.4mmol/L。

（4）LDL-C 基线值较高不能达目标值者，LDL-C 至少降低 50%。极高危患者 LDL-C 基线在目标值以内者，LDL-C 仍应降低 30%左右。

《2011 AHA/ACCF 冠心病和其他动脉粥样硬化血管疾病二级预防和危险降低治疗指南》指出：对于不耐受他汀或者应用他汀加胆酸隔置剂和（或）烟酸而低密度脂蛋白胆固醇（LDL-C）仍未达标的患者，可考虑应用依折麦布，但是为Ⅱb类推荐（证据等级 C）。如果三酰甘油在 200～499mg/dL，必须将非 HDL-C 降低至<130mg/dL，并且应考虑进一步将非HDL-C 降低至<100mg/dL。降低非 HDL-C 可选择更强化的降低 LDL-C 治疗方案，也可在降低 LDL-C 治疗的基础上加用烟酸或贝特类药物。如果三酰甘油>500mg/dL，应先考虑使用烟酸或贝特类预防胰腺炎，然后再降低 LDL-C 使其达到目标值。

（三）ACEI/ARB

高血压是冠心病的主要危险因素。2011 年 AHA/ACCF 指出，所有患者如果血压≥140/90mmHg，就需要启动降压治疗，可首选血管紧张素转化酶抑制剂（ACEI）或血管紧张素Ⅱ受体阻滞剂（ARB），为了控制血压可联合应用其他类型的降压药物（推荐类别Ⅰ，证据等级 A）。糖尿病或慢性肾脏疾病患者血压>130/80mmHg，也需启动降压。实行个体化降压治疗，注意各类药物的适应证及禁忌证并定期监测血压。

在降压治疗过程中，要注意"J"形血压曲线的管理。临床研究（TRANSCEND、ONTAR-GET）显示，心血管事件发生率在收缩压 130mmHg 附近达到最低点，呈现出"J"形曲线特征。糖尿病患者心血管风险干预研究——降低血压试验（ACCORD-BP）、国际维拉帕米 SR 群多普利亚研究（INVEST）、长期单独应用替米沙坦以及联合应用替米沙坦与雷米普利多中心终点试验——糖尿病（ONTARGETDM）、退伍军人糖尿病研究（VADT）等，均显示收缩压<130mmHg 或舒张压<70mmHg 可增加心血管事件的风险或者至少并不比 130～140mmHg的水平获益更多。

1.肾素-血管紧张素-醛固酮系统抑制剂

（1）ACEI：合并高血压、糖尿病、慢性肾脏疾病或射血分数降低的心力衰竭（HFrEF）患者必须立即并无限期使用 ACEI，除非存在禁忌证或不能耐受。

（2）ARB：合并高血压、糖尿病、慢性肾脏疾病的患者或不能耐受 ACEI 的 HFrEF 患者。

（3）血管紧张素受体脑啡肽酶抑制剂（ARNI）：对于 NYHA 心功能Ⅱ～Ⅲ级，有症状的HFrEF 患者若能耐受 ACEI/ARB，推荐使用 ARNI 替代 ACEI/ARB 以进一步降低心力衰竭的发病率及病死率。

（4）醛固酮受体拮抗剂：左心室射血分数（LVEF）≤35%，已经接受治疗剂量的 ACEI/ARB/ARNI 和 β-受体阻滞剂后仍有症状或急性心肌梗死后 LVEF≤40%的患者，合并糖尿病或心力衰竭，无显著肾功能障碍或高钾血症均应接受醛固酮受体拮抗剂的治疗。

2.β-受体阻滞剂

2011 年 AHA/ACCF 指出，对于无禁忌证的心肌梗死、急性冠脉综合征或左心室功能不全的患者，无论有无心力衰竭表现均应长期应用 β-受体阻滞剂（推荐类别Ⅰ，证据等级 A），其至建议除上述情况以外的冠心病或其他血管疾病或糖尿病的患者,在无禁忌证的情况下也要长期应用(推荐类别Ⅱ,证据等级C)。《β-肾上腺素能受体阻滞剂在心血管疾病应用专家共识》指出:冠心病患者使用β-受体阻滞剂可改善患者的远期预后,提高生存率,在二级预防中是一个不可缺少的角色。对于无心肌梗死或者ACS病史,且左心室功能正常的冠心病或其他血管疾病的患者,β-受体阻滞剂应用趋于保守。

血糖控制建议的目标:空腹血糖在7~8mmol/L,餐后2h血糖在8~10mmol/L,糖化血红蛋白(HbA1c)<7%,强调需要针对患者情况制定个性化的干预指标。

所有冠心病患者的病情稳定后都要了解血糖的情况,包括空腹血糖、口服葡萄糖耐量试验,防止因血糖异常促进动脉粥样硬化的发生。糖尿病患者是冠心病的高危人群,其冠心病患病率、病死率,及急性心肌梗死病死率,都是非糖尿病患者的2~4倍。控制血糖是冠心病二级预防的重要步骤,应严格控制饮食,给予个体化运动治疗与药物治疗。在降糖药物当中,双胍类药物、α-糖苷酶抑制剂有助于降低体重、改善胰岛素抵抗,具有确切的保护心脏的作用,可以减少心肌梗死等严重心血管事件的发生。因此,比较适用于合并冠心病的糖尿病患者。格列酮类药物(如罗格列酮)虽可改善胰岛素抵抗、减轻腹型肥胖,但因可导致水钠潴留及水肿,故有心功能不全及水肿的糖尿病患者禁用。

(1)双胍类药物:双胍类药物主要有苯乙双胍和二甲双胍。这类药物能够增加外周组织对葡萄糖的利用,减少胃肠道对葡萄糖的吸收,抑制肝肾的糖异生。二甲双胍除能有效降糖以外,还可有一定的降血压、降血脂、改善血液高凝状态的作用,具有心血管保护作用,能显著改善长期预后,是超重或肥胖糖尿病患者的首选。

(2)α-糖苷酶抑制剂:α-糖苷酶抑制剂包括阿卡波糖和伏格列波糖。降血糖的作用机制是抑制糖苷酶的活性,延缓食物尤其是糖类的吸收,非常适合以糖类为主食的中国患者,可与饮食、运动及其他降糖药物联合使用,进餐时与第一口主食同服。

(3)无增加心血管风险或有心血管获益的新型降糖药:DPP-4i(沙格列汀、阿格列汀、西格列汀)、GLP-1RA(利拉鲁肽、艾塞那肽、索马鲁肽)、SGLT-2i(恩格列净、坎格列净、达格列净)。

三、护理

(一)护理目标与评价

(1)老年患者在接受治疗后,主诉疼痛程度减轻或消失。

(2)老年患者在其家属的协助下能主动参与制订活动计划并按要求进行活动,如活动后无不适反应,可适当增加活动量。

(3)老年患者能描述预防便秘的措施,未发生便秘。

(4)老年患者的致命性心律失常能被及时发现和处理,减少猝死发生率。

(5)老年患者在其家属的帮助下,能自觉避免心力衰竭的致病因素,不发生心力衰竭。

(二)护理措施

1.一般护理

(1)执行入院患者一般常规护理。

(2)按医嘱给予特别护理及分级护理。

(3)病室应保持清洁、整洁、安静、舒适、阳光充足、空气清新,室温在18~22℃为宜,相对湿度为 50%～60%。

(4)评估心功能,心功能分级。

Ⅰ级:患者患有心脏病但体力活动不受限制。平时活动不引起疲乏、心悸、呼吸困难、心绞痛等症状。

Ⅱ级:体力活动轻度受限。休息时无自觉症状,一般的重体力活动可出现上述症状,休息后很快缓解。

Ⅲ级:体力活动明显受限。休息时无症状,轻度日常活动如刷牙、洗脸即可引起上述症状,休息较长时间后方可缓解。患者应卧床休息,减少下床活动。

Ⅳ级:不能从事任何体力活动。休息时亦有心力衰竭的症状,体力活动后加重。患者应绝对卧床休息。

(5)做好心理护理,调整心态,减轻精神压力,逐渐改变急躁易怒的性格,保持心理平衡。

(6)注意观察药物反应,根据病情对输液患者严格控制滴速。

2.病情观察

(1)一般状态:观察患者的精神意识状态,尤其注意有无面色苍白、表情痛苦、大汗或神志模糊、反应迟钝,甚至晕厥等表现。

(2)生命体征变化:注意监测体温、脉搏、呼吸、血压、疼痛的变化及程度。

(3)心绞痛或心肌梗死急性发作时,患者需绝对卧床,减少心肌耗氧,并汇报医生,遵医嘱用药,观察药物疗效及不良反应,注意做好防范措施,防止患者卧床期间坠床。及时评估患者疼痛程度。必要时,做好术前准备,急诊行介入手术治疗。

3.用药护理

(1)用药时护士要耐心解释各类药物的作用、不良反应及使用注意事项,指导患者遵医嘱正确用药,切勿自行减量或停药。

(2)扩血管药:如硝酸甘油,患者服用后可出现头部胀痛、颜面部发红、血压降低等,护理人员要监测血压变化,控制输液速度。硝酸甘油片开封后"三个月基本就无效了"。硝酸甘油片的物理、化学性质不稳定,有易挥发性,在与空气接触、温度升高、光照等条件下,药效大大降低。保存建议有以下几点:

1)不使用就不要开封。

2)减少每次开药量。

3)选择阴凉处保存。

4)不宜贴身携带,易挥发。

(3)降脂药:如阿托伐他汀钙片、瑞舒伐他汀钙片具有稳定斑块、抗感染等作用,而心脑血管突发事件发生的决定因素取决于动脉血管内粥样硬化斑块的稳定性。他汀类调血脂药的作用机制是抑制羟甲基戊二酸单酰辅酶 A 还原酶活性,从而抑制内源性胆固醇的合成。由于内源性胆固醇合成关键酶在夜间的活性最强,故内源性胆固醇的合成高峰在夜间。因此,大多数他汀类药物宜晚上服用,这样可以获得最好的降脂效果。

(4)抗凝药:如阿司匹林肠溶片,不仅有助于抑制新的血栓形成,还可以防止没放支架的血管动脉硬化的进一步恶化。阿司匹林对胃肠道有刺激,有慢性胃病、胃溃疡的人慎用,或在医生指导下用药;可导致凝血障碍,延长出血时间,致出血倾向;可发生过敏反应,可引起皮疹、血管神经性水肿和哮喘;长期大剂量应用阿司匹林易发生水杨酸中毒,出现头痛、眩晕、恶心、耳鸣、听视力减退,甚至精神失常等症状。如果未按照医嘱指导服用抗凝药物,可能导致血栓形成,严重者可导致死亡。

(5)止痛药:如酚咖片、盐酸吗啡,使用时注意评估患者的疼痛程度,遵医嘱及时给予止痛药。心肌梗死型患者使用盐酸吗啡止痛时,注意有无呼吸抑制,及时评估效果。

4.基础与生活护理

(1)休息:隐匿型心绞痛患者或心功能评估小于等于Ⅱ级的患者可适量活动;心肌梗死急性期或心功能评估大于Ⅱ级的患者,不宜强行下床活动,应以卧床休息为主,减少心肌耗氧量。一旦出现症状,立即停止活动,并及时予以处理,如含服硝酸甘油、麝香保心丸,吸氧等。

(2)饮食:给予低盐低脂饮食,多食蔬菜、水果和粗纤维食物,如芹菜、糙米等,避免暴饮暴食,注意少量多餐,戒烟酒。

(3)生活护理。

1)协助和指导患者完成日常生活,如洗漱、进食、如厕、穿脱衣服等。

2)保持床单位整洁干燥,对伴有心力衰竭症状(呼吸困难、憋闷)患者,可适当摇高床头,利于呼吸。

3)评估排便情况:如排便的次数、性状、颜色及排便的难易程度,平时有无习惯性便秘,是否服用通便药物,并指导患者采取通便措施。

5.专科护理

(1)对症护理。胸痛护理如下。

1)休息:绝对卧床休息,保持环境安静,限制探视,并告知患者和其家属休息可以降低心肌耗氧量和交感神经兴奋性,有利于缓解疼痛,以取得合作。

2)饮食:起病后4~12h内给予流质饮食,以减轻胃扩张,随后过渡到低盐低脂、低胆固醇的清淡饮食,提倡少量多餐。

3)给氧:鼻导管给氧,氧流量为2~5 L/min,以增加心肌氧的供应,减轻缺血症状和疼痛程度。

4)用药:患者胸痛无法缓解时,遵医嘱给予扩血管药或止痛药,积极做好术前准备工作,必要时急诊行介入手术治疗。

(2)防治并发症:指导患者积极做到全面综合的二级预防,预防相关的心血管事件,调节饮食,改善冠心病相关症状,减少复发。密切心电监测,及时发现心率及心律的变化,监测电解质和酸碱平衡变化,因电解质紊乱或酸碱平衡失调时更易并发心律失常。例如:

1)低钾血症(血钾<3.5mmol/L)所致心律失常:常见的有窦性心动过速,窦性期前收缩,室性心动过速,心房颤动、扑动,严重者可出现尖端扭转型室性心动过速,甚至出现心室颤动导致死亡。

2)高钾血症(血钾>5.5mmol/L)所致心律失常:常见的有窦性心动过缓、窦性心律不齐、窦性停搏、窦房传导阻滞、房室传导阻滞及室内传导阻滞等,严重时可出现心室颤动导致死亡。

3)低钙血症(血钙<2.25mmol/L)所致心律失常:心电图常见表现为ST段平坦且延长,T

波形态及方向可正常,Q-T间期延长,在单纯性低血钙中,对心率、节律及P波和QRS波群多无明显的影响。

4)高钙血症(血钙>2.75mmol/L)所致心律失常:心电图主要表现为ST段明显缩短或消失,Q-T间期缩短,严重时T波可呈现倒置,或出现心律失常。

5)低镁血症(血镁<0.70mmol/L)所致心律失常,如房性、室性期前收缩,室性或室上性心动过速、心房颤动,甚至出现室性颤动。当血镁低于0.75mmol/L时,其电生理效应表现为对窦房结有直接变速效应,由于镁可激活钠钾ATP酶,低镁时此酶活性下降,导致细胞内缺钾;同时镁为钙通道阻滞剂,低镁时可增加细胞内钙,从而产生相应的心电图改变。

6)高镁血症(血镁>1.10mmol/L)可导致明显的窦性心动过缓,甚至可发生Ⅰ度房室传导阻滞及室内传导阻滞,严重镁中毒时发生心脏停搏。

7)pH低,酸中毒,可导致血钾升高;pH高,碱中毒,可导致血钾降低。

准备好急救药物和抢救设备,如除颤仪、临时起搏器等,随时准备抢救。

6.心理护理

患者焦虑情绪多来自对生活质量的担心,应予以充分理解,并指导患者保持乐观、平和的心态,正确对待自己的病情。告诉患者家属要积极配合和支持患者,并创造一个良好的身心休养环境。

7.康复护理

加强运动康复教育,与患者一起制订个体化运动方案,指导患者出院后的运动康复训练。进行个人卫生活动、家务劳动等对患者有益。无并发症的患者根据自身耐受情况,可适当活动。冠心病患者不宜超强度运动,运动时应量力而行,不能逞强好胜,使体力透支,引起危险。运动时的心率应低于(170-年龄)次/分,或休息3min可恢复,不感到疲劳。

(三)出院指导

(1)学会自我调节,保持乐观的精神状态,树立信心,做好长期与疾病做斗争的准备。

(2)积极治疗相关疾病,如高血压、高血脂、糖尿病等;积极配合调节饮食,以低盐低脂为宜,避免高脂肪、高胆固醇、高钠食物的摄入,控制体重。调整作息,劳逸结合,规律睡眠,戒烟戒酒,适当活动。

(3)环境应舒适安全,可根据老年患者自理能力,关心、督促和帮助其日常生活。

(4)植入支架后并不意味着高枕无忧,要根据医生的指导长期服用抗凝药物,改掉不良的生活习惯,积极治疗,避免诱发,定期到医院复查。如果未按照医嘱指导服用抗凝药物,可能导致血栓形成,严重者可导致死亡。

(5)定期到门诊随访。每年至少随访1次,评估患者的症状和临床心功能状态,给予心电图检查。另外,还要检测某些并发症(例如心力衰竭、心律失常),检查疾病危险因素的控制情况以及患者的生活方式和对药物治疗的依从性。

(6)推广微信公众平台。推广、普及冠心病二级预防相关知识,可以减少心血管不良事件的发生。微信公众平台适用于所有能够接收微信的心内科患者。可加强微信公众号的专业化管理,丰富微信推送内容,拓展微信在医疗护理服务中的功能。

第二节 高血压

高血压是一种以体循环动脉收缩期和(或)舒张期血压持续升高为主要特点的全身性疾病。高血压可分为原发性高血压即高血压病和继发性高血压即症状性高血压两大类。原发性高血压占高血压的90%以上。继发性高血压指的是某些确定的疾病和原因引起的血压升高，占高血压不到10%。

一、疾病概述

(一)健康史

1.起病情况

起病时间、有无明显的前驱症状(早期症状)和并发症、症状持续时间、缓解方式。

2.病因和危险因素

年龄(随着年龄的增高，老年人的血管弹性降低，血管内膜增厚，管腔狭窄，常伴有动脉粥样硬化，是老年人收缩期高血压的主要原因)、性别、遗传史，有无脑、肾、心血管疾病病史，有无遵医嘱长期服用降脂、降糖、抗凝等药物。

3.生活方式与饮食习惯

是否长期高钠、低钾膳食(老年人味觉功能减退，同时肾脏排钠能力降低，而钠盐摄入能引起水钠潴留，导致血容量增加，血管平滑肌细胞肿胀，血管腔狭窄，外周血管阻力增大，引起血压升高)、超重(老年人腹部脂肪容易堆积，形成向心性肥胖，超重者高血压的患病率比正常体重者高3~4倍)、经常过量饮酒、长期精神紧张、体力活动不足。

(二)身体状况

1.意识状态

有无意识障碍、肢体活动度改变，严重程度。

2.生命体征监测

T(温度)、P(脉搏)、R(呼吸)、BP(血压)。

3.临床表现

(1)一般临床表现：有无头晕、眩晕、恶心、呕吐、视力模糊，是否有呼吸困难、疲倦、夜尿等。部分患者无症状，在测血压或普查时发现。长期高血压者，即使血压水平较高也可无明显症状。

(2)靶器官病变：①心脏疾病：长期高血压，外周阻力升高，心肌细胞肥大，导致左心室向心性肥厚。动脉血管壁损害，易形成动脉粥样硬化，患者出现心前区疼痛等心绞痛和心肌梗死的临床表现。②脑部疾病：长期高血压导致脑血管缺血和变性，脑动脉粥样硬化，微动脉瘤、脑血栓形成，最终导致脑梗死或脑出血。③肾脏疾病：肾动脉粥样硬化，肾小球萎缩和纤维化导致肾功能下降。④视网膜病变：初期表现为视网膜小动脉痉挛，以后逐渐出现硬化，严重时发生视网膜出血、渗出及视神经盘水肿。

4.高血压急症

(1)高血压危象：在高血压病程中，血压显著升高，以收缩压升高为主，收缩压可达260mmHg，舒张压可达120mmHg以上；出现头痛、烦躁、眩晕、心悸、气急、恶心、呕吐、视力模糊等症状。危象发作时交感神经活动亢进，血中儿茶酚胺升高。

(2)高血压脑病：表现为血压极度升高的同时伴有严重头痛、呕吐、神志改变，轻者可有烦躁、意识模糊，重者可发生抽搐、昏迷。其发生机制可能为过高的血压突破脑血管的自身调节机制导致脑灌注过多，引起脑水肿。

(三)实验室及其他检查

1.血液检查

检测血清血脂、血糖、尿素、肌酐，血清钾、钠等，了解有无伴发心血管病的危险因素。

2.尿液检查

尿常规，尿清蛋白肌酐比值，24h尿蛋白，尿电解质。

3.心电图及动态心电图

可发现收缩期高血压患者有无左心室肥厚、心律失常和伴发心肌缺血的表现。

4.超声心动图

可了解老年单纯收缩期高血压的左心室结构。

5.其他检查

胸部 X 线常规检查，了解心脏大小及肺部情况，有无呼吸系统疾病，有并发症时，配合相关并发症检查。

(四)心理-社会状况

患者是否有焦虑情绪，是否有长期精神压力，是否担心日后生活质量，是否可以保持乐观的心态，是否有自我照顾能力或需依赖家属，其家属是否支持并督促患者治疗。

二、治疗原则

降压目标：中青年血压<130/85mmHg；老年人血压<140/90mmHg。

(一)非药物治疗

(1)减轻体重。建议 BMI 控制在 24 以下。

(2)合理膳食。减少钠盐摄入，每人每日食盐量不超过 6g；减少膳食脂肪，将脂肪控制在热量的 25% 以下；补充适量优质蛋白，蛋白质占总热量的 15% 左右；注意补充钾和钙；多吃蔬菜、水果；限制饮酒，男性饮酒每日酒精量<(20～30)g，女性<(10～15)g。

(3)增加体育活动。

(4)减轻精神压力，保持心理平衡，减少应激反应。

(二)药物治疗

降压药物应用原则如下：

第一，开始治疗时应用小剂量。

第二，使用适宜药物联合以达到最大降压效果，同时减少不良反应。

第三，优先应用长效的药物，每日 1 剂，提供 24h 持续效果。

第四，个体化原则。

常用的降压药物有以下 6 种。

1.利尿降压剂

利尿降压剂通过利钠排水、降低细胞外血容量、减轻外周血管阻力而发挥降压作用,适用于轻、中度高血压患者。临床常用噻嗪类利尿药、袢利尿药、保钾利尿药。

2.β-受体阻滞剂

β-受体阻滞剂主要通过抑制过度激活的交感神经活性、抑制心肌收缩力、减慢心率而发挥降压作用,适用于心率较快的中青年患者或合并心绞痛者,如比索洛尔、美托洛尔、阿替洛尔、普萘洛尔等。

3.钙通道阻滞剂

钙通道阻滞剂主要通过阻断血管平滑肌细胞上的钙离子通道,发挥扩张血管而降血压的作用。本类药物降压迅速,剂量和疗效呈正相关,如硝苯地平、氨氯地平等。

4.血管紧张素转换酶抑制剂

血管紧张素转换酶抑制剂通过抑制血管紧张素转换酶、阻断肾素血管紧张素系统而发挥降压作用。本类药物起效缓慢,3～4 周达到最大作用,如卡托普利、依那普利、贝那普利。

5.血管紧张素Ⅱ受体阻滞剂

血管紧张素Ⅱ受体阻滞剂通过阻断血管紧张素Ⅱ受体而发挥降压作用。本类药物降压缓慢,但持久而平稳,在 6～8 周达到最大作用,如氯沙坦、替米沙坦等。

6.α-受体阻滞剂

α-受体阻滞剂不作为降压的首选药,适用于高血压伴前列腺增生者或难治性高血压患者的治疗。

三、护理

(一)护理目标与评价

(1)老年患者在治疗后生活质量提高,头晕恶心、呕吐等症状减轻或消失。

(2)老年患者血压控制平稳,有效防治动脉粥样硬化,预防、控制或逆转靶器官损害,未出现相关并发症临床表现。

(3)老年患者在其家属的帮助下,能按时用药,定时测量血压。

(4)老年患者情绪稳定,能积极配合治疗。

(二)护理实施

1.一般护理

(1)执行入院患者一般常规护理。

(2)按医嘱给予特别护理及分级护理。

(3)病室应保持清洁、整洁、安静、舒适、阳光充足、空气清新,室温在 18～22℃为宜。

(4)测量评估患者血压级别,指导患者活动,如患者有明显的头晕、恶心等症状,应卧床休息,床栏加护,防止坠床或自伤。

(5)做好心理护理,避免患者情绪激动,保持心态平和。根据患者不同的性格特点给予指导,训练自我控制的能力,避免各种导致精神紧张的因素。

(6)保持呼吸道通畅。如有恶心、呕吐时,侧卧位或头偏向一侧,及时清除口腔分泌物、呕吐物,必要时行气管切开。

(7)保持口腔、皮肤清洁,预防并发症发生。

(8)注意观察药物反应,根据患者血压情况,遵医嘱调节用药,控制输液速度,防止并发症。

(9)患者起床时动作应缓慢,防止体位性低血压引起意外。

2.病情观察

(1)意识改变:意识改变往往提示病情轻重。首先应了解刚发病时的意识状态是清醒、嗜睡、蒙眬还是昏迷,再定时观察意识状态的改变。

1)清醒:能够正确理解语言,准确回答问题,按指令做动作,各种深浅反射正常。

2)嗜睡:呼之能应,并能勉强配合检查和回答简单问题,停止刺激即又入睡。

3)蒙眬:表现为思维和语言的不连贯,对时间、地点、人物的定向力完全或部分发生障碍,可有幻觉、错觉、躁动不安、谵语和精神错乱。

4)昏迷:意识丧失,是一种严重的意识障碍。可分为浅昏迷、中昏迷及深昏迷。①浅昏迷:随意运动丧失,对周围事物及声、光刺激无反应,对疼痛刺激有反应,但不能唤醒。吞咽反射、咳嗽反射、角膜反射及瞳孔对光反射存在,眼球能运动。②中昏迷:对周围刺激无反应,防御反射、角膜反射减弱,瞳孔对光反射迟钝,眼球无运动。③深昏迷:一切刺激均无反应,全身肌肉松弛,深浅反射、吞咽反射及咳嗽反射均消失。

(2)生命体征变化。血压、脉搏、呼吸、瞳孔、意识,注意有无脑病的前驱症状。

(3)24h 出入液量变化。观察尿量及外周血管灌注情况,评估出入液量是否平衡。

(4)在糖尿病合并高血压的病理情况下,24h 动态血压波动曲线多呈非勺形或反勺形分布(血压一天中有两个高峰时间段,早晨 6～8 时为第一个血压高峰;下午 4～6 时为第二个血压高峰)。

3.用药护理

(1)耐心解释。用药时护士要耐心解释各类药物的作用、不良反应及使用注意事项,指导患者遵医嘱正确用药,切勿自行减量或停药。

(2)不同类用药护理注意事项。

1)利尿剂:如呋塞米片,通过利钠排水、降低细胞外高血容量、减轻外周血管阻力发挥降压作用。应注意患者电解质情况,有无心律失常。

2)β-受体阻滞剂:如酒石酸美托洛尔片,主要通过抑制过度激活的交感神经活性、抑制心肌收缩力、减慢心率发挥作用。应密切监测患者心率,防止患者心率过低,引起晕厥。

3)钙通道阻滞剂:如硝苯地平缓释片,主要通过阻断血管平滑肌细胞上的钙离子通道,发挥扩张血管、降低血压的作用。起效迅速,降压疗效和降压幅度相对较强,应注意血压监测,防止低血压。本类药物注意室温下避光保存。

4)血管紧张素转换酶抑制剂:如卡托普利片,通过抑制血管紧张素转换酶阻断肾素血管紧张素系统发挥降压作用。降压起效缓慢,疗效逐渐增强,在 3～4 周时达最大作用。观察患者有无刺激性干咳等药物不良反应。

5)血管紧张素Ⅱ受体阻滞剂:如氯沙坦,通过阻断血管紧张素Ⅱ受体发挥降压作用。降压起效缓慢,但持久而平稳,在 6～8 周时达到最大作用。观察患者有无眩晕、头痛,动态监测血钾情况。

6)α-受体阻滞剂:不作为一般高血压治疗的首选药,适用于高血压伴前列腺增生患者,也用于难治性高血压患者。

(3)用药指导。对于轻、中型高血压患者,宜从小剂量或一般剂量开始,2～3周后如血压未能得到满意控制,可增加剂量或换用其他类药,必要时可以用2种或2种以上药物联合治疗。(只服一种降压药对血压的有效控制率较低。在服用一种降压药效果不佳的情况下,许多患者往往会考虑增大用药的剂量。而增大药物剂量的同时药物的不良反应也会加大,而且很多药物的不良反应并不亚于高血压本身所带来的危害。不同降压药的作用机制及其达到最高血药浓度的时间是不同的,所以联合使用不同作用机制的降压药可以在不同的时间段起到有效降压的作用,从而延长降压药作用的时间。)尽可能用每日1片的长效制剂,便于长期治疗且减少血压波动。坚持定时定量服药,切忌擅自减药或停药。否则会出现停药反应,即表现为血压反弹并迅速升高,心悸、烦躁、多汗、心动过速等。

4.基础与生活护理

(1)休息。急性期绝对卧床休息或半卧位,减少搬动患者,教会患者缓慢改变体位。

(2)饮食。多食含维生素、蛋白质的食物,避免胆固醇食物;以清淡、无刺激的食物为宜,忌烟酒。适当控制食量和总热量,控制钠盐及动物脂肪的摄入。

(3)高血压患者的饮食方法建议如下。

1)三餐:饮食安排应少量多餐,避免过饱。

2)低盐:每人每天吃盐量应严格控制在6g以内,即约一小匙。

3)高钾:富含钾的食物进入人体可以对抗钠所引起的升压和血管损伤作用,如橙子、香蕉、干豆类、豌豆、菠菜、西红柿等。

4)果蔬:人体每天需要B族维生素、维生素C,可以通过多吃新鲜蔬菜及水果来满足。

5)补钙:应多吃些富含钙的食品,如黄豆、葵花子、核桃、牛奶、花生等。

(4)生活护理。

1)协助和指导患者完成日常生活,如洗漱、进食、如厕、穿脱衣服等。

2)保持床单位整洁干燥,督促长期卧床患者翻身,保持皮肤清洁。

3)保持大便通畅,避免屏气或用力排便。血压逐渐稳定后,鼓励患者独立完成生活活动,以增强患者自我照顾的能力及信心。

5.专科护理

(1)对症护理。

1)出现头痛、颈部僵直、恶心等症状,应立即卧床,头部稍抬高,减少搬动,教会患者缓慢改变体位,保持安静,迅速建立静脉通道。

2)有失眠或精神紧张者,在进行心理护理的同时配以药物治疗或针灸治疗。

(2)合并高血压危象时。

1)密切观察意识及瞳孔变化,定时测生命体征并记录。若出现血压急剧升高、剧烈头痛、恶心、呕吐、烦躁不安、视力模糊、眩晕、惊厥、意识障碍等症状立即报告医生。

2)使用硝普钠的患者,每72h监测一次氰化物浓度。

3)遵医嘱给予速效降压药,尽快降低血压。

4)有抽搐、烦躁不安者,遵医嘱给予地西泮(安定)、巴比妥类药物,水合氯醛保留灌肠。

5)为减轻脑水肿,遵医嘱静脉应用脱水剂和利尿剂。

6)预防体位性低血压,应告诫患者不要突然起床或躺下以防晕厥。

(3)合并主动脉夹层动脉瘤时。

1)胸痛发作时应及时有效止痛。

2)详细记录疼痛的特征、部位、形式、强度、性质、持续时间等。

3)指导患者减轻疼痛的方法(如嘱咐患者放松、深呼吸)。

4)血压升高时应遵医嘱选用降压药,指导患者按时服药,生活规律,保证充足睡眠,消除紧张心理。

(4)合并脑出血时。

1)监测血压、脉搏、心率、心律、神志等变化。

2)记录24h出入液量,保证出入液量平衡。

3)去除造成血压升高的因素(紧张、焦虑、兴奋、疼痛、劳累等)。

6.心理护理

高血压患者的心理表现是紧张、易怒、情绪不稳,这些又都是血压升高的诱因。患者可通过改变自己的行为方式,培养对自然环境和社会的良好适应能力,避免情绪激动及过度紧张、焦虑,遇事要冷静、沉着;有较大的精神压力时应设法释放,向朋友、亲人倾吐。鼓励参加轻松愉快的业余活动,将精神倾注于音乐或寄情于花卉之中,使自己生活在最佳境界中,从而维持稳定的血压。

7.康复护理

鼓励高血压的老年患者多运动,让他们选择自己喜欢的运动方式,如健身、散步、太极拳、气功等,坚持每天运动1h,强度要依据个人的体质维持,稍微有点累可停止运动,除了可以控制血压还可以减肥。建议每周进行3~5次,每次30min以上中等强度的有氧运动,最好坚持每天都运动。

(三)出院指导

第一,保持心态平和,学会自我调节。

第二,降压药要在医生指导下服用,做到长期服药不中断、不随便服药,不随便进补,必要时须遵医嘱,还要定期自测血压,定期到医院复查血脂。自测血压时要注意:使用经过质检的血压计;使用大小合适的气囊袖带,即血压计的袖带宽度应能覆盖上臂长度的2/3,同时袖带长度需达上臂周径的2/3;测血压前安静休息5min;血压计、上臂与心脏处在同一水平;血压计袖带松紧适宜,即测量血压时袖带的松紧度应适当,以刚能插入示指为宜,袖带的位置应距肘窝2~3cm。

第三,为了降低血压,建议钠盐的摄入量减少至5g/d,多选用钾、镁、碘和锌含量高的食物,因为这类元素有降压、保护心脏和预防动脉粥样硬化的功能。限制吸烟饮酒,注意饮食控制与调节,减少动物脂肪的摄入。控制体重,减少肥胖。

第四,动静结合,改变不良生活方式。保证足够的睡眠时间,在紧张的工作和学习之余,应适当休息,不同性质的工作应交替进行,以免疲劳。提倡午休。血压控制良好且长期午睡的中年患者会有更好的血压控制,尤其是在午餐后午睡达 60min 的患者。午睡者的平均 24h 血压多降了 4mmHg,晚上睡觉时血压最大降低幅度为 2%。

第五,提高患者的社会适应能力,避免各种不良刺激的影响。

第六,如出现血压升高或过低、血压波动大,突然眼花、头晕、恶心呕吐,视物不清,偏瘫,失语,意识障碍,呼吸困难,肢体乏力等即到医院就医。如病情危重,请求救 120 急救中心。

第七,高血压是一种需要长期治疗的疾病,高血压往往没有症状,但对患者脏器的损害是持续存在的。血压的高度与并发症有关,而与患者自身的症状不一定相关。因此,必须及早诊断,且要早期治疗。

第三节 心律失常

心律失常是指由于各种原因引起的心脏冲动频率、节律、起源部位、传导速度与激动次序的异常。快速性心律失常包括窦性心动过速、房性心动过速、阵发性室上性心动过速、心房扑动、心房颤动、室性心动过速、心室扑动、心室颤动等。缓慢性心律失常包括窦性心动过缓、窦性停搏、病态窦房结综合征、房室传导阻滞等。老年人心肌的正常生理性质发生改变,产生较高的兴奋性和较慢的传导,所以老年患者随着年龄增加心律失常发病率升高。老年人较为常见的心律失常为窦性心动过缓、心房颤动、房室传导阻滞和室性期前收缩等。

一、疾病概述

(一)病史

1.患病与治疗经过

发病经过、持续时间、有无明显伴发症状、有无进行相关治疗。

2.病因和危险因素

(1)各种器质性心脏病,如冠心病、高血压心脏病等手术引起的传导系统损伤。

(2)药物和电解质的影响,如洋地黄、抗心律失常药物、麻醉药、阿托品等及血钾改变。

(3)心外因素影响,如剧烈运动或过度劳累、情绪紧张、过度饮茶及咖啡、饮酒及吸烟、发热、休克、低氧血症、触电、溺水等。

(4)迷走神经张力增高。

3.生活方式与饮食习惯

注意是否长期吸烟、饮酒、饮浓茶和咖啡,是否长期精神紧张、过度疲劳。

(二)身体状况

1.一般状况

一般表现为心悸、胸闷、头晕、乏力等,注意有无意识障碍及其严重程度。

2.生命体征监测

T(体温)、R(呼吸)、BP(血压)、心率、心律。

3.临床表现

(1)窦性心动过缓:窦性心律的频率低于 60 次/分。常见于健康的青年人、运动员。可见于睡眠状态改变及心肌的缺血性、代谢性、炎症性病变;也可见于颅内高压、甲状腺功能低下、阻塞性黄疸,以及 β-受体阻滞剂等抗心律失常药物、拟胆碱药物等服用时。轻者无明显症状,心率慢时可引起头晕、胸闷和心悸。

(2)窦性心动过速:窦性心律的频率高于 100 次/分。可见于健康人吸烟、饮茶或咖啡、喝酒、运动、情绪激动时;也可见于某些病理状态,如发热、贫血、休克、失血、甲状腺功能亢进、心力衰竭,以及应用了阿托品、肾上腺素等药物。通常无症状或仅有心悸感,但如果代偿机制失调,可出现低血压、视物模糊和晕厥。

(3)室性期前收缩:可见于正常人,往往与精神紧张和吸烟等有关;亦可见于各种心脏病、电解质紊乱、心导管检查,以及服用洋地黄和奎尼丁等药物时。最常见的症状包括心悸、胸闷、心脏停搏感。部分室性期前收缩可导致心排出量下降及重要脏器血流灌注不足,由此引发乏力、气促、出汗、头晕、黑矇,甚至诱发心绞痛发作。

(4)阵发性心动过速:是异位起搏点自律性增强或折返激动形成的一种阵发、快速而规律的心律失常,由三个或三个以上连续发生的期前收缩形成。根据异位起搏点的部位不同,分为阵发性房性心动过速、阵发性房室交界性心动过速和阵发性室性心动过速。阵发性室上性心动过速:可发生在无明显器质性心脏病的患者,也可见于风湿性心脏病、冠心病、甲状腺功能亢进、洋地黄中毒等。发作时可感心悸、头晕、胸闷,严重者发生晕厥、心力衰竭、休克。阵发性室性心动过速:多见于有器质性心脏病的患者,也可见于风湿性心脏病、心肌病、心肌炎、洋地黄中毒、代谢障碍等。临床症状不多,持续发作时可有低血压、心绞痛、呼吸困难、晕厥、抽搐甚至猝死。

(5)心房颤动:多见于器质性心脏病,如风湿性心脏病、心肌病和冠心病等,亦见于甲状腺功能亢进和洋地黄中毒者。房颤可引起心悸、胸闷等,如果发作时心室率过快或原心脏病严重者,可导致心绞痛、急性左心衰竭或休克。另外,心房栓子脱落可致体循环栓塞,以脑栓塞常见。房颤发作时,体检心律绝对不齐,心音强弱不一、脉搏短绌。

(6)心室颤动:常为严重器质性心脏病、心搏骤停、心脏性猝死及其他疾病患者临终前发生的心律失常,也可见于严重药物中毒、电解质紊乱、急性缺氧及心脏外伤等。患者出现意识丧失、抽搐、呼吸停顿甚至死亡。听诊心音消失,脉搏触及不到,血压监测不到。

(7)房室传导阻滞:冲动在心脏传导系统的任何部位传导时均可发生阻滞。按阻滞程度可分为三度,Ⅰ度和Ⅱ度房室传导阻滞为不完全性,Ⅲ度房室传导阻滞为完全性。房室传导阻滞多见于冠心病、风湿性心脏病、心肌炎和洋地黄中毒等。Ⅰ度房室传导阻滞多无症状;Ⅱ度房室传导阻滞在心室率慢时可引起心悸、头晕及胸闷等症状;Ⅲ度房室传导阻滞轻者可无症状或感头晕、心悸、憋气等,重者可引起晕厥、抽搐,即阿—斯综合征。

(三)实验室及其他检查

1.心电图检查

确诊心律失常的主要依据:

(1)窦性心动过缓:心电图示窦性心律,P 波频率<60 次/分。

（2）窦性心动过速：心电图示窦性心律，P波频率＞100次/分。

（3）室性期前收缩：提前出现QRS波群，形态异常，宽大畸形，时限≥0.2 s；提前出现的QRS波群前无相关P波；T波与QRS波群主波方向相反。

（4）阵发性心动过速。

1）室上性阵发性心动过速：频率150～250次/分，节律规则；QRS波形态正常。

2）室性阵发性心动过速：三个或三个以上的室性期前收缩连续出现；频率100～250次/分，节律可稍不规则；QRS波群宽大畸形，时限＞0.12 s；T波方向与QRS波群主波方向相反；P波与QRS波无关。

（5）心房颤动：P波消失，代之以350～600次/秒、形态、间隔及振幅绝对不规则的F波；心室率常在100～160次/分，R-R间隔绝对不等；QRS波群形态多正常。

（6）心室颤动：QRS-T波群完全消失，代之以形状不一、大小不等、极不规则的心室颤动波，频率为150～500次/分。

（7）房室传导阻滞。

1）Ⅰ度房室传导阻滞：P-R间期延长＞0.02 s；每个P波后均有1个QRS波群。

2）Ⅱ度房室传导阻滞：Ⅰ型（莫氏Ⅰ型或文氏现象），P-R间期在相继的心搏中逐渐延长，直至P波后脱落1个QRS波群，以后又周而复始；Ⅱ型（莫氏Ⅱ型），P-R间期固定，每个1、2或3个P波后有1个QRS波群脱落，形成所谓2：1、3：2或4：3房室传导阻滞。

3）Ⅲ度房室传导阻滞：P波不能完全下传，P波与QRS波群各自独立无关，P-P间期相等，R-R间期相等；P波频率大于QRS波群频率；QRS波群形态正常或增宽畸形，频率40～60次/分或更低，节律规则。

2.血液检查

血清钾、钠、肌酐等，了解有无伴发心血管病的危险因素。

3.其他检查

必要时可做动态心电图、电生理、影像学等检查，对病因判断有一定的价值。动态心电图可早期诊断心肌缺血和心律失常发作情况。

（四）心理-社会状况

患者是否长期精神紧张，对不能完全治愈的心律失常是否以乐观心态对待，对日后生活质量是否担心，心律失常导致的并发症是否对患者自我照顾能力有影响或使患者较为依赖家属，家属对患者的治疗及康复是否给予支持，对患者的情感需求是否给予满足。

二、治疗原则

抗心律失常药物有多种分类方法，广泛使用的是改良的Vaughan-Wilams分类，根据药物不同的电生理作用分为四类。需要注意的是，一种抗心律失常药物可能有多种不同的电生理特性。例如，索他洛尔兼有Ⅱ类与Ⅲ类的特征，胺碘酮兼有Ⅰ、Ⅱ、Ⅲ、Ⅳ类抗心律失常作用，还有阻滞α-受体的作用。

（一）Ⅰ类

1.Ⅰa类

奎尼丁是一种广谱的抗心律失常药，用于治疗室上性期前收缩、室性期前收缩和持续性心动过速。可预防房室结内折返性心动过速（AVNRT）的复发、预激综合征的心动过速,减慢心房扑动和心房颤动经旁道的前向传导。可以用于心房颤动与心房扑动的复律和复律后窦律的维持,以及部分严重的室性心律失常。奎尼丁可诱发晕厥或尖端扭转型室性心动过速。心脏外不良反应常见的有消化道不良反应,中枢神经系统毒性反应等,由于其不良反应,现已很少应用。

2. I b 类

（1）利多卡因:用于各种原因引起的室性心律失常,对室上性心律失常基本无效。由于缺乏临床试验证据以及可能存在抑制心肌收缩等潜在风险,不建议心肌梗死后预防性使用利多卡因。利多卡因能快速达到有效血浆浓度,中毒/治疗浓度比很大,很少发生血流动力学并发症和其他不良反应。报道的最常见不良反应为与剂量相关的中枢神经系统毒性反应,包括头晕、感觉异常、精神错乱、谵妄等。

（2）美西律:有效的抗急性或慢性室性快速型心律失常的药物,但对室上性心动过速无效。可用于治疗 Q-T 间期伴有的室性心律失常。不良反应包括震颤、构音障碍、头晕、感觉异常、复视、眼球震颤、精神障碍、焦虑、恶心、呕吐和食欲缺乏。美西律的不良反应和剂量相关,血浆浓度仅稍高于治疗水平即可有毒性作用。在使用美西律时,应避免使用利多卡因或减量使用。

3. I c 类

（1）氟卡尼:可用于治疗危及生命的室性心律失常和多数室上性心律失常,可用于心房颤动的复律和窦律维持。致心律失常作用是氟卡尼最重要的不良反应。

（2）普罗帕酮:适用于治疗室上性心动过速（包括心房颤动的复律和窦律维持）、室性心律失常。普罗帕酮可与美西律联用。约 15％的患者出现轻微心血管外不良反应,眩晕、味觉障碍、视力模糊等最为常见,胃肠道反应次之。可能使支气管痉挛性肺部疾病恶化。有 10％～15％的患者发生心血管系统不良反应,包括传导异常、心力衰竭加重等。

（3）莫雷西嗪:用于治疗和预防室性心律失常。通常耐受性良好。非心血管系统不良反应主要是神经系统毒性和胃肠道不良反应。有 3％～15％的患者发生致心律失常反应,严重室性心律失常患者更常见。随着年龄增长,不良反应的易感性增加。

（二）Ⅱ类

此类药物为 β-受体阻滞剂,适用于甲状腺功能亢进、嗜铬细胞瘤等有关的心律失常,或心脏肾上腺素能过度兴奋如运动、情绪激动等诱发的心律失常。用于心房扑动和心房颤动的心室率控制。对于折返环包含房室结的折返性心动过速有效。不良反应包括不能耐受的低血压、心动过缓、充血性心力衰竭。其他不良反应包括加重哮喘和慢性阻塞性肺疾病的病情、间歇性跛行、雷诺现象、抑郁、胰岛素依赖型糖尿病患者的低血糖危险性增高、乏力、多梦、失眠、性功能障碍等。常用Ⅱ类药物有艾司洛尔、美托洛尔和卡维地洛。艾司洛尔是超短效（半衰期仅 9min）的心脏选择性 β-受体阻滞剂,用于快速控制心房扑动或心房颤动的心室率。美托洛尔可降低心肌梗死后的总体病死率和心源性猝死发生率。卡维地洛是 α-受体阻滞剂、β-受体阻滞剂,已经证明可提高中、重度心力衰竭的生存率,主要用于心力衰竭患者。

(三)Ⅲ类

1.胺碘酮

适用于多种室上性和室性快速型心律失常,可用于伴有器质性心脏病心功能不全的患者。胺碘酮的有效率等于或超过几乎所有其他抗心律失常药物,对大多数室上性快速型心律失常有效率为 $60\%\sim80\%$,对室性快速型心律失常有效率为 $40\%\sim60\%$。可用于心房颤动复律、窦律维持,以及射频手术消融围手术期。在复发性心房颤动患者维持窦律方面,胺碘酮优于Ⅰ类药物和索他洛尔。有报道称,使用胺碘酮 5 年,约 75% 的患者发生不良反应,$18\%\sim37\%$ 的患者被迫停药。最常见的停药原因是出现肺部和胃肠道症状。大多数不良反应在减量或停药后能逆转。长期和大剂量服药的不良反应较多。在非心血管不良反应中,肺部毒性反应是最严重的,机制不明,可能与高反应性或广泛的磷脂沉积有关。常见症状为呼吸困难、干咳、发热,建议第一年每三个月拍摄胸部 X 线片和进行肺功能测试,之后 1 年 2 次。当每天服用小于 300mg 的维持量时,肺部毒性反应不常见。出现肺部病变需要停药,可试用激素。尽管在不少患者中发现无症状的肝酶升高,但除了那些初始肝酶即不正常,服药后又较正常升高了 $2\sim3$ 倍的患者,一般不需要停药。胺碘酮还可以发生神经功能不全、光敏感、皮肤脱色、胃肠道功能紊乱和甲状腺功能亢进($1\%\sim2\%$)或甲状腺功能减退($2\%\sim4\%$)。建议第一年每三个月检测 1 次甲状腺功能,此后每年 $1\sim2$ 次。如有甲状腺功能不全的症状,应停药。无症状的轻微甲状腺功能指标异常,可以继续服药观察。

2.决奈达隆

是一种新型的Ⅲ类药物,是胺碘酮的衍生物,但不含碘,亲脂性较低,因此保持了胺碘酮的疗效,而少有胺碘酮的心外不良反应。在 ANDROMEDA 研究中,决奈达隆增加了中、重度心力衰竭患者的病死率,因此不建议用于心力衰竭的患者。

3.索他洛尔

是一种非选择性、无内源性拟交感活性的 β-受体阻滞剂,能延长复极,具有Ⅱ类药特征。用于室上性和室性心律失常的治疗,可用于心房颤动的窦律维持。致心律失常是最严重的不良反应,约有 4% 的患者出现新的室性快速型心律失常或使室性心律失常加重,其中 2.5% 是尖端扭转型室性心动过速。应避免与其他延长 QT 间期的药物联用。

4.伊布利特

用于心房扑动和心房颤动的复律,只能用于终止发作,不能用于预防发作。可延长旁道的不应期,暂时性减慢预激综合征患者心房颤动时的心室率。也可终止持续性、单形性室性心动过速的发作。最常见的不良反应是 QT 间期延长和尖端扭转型室性心动过速,发生率约 2%。不良反应发生在用药后 $4\sim6$ 小时,此后风险极小。故用药时及用药后 8 小时内应进行心电监护。

(四)Ⅳ类

Ⅳ类药为钙通道阻滞剂,常用的有维拉帕米和地尔硫(草字头的卓)。终止持续性窦房结折返、房室结内折返或旁道前传的房室折返性心动过速发作时,在应用刺激迷走神经方法和给予腺苷后,下一步可考虑静脉用维拉帕米或地尔硫(草字头的卓)。对于终止这些心律失常,维拉帕米和腺苷同样有效。维拉帕米和地尔硫(草字头的卓)可以在几分钟内终止 $60\%\sim90\%$

以上的阵发性室上性心动过速。适用于控制心房颤动或心房扑动时的心室率,但不能用于心房颤动伴预激综合征的患者。口服维拉帕米或地尔硫(草字头的卓)能预防房室结内折返和预激综合征患者前向性房室折返性心动过速的复发。血流动力学受损或接受 β-受体阻滞剂治疗的患者,应用维拉帕米应谨慎。异丙肾上腺素、钙剂、高血糖素、多巴胺、阿托品(仅部分有效)或临时起搏可对抗维拉帕米的一些不良反应。

(五)其他抗心律失常药物

1.腺苷

腺苷是存在于全身的一种内源性核苷,是急诊终止室上性心动过速,如房室结内或房室折返性心动过速的首选药物。腺苷通常在 30 s 内可终止 92% 的室上性心动过速,作用时间非常短。对于曾经使用过 β-受体阻滞剂、心力衰竭代偿不佳或严重低血压的患者,更倾向于使用腺苷而不是维拉帕米。在服用干扰腺苷作用或代谢的药物(如茶碱)时,急性支气管收缩和静脉通路不佳的患者则首选维拉帕米。室上性心动过速患者给予腺苷时约 40% 发生一过性不良反应,通常是面部潮红、呼吸困难和胸部压迫感。这些症状消失迅速,一般短于 1min,可以耐受。当室上性心动过速突然终止时常见室性期前收缩、一过性窦性心动过缓、窦性停搏和房室传导阻滞。有时可发生心房颤动(有研究报道 12% 的发生率),而在预激综合征患者中诱发心房颤动是个棘手的问题。

2.洋地黄类

可用于控制心房颤动和心房扑动的心室率,尤其适用于合并心功能不全的患者,但不能用于伴有预激综合征的心房颤动患者。口服地高辛的治疗窗很窄,需要监测血清地高辛浓度。洋地黄中毒的心律失常主要由迷走神经张力增高和触发活动(后除极)所导致,可以用苯妥英钠控制中毒导致的房性心律失常,用利多卡因控制房室结以下部位起源的心律失常,缓慢性心律失常则可以用阿托品或临时起搏。洋地黄中毒的心血管外表现常见的有头痛、恶心、呕吐、视觉异常等。

三、护理

(一)护理目标与评价

(1)老年患者在治疗后活动耐力增加,心悸、胸闷、头晕等症状减轻或消失。

(2)老年患者能按时用药,生活质量提高,延长寿命,未出现相关并发症。

(3)老年患者情绪稳定,能积极配合治疗。

(4)治疗及时,患者能生活自理,未发生脑梗死等严重疾病。

(二)护理措施

1.一般护理

(1)执行入院患者一般常规护理。

(2)根据患者病情和生活自理能力,按医嘱给予特别护理及分级护理。

(3)病室应保持清洁、整洁、安静、舒适、阳光充足、空气清新,室温在 $18\sim22℃$ 为宜,相对湿度为 $50\%\sim60\%$。

(4)评估患者心律失常种类,指导患者活动,如患者有明显的心悸、头晕等症状,应卧床休息,床栏加护,防止坠床或自伤。

（5）做好心理护理，避免患者情绪激动，保持心态平和。根据患者不同的性格特点给予指导，训练自我控制的能力，避免各种导致精神紧张的因素。

（6）给予患者心电遥测监护，密切观察患者心律、心率，情况严重时可安置于冠心病监护病号（CCU）监护。

（7）长期卧床患者，保持口腔、皮肤清洁，预防并发症发生。

（8）注意观察药物反应，根据患者心率、心律，遵医嘱调节用药，严格控制输液速度，防止并发症。

（9）注意患者肢体、言语有无改变，防止脑梗死发生。

2.病情观察

（1）意识改变。意识改变往往提示病情轻重。首先应了解刚发病时的意识状态是清醒、嗜睡、朦胧还是昏迷，然后定时观察意识状态的改变。

（2）生命体征变化。密切观察患者心律、心率、血压、呼吸、瞳孔、意识变化。当发生恶性心律失常，应立即汇报医生，备好抢救仪器设备并给予处理。

（3）血栓栓塞。若患者出现头痛、恶心、伴有血液循环改变的下肢疼痛、肢体及语言的障碍，应高度警惕患者发生了血栓栓塞事件。

3.用药护理

（1）用药前告知。应告知患者抗心律失常药物的名称、剂量和用法，遵医嘱按时、按量、按一定的给药途径准确给药。用药过程中应注意询问患者的反应，检查心率、心律，测脉搏、血压，观察呼吸变化，以及时发现药物的不良反应。

（2）常用抗心律失常药物。

1）Ⅰ类：钠通道阻滞剂.

Ⅰa类：适度阻滞钠通道，如奎尼丁，可引起恶心、呕吐、腹泻、头晕、耳鸣、低血压、心电图Q-T间期延长等，一般应在白天给药，避免夜间给药。

Ⅰb类：轻度阻滞钠通道，如利多卡因，可引起困乏、烦躁、意识模糊，偶尔引起窦性停搏、房室传导阻滞、低血压等，应注意给药的剂量和速度，在治疗室性快速型心律失常时，一般先静脉推注 $50\sim100mg$，有效后再以 $2\sim4mg/min$ 的速度静脉滴注维持。肌内注射多用于室性心律失常的预防。

Ⅰc类：重度阻滞钠通道，如普罗帕酮，可引起头晕、恶心、呕吐、共济失调，静脉用药可致低血压、窦性心动过缓、房室传导阻滞，抑制心肌收缩等。餐时或餐后服用可较少发生肠道反应。

2）Ⅱ类：β-受体阻滞剂，如普萘洛尔，可引起窦性心动过缓、低血压，加重心力衰竭，诱发或加重支气管哮喘，当心率低于 50 次/分时应遵医嘱及时停药。

③Ⅲ类：延长动作电位时程药，如胺碘酮（碘过敏者慎用），可引起胃肠道反应、甲状腺功能失调、肝功能损害、心动过缓等，少数可发生肺纤维化。

④Ⅳ类：钙通道阻滞剂，如维拉帕米，作为阵发性室上性心动过速首选药，可以引起房室传导阻滞、心动过缓、低血压，抑制心肌收缩等。

（3）安装起搏器后应坚持必要的药物治疗。安装起搏器的患者大多数患有冠心病、高血压等疾病。患者不要以为装了起搏器就有了保险。其实安装了起搏器的患者同样可发生心绞痛、心力衰竭、心肌梗死等。因而患者不能麻痹大意,仍需按时服用治疗冠心病、高血压、心律失常的药物。

4.基础与生活护理

(1)休息。心律失常患者应该选择强度适中、较温和的运动,如慢跑、散步、打太极拳、做保健操等。其余较剧烈的运动,比如快速跑、打跆拳道、打篮球、打足球等,一般不建议。因为剧烈活动大大增加了心脏的负担,使心脏超出负荷,可以进一步恶化心脏功能,导致心力衰竭,严重的会引起死亡。心律失常患者在运动中需注意自己状态是否良好,如果有感到胸闷、气促、头晕等不适的时候,应该马上停止运动,并放松情绪,避免紧张。

(2)饮食。嘱咐患者多食纤维素丰富的食物,保持大便通畅。心动过缓患者避免排便时过度屏气,以免兴奋迷走神经而加重心动过缓。戒烟酒,避免摄入刺激性食物如咖啡、浓茶等,避免饱餐。膳食中钠、钾、镁的摄入,应根据病情随时调整。

(3)生活护理。

1)协助和指导患者完成日常生活,如洗漱、进食、如厕、穿脱衣服等。

2)保持床单位整洁干燥,督促长期卧床患者翻身,保持皮肤清洁。

3)避免屏气或用力排便。鼓励患者独立完成生活活动,以增强患者自我照顾的能力及信心。如患者自理过程中出现心悸、胸闷不适时,应立即休息或卧床。

5.对症护理

(1)出现心悸、头晕等症状,应立即卧床,保持安静,迅速建立静脉通道。

(2)有失眠或精神紧张者,在进行心理护理的同时配以药物治疗。

(3)遵医嘱使用抗心律失常药物,观察药物疗效及不良反应。

6.心理护理

鼓励患者表达自己的感受和焦虑的原因,避免不良刺激,减轻焦虑程度。对情绪性心律失常患者,应该诚恳接受患者的痛苦信息,给以抚慰,取得患者家属、朋友和周围人群的配合,改变其不良性格特征,注意劳逸结合,进行有意义的文化娱乐活动和社会交往活动,避免发生退缩行为;对器质性心脏病所致的心律失常的患者,应对患者及其家属进行疾病知识及治疗新技术、新方法的教育,解除其顾虑。使患者知道焦虑可加重心脏负担、诱发或加重心律失常,保持适当警惕又不过度紧张的心态,则有利于心律失常的控制。心律失常发作时,配合医生做好心电监护和及时处理各种心律失常,满足患者的各种需要,消除其恐惧心理。

7.康复护理

起搏器植入术后运动康复护理:术后1天可用术侧肢体进餐;术后2天可小范围活动术侧肩关节;术后4天后可抬高肢体45°,以后逐渐增加;术后1周可术侧梳头,幅度不宜过大;术后3个月内不宜过量体力活动,不能提5kg以上重物。

8.出院指导

(1)保持心态平和,学会自我调节。

(2)坚持药物治疗,不随意增减药物。遵医嘱服用抗心律失常药物。应用某些药物(抗心律失常药、排钾利尿剂等)后产生不良反应时应及时就医。

（3）按时复查国际标准化比值（INR），控制在 2～3 之间，自我观察有无出血迹象，如牙龈出血、皮肤出血点、黑便等。正确服药，预防脑卒中。

（4）指导患者自测脉搏，如脉搏<60 次/分或>100 次/分并伴有明显不适症状时需及时就医。脉搏测量的方法：示指、中指、无名指的指端，用适中的压力按于桡动脉处或其他浅表大动脉处，测脉 1 分钟。

（5）提高患者的社会适应能力，避免各种不良刺激的影响。

（6）积极治疗原发病，如冠心病、高血压心脏病、心肌病等。

（7）指导患者正确选择食谱。选低脂、易消化、清淡、富含营养的食物，少量多餐，多进含钾的食物，以减轻心脏负荷和防止低血钾症而诱发心律失常。

（8）保持大便通畅。劳逸结合，保证充足的睡眠和休息，无器质性心脏病者应积极参加体育锻炼，预防感染；有器质性心脏病者，根据心功能情况适度活动。

（9）对于阵发性室上性心动过速患者，可指导患者学会用刺激迷走神经的方式来终止发作。

（10）定期随访，复查心电图、超声心动图等。

第四节　心力衰竭

心力衰竭（HF）指各种心脏结构或功能性疾病导致心室充盈和（或）射血功能受损，心排出量下降，不能满足机体组织代谢的需求，以肺循环和（或）体循环淤血，器官、组织血液灌注不足为临床表现的一组综合征。可分为急性或慢性衰竭，左心、右心和全心衰竭。

根据全球各地的流行病学调查显示，在总人口数中，平均每一百个人，就会有 3～5 个人有某种程度的心力衰竭，因此心力衰竭可谓是一个重要的疾病问题。根据统计，老年人患有心力衰竭比较常见。

一、疾病概述

（一）病史

1.发病情况

如有无发病的诱发因素，如情绪激动、用力排便等，有无出现明显的前驱症状或并发症。

2.病因和危险因素

回顾性调查发现，心力衰竭病因以冠心病居首，其次为高血压，而风湿性心脏病占比则呈下降趋势；有基础心脏病的患者，往往因一些心脏负荷加重而发病，如感染（呼吸道感染是最常见、最重要的诱因）、心律失常、血容量增加、过度体力消耗或情绪激动等。各年龄段心力衰竭病死率均高于其他心血管病，其主要死亡原因依次为左心衰竭（59%）、心律失常（13%）、猝死（13%）、其他（15%）。

（二）身体状况

1.体格检查

心前区有无隆起或凹陷，心尖搏动有无移位、强弱有无改变，心脏有无杂音，心音强弱、心界大小、心律及心率是否在正常范围内(正常成人每分钟心率 60～100 次)、各瓣膜区有无病理性杂音、双肺听诊有无湿性啰音或哮鸣音。

2.生命体征监测

T(体温)、P(脉搏)、R(呼吸)、BP(血压)。

3.临床表现

(1)左心衰竭:以肺淤血和心排出量降低为主要表现。

1)症状:①不同的呼吸困难:劳力性呼吸困难。是左心衰竭最早出现的症状,运动使回心血量增加,左心房压力升高,加重了肺淤血。引起呼吸困难的运动量随心衰程度加重而减少。端坐呼吸。肺淤血达到一定程度时,患者不能平卧,因平卧时回心血量增多且膈肌上抬,呼吸更为困难。高枕卧位、半卧位甚至端坐时方可使憋气好转。夜间阵发性呼吸困难。患者入睡后突然因憋气而惊醒,被迫采取端坐位,呼吸深且快。重者可有哮鸣音,称为"心源性哮喘"。大多数端坐休息后可自行缓解。其发生机制除睡眠平卧,血液重新分配使肺血量增加外,夜间迷走神经张力增加,小支气管收缩,横膈高位,肺活量减少等也是促发因素。②咳嗽、咳痰、咯血:咳嗽、咳白色浆液性痰,痰中可带有血丝,坐位或立位时咳嗽可减轻。咳血是肺淤血静脉压力增高,肺循环及支气管血管循环之间形成侧支,支气管黏膜下的扩张血管破裂导致的。③心悸、乏力、头晕:由于心排出量不足,器官、组织灌注不足及代偿性心率加快所致。④少尿及肾功能损伤:严重的左心衰竭时血液再分配,肾的血流量减少,出现少尿。长此以往,出现血尿素氮、肌酐升高并可有肾功能不全的症状。

2)体征:除基础心脏病的固有体征外,慢性左心衰竭的患者可有心脏扩大、肺动脉瓣区第二心音亢进及舒张期奔马律。肺部可闻及湿啰音。急性期(即急性心力衰竭)呼吸频率常达每分钟 30～40 次,听诊时两肺布满湿啰音和哮鸣音,心尖部第一心音减弱,频率快,同时有舒张期早期第三心音而构成奔马律,肺动脉瓣第二心音亢进。

(2)右心衰竭:以体循环淤血的表现为主。

1)症状:①消化道症状。胃肠道及肝脏淤血引起腹胀、食欲缺乏、恶心、呕吐等右心衰最常见的症状。②劳力性呼吸困难。继发于左心衰的右心衰呼吸困难。单纯性右心衰为分流性先天性心脏病或肺部疾患所致,也均有明显的呼吸困难。

2)体征:①水肿。体静脉压力升高使皮肤等软组织出现水肿,其特点为首先出现于身体最低垂的部位,常为对称性、可凹陷性。②颈静脉征。颈静脉搏动增强、充盈、怒张是右心衰的主要体征,肝颈静脉回流征阳性则更具有特征性。③肝大。肝脏因淤血肿大常伴有压痛感,持续慢性右心衰可导致心源性肝硬化,晚期可出现黄疸、肝功能受损及大量腹腔积液。④心脏体征。右心衰时可因右心室显著扩大而出现三尖瓣关闭不全的反流性杂音。

(3)评估患者急性心力衰竭(AHF)发作时的临床严重程度,常用以下 Killip 分级。

Ⅰ级:无急性心力衰竭。

Ⅱ级:急性心力衰竭,肺部中下肺野湿啰音,心脏奔马律,胸部 X 线检查见肺淤血。

Ⅲ级:严重急性心力衰竭,严重肺水肿,满肺湿啰音。

Ⅳ级:心源性休克,主要变现为:第一,持续性低血压,收缩压降至 90mmHg 以下,且持续30min 以上,需要循环支持。第二,血流动力学障碍:肺毛细血管楔压(PCWP)≥18mmHg,心脏指数≤2.2L/(min·m²)(有循环支持时)或1.8L/(min·m²)(无循环支持时)。第三,组织低灌注状态,可有皮肤湿冷、苍白和发绀;尿量显著减少(<30mL/h),甚至无尿;意识障碍;代谢性酸中毒。

(三)实验室及其他检查

1.血液检查

心衰标志物(BNP)、血常规、肾功电解质、凝血、心肌酶谱等。

2.X线检查

根据心脏扩大的程度和动态改变间接反应心功能状态。

3.放射性核素检查

放射性核素心血池显像有助于判断心室腔大小,反应心脏舒张功能,有助于心力衰竭的确诊。

4.超声心动图与多普勒超声检查

为心力衰竭诊断的重要手段,多普勒超声可选择性观察心腔或大血管中某一部位的紊乱血流,是临床最实用的判断舒张期功能的方法。

5.心—肺吸氧运动试验

在运动状态下测定患者对运动的耐受量,更能说明心脏的功能状态。本试验仅适用于慢性稳定性心衰患者。

(四)心理-社会状况

了解患者是否有焦虑、抑郁等负面情绪,及时进行有效心理干预,帮助患者缓解压力,减轻心理负担。充分了解患者家庭情况和社会背景,及时与家属沟通,了解患者具体的身体情况,取得家属支持和配合,促进心衰患者的病情稳定与恢复。

二、治疗原则

治疗心力衰竭不能仅限于缓解症状,必须采取综合治疗措施,以达到以下目的。

(1)提高运动耐量,改善生活质量。

(2)阻止或延缓心室重塑,防止心肌损害进一步加重。

(3)降低病死率。

(一)基本原因的治疗

控制高血压;应用药物、介入及手术治疗改善冠心病心肌缺血;慢性心瓣膜病的换瓣手术治疗;先天畸形的纠正手术等。

(二)消除诱因

积极控制呼吸道感染;注意控制心率;注意检查并及时纠正甲状腺机能亢进、贫血等。

(三)药物治疗

1.利尿剂

利尿剂是心力衰竭治疗中最常用的药物,通过排钠、排水减轻心脏的容量负荷,对缓解淤血症状、减轻水肿有显著的效果。常用的排钾利尿剂有氢氯噻嗪、呋塞米(速尿);保钾利尿剂有螺内酯、氨苯蝶啶等。

2.血管扩张剂

血管扩张剂通过扩张容量血管和外周阻力血管而减轻心脏前、后负荷,减少心肌耗氧,改善心功能。常用药物包括以下几种。

(1)降低前负荷的药物以扩张静脉和肺小动脉为主,如硝酸甘油、硝酸异山梨酯。

(2)降低后负荷的药物以扩张小动脉为主,如血管紧张素转换酶抑制剂(ACEI),常用药物有贝那普利、卡托普利等。

(3)同时降低前、后负荷的药物可同时扩张小动脉及静脉,常用药物有硝普钠。

3.洋地黄类药物

洋地黄可加强心肌收缩力,减慢心率,从而改善心力衰竭患者的血流动力学变化。常用洋地黄制剂包括以下几种。

(1)地高辛,适用于中度心力衰竭维持治疗,以减少洋地黄中毒的发生率。

(2)毛花苷 C,适用于急性心力衰竭或慢性心力衰竭加重时,特别适用于心力衰竭伴快速心房颤动者。

(3)毒毛花苷 K,适用于急性心力衰竭。

4.其他正性肌力药物

常用药物有 β-受体兴奋剂(如多巴胺、多巴酚丁胺)、磷酸二酯酶抑制剂(如米力农)等。

三、护理

(一)护理目标与评价

(1)老年患者在接受治疗后,呼吸困难、身体水肿情况有所改善。

(2)老年患者能主动参与制订活动计划并按要求进行活动,运动耐量有所提高,生活质量有所改善。

(3)老年患者能描述预防便秘的措施,未发生便秘或便秘明显改善。

(4)老年患者在家属的干预、帮助下,能积极配合长期的药物治疗,延缓心肌进一步损害。

(5)老年患者在家属的帮助下,能自觉避免心力衰竭的因素,减少心力衰竭发生率。

(二)护理措施

1.病情观察

(1)一般状态:观察患者的精神意识状态,观察尿量、体重变化及活动量增加时对氧的需要量。

(2)生命体征变化:注意监测体温、脉搏、呼吸、血压的变化,尤其注意呼吸频率、节律、深度。

(3)呼吸困难的改善情况,胃肠道状态。

(4)患者对有关疾病的病因、治疗及有关护理有所了解。

(5)患者皮肤的颜色、温度、湿度。

2.用药护理

(1)洋地黄制剂:适用于快速心房颤动或已知有心脏增大伴左心室收缩功能不全的患者。遵医嘱缓慢静脉注射去乙酰毛花苷注射液,首剂 0.4~0.8mg,2h 后可酌情再给 0.2~0.4mg。

(2)利尿剂:记录 24h 出入液量、体重、监测电解质,饭后服用,白天给药。

(3)镇静剂:遵医嘱缓慢静脉注射吗啡稀释液,可镇静,减慢心率,扩张小血管而减轻心脏负荷,必要时可重复应用1次。观察用药后患者有无呼吸抑制、心动过缓或血压下降等不良反应。

(4)血管扩张剂:遵医嘱应用硝普钠、硝酸甘油或酚妥拉明静脉输液,每五分钟测量1次血压,有条件者用输液泵控制滴速,根据血压调整药物剂量,维持收缩压在100mmHg左右。硝普钠含氰化物,连续使用不应超过24h。因其见光易分解,应现配现用,避光输入。

(5)平喘药:氨茶碱可解除支气管痉挛,并有一定的正性肌力及扩血管、利尿作用。

(6)激素:常用药物为地塞米松,具有降低肺毛细血管通透性,改善心肌代谢,降低外周血管阻力,减少回心血量,促进利尿的作用。

(7)受体阻滞剂:可引起心肌收缩力减弱,心率减慢、房室传导时间延长、支气管痉挛等,应监测患者心音、心率、心律、呼吸,定期查血糖血脂。

3.基础与生活护理

(1)休息:根据心功能受损程度而定。评估心功能,心功能分级。

1)心功能Ⅰ级:患者应适当休息,保证睡眠,注意劳逸结合。

2)心功能Ⅱ级:患者应增加休息,但能起床活动。

3)心功能Ⅲ级:患者应限制活动,增加卧床休息时间。

4)心功能Ⅳ级:患者绝对卧床休息,原则上以不出现临床症状为限。

(2)饮食:以高维生素、低热量、少盐、少油,富含钾、镁及适量纤维素的食物,宜少量多餐,避免刺激性食物,对少尿患者应根据血钾水平决定食物中含钾量。限制水分和钠盐的摄入,每天在6g以下,限制腌制品、味精等含钠高的食品,可用醋、蒜等调味。

(3)生活护理。

1)协助和指导患者完成日常生活,如洗漱、进食、如厕、穿脱衣服等。

2)心衰症状明显(呼吸困难、憋闷症状)患者,可适当摇高床头,利于呼吸。

3)皮肤及口腔护理:自理能力受限的患者及重度水肿患者,应定时翻身,保持床单位整洁、干燥。呼吸困难者易发生口干、口臭,应做口腔护理。

4.专科护理

(1)咳嗽、咳痰的护理:患者出现咯粉红色泡沫痰,有出冷汗、烦躁不安、面色苍白的症状时,及时进行评估,了解咳嗽发生的时间、痰液的性状及量。

(2)呼吸困难的护理。

1)观察神志、面色、呼吸(频率、节律、深度)、心率、心律、血压、尿量等变化。

2)取坐位或半坐位双下肢下垂,并给予30%~50%酒精湿化间断吸氧,每次持续20~30min。

3)遵医嘱及早、准确使用镇静、强心、利尿、扩血管等药物。

(3)呼吸道护理:呼吸道感染时注意保暖,保持室内空气新鲜;定时翻身拍背,鼓励和协助患者咳嗽、咳痰,教会患者正确咳嗽、咳痰方法。

(4)栓塞护理:鼓励患者做床上肢体活动或被动运动。当患者肢体远端出现疼痛、肿胀时,应及时检查,及早诊断处理。

5.心理护理

心衰患者由于长期存在猝死、反复住院等风险,常表现为焦虑、抑郁、认知障碍及其他心理障碍。及时评估患者心理状态,取得家属的配合,对控制心衰症状和舒缓负面情绪有很大帮助。护理人员和照顾者,多与患者有效沟通,提高患者的心理弹性,以良好的心态应对疾病,提高患者的生活质量,减轻患者的感受负担。精神安抚可帮助老年患者改善抑郁症状,增强患者自我意识,提高生命质量。

6.康复护理

不同角度的护理过程对患者生理、心理的康复都有一定帮助。

(1)心理舒适护理:主要通过心理沟通的方式进行护理,帮助患者缓解压力,减轻心理负担,从而更好地促进治疗,实现身体的更好恢复。

(2)生理舒适护理:及时满足患者的生理要求,保证良好的服务态度和服务质量,解决患者的疼痛负担,从而更好地缓解患者的心理压力,促进急性左心衰的治疗。

(3)操作舒适护理:注意操作的准确性和舒适度,充分考虑患者的心情和身体感觉,保证患者在身体较为舒适的环境下接受治疗,促进心衰患者与医生积极配合,帮助患者早日获得康复。

(4)社会舒适护理:充分了解患者家庭情况和社会背景,及时与患者家属沟通,了解患者的具体身体情况,以及平时喜好,便于和患者沟通。同时做好对患者家属的安抚工作,减轻患者心理压力,促进急性左心衰患者的病情稳定与恢复。

(三)出院指导

(1)调整作息,劳逸结合,规律睡眠,以休息为主,适当活动。

(2)天气突变时,注意保暖,防止受凉感冒。保持室内空气新鲜,定期开窗通风。不到过于拥挤的公共场所,防止交叉感染。

(3)注意控制情绪,避免情绪激动,家属应多给予患者情感支持。

(4)长期卧床或伴有水肿的患者,日常生活多注意卫生,做好口腔及皮肤的护理,保持清洁。

(5)学会自我监测,如出现气促、乏力、咳嗽加重、泡沫状痰等症状时,应及时就医。

(6)按时服药,不可擅自停药,患者本人或其照顾者,应掌握药物的用法、用量,熟悉药物的不良反应,如有体重突然增加、尿量突然减少等情况,应及时就医。

第五节 扩张型心肌病

扩张型心肌病(DCM)是一类以左心室(多数)或双室扩大伴收缩功能障碍为特征的心肌病。病因多样,约半数病因不详。临床以心脏扩大、心力衰竭、心律失常和栓塞为基本特征。本病病死率较高,预后差。25%~50%的DCM患者有家族遗传史。

一、疾病概述

(一)病史

1.发病情况

比如发病早期有无症状,如呼吸困难等心功能不全症状;有无诱发因素,如饮酒、感染;有无并发症。

2.病因和危险因素

研究表明,引起本病的原因是多方面的。主要的病因和危险因素为感染(以病毒最常见,如柯萨奇病毒、小儿麻痹症病毒等。部分细菌、寄生虫等也可引起心肌炎并发展为 DCM)、非感染的炎症、内分泌和代谢紊乱(如甲状腺疾病、嗜铬细胞瘤)、遗传、嗜酒。

(二)身体状况评估

1.体格检查

心前区有无隆起或凹陷,心尖搏动有无移位、强弱有无改变,心脏有无杂音、心界大小,肺部有无湿啰音,有无颈静脉怒张、肝大等体征。

2.生命体征监测

T(体温)、P(脉搏)、R(呼吸)、BP(血压)。

3.临床表现

本病起病隐匿,早期可无症状。临床表现以活动时呼吸困难和活动耐量下降为主。伴有其他并发症时可有不同的表现。

(1)症状性表现。

1)心力衰竭:为本病最突出的表现。其发生主要是由于心室收缩力下降、顺应性降低和体液潴留导致心排出量不足和(或)心室充盈压过度增高。可出现左心功能不全的症状,常见的为进行性乏力或进行性劳动耐力下降、劳力性呼吸困难、端坐呼吸以及阵发性夜间呼吸困难等左心衰的表现,病变晚期可同时出现右心衰的症状,如肝脏大、上腹部不适以及周围性水肿。

2)心律失常:可发生各种快速或缓慢型心律失常,表现有心悸、头晕、黑矇等。严重心律失常是导致该病患者猝死的常见原因。

3)栓塞:可发生心、脑、肾或肺栓塞。血栓来源于扩大的心室或心房,尤其是伴有心房颤动时。周围血管栓塞偶为该病首发症状。

4)胸痛:部分患者会出现胸痛,其发生可能与肺动脉高压、心包受累、微血管性心肌缺血以及其他不明因素有关。栓塞导致的胸痛,其性质、部位与典型的缺血性心绞痛类似,可因劳累或体力劳动而诱发,胸痛常常伴有气促。与典型的缺血性心绞痛相比,持续时间更长。但缓解典型心绞痛的药物对扩张型心肌病所致的胸痛作用不大。

(2)体征性表现。

1)心尖搏动常明显向左侧移位,但左心室明显向后增大时可不出现;心尖搏动常弥散;深吸气时在剑突下或胸骨左缘可触到右心室搏动。

2)常可听到第三、第四心音"奔马律",但无奔马律并不能除外心衰。第三心音增强反映了心室容量负荷过重。

3)心功能失代偿时会出现明显的二尖瓣反流性杂音。该杂音在腋下最清楚,在心功能改善后常可减轻,有时可与胸骨旁的三尖瓣反流性杂音相重叠,但后者一般在心衰晚期出现。

4)心衰明显时可出现交替脉和潮式呼吸。肺动脉压显著增高的患者,可于舒张早期听到短暂、中调的肺动脉反流性杂音。

5)右心功能不全时可见发绀、颈静脉怒张、肝大、下肢水肿,少数有胸、腹腔积液。

(三)实验室及其他检查

1.胸部 X 线检查

心影通常增大,心胸比>50%,可出现肺淤血、肺水肿及肺动脉压力增高的 X 线表现,有时可见胸腔积液。

2.心电图

不同程度的房室传导阻滞,右束支传导阻滞常见。广泛 ST-T 改变,左心室高电压,左心房肥大,由于心肌纤维化可出现病理性 Q 波,各导联低电压。

3.超声心动图

左心室明显扩大,左心室流出道扩张,室间隔及左心室后壁搏动幅度减弱。

4.同位素检查

同位素心肌灌注显影,主要表现有心腔扩大,尤其两侧心室扩大,心肌显影呈弥散性稀疏。

5.心内膜心肌活检

扩张型心肌病临床表现及辅助检查均缺乏特异性,近年来国内外开展了心内膜心肌活检,诊断本病敏感性较高,特异性较低。

6.心脏磁共振(CMR)

CMR 对于心肌病诊断、鉴别诊断及预后评估均有很高价值。有助于鉴别浸润性心肌病、心律失常型右心室心肌病、心肌炎等疾病。CMR 显示心肌纤维化提示心电不稳定。

(四)心理-社会状况

患者是否有焦虑、恐惧情绪,是否担心今后工作能力和生活质量,能否保持乐观、平和的心情,正确对待自己的病情。家属能否支持、鼓励患者,及时对患者进行疏导,避免刺激性的言语、不当的说话方式,对患者给予高度的重视度。

二、治疗原则

治疗目的是阻止基础病因介导的心肌损害,阻断造成心力衰竭加重的神经体液机制,控制心律失常和预防猝死、栓塞,提高生存质量和延长生存时间。

(一)病因治疗

如控制感染、严格限酒或戒酒、治疗内分泌疾病或自身免疫病、纠正电解质紊乱、改善营养失衡等。

(二)针对心力衰竭的治疗

(1)强调休息及避免劳累,若有心脏扩大、心功能减退者宜长期休息,以免病情恶化。

(2)在心力衰竭早期阶段就应该积极地进行药物干预,用 β-受体阻滞剂、ACEI,减少心肌损伤和延缓病情,β-受体阻滞剂应从小剂量开始,视病情调整用量,晚期心衰患者较易发生洋地黄中毒,应慎用洋地黄。有适应证者可植入心脏起搏器。

(三)预防栓塞

栓塞是 DCM 常见的并发症,预防栓塞性并发症可口服抗凝药或抗血小板聚集药。

(四)预防猝死

针对性选择抗心律失常药物,如胺碘酮。控制诱发室性心律失常的可逆因素。

(1)纠正低钾、低镁。

(2)改善神经激素功能紊乱,选用 ACEI 和 β-受体阻滞剂。

(3)改善心肌代谢,可用泛癸利酮等药物。严重心律失常者可植入心脏复律除颤器,预防猝死。

三、护理

(一)护理目标与评价

(1)老年患者在接受治疗后,呼吸困难症状减轻或消失。

(2)老年患者在家属的协助下能主动参与制订活动计划并按要求进行活动,活动以不出现疲劳、呼吸困难或胸闷等为限度。

(3)老年患者能注意保暖、养成良好的起居习惯,防止呼吸道和肠道感染。

(4)老年患者的致命性心律失常能被及时发现和处理,减少猝死发生率。

(5)老年患者能做好病情的自我监测,如出现心悸、咳嗽、气喘、双下肢水肿、夜间不能平卧或连续几天尿量少于入量时及时就医。

(二)护理措施

1.病情观察

(1)一般状态:观察患者的精神意识状态,观察患者心悸、呼吸困难、水肿的程度。部分患者有胸痛的症状时,注意观察部位、性质、程度及持续时间。

(2)生命体征变化:注意监测体温、脉搏、呼吸、血压、心律、心率的变化。

(3)注意监测周围血管灌注情况,如皮肤温度、皮肤颜色、毛细血管充盈情况。

(4)体重变化及营养情况,观察患者有无全身及双下肢水肿。

2.用药护理

(1)心肌病变时对洋地黄类药物敏感,应用剂量宜较小,并注意毒性反应,密切监测患者心率或使用非强心苷正性肌力药物。

(2)应用利尿剂期间必须注意电解质平衡,注意血压的监测。

(3)使用抑制心率的药物如 β-受体阻滞剂或电转复治疗快速型心律失常,β-受体阻滞剂具有减慢患者心率,降低心肌收缩力,减少排出量及心肌耗氧量的作用,可改善扩张型心肌病心力衰竭症状。

(4)胸痛患者遵医嘱给予舌下含服硝酸甘油,给予持续吸氧。注意评估用药后效果,有无不良反应。准备好抢救用物和药品,电复律仪器等急救设施。

(5)在应用抗心律失常药物期间,应定期复查心电图,观察用药效果。

(6)使用抗凝药期间,应注意出血表现,如有无牙龈出血、黑便等,定期复查出凝血时间、凝血酶原时间及 INR。

3.基础与生活护理

(1)休息。心力衰竭或严重的心律失常者,绝对卧床休息,减少心肌耗氧量。如有心脏扩大者更应注意,宜长期休息,以免病情恶化。未发生心衰时,避免劳累,预防感染。

(2)饮食。

1)限制进食:不宜吃得过饱,进食时需要注意饮食的量,少食多餐。饮料也不可过度饮用。

2)限制脂肪:尽量少食用高脂肪和高胆固醇的食物,如肥肉、动物内脏等。

3)增加维生素、纤维素。多食用富含维生素的水果如猕猴桃、苹果等,纤维类食物如芹菜、竹笋、韭菜等。

4)避免高热量和刺激性食物:禁浓茶、咖啡、辛辣以及奶油等刺激性高热量食物。

(3)生活护理。

1)协助和指导患者完成日常生活,如洗漱、进食、如厕、穿脱衣服等。

2)保持床单位整洁干燥,对伴有心衰症状(呼吸困难、憋闷症状)患者,可适当摇高床头,利于呼吸。

3)评估排便情况:保持二便通常,避免用力排便时诱发或加重心衰。

4.专科护理

(1)栓塞:已经有附壁血栓形成和血栓栓塞并发症的患者必须接受长期抗凝治疗。由于多数 DCM 心衰患者存在肝淤血,口服华法林时须调节剂量,使国际化标准比值(INR)保持在1.8～2.5 之间,或使用新型抗凝(如达比加群酯、利伐沙班)。观察有无偏瘫、失语、血尿、胸痛、咯血等症状出现,观察患者的足背动脉搏动情况。

(2)胸痛:给予患者鼻导管吸氧,氧流量为 2～5 L/min,以增加心肌氧的供应,减轻缺血和疼痛。如症状未缓解,可遵医嘱使用血管活性药或止痛药,注意评估用药后效果及药物不良反应。

(3)呼吸道感染:注意预防染,尤其是季节更换和气温骤变时。对长期卧床者应定时翻身、拍背、促进排痰。心导管等有创检查前后应给予预防性抗生素治疗,以预防感染性心内膜炎。

5.心理护理

患者焦虑、恐惧情绪多来自对预后的担心,应鼓励患者敞开心扉,正确对待自己的病情。告诉家属要给予患者支持、鼓励,多倾听,提高对患者的重视度。心理指导过程中可给患者树立一个治疗疾病的信心,可向患者讲述治疗的成功案例等,为患者创造一个良好的身心休养环境。

6.康复护理

扩张型心肌病患者预后对运动量格外关注。不同年龄、性别的患者需根据个人情况制订不同的运动计划。根据患者心功能情况进行运动,锻炼第一步是恢复患者的生活自理能力,第二步是在此基础上恢复运动及工作能力。训练要持之以恒,要注意康复训练的全面性,多样化的运动还可促进肢体协调。但扩张型心肌病患者的超负荷运动将会导致严重的并发症,因此运动时应量力而行,不能争强好胜,使体力透支,引起危险。

(三)出院指导

(1)生活规律,避免过度劳累,保证充足睡眠,避免精神紧张及情绪激动。避免寒冷刺激,避免大便干燥。对于轻度心力衰竭患者,限制体力活动。较重心力衰竭患者以卧床为休息为主,心功能改善后,应适当下床活动。

(2)减轻胃肠负担,宜少量多餐,适当控制每日进食总量。进食不宜过饱,以免造成胃肠负担过重,诱发心脏病发作。此外还应避免辛辣刺激性食物及过凉过热的食物,以减轻胃肠刺激。

(3)对心肌病患者,应密切观察有无脑、肺和肾等内脏及周围动脉栓塞,必要时给予长期抗凝治疗。

(4)预防感冒,防治肺部感染。护理中应注意预防呼吸道感染,尤其是季节更换和气温骤变时。对长期卧床者应定时翻身、拍背,促进排痰。

(5)严格按医嘱服药,不得随便改变药物的用法和用量,特别在服用利尿剂和地高辛时,以免发生不良后果。

(6)定期随访,复查心电图、超声心动图等。

第六节　慢性肺源性心脏病

慢性肺源性心脏病简称慢性肺心病,是指由于肺组织、肺血管或胸廓的慢性病变引起的肺组织结构和(或)功能异常,导致肺血管阻力增加,肺动脉压力增高,从而使右心室扩张和(或)肥厚,伴或不伴右心功能衰竭的心脏病,并排除先天性心脏病和左心病变引起者。慢性肺心病是老年人呼吸系统的常见病,多因呼吸道感染后,机体免疫功能差,无法借助自身免疫系统抗感染而发病。该疾病是在多种因素影响下造成的,如患者自身身体状况、血容量增加等,加上近些年来我国人口老龄化的日趋加重,也使其发病率逐年上升。随病情加剧,出现肺动脉高压与右心室肥大,有着较高病死率。老年慢性肺心病患者病程长,年龄大,全身状况及营养状态差,且常常并发多种慢性疾病,预后差。

一、疾病概述

(一)病史

1.支气管、肺疾病

慢性阻塞性肺疾病、支气管哮喘、支气管扩张症、重症肺结核、间质性肺炎等。

2.胸廓运动障碍性疾病

较少见,严重脊柱侧后凸、脊柱结核、类风湿关节炎、胸膜粘连、胸廓成形术后造成的严重胸廓或脊柱畸形,以及神经肌肉疾患如脊髓灰质炎等,均可引起胸廓活动受限、肺受压、支气管扭曲或变形,导致肺功能受损。

3.肺血管疾病

慢性血栓栓塞性肺动脉高压、肺动脉炎、原发性肺动脉高压等。

4.其他

原发性肺泡通气不足及先天性口咽畸形、睡眠呼吸暂停综合征等均可引起低氧血症,引起肺血管收缩,导致肺动脉高压,发展成慢性肺心病。上述病因中最常见的病因为慢性阻塞性肺疾病,占 80%～90%。

(二)身体状况

1.生命体征与意识状况

评估体温(T)、血压(BP)、脉搏(P)、呼吸(R)、血氧饱和度(SpO_2)、疼痛。由于慢性肺心病患者易出现呼吸衰竭及心功能衰竭,监测生命体征尤为重要。评估患者有无缺氧及二氧化碳潴留的相关症状和体征,如血氧饱和度的变化;有无气短、气喘及呼吸费力;有无烦躁不安、神情恍惚、谵妄或昏迷等意识状态的改变以及咳嗽、咳痰情况,痰液的性质及量。多数患者出现心动过速,严重缺氧和酸中毒时,可引起周围循环衰竭、血压下降、心肌损伤、心律失常甚至心搏骤停,因而需监测心率、心律的变化。

2.体格检查

(1)代偿期:可有不同程度的发绀和肺气肿体征,偶有干、湿性啰音,心音遥远,有右心室肥厚的体征,部分患者可有颈静脉充盈。

(2)失代偿期

1)呼吸衰竭:明显发绀、球结膜充血、水肿,严重时出现颅内压升高的表现,腱反射减弱或消失,出现病理反射,可出现皮肤潮红、多汗。

2)右心衰竭:发绀更明显,颈静脉怒张,心率增快,可出现心律失常,剑突下可闻及收缩期杂音,甚至出现舒张期杂音,肝大并有压痛,肝颈静脉回流征阳性,下肢水肿,重者可有腹腔积液,少数患者可出现肺水肿及全心衰竭的体征。

3.临床表现

(1)肺、心功能代偿期:咳嗽、咳痰、气促,活动后胸闷、心悸、气急、呼吸困难,乏力,活动耐力下降,急性感染时上述症状可加重。

(2)肺、心功能失代偿期:

1)呼吸衰竭:呼吸困难加重,夜间为甚,常有头痛、失眠、食欲下降、白天嗜睡,甚至出现表情淡漠、神志恍惚、谵妄等肺性脑病的表现。

2)右心衰竭:明显气促、心悸、食欲缺乏、腹胀、恶心等。

(3)并发症:肺性脑病、电解质及酸碱平衡紊乱、心律失常、休克、消化道出血和弥散性血管内凝血等。

4.呼吸困难程度

采用改良版英国医学研究委员会呼吸问卷(mMRC),对呼吸困难严重程度进行评估。

5.心功能

心功能分级采用由美国纽约心脏病协会(NYHA)提出的心功能分级量表。这种评估方法的特点是以患者的主观感觉为依据。

(三)实验室及其他检查

1.X 线检查

除原有肺、胸基础疾病及急性肺部感染的特征外,尚有肺动脉高压,如右下肺动脉干扩张,其横径≥15mm;其横径与气管横径比值≥1.07;肺动脉段明显突出或其高度≥3mm;中央动脉扩张,外周血管纤细,形成"残根"征;右心室增大,皆为诊断慢性肺心病的主要依据。

2.心电图检查

主要表现有电轴右偏、肺性P波,也可见右束支传导阻滞及低电压图形,这些可作为慢性肺心病的参考条件。

3.超声心电图检查

测定右心室流出道内径(≥30mm),右心室内径(≥20mm),右心室前壁的厚度(≥5mm),左、右心室内径的比值<2.0,右肺动脉内径或肺动脉干及右心房肥大等指标,以诊断肺心病。

4.血气分析

慢性肺心病失代偿期可出现低氧血症或合并高碳酸血症。动脉血氧分压(PaO_2)<60mmHg、动脉血二氧化碳分压($PaCO_2$)>50mmHg时,提示呼吸衰竭。

5.血液检查

红细胞和血红蛋白可升高,全血及血浆黏度增加;合并感染时白细胞总数增高,中性粒细胞增加。

6.其他

肺功能检查及痰细菌培养对慢性肺心病患者的治疗有意义。

(四)心理-社会状况

慢性肺心病患者因长时间病情反复发作、患病时间长、舒适度低,易产生紧张、焦虑以及恐惧等负面情绪,需及时评估患者的心理状况,如患者对治疗的信心,是否存在焦虑、恐惧等,了解患者家属对患者病情和预后的态度,以及家庭的照顾和支持能力。

二、治疗原则

除治疗肺胸基础疾病,改善肺心功能外,还须维护各系统器官的功能,采取措施予以救治。控制感染,通畅呼吸道,改善呼吸功能,纠正缺氧和二氧化碳潴留,纠正呼吸和心力衰竭。

(一)积极控制肺部感染

肺部感染是肺心病急性加重常见的原因,控制肺部感染才能使病情好转。在应用抗生素之前,做痰培养及药物敏感实验,找到感染病原菌作为选用抗生素的依据。在结果出来前,根据感染环境及痰涂片革兰染色选用抗菌药物。院外感染以革兰阳性菌占多数,院内感染则以革兰阴性菌为主。或选用两者兼顾的抗菌药物。选用广谱抗菌药时必须注意可能继发的真菌感染。培养结果出来后,根据病原微生物的种类,选用针对性强的抗生素。以10~14d为一疗程,但主要根据患者情况而定。

(二)通畅呼吸道

为改善通气功能,应清除口咽部分泌物,防止胃内容物反流至气管,经常变换体位,鼓励用力咳嗽以利排痰。对于久病体弱、无力咳痰者,咳嗽时用手轻拍患者背部协助排痰。如通气严重不足、神志不清、咳嗽反射迟钝且痰多、黏稠、阻塞呼吸道者,应建立人工气道,定期吸痰。可用黏液溶解剂和祛痰剂,湿化气道及痰液。同时应用扩张支气管改善通气的药物。

1.支气管舒张药

(1)选择性 β_2-受体兴奋药。

(2)茶碱类药物。

2.消除气道非特异性炎症

常用泼尼松,吸入药物有倍氯米松(必可酮)。糖皮质激素类药物的剂量因人而异,不宜过大,以免引起不良的后果。

3.纠正缺氧和二氧化碳潴留

(1)氧疗:缺氧不伴二氧化碳潴留(Ⅰ型呼吸衰竭)的氧疗应给予高流量吸氧(>35%),使 PaO_2 提高到 8 kPa(60mmHg)或 SaO_2 达 90%。吸高浓度氧时间不宜过长,以免发生氧中毒。缺氧伴二氧化碳潴留(Ⅱ型呼吸衰竭)的氧疗应予以低流量持续吸氧。氧疗可采用双腔鼻管、鼻导管或面罩进行吸氧,以 1~2 L/min 的氧流量吸入。

(2)呼吸兴奋药:呼吸兴奋药包括有尼可刹米(可拉明)、洛贝林、多沙普仑、都可喜等。嗜睡的患者可先静脉缓慢推注。密切观察患者的睫毛反应、意识状态、呼吸频率、动脉血气的变化,以便调节剂量。

(3)机械通气:严重呼吸衰竭患者,应及早进行机械通气。

4.纠正酸碱失衡和电解质紊乱

肺心病急性加重期容易出现酸碱失衡和电解质紊乱,常见呼吸性酸中毒、呼吸性酸中毒合并代谢性酸中毒或代谢性碱中毒。呼吸性酸中毒的治疗,在于改善通气,呼吸性酸中毒合并代谢性酸中毒时,pH 明显降低,当 pH<7.2 时,治疗上除注意改善通气外,还应根据情况静脉滴注碳酸氢钠溶液,边治疗边观察,呼吸性酸中毒合并代谢性碱中毒时,大多与低血钾、低血氯有关,应注意补充氯化钾。危重患者可能出现三重酸碱失衡。电解质紊乱应连续监测,针对性治疗。除对钾、钠、氯、钙及镁等电解质监测外,还应重视低磷血症问题。

5.降低肺动脉压

氧疗是治疗肺动脉高压的措施之一。肺动脉高压靶向药物治疗应根据肺动脉高压类型而定。

6.控制心力衰竭

肺源性心脏病心力衰竭的治疗与其他心脏病心力衰竭的治疗有其不同之处,因为肺源性心脏病患者通常在积极控制感染、改善呼吸功能后,心力衰竭便能得到改善。但对治疗后无效或较重患者,可适当选用利尿、正性肌力药。

(1)利尿药:消除水肿,减少血容量和减轻右心负荷。应用原则是少量顿服法应用。

(2)正性肌力药:用药前纠正缺氧,防治低钾血症,以免发生洋地黄药物毒性反应。应用指征:①感染得到控制,低氧血症已纠正,使用利尿药不能得到良好的疗效而反复水肿的心力衰竭者;②无明显感染的以右心衰竭为主要表现者;③出现急性左心衰竭者;④合并室上性快速型心律失常,如室上性心动过速、心房颤动伴快速心室率者。

7.脑水肿

肺源性心脏病因严重低氧血症和高碳酸血症常合并肺性脑病,临床上出现神经精神症状和颅内高压、脑水肿等表现。应尽快降低颅内压,减轻脑水肿,并控制其神经精神症状。

(1)脱水药:选用 20%甘露醇快速静脉滴注,1~2 次/天。用药期密切注意血电解质改变。

(2)糖皮质激素:必须与有效抗生素及保护胃黏膜药物,如枸橼酸铋钾(得乐)、复方铝酸铋(胃必治)等配合使用,以免发生呼吸道感染恶化和诱发上消化道出血。大多采用地塞米松、氨茶碱及尼可刹米加于5%葡萄糖液中静脉滴注,视病情轻重,每天给予1~3剂,待肺性脑病症状缓解,脑水肿减轻后,可减量而至停用。

三、护理

(一)护理目标与评价

1.护理目标

(1)患者咳嗽、咳痰、胸闷、呼吸困难、心悸、腹胀等不适症状好转。

(2)及时预防或发现相关并发症,无不良事件发生。

(3)患者能够掌握疾病预防及治疗的相关知识。

(4)患者能够掌握自我观察和评估的方法。

2.护理评价

(1)患者是否能够正确认识、掌握慢性肺源性心脏病的病因、症状及预防要点,认识到它给机体带来的不良影响。

(2)患者是否了解慢性肺心病的治疗方法及康复要点,并能够积极配合医护人员完成疾病的治疗与康复锻炼。

(3)患者经过治疗护理后,是否能够达到生理、心理、社会的全面健康状态。

(二)护理措施

1.一般护理

(1)活动与休息:保持室内空气新鲜,温度控制在18~25℃为宜。在心肺功能失代偿期,应绝对卧床休息,协助患者采取舒适体位如半卧位或坐位,以减少机体耗氧量,促进心肺功能恢复,减慢心率和减轻呼吸困难。代偿期活动以量力而行、循序渐进为原则。适量活动,以不引起疲劳、不加重症状为度。对于卧床的患者,可以卧气垫床,协助定时翻身,以预防压力性损伤的发生。依据患者的耐受能力指导患者在床上进行缓慢的肌肉松弛活动,如上肢交替前伸、握拳,下肢交替抬离床面,使肌肉保持紧张5s后,松弛平放在床上。鼓励患者进行呼吸功能锻炼,提高活动耐力。

(2)饮食护理:提供足够热量、高纤维素、易消化的清淡饮食,防止便秘、腹胀而加重呼吸困难。鼓励患者多饮水,每日1500~2000mL,以保证足够的摄入量并利于稀释痰液。避免含糖高的食物,以免引起痰液黏稠。忌烟酒,少食辛辣刺激性食物,以免产生过度咳嗽。可多食雪梨、百合、银耳等润肺的食物。如患者出现水肿、腹腔积液或尿少时,应限制水钠的摄入。糖类可增加二氧化碳生成,增加呼吸负担,因此要控制糖类的摄入。少食多餐,保持口腔清洁,促进食欲。必要时遵医嘱行鼻饲或静脉补充营养。

2.病情观察

(1)意识与生命体征观察:观察患者精神和意识状态,有无精神萎靡、表情淡漠、烦躁不安、神志模糊等。密切观察患者的呼吸、血压、心率及心律等变化,有无胸闷、气急、呼吸困难、发绀的加重及心律失常的出现。

(2)血氧饱和度与血气分析观察:观察有无血氧饱和度的下降、血气分析有无 PaO_2 减低和(或)$PaCO_2$ 升高,及时判断有无呼吸衰竭的发生及症状的加重。

(3)水电解质及24h出入液量的观察。观察有无水电解质紊乱、酸碱失衡及24h出入液量不平衡以及少尿无尿的发生。

(4)痰液的观察。观察痰液的色、质、量。有无黄浓痰、痰液异味及痰液黏稠不易咳出的现象。

3.用药护理

肺源性心脏病患者通常在积极控制感染、改善呼吸功能后，心力衰竭便能得到改善。但对治疗后无效或较重患者，可适当选用利尿、正性肌力药或血管扩张药。

(1)利尿药：具有消除水肿，减少血容量和减轻右心负荷的作用。原则上选用作用轻的利尿药，宜短期、小剂量使用。常用药有氢氯噻嗪、呋塞米等。要注意观察有无低血钾、低氯性碱中毒，避免加重缺氧，过度脱水引起血液浓缩、痰液黏稠不易排出等不良反应。

(2)正性肌力药：用药前纠正缺氧，防治低血钾，以免发生洋地黄药物毒性反应。应用指征如下。

1)感染得到控制，低氧血症已纠正，使用利尿药不能得到良好的疗效而发生反复水肿的心力衰竭者。

2)无明显感染症状而以右心衰竭为主要表现的患者。

3)出现急性左心衰竭者。

4)合并室上性快速型心律失常，如室上性心动过速、心房颤动伴快速心室率者。使用洋地黄类药物时，应询问有无洋地黄用药史，遵医嘱准确用药，注意观察有无药物毒性反应发生。

(3)血管扩张药：可使肺动脉扩张，减低肺动脉高压，减轻右心负荷，但效果欠佳。钙通道阻滞剂和前列环素等有降低肺动脉压作用，用药期间注意观察患者心率及血压情况。

(4)抗生素：参考痰细菌培养及药敏试验选择抗生素。如没有培养结果，可根据感染的环境及痰涂片结果经验性选择抗生素治疗。常用抗生素有青霉素类、氨基糖苷类、喹诺酮类及头孢菌素类，注意询问过敏史，观察有无相关不良反应发生。

4.基础与生活护理

(1)评估患者的自理能力，指导或协助患者进行日常生活，如洗漱、进食等。

(2)鼓励患者经常漱口，口唇疱疹者局部涂抗病毒软膏，防止继发感染。生活不能自理者做好口腔护理。留置导尿者加强会阴护理，及时留取中段尿培养。

(3)保持呼吸道通畅，床头抬高，取半卧位或坐位，减轻呼吸困难。鼓励患者自主咳嗽，咳出痰液，并给予祛痰药。经常改变体位、拍背排痰，必要时雾化吸入稀释痰液以利排痰。

(4)加强皮肤护理，保持床单位清洁整齐，观察皮肤情况，及时评估，督促协助翻身，骨隆突处予以保护。

5.专科护理

(1)氧疗护理：持续低流量、低浓度吸氧，根据患者病情及血气分析结果，选择合适的吸氧方式，一般选择有鼻导管和文丘里面罩，严重者行机械通气，鼻导管吸氧最常用，氧流量是 $1\sim2$ L/min，浓度在 $25\%\sim29\%$。防止高浓度吸氧抑制呼吸，加重缺氧和二氧化碳潴留。注意告知家属及患者在吸氧的过程中不要吸烟或者使用打火机，不要随意取下导管或调节吸氧流量。注意及时添加湿化水并做好吸氧装置的消毒。

(2)气道护理：指导患者进行有效咳嗽、协助叩背以促进痰液排出。无效者可以采用负压吸引器吸痰。痰液黏稠者予以雾化吸入稀释痰液。

(3)功能训练护理:根据患者的情况,鼓励患者进行腹式呼吸和缩唇呼气,即做缓慢的深吸气动作,胸腹动作要协调,深呼气时要缩唇,以提高呼气相支气管内压,防止小气道过早陷闭,利于肺内气体排出。

6.心理护理

尽快让患者熟悉医院环境,最大程度消除陌生感、恐惧心理。向患者讲解慢性肺源性心脏病相关知识,帮助患者正确认识慢性肺源性心脏病的危害及治疗方法。同时,要合理利用诱导、说服等方式,帮助其有效转移注意力,提升康复的信心。与患者家属沟通,指导家属共同参与患者的心理护理,给予患者家庭社会支持。

(三)出院指导

(1)疾病指导:积极治疗原发病,避免及防治各种可能导致病情急性加重的诱因,坚持家庭氧疗。长期卧床者应注意经常改变体位、翻身拍背,指导有效翻身和叩背的方法。告知患者及其家属病情变化的征象,如体温升高、呼吸困难加重、咳嗽剧烈、咳痰无效、尿量较少、水肿明显或发现患者神志淡漠、嗜睡、躁动、口唇发绀加重等,均提示病情变化及加重,需及时就诊。

(2)用药指导:指导患者遵医嘱、按疗程用药,出院后定期随访。出现异常不适应及时就诊。

(3)饮食指导:饮食宜清淡、易消化,含高热量、高纤维素,避免高糖饮食,注意少量多餐,补充足够的水分。

(4)运动训练指导:指导老人坚持缩唇呼气、腹式呼吸、有氧运动,配合步行、登楼梯、太极拳、体操等全身运动,以提高通气功能。

(5)健康行为指导:饮食营养均衡,戒烟忌酒,加强体育锻炼,增强体质,提高机体抵抗力。

第七节　房间隔缺损

一、疾病概述

(一)概念与特点

房间隔缺损(ASD)可分为原发孔和继发孔缺损两类,后者最为常见。继发孔缺损绝大多数为单发,也可见多发或筛状者,按其部位将其分为上腔型、卵圆孔型、下腔型及混合型。原发孔缺损位于冠状窦口前下方,常伴二尖瓣裂缺。房间隔缺损将使左心房血向右心房分流,随年龄增长,分流量加大孔缺损,对存有二尖瓣大瓣裂损者,二尖瓣反流使左向右分流量增高,肺动脉高压出现较早。

(二)临床特点

1.症状

患者出生后常无症状,偶有婴儿期出现充血性心力衰竭和反复肺部感染病史,患儿易疲劳,常有劳力性呼吸困难和体格发育不良。成年患者常见心律失常、肺动脉高压、阻塞性肺血管病变和心力衰竭等。婴儿期患者来就诊往往是由于体检或其他病就诊时发现心脏杂音而要求进一步检查。

2.体征

婴儿常可在胸骨左缘第2、3肋间听到柔和的收缩中期杂音,第二心音增强或亢进并有固定性分裂,缺损较大时可在剑突下听到三尖瓣有舒张期的隆隆样杂音。在伴有二尖瓣脱垂时可在心尖部听到全收缩期或收缩晚期杂音,向左腋下传导。成年患者可因严重肺动脉高压在肺动脉听诊区听到舒张期杂音。

(三)辅助检查

1.心电图检查

继发孔缺损呈电轴右偏,不完全性或完全性右束支传导阻滞、右心室肥大、P波高大。原发孔缺损则常呈电轴左偏和P-R间期延长,可有左心室高电压、肥大。

2.X线检查

右心房、右心室增大,肺动脉圆锥突出,主动脉弓缩小,肺门阴影增大,肺野血管影纹增多。原发孔缺损可呈现左心室扩大,肺门血管增大较显著。

3.超声心动图

右心房、右心室增大,室间隔与左心室后壁同向运动。剑突下四心腔切面,继发孔型可见心房间隔中部连续中断,原发孔型则在心内膜垫处。多普勒证实左、右心房间有分流。伴有二尖瓣裂缺者可见二尖瓣前叶分叉状,多普勒显示反流。

二、治疗原则

以手术治疗为主。适宜的手术年龄为2～5岁。

(一)适应证和禁忌证

原发孔房间隔缺损、继发孔房间隔缺损合并肺动脉高压者应尽早手术。艾森门格综合征是手术禁忌证。

(二)手术方法

在体外循环下切开右心房,直接缝合或修补缺损;近年来也可通过介入性心导管术,应用双面蘑菇伞关闭缺损,此方法具有创伤小、术后恢复快的特点,但费用较高。

三、护理

(一)主要护理问题

1.术前

(1)活动无耐力:与氧的供需失调有关。

(2)有成长、发展改变的危险:与心脏结构与功能异常有关。

(3)有感染的危险:与肺充血有关。

(4)潜在并发症:心力衰竭、感染性心内膜炎。

2.术后

(1)有窒息的危险:与呼吸道阻塞有关。

(2)有体液不足的危险:与利尿药的使用和入量过少有关。

(3)有感染的危险:与手术免疫屏障被破坏有关。

(4)潜在并发症:出血、心律失常。

(二)护理措施

1.术前护理

(1)让患者安静休息,减少哭闹等不良刺激,减轻对心脏的负担。

(2)选择易消化、营养丰富的食物。

(3)有肺动脉高压的患者,每日间断吸氧 2～3 次,每次 30min。

(4)注意保暖,预防感冒,有上呼吸道感染者必须控制感染后方可手术。

2.术后护理

(1)执行心内直视术术后护理常规。

(2)严密观察并记录神志、瞳孔、表情、感觉、四肢活动,以便及早发现病情变化。

(3)婴幼儿呼吸道较小,容易被痰液和呕吐物堵塞,引起窒息,所以术后保持呼吸道通畅极为重要。定时吸痰,雾化吸入加强体疗,减少并发症。

(4)引流管需 15～30min 挤压 1 次,密切观察引流液的变化。

(5)婴幼儿对失血的耐受性差,术后及时补充输血。入量和性质根据血压、尿量、引流量、中心静脉压、肺毛细血管楔压调整。

(6)术后选用低毒性的抗生素预防感染。

(7)早期下床活动时注意保护患者,防止摔伤。

(8)为父母提供探视的机会,主动介绍病情。病情允许的情况下,可以让父母参与部分护理活动,增加与患者的接触机会,减轻焦虑。

3.病情观察

(1)术前病情观察。

1)观察患儿的生长发育与同龄儿相比有无差异。

2)观察患者对目前活动的耐受程度和适应性。

3)有无并发感染。

(2)术后病情观察。

1)各项生命体征是否平稳,电解质是否平衡。

2)观察瞳孔是否等大等圆,对光反应如何,全身麻醉清醒后神志是否清楚。

3)全身麻醉清醒后患儿是否合作,有无躁动。

4)观察气管插管的位置,听诊双肺呼吸音,保持呼吸道通畅。

5)伤口有无渗血,观察引流液的量及性质。

6)维持左心功能,防止发生肺水肿。

(三)健康指导

1.活动

术后 2 周应多休息,预防感染,尽量回避人员聚集的场所。适当活动,避免做跑跳或过于剧烈的运动,防止造成心脏的负担。术后因疼痛可能出现形体的变化,要注意头、颈部肌肉多活动。术后 4～6 周逐渐增加活动量。学龄期儿童在术后 3 个月可回到学校进行一般活动。胸骨需要 6～8 周方可愈合,前胸要注意防止冲击和过分活动。

2.饮食

适当补充营养,宜食有营养、易消化的饮食,如面片、馄饨、稀饭,保证充足的蛋白质和维生素的摄入,如瘦肉、鱼、鸡蛋、水果、各种蔬菜,但不要暴饮暴食,宜少量多餐,根据医生要求合理控制患儿的出入液量。饮食还要注意清洁,以防腹泻加重病情。

3.用药指导

用药期间遵医嘱应定期到医院检查,观察药物的疗效和不良反应等,并在医生的指导下根据情况调整用药剂量或停药、换药。

4.呼吸道管理

术后的患儿由于痰比较多,较小的患儿不易咳出,所以进行必要的叩背体疗尤为重要,具体做法如下:五指并拢成杯状,避开患儿的脊柱,在两侧肺部由下向上、由外向靠近脊柱方向顺序拍打,要有力度,通过震动将痰排出。术后避免带患儿去公共场所,防止呼吸道感染。室内要注意每天上午通风半小时。

5.日常生活

拆线后1周,待伤口愈合方可洗浴,用温热水洗浴可促进血液循环。要注意口腔卫生,牙齿的护理是手术后预防感染性心内膜炎的重要手段。应每半年检查1次。但术后3～6个月不适合治疗龋齿。

6.伤口护理

术后第1周出现痒、痛或无感觉。如果伤口肿、疼痛严重,有分泌物应及时通知医生。不要保持一种姿势太久,经常做头、颈、肩等的运动。术后营养不良和心脏肥大引起两侧肋骨异常和胸骨自身的变化(如鸡胸),可根据营养状态进行校正运动。手术部位的伤痕会随着生长逐渐缩小。手术后拆完线可使用防瘢痕的产品。

7.定期复查

一般3个月或半年左右复查1次即可;复查内容常包括超声心动图检查、X线胸片等,有时还需要查血常规。如果出现以下症状要立即来医院复查:无原因的发热、咳嗽、胸部疼痛,手术部位水肿、发红,明显的食欲缺乏、疲倦、晕厥、呼吸困难、心律不齐等。

8.心理方面

通过调查显示,先天性心脏病患儿较正常儿童内向,情绪不稳定,社会适应能力低下,且父母对患儿过分保护和溺爱,这样容易降低和挫伤患儿的自信心,加重患儿的恐惧感,从而过分依赖父母。父母应多鼓励患儿,让其干力所能及的事,多与人交流,提高其自主性和社会适应能力。

第八节　室间隔缺损

一、疾病概述

(一)概念与特点

室间隔缺损(VSD),其病理为室间隔部位左右心室间交通,产生心室水平的左向右分流,占先天性心脏病的12%～20%。最常见部位为膜部,分流最终导致肺动脉高压、心力衰竭。

(二)临床特点

1.症状

患者的临床症状与 VSD 大小、分流量大小及有无肺动脉阻塞性病变密切相关。缺损小、分流量小的患者一般无临床症状，往往在体检或其他疾病就诊时发现有心杂音，并进一步诊治而发现。缺损较大的 VSD 因分流最大而致肺血增多，表现为反复呼吸道感染、活动受限和劳力性气短、气促，婴儿喂养困难、体格瘦小，严重者可出现充血性心力衰竭。成年患者常见有亚急性细菌性心内膜炎发生；在肺血管阻塞性病变的初期，患者的临床症状有短期明显的改善，主要是呼吸道感染的次数减少，但劳力性气短、气促加重，且出现发绀和杵状指(趾)。

2.体征

根据患者缺损及分流量的大小而出现不同的症状和体征。限制性 VSD 可在心前区扪及收缩期震颤，可闻及粗糙的、吹风样高音调的全收缩期杂音，第二心音单一增强但往往被响亮的收缩期杂音掩盖而显得减弱。非限制性 VSD 因分流量大而造成右心室高电压，患儿常有心前区骨性隆起，胸骨左缘第 3、4 肋间的收缩震颤相对较轻，而收缩期杂音以中、低频音为主，但第二心音往往增强、亢进并可有分裂，有时可在心尖部听到二尖瓣流量增加引起的舒张期杂音。在伴有主动脉瓣关闭不全时，可在胸骨右缘第 2 肋间或胸骨左缘第 3 肋间听到舒张期杂音。两肺下部常可听到较细小湿啰音，且难以消除。

(二)辅助检查

1.心电图检查

缺损小时正常或电轴左偏。缺损较大，随分流量和肺动脉压力增大而示左心室高电压、肥大或左右心室肥大。肺动脉高压者，则示右心肥大或伴劳损。

2.X 线检查

中度以上缺损心影轻度到中度扩大，左心缘向左向下延长，肺动脉圆锥隆出，主动脉结变小，肺门充血。重度阻塞性肺动脉高压心影扩大反而不显著，右肺动脉粗大，远端突然变小，分支呈鼠尾状，肺野外周纹理稀疏。

3.超声心动图

左心房、左心室内径增大。二维切面可示缺损部位和大小。多普勒湍流频谱证实由左心室向右心室分流。

二、治疗原则

缺损小、无血流动力学改变者，可门诊随访观察，有自行闭合的可能。内科治疗主要防治感染性心内膜炎、肺部感染和心力衰竭。外科治疗行直视下室间隔缺损修补术和室间隔缺损介入封堵术。

三、护理

(一)主要护理问题

1.术前护理问题

(1)活动无耐力：与氧的供需失调有关。

(2)有成长、发展改变的危险：与心脏结构与功能异常有关。

(3)有感染的危险：与肺充血有关。

（4）潜在并发症：心力衰竭、感染性心内膜炎。

2.术后护理问题

（1）有窒息的危险：与呼吸道阻塞有关。

（2）有体液不足的危险：与利尿药的使用和入量过少有关。

（3）有感染的危险：与手术免疫屏障被破坏有关。

（4）潜在并发症：出血、心律失常。

（二）护理措施

1.术前护理措施

（1）让患儿安静休息，减少哭闹等不良刺激，减轻对心脏的负担。

（2）选择易消化、营养丰富的食物。

（3）有肺动脉高压的患者，每日间断吸氧 2～3 次，每次 30min。

（4）注意保暖，预防感冒，有上呼吸道感染者必须控制感染后方可手术。

2.术后护理措施

（1）严密观察并记录患儿神志、瞳孔、表情、感觉、四肢活动，以便及早发现病情变化。

（2）婴幼儿呼吸道较小，容易被痰液和呕吐物堵塞，引起窒息，所以术后保持呼吸道通畅极为重要。定时吸痰，雾化吸入加强体疗，减少并发症。

（3）观察切口有无渗血，引流管需 15～30min 挤压 1 次，密切观察引流液的变化。

（4）婴幼儿对失血的耐受性差，术后及时补充输血。入量和性质根据血压、尿量、引流量、中心静脉压、肺毛细血管楔压调整。

（5）术后选用低毒性的抗生素预防感染。

（6）早期下床活动时注意保护患者，防止摔伤。

（7）为父母提供探视的机会，主动介绍病情。病情允许的情况下，可以让父母参与部分护理活动，增加与患儿的接触机会，减轻焦虑。

3.病情观察

（1）观察并记录生命体征，特别观察呼吸方式、频率、深度以及双肺呼吸音。

（2）观察动脉压、静脉压、尿量，维持心排出量在正常范围。

（3）给予合理的饮食指导，适当控制每餐进食量，以免过度饱餐加重心脏负担。

（4）密切观察患儿病情变化，避免并发症的发生。

（5）减少患儿剧烈运动及哭闹，安静休息，避免缺氧。

（6）保证安全，防止意外事故发生，如烫伤和坠床。

（三）健康指导

1.活动

适当的活动，可促进先天性心脏病患儿的康复。不仅要积极配合医生的治疗，患儿出院后还要注意心肺功能的恢复，避免做跑跳或过于剧烈的运动，防止造成心脏的负担。

2.饮食

适当补充营养，宜食有营养、易消化的饮食，如面片、馄饨、稀饭，保证充足的蛋白质和维生素的摄入，如瘦肉、鱼、鸡蛋、水果、各种蔬菜，但不要暴饮暴食，易少量多餐，根据医生要求合理控制患儿的出入液量。饮食还要注意清洁,以防腹泻加重病情。

3.用药

如果有出院带药处方,请家属认真听取如何正确服药,定期检查,观察药物的疗效和不良反应等,并在医生的指导下根据情况调整用药剂量或停药、换药。

4.呼吸道管理

术后注意增强患儿的机体抵抗力,预防上呼吸道感染。

5.日常生活

注意房间的清洁,定时通风。尽量避免去人多的公共场合,避免与感冒的人群接触,避开吸烟区。

6.复查

一般3个月或半年左右复查1次即可。

7.心理护理

父母应该鼓励患儿战胜自我,不要自卑,可让患儿发展兴趣特长,转移其注意力,增强自信,但不要过分溺爱。

第九节　动脉导管未闭

一、疾病概述

(一)概念与特点

动脉导管未闭(PDA)是一种非常常见的先天性心血管畸形,约占先天性心脏病发病率的20%、新生儿的0.2‰,是最早外科治疗也是疗效最好的先天性心脏病。常见于早产儿或有呼吸窘迫的新生儿。PDA根据发病年龄分为成人型和婴儿型,根据导管粗细分为粗导管(直径>1.5 cm)、中等粗导管(直径0.5~1.5 cm)和细导管(直径<0.5 cm),根据导管形态分为管型、漏斗型、哑铃型、窗型和动脉瘤型。PDA常常和其他心脏畸形合并发生构成复杂性先天性心脏病,本节所述的是单纯性PDA,未并发其他心血管畸形。

(二)临床特点

1.症状

细导管可以无症状或症状很轻,常在体检时听到心杂音而来就诊;典型的症状主要是左右分流、肺充血、反复发作性肺部感染、咳嗽、呼吸增快、喂奶困难、体重增加缓慢或减轻,成人常有劳力性气短、运动耐力降低和胸闷症状。晚期患者出现艾森门格综合征时,可有典型的半身发绀(左上肢及下半身发绀)和一系列的心力衰竭症状。

2.体征

其典型体征是胸骨左缘第2至第3肋间出现连续性机器样杂音,声音粗糙响亮并向左锁骨下传导,当伴有肺动脉高压、心力衰竭时可仅有收缩期杂音,如出现严重肺动脉高压,仅可听见相对肺动脉瓣关闭不全的泼水样杂音。在分流量大的病例,心尖区可闻及舒张期杂音,其余体征还包括动脉瓣区连续性或收缩期震颤,心尖区隆起,肺动脉第二心音亢进等,周围血管征可查见股动脉枪击音、甲床毛细血管搏动征等。

(三)辅助检查

1.心电图检查

导管细小而分流量小者正常或电轴左偏。分流较大者示左心室高电压或左心室肥大。肺动脉明显高压者则示左、右心室肥大或右心室肥大。

2.X线检查

心影随分流量增大,左心缘向左外延长。纵隔阴影增宽,主动脉结突出,可呈漏斗状,肺动脉圆锥平直或隆出,肺门血管阴影增深,肺纹理增粗。

3.超声心动图

左心房、左心室内径增大。多普勒示有湍流且可判断出分流的大小,有很大的诊断价值。

二、治疗原则

包括结扎术、PDA 直视闭合术、封堵器闭合术。

三、护理

(一)主要护理问题

1.自理缺陷

与术后活动受限有关。

2.恐惧、焦虑

与术后切口疼痛、环境陌生有关。

3.潜在并发症

高血压、喉返神经损伤、肺不张、肺部感染。

(二)护理措施

1.术前护理

(1)预防和控制感染:由于患者术前易发生呼吸道感染,呼吸道分泌物较多,但术后伤口疼痛,患者不愿咳嗽,易致分泌物潴留,引起肺炎、肺不张。故要加强呼吸道的护理,指导协助患者进行腹式深呼吸和有效咳嗽、排痰,并辅以雾化吸入。

(2)心理护理:患者中以儿童居多,而且进监护室后父母不在身边,因恐惧会哭闹,因此,术前可带患儿参观监护室,使之熟悉环境,术后监护室的护士要和蔼可亲,从而使其消除孤独恐惧感,配合治疗和护理。

(3)营养:根据情况给予高蛋白、高热量、富含维生素的饮食,精心喂养,一定要保证充足的热量及补充必要的营养成分。

2.术后护理

(1)麻醉护理:全身麻醉术后护理常规。

(2)血压的观察及护理:术后当血压偏高时,可用微量泵泵入硝普钠、硝酸甘油等血管扩张药。

(3)各管道观察及护理:输液管保持通畅,尿管按照尿管护理常规进行,心包引流管、纵隔引流管及胸腔引流管均给予胸内引流管护理常规。

(4)加强基础护理:做好口腔、尿道口护理,定时翻身。

(5)并发症的护理:术后1～2d若出现单纯性的声音嘶哑,嘱咐患者噤声休息。若术后发音低微、失声、有饮水呛咳,考虑为术中将喉返神经误扎或切断所致,常不易恢复,要做好患者的心理疏导,嘱其少饮水,多进糊状食物,进食时头偏向一侧。

3.病情观察

(1)年龄、身高、体重、发育情况、自觉症状及心功能受损程度,近期或目前是否有呼吸道感染等疾病。

(2)各项辅助检查的结果及阳性体征。

(3)生活习惯、自理能力。如是否可以入学,有无沟通障碍等。

(4)既往史、药物史。

(三)健康指导

(1)加强孕期保健:妊娠早期适量补充叶酸,积极预防风疹、流感等病毒性疾病,并避免与发病有关的因素接触,保持健康的生活方式。

(2)合理饮食:食用富含蛋白质和维生素、易消化的食物,保证充足的营养,以利于生长发育。

(3)休息和活动:交代患儿养成良好的起居习惯,以及活动范围、活动量及方法,逐步增加活动量,避免劳累。

(4)遵医嘱服药:严格遵医嘱服用药物,不可随意增减药物剂量,并按时复诊。

(5)自我保健:教会患儿家属观察用药后反应及疾病康复情况,如尿量、脉搏、体温、血压、皮肤颜色、术后切口情况等,出现不适时随诊。

第十节 完全性大动脉转位

一、疾病概述

(一)概念与特点

完全性大动脉转位指主动脉和肺动脉对调位置,主动脉瓣不像正常在肺动脉瓣的右后而在右前方,接右心室;而肺动脉瓣在主动脉瓣的左后方,接左心室。左、右心房,左、右心室的位置以及心房与心室的关系都不变。静脉血回右心房、右心室后出主动脉又到全身,而氧合血由肺静脉回左心房、左心室后仍由肺动脉进肺,使体循环与肺循环各走各路而失去循环互交的生理原则,其间必须有房缺、室缺或动脉导管未闭的交换血流,患儿方能暂时存活。

(二)临床特点

1.青紫

出现早,半数出生时即存在,绝大多数始于1个月内。随着年龄增长及活动量增加,青紫逐渐加重。青紫为全身性,若同时合并动脉导管未闭,则出现差异性青紫,即上肢青紫较下肢重。

2.充血性心力衰竭

出生后3~4周,婴儿出现喂养困难、多汗、气促、肝大和肺部细湿啰音等进行性充血性心力衰竭等症状。患儿常发育不良。

(三)辅助检查

1.X线检查主要表现

(1)主、肺动脉时常呈前后位排列,因此正位片见大动脉阴影狭小,肺动脉略凹陷,心蒂小而心影呈"蛋形"。

(2)心影进行性增大。

(3)大多数患者肺纹理增多,若合并肺动脉狭窄者肺纹理减少。

2.心电图

新生儿期可无特殊改变。婴儿期示电轴右偏,右心室肥大,有时尚有右心房肥大。肺血流量明显增加时则可出现电轴正常或左偏,左、右心室肥大等。合并房室通道型室间隔缺损时电轴左偏,双室肥大。

3.超声心动图

是诊断完全性大动脉转位的常用方法。若二维超声显示房室连接正常,心室大动脉连接不一致,则可建立诊断。主动脉常位于右前方,发自右心室,肺动脉位于左后方,发自左心室。彩色及多普勒超声检查有助于心内分流方向、大小的判定及合并畸形的检出。

4.心导管检查

导管可从右心室直接插入主动脉,右心室压力与主动脉相等。也有可能通过卵圆孔或房间隔缺损到左心腔再入肺动脉,肺动脉血氧饱和度高于主动脉。

5.心血管造影

选择性右心室造影时可见主动脉发自右心室,左心室造影可见肺动脉发自左心室,选择性主动脉造影可显示大动脉的位置,判断是否合并冠状动脉畸形。

二、治疗原则

尽早进行手术治疗。

三、护理

(一)主要护理问题

(1)低效性呼吸形态:与肺血增多、酸中毒、呼吸急促有关。

(2)活动无耐力:与组织、器官缺氧有关。

(3)营养失调,低于机体需要量:与组织器官缺氧、消化吸收不良有关。

(4)潜在并发症:肺部感染,与组织缺氧和低灌注引起的重要器官衰竭有关。

(二)护理措施

1.术前护理

(1)监测生命体征,尤其是测量上下肢血压和血氧饱和度。每天测4次体温、呼吸、脉搏,3天后改为每天1次,测体温时要安排专人看护以免发生意外。每周测量体重1次。

(2)调整患儿一般情况,改善低氧血症、酸中毒和肝肾功能。合并动脉导管未闭(PDA)的患儿术前只能低流量吸氧或不吸氧,高流量的氧气会使动脉导管的管壁肌肉收缩,使其关闭。

因术前仅靠 PDA 分流氧含量较高的血液到体循环,一旦 PDA 关闭将导致患儿很快死亡。

(3)保证充足营养,母乳喂养,少量多餐。应经常饮水,避免出汗过多或其他原因造成患儿脱水,血液浓缩而形成血栓。

(4)绝对卧床休息,限制患儿活动,保持大便通畅,以免加重缺氧。

2.术后护理

(1)保持呼吸道通畅,给予呼吸机辅助呼吸。

(2)每小时记录尿量,测量尿比重以了解功能情况。准确记录每小时出入液量,注意出入液量是否平衡。

(3)输入液体均用微量注射泵控制,冲洗管道肝素液计入总入量,血液标本量、胃管引流量计入总出量,严格控制输液量,严密观察动脉血气。

(4)低体重儿或小婴儿给予持续红外线辐射床保暖,患儿术后体温应控制在 36～37℃。复温时血管扩张可导致血压下降,在复温前应补足血容量。当出现发热时,以物理降温为主,如冰袋、降温毯等。

(5)保持各管道通畅,15～30min 挤捏 1 次心包引流管和(或)纵隔引流管和(或)胸腔引流管,观察引流液颜色、温度、性状,防止形成心脏压塞,及时发现术后出血。每小时用肝素冲洗桡动脉测压管,保持术后早起,有创压持续监测。

(6)气管内插管选择经鼻气管插管。经鼻气管插管具有耐受性好、带管时间长、易于固定和便于口腔护理等优点。测量并记录鼻尖或门齿至气管插管末端距离,牢固固定气管插管,确保导管位置正常。加强呼吸道管理,加强呼吸道湿化,及时吸痰,防止痰液阻塞气道。每小时听诊双肺呼吸音 1 次,及早发现病情变化。

(7)各种引流管拔除后,可根据病情鼓励患儿尽早离床活动,以促进早日康复,注意活动要循序渐进。

(8)因低温麻醉术后易引起肠麻痹,腹胀明显,有的患儿会呕吐频繁,给予插胃管,抽出胃内容物,肠蠕动恢复后予进流质饮食。逐渐恢复正常饮食,加强营养。新生儿或小婴儿鼻饲喂养时应确定胃管位置,喂奶速度要慢,利用重力时空针中的奶滴入胃管,不适用空针推注或泵入的方式,以防发生喂养过度及误吸。

3.病情观察

(1)监测数据:持续监测生命体征、中心静脉压(CVP)、动脉血压(ABP)、左房舒张末压(LAP)、肺动脉压、血氧饱和度、呼吸末 CO_2 等,每三十至六十分钟记录 1 次。

(2)呼吸系统的监测:保持呼吸道通畅,给予呼吸机辅助呼吸,严密观察呼吸频率、胸廓起伏程度,听诊两肺呼吸音是否对称、清晰,及时吸出呼吸道分泌物。

(3)循环系统的监护:观察患儿面色、口唇颜色及末梢肢体温度。了解组织灌注情况,密切观察心电图变化。

(4)泌尿系统:观察尿液的颜色、性质。

(5)维持水、电解质酸碱平衡:观察患儿的囟门、眼睑、球结膜、皮肤皱褶,判断患儿体内水分布情况。输入液体均用微量注射泵控制,冲洗管道肝素液计入总入量,血液标本量、胃管引流量计入总出量,严格控制输液量。严密观察动脉血气。

(6)体温的监护:监测肛温,当出现发热反应时,以物理降温为主。

(三)健康指导

(1)活动指导:各种引流管拔除后可根据病情鼓励患儿尽早离床活动,以促进早日康复,注意活动要循序渐进。

(2)饮食指导:因低温麻醉易引起肠麻痹,腹胀明显,有的患儿会呕吐频繁,应给予插胃管,抽出胃内容物,待肠蠕动恢复后予以流质饮食,并逐渐恢复正常饮食,加强营养。新生儿或小婴儿鼻饲喂养时应确定胃管位置,喂奶速度要慢。

第十一节　主动脉夹层动脉瘤

一、疾病概述

(一)概念与特点

主动脉夹层是指主动脉中层发生撕裂后,血液在撕裂层(假腔)中流动,原有的主动脉腔称为真腔,真假腔之间由内膜与部分中层分隔,并有一个或多个破口相通。主动脉夹层动脉瘤是一种较为少见的疾病,高血压是导致主动脉夹层的一个重要因素。

(二)临床特点

1.疼痛

突发剧烈的胸痛为发病时最常见的症状。疼痛呈撕裂样或刀割样,难以忍受。患者表现为烦躁不安、焦虑、恐惧和有濒死感觉,且为持续性的,镇痛药物难以缓解。

2.主动脉夹层破裂症状

急性心脏压塞、左侧胸腔积液、腹膜后血肿、休克。

3.主动脉瓣关闭不全症状

心悸、气短、左心衰竭等表现。

4.重要脏器供血障碍症状

心肌缺血或心肌梗死(累及冠状动脉);颈动脉或肢体动脉搏动强弱不等,严重者可发生肢体缺血坏死(周围动脉阻塞现象);脑供血不足、昏迷、偏瘫(累及主动脉弓部头臂动脉)、截瘫(累及肋间动脉)、急腹症表现或消化道出血、肾功能损害和肾性高血压等(累及腹腔脏器分支)。

(三)辅助检查

1.实验室检查

白细胞计数常迅速增高,可出现溶血性贫血和黄疸,尿中可有红细胞甚至肉眼可见血尿。

2.影像学检查

心电图、X线、超声心动图、磁共振成像(MRI)、数字减影血管造影(DSA)等对确诊主动脉夹层有很大帮助,对考虑手术者主动脉造影十分必要。无创伤性 DSA 对 B 型主动脉夹层分离的诊断较准确,时常发现夹层的位置及范围,有时还可见撕裂的内膜片,但对 A 型病变诊断价值较小。DSA 还能显示主动脉的血流动力学和主要分支的灌注情况,易于发现血管造影不能检测到的钙化。

二、治疗原则

(一)外科手术

适用于 A 型夹层累及升主动脉。

(二)内科保守治疗和介入治疗(人造血管覆盖支架植入治疗)

适用于 B 型夹层主动脉内膜破裂且位于左锁骨下动脉以远,且夹层只累及降主动脉。

三、护理

(一)主要护理问题

1.术前护理问题

(1)焦虑、恐惧:与患者对环境陌生,担心手术效果、术后预后、术后并发症及缺乏心理准备、缺乏家庭支持有关。

(2)舒适的改变:与疼痛有关。

(3)气体交换受损:与肺部渗出增多、无菌性炎症有关。

(4)活动无耐力:与心脏功能不全有关。

(5)自理能力下降:与活动受限有关。

(6)有动脉瘤破裂的危险:与血压升高、心率快、情绪激动、便秘等有关。

(7)潜在并发症:心脏压塞、左侧胸腔积液、腹膜后血肿、休克、左心衰竭、心肌缺血、心肌梗死、周围动脉阻塞、脑供血不足、昏迷、偏瘫、截瘫、消化道出血、肾功能损害、肾性高血压等。

2.术后护理问题

(1)清理呼吸道低效:与咳痰无力、伤口疼痛有关。

(2)呼吸形态的改变:与人工气道、机械通气有关。

(3)舒适的改变:与术后切口疼痛有关。

(4)活动无耐力:与心脏功能不全、术后体力未恢复有关。

(5)焦虑、恐惧:与担心术后预后、术后并发症有关。

(6)自理能力下降:与术后活动受限有关。

(7)潜在并发症:出血、心律失常、动脉瘤破裂、栓塞、心力衰竭、感染性心内膜炎。

(二)护理措施

1.术前护理

(1)心理护理:针对个人情况进行针对性心理护理,鼓励患者表达自身感受,鼓励患者家属和朋友给予患者关心和支持。解释手术的必要性、手术方式、注意事项。

(2)限制活动:主动脉夹层动脉瘤起病急、病情重、病死率高,故入院后给予加强重症监护,绝对卧床休息,避免剧烈活动及给予外力,以免瘤体破裂。

(3)控制血压:应用 β-受体阻滞剂,控制收缩压在 $100 \sim 120 \mathrm{mmHg}$。

(4)镇痛:常规给予非麻醉性止痛药。

(5)饮食:给予高蛋白、高热量、富含维生素、低脂、易消化、少渣的食物。

(6)避免可能的诱发因素:避免各种引起腹内压和血压增高的因素,如屏气、用力排便、头低位、呛咳、进食过饱,给患者创造一个良好空间;使用通便药使患者排便通畅;饮食中含足够的纤维,多食新鲜的蔬菜和水果,少量多餐;加强生活护理。

2.术后护理

(1)全身麻醉术后护理:了解麻醉和手术方式、术中情况、切口和引流情况,持续给予呼吸机辅助呼吸,根据血气分析结果调整呼吸机各参数。全身麻醉清醒,呼吸循环稳定后逐渐停用呼吸机,持续低流量吸氧 3~5 L/min,持续心电监护,约束四肢,使用床挡保护防止坠床,全身麻醉清醒后解除约束。各种引流管正确安置于床旁。

(2)输液护理:输液管保持通畅,留置针妥善固定,注意观察穿刺部位皮肤状态。

(3)尿管护理:尿管应明确标识更换的日期和时间,尿管按照尿管护理常规进行,一般术后 24~48h 后,根据病情拔除尿管,拔管后注意关注患者排尿情况。

(4)胸腔、心包、纵隔引流管护理:应符合相关要求;密切观察引流情况,注意引流液的量、性质、颜色的变化。

(5)疼痛护理:评估患者疼痛情况,遵医嘱给予镇痛药物,对使用镇痛泵(PCA)患者,注意检查管道是否通畅,评价镇痛效果是否满意,并提供安静舒适的环境。

(6)呼吸道护理:保持呼吸道通畅,气管插管未拔出前,应定时吸痰,注意气道温度、湿度。全身麻醉清醒,符合拔管指征后拔出气管插管,开始行胸部物理治疗。遵医嘱给予祛痰药,每日 2~3 次协助及鼓励患者咳嗽、排痰,观察痰液的性质,监测双肺呼吸音,防止肺部并发症发生。定期做胸部 X 线检查。

(7)基础护理:做好口腔护理、尿管护理、定时翻身、患者清洁等。

3.病情观察

(1)术前病情观察:密切监测生命体征、心电图、血氧饱和度、双下肢足背动脉搏动情况、双下肢皮肤颜色及温度,注意是否有血栓形成。患者是否出现腰痛、血尿、少尿、无尿及肌酐、尿素氮变化。若出现恶心、呕吐、呕血、便血、腹痛等消化道症状,立即给予胃管持续胃肠减压,观察引流的胃液颜色和量。

(2)术后病情观察。

1)观察患者神志、意识、呼吸情况,严密监测生命体征,尤其重视血压、中心静脉压变化,观察上、下肢血运及末梢循环、足背动脉搏动。

2)观察活动和生理、病理反射,肌力变化,观察电解质、血气分析情况,密切注意尿量、肝肾功能、体温变化及有无胸背部疼痛。

3)观察伤口有无渗血、渗液,若有应及时更换敷料。

(三)健康指导

1.饮食

饮食规律,少量多餐,进食优质高蛋白、富含纤维素、低脂、易消化的食物;忌刺激性、坚硬、易胀气的食物,忌烟、酒。

2.活动

根据自我感觉逐渐增加活动量,以活动后无心悸气促,自我感觉良好为度。术后 6~8 周不提重物,从而使胸骨有足够的时间愈合。术后 3 个月内避免剧烈活动或重体力劳动。

3.用药指导

人造血管置换患者需要进行针对性短期抗凝 3 个月,主动脉瓣替换患者为防止血管栓塞,需终身抗凝。告知患者药物药名、剂量、浓度、用药时间、药理作用及不良反应。注意有无出血倾向,监测凝血酶原时间(PT)、活化部分凝血活酶时间(APTT)值,随时调整华法林剂量。

4.复查

定期门诊复查,复查内容包括查体、心脏彩超、CT 和 PT、APTT、INR 值。

5.其他

保持良好心态,情绪稳定,劳逸结合。保持稳定的血压,保持大小便通畅。

第十二节　缩窄性心包炎

一、疾病概述

(一)概念与特点

缩窄性心包炎是心脏被致密厚实的纤维化心包所包围,使心脏舒张期充盈受限而产生一系列循环障碍的临床征象。缩窄性心包炎的病因以结核占首位,其次为化脓、创伤。

(二)临床特点

1.症状

呼吸困难、疲乏、食欲缺乏、上腹胀满或疼痛、呼吸困难。

2.体征

劳力性,主要与心搏量降低有关。

(1)颈静脉怒张、肝脏大、腹腔积液、下肢水肿、库斯莫尔征。其腹腔积液较下肢水肿明显。

(2)心率增快,心尖冲动不明显,心浊音界不增大,心音较低,可闻及心包叩击音。

(3)脉搏细弱、动脉收缩压降低、脉压变小。

(三)辅助检查

1.实验室检查

通常血常规正常,可有贫血,红细胞沉降率正常或增快,低蛋白血症,肝、肾功能可以异常,个别病例有黄疸。

2.心电图

QRS 波呈低电压,T 波低平或倒置,P 波切迹;有的患者可出现心房扑动或心房颤动。

(3)超声心动描记术。可测定心包的厚度及有无心包或胸腔积液。

(4)X 线检查。透视下可见心脏搏动明显减弱或消失,心影呈圆锥状改变,心缘各弓消失而变得僵直,X 线正、侧位胸片可见心包有钙化,肺弥散性间质水肿致肺野透光度降低、胸腔积液。

(5)CT 或 MRI。可清楚显示心包的厚度、钙化、有无心包积液及腔静脉扩张的程度。

(6)心导管检查。大多数病例无须做心导管检查即可明确诊断。但在上述无创伤检查后仍无法确诊时,可做心导管检查,如右心室压力曲线在舒张早期急剧下降,然后又迅速上升,继而在舒张中晚期为等高线,出现典型的"平方根征"可确诊缩窄性心包炎。

二、治疗原则

心包剥离术是治疗缩窄性心包炎的有效方法。

三、护理

(一)主要护理问题

1.营养失调,低于机体需要量

与胃肠道淤血、进食不佳及吸收不良、大量腹腔积液和丢失蛋白有关。

2.活动无耐力

与心力衰竭、全身水肿、肺循环淤血、大量腹腔积液有关。

3.有皮肤受损的可能

与心包缩窄、心脏受压、静脉回流受阻有关。

4.潜在并发症

心力衰竭,与严重心包缩窄、输液速度过快、一次性大量释放腹腔积液有关。

(二)护理措施

1.术前护理

(1)给予心脏手术术前护理常规。

(2)限制患者活动量,防止长期心排出量减少引发心力衰竭。

(3)低盐、高蛋白质饮食,改善患者营养状况。

(4)应用洋地黄类药物,控制心力衰竭。注意观察用药反应:使用洋地黄类药物(地高辛)注意监测患者的脉率、心律,并观察有无恶心、食欲减退、头晕、黄视症、绿视症等不良反应,特别要注意有无室性期前收缩或室上性心动过速的不良反应。如果出现洋地黄中毒应立即停药,查血钾,并根据血钾情况补钾,有心律失常出现给予抗心律失常药物。

(5)应用利尿药治疗心力衰竭。教会患者认真记录24h出入液量。应用排钾利尿药(氢氯噻嗪)补钾,并复查电解质情况。

(6)有结核病者,须坚持抗结核治疗,按时服药。

(7)大量腹腔积液患者可间断适量释放腹腔积液,每次应小于2000mL,注意无菌操作,并静脉补充蛋白质。

2.术后护理

(1)给予心脏手术术后护理常规。

(2)预防心力衰竭,监测CVP、BP、红细胞己糖激酶(HK)、尿量,记录24h出入液量,控制液体入量,避免短时间内补液过多、过快。

(3)低盐饮食,$<3g/d$。

(4)应用利尿药和血管收缩药(多巴胺),以降低前负荷、增加心肌收缩力,应用洋地黄以控制心率。同时注意每日监测血钾含量,及时补钾。

(5)术后3日开始床旁活动,2周内限制活动量,以免加重心脏负担。

(6)协助测量腹围,观察腹腔积液消退情况。

3.病情观察

(1)心理状态。

(2)患者营养状况。

(3)患者的体重、腹围。

(4)患者主诉不适感是否减轻或消失。

(5)观察术后相关并发症的发生情况,及时给予治疗与处理。

(三)健康指导

1.营养

加强营养,合理调配饮食,忌刺激性食物,忌烟、酒。以低盐、低脂、易消化的饮食为主,待心功能恢复正常后逐渐过渡到普通饮食,多食富含纤维素的食物。养成规律的排便习惯,预防便秘。

2.活动

注意劳逸结合,根据心功能恢复情况逐渐增加活动量,以活动后无心累、气短,自我感觉良好为度,避免过重的体力劳动,注意预防感冒。

3.用药指导

结核性心包炎患者应根据医嘱正确服用抗结核药物,不能随意停药,定期复查肝功能。对于需服用洋地黄类药物者,教会患者观察洋地黄中毒症状和体征,如出现中毒现象,应立即停药,及时就医。服用利尿药物期间,注意钾盐的补充,可多食含钾量高的食品。

4.定期门诊复查

术后每3个月复查1次,半年后每半年复查1次。

第三章 消化科护理

第一节 胃食管反流病

胃食管反流病(Gastro Esophageal Refluxdisease,GERD)是一种因胃和(或)十二指肠内容物反流入食管引起胃灼热、反流、胸痛等症状和(或)组织损害的综合征,包括食管综合征和食管外综合征。食管综合征有典型反流综合征、反流胸痛综合征及伴食管黏膜损伤的综合征,如反流性食管炎(Reflux Esophagitis,RE)、反流性狭窄、Barrett 食管(Barrett′s Esophagus,BE)及食管腺癌。食管外综合征有反流性咳嗽综合征、反流性喉炎综合征、反流性哮喘综合征及反流性蛀牙综合征,还可能有咽炎、鼻窦炎、特发性肺纤维化及复发性中耳炎。

根据内镜下表现的不同,GERD 可分为非糜烂性反流病(Non-Erosive Refluxdisease,NERD)、RE 及 BE,我国 60%～70%的 GERD 表现为 NERD。

一、病因和发病机制

与 GERD 发生有关的机制包括抗反流防御机制的削弱、食管黏膜屏障的完整性破坏及胃十二指肠内容物反流对食管黏膜的刺激等。

(一)抗反流机制的削弱

抗反流机制的削弱是 GERD 的发病基础,包括下食管括约肌(Lower Esophageal Sphincter,LES)功能失调、食管廓清功能下降、食管组织抵抗力损伤、胃排空延迟等。

1.LES 功能失调

LES 功能失调在 GERD 发病中起重要作用,其中 LES 压力降低、一过性下食管括约肌松弛(Transient Lower Esophageal SphincterRelaxation,TLESR)及裂孔疝是引起 GERD 的三个重要因素。

LES 正常长 3～4cm,维持 10～30mmHg 的静息压,是重要的抗反流屏障。当 LES 压力<6mmHg 时,即易出现胃食管反流。即使 LES 压力正常,也不一定就没有胃食管反流。近来的研究表明 TLESR 在 GERD 的发病中有重要作用。TLESR 系指非吞咽情况下 LES 发生自发性松弛,可持续 8～10s,长于吞咽时 LES 松弛,并常伴胃食管反流。TLESR 是正常人生理性胃食管反流的主要原因,目前认为 TLESR 是小儿胃食管反流的最主要因素,胃扩张(餐后、胃排空异常、空气吞入)是引发 TLESR 的主要刺激因素。裂孔疝破坏了正常抗反流机制的解剖和生理,使 LES 压力降低并缩短了 LES 长度,削弱了膈肌的作用,并使食管蠕动减弱,故食管裂孔疝是胃食管反流重要的病理生理因素。

2.食管、胃功能下降

如下所述。

(1)食管:健康人食管借助正常蠕动可有效清除反流入食管的胃内容物。GERD 患者由于食管原发和继发蠕动减弱,无效食管运动发生率高,有如硬皮病样食管,致食管廓清功能障碍,不能有效廓清反流入食管的胃内容物。

(2)胃:胃轻瘫或胃排空功能减弱,胃内容物大量潴留,胃内压增加,导致胃食管反流。

(二)食管黏膜屏障

食管黏膜屏障是食管黏膜上皮抵抗反流物对其损伤的重要结构,包括食管上皮前(黏液层、静水层和黏膜表面 HCO_3^- 所构成的物理化学屏障)、上皮(紧密排列的多层鳞状上皮及上皮内所含负离子蛋白和 HCO_3^- 可阻挡和中和 H^+)及上皮后(黏膜下毛细血管提供 HCO_3^- 中和 H^+)屏障。当屏障功能受损时,即使是正常反流亦可致食管炎。

(三)胃十二指肠内容物反流

胃食管反流时,含胃酸、胃蛋白酶的胃内容物,甚至十二指肠内容物反流入食管,引起胃灼热、反流、胸痛等症状,甚至导致食管黏膜损伤。难治性 GERD 常伴有严重的胃食管反流。Vaezi 等发现,混合反流可导致较单纯反流更为严重的黏膜损伤,两者可能存在协同作用。

二、流行病学

GERD 是一常见病,在世界各地的发病率不同,欧美发病率为 $10\%\sim20\%$,在南美约为 10%,亚洲发病率约为 6%。无论在西方还是在亚洲,GERD 的发病率均呈上升趋势。

三、病理

RE 的病理改变主要有食管鳞状上皮增生,黏膜固有层乳头向表面延伸,浅层毛细血管扩张、充血和(或)出血,上皮层内中性粒细胞和淋巴细胞浸润,严重者可有黏膜糜烂或溃疡形成。慢性病变可有肉芽组织形成、纤维化以及 Barrett 食管改变。

四、临床表现

GERD 的主要临床表现包括以下内容。

(一)食管表现

1.胃灼热

是指胸骨后的烧灼样感觉,胃灼热是 GERD 最常见的症状。胃灼热的严重程度不一定与病变的轻重程度一致。

2.反流

反流指胃内容物反流入口中或下咽部的感觉,此症状多在胃灼热、胸痛之前发生。

3.胸痛

胸痛作为 GERD 的常见症状,日渐受到临床的重视。可酷似心绞痛,对此有时单从临床很难做出鉴别。胸痛的程度与食管炎的轻重程度无平行关系。

4.吞咽困难

指患者能感觉到食物从口腔到胃的过程发生障碍,吞咽困难可能与咽喉部的发胀感同时存在。引起吞咽困难的原因很多,包括与反流有关的食管痉挛、食管运动功能障碍、食管瘢痕狭窄及食管癌等。

5.上腹痛

也可以是 GERD 的主要症状。

(二)食管外表现

1.咽喉部表现

如慢性喉炎、慢性声嘶、发音困难、声带肉芽肿、咽喉痛、流涎过多、癔球症、颈部疼痛、牙周炎等。

2.肺部表现

如支气管炎、慢性咳嗽、慢性哮喘、吸入性肺炎、支气管扩张、肺脓肿、肺不张、咯血及肺纤维化等。

五、相关检查

(一)上消化道内镜

对 GERD 患者,内镜检查可确定是否有 RE 及病变的形态、范围与程度;同时可取活体组织进行病理学检查,明确有无 BE、食管腺癌;还可进行有关的治疗。但内镜检查不能观察反流本身,内镜下的食管炎也不一定都由反流引起。

洛杉矶分级是目前国际上最为广泛应用的内镜 RE 分级方案,根据内镜下食管黏膜破损的范围和形状,将 RE 划分为 A~D 级。

附加描述项目:有无食管狭窄、食管溃疡及 BE。

(二)其他检查

1.24h 食管 pH 监测

是最好的定量监测胃食管反流的方法,已作为 GERD 诊断的金标准。最常使用的指标是 pH<4 总时间(%)。该方法有助于判断反流的有无及其和症状的关系,以及疗效不佳的原因。其敏感性与特异性分别为 79%~90% 和 86%~100%。该检查前 3~5d 停用改变食管压力的药物(胃肠动力剂、抗胆碱能药物、钙通道阻断剂、硝酸盐类药物、肌肉松弛剂等)、抑制胃酸的药物(PPI、H2RA、抑酸药)。

近年无绳食管 pH 胶囊(bravo 胶囊)的应用使食管 pH 监测更为方便,易于接受,且可行食管多部位(远端、近端及下咽部等)及更长时间(48~72h)的监测。

2.食管测压

可记录 LES 压力、显示频繁的 TLESR 和评价食管体部的功能。单纯用食管压力来诊断胃食管反流并不十分准确,其敏感性约 58%,特异性约 84%。因此,并非所有的 GERD 患者均需做食管压力测定,仅用于不典型的胸痛患者或内科治疗失败考虑用外科手术抗反流者。

3.食管阻抗监测

通过监测食管腔内阻抗值的变化来确定是液体或气体反流。目前食管腔内阻抗导管均带有 pH 监测通道,可根据 pH 和阻抗变化进一步区分酸反流(pH<4)、弱酸反流(pH 在 4~7)以及弱碱反流(pH>7),用于 GERD 的诊断,尤其有助于对非酸反流为主的 NERD 患者的诊断、抗反流手术前和术后的评估、难治性 GERD 病因的寻找、不典型反流症状的 GERD 患者的诊断以及确诊功能性胃灼热患者。

4.食管胆汁反流测定

用胆汁监测仪(Bilitec 2000)测定食管内胆红素含量,从而了解有无十二指肠胃食管反流。现有的 24h 胆汁监测仪可得到胆汁反流次数、长时间反流次数、最长反流时间和吸收值≥0.14

的总时间及其百分比,从而对胃食管反流做出正确的评价。因采用比色法检测,必须限制饮食中的有色物质。

5.上胃肠道 X 线钡餐

对观察有无反流及食管炎均有一定的帮助,还有助于排除其他疾病和发现有无解剖异常,如膈疝,有时上胃肠道钡餐检查还可发现内镜检查没有发现的,轻的食管狭窄,但钡餐检查的阳性率不高。

6.胃—食管放射性核素闪烁显像

此为服用含放射性核素流食后以 γ 照相机检测放射活性反流的技术。本技术有 90%的高敏感性,但特异性低,仅为 36%。

7.GERD 诊断问卷

让疑似 GERD 患者回顾过去 4 周的症状以及症状发作的频率,并将症状由轻到重分为0~5级,评估症状程度,总分超过 12 分即可诊断为 GERD。

8.质子泵抑制剂(Proton Pump Inhibitors,PPI)试验

对疑似 GERD 的患者,可服用标准剂量 PPI,每天 2 次,用药时间为 1~2 周。患者服药后3~7d,若症状消失或显著好转,本病诊断可成立。其敏感性和特异性均可达 60%以上。但本试验不能鉴别恶性疾病,且可因用 PPI 而掩盖内镜所见。

9.超声诊断

超声诊断直观性好,诊断敏感性高,并且对患者的损伤性小。B 超诊断 GERD 标准为至少在 2 次不同时间内观察到反流物充满食管下段和胃与食管间液体来回移动。

六、诊断

由于 GERD 临床表现多种多样,症状轻重不一,有的患者可能有典型的反流症状,但内镜及胃食管反流检测无异常;而有的患者以其他器官系统的症状为主要表现,给 GERD 的诊断造成一定的困难。因此,GERD 的诊断应结合患者的症状及实验室检查综合判断。

1.RE 的诊断

有胃食管反流的症状,内镜可见累及食管远端的食管炎,排除其他原因所致的食管炎。

2.NERD 的诊断

有胃食管反流的症状,内镜无食管炎改变,但实验室检查有胃食管反流的证据,如:①24h食管 pH 监测阳性。②食管阻抗监测、食管胆汁反流测定、静息放射性核素检查或钡餐检查显示胃食管反流。③食管测压示 LES 压力降低或 TLESR,或食管体部蠕动波幅降低。

七、治疗

胃食管反流病的治疗目标为充分缓解症状,治愈食管炎,维持症状缓解和胃镜检查的缓解,治疗或预防并发症。

1.GERD 的非药物治疗

非药物治疗指生活方式的指导,避免一切引起胃食管反流的因素等。如要求患者饮食不宜过饱;忌烟、酒、咖啡、巧克力、酸食和过多脂肪;避免餐后立即平卧。对仰卧位反流,抬高床头 10cm 就可减轻症状。对于立位反流,有时只要患者穿宽松衣服,避免牵拉、上举或弯腰就可减轻。超重者在减肥后症状会有所改善。某些药物能降低 LES 的压力,导致反流或使其加

重,如抗胆碱能药物、钙通道阻断剂、硝酸盐类药物、肌肉松弛剂等,对 GERD 患者尽量避免使用这些药物。

2.GERD 的药物治疗

如下所述。

(1)抑酸药:抑酸药是治疗 GERD 的主要药物,主要包括 PPI 和 H2 受体拮抗剂(Histamine 2 Receptor Antagonist,H2RA),PPI 症状缓解最快,对食管炎的治愈率最高。虽然 H2RA 疗效低于 PPI,但在一些病情不是很严重的 GERD 患者中,采用 H2RA 仍是有效的。

(2)促动力药:促动力药可用于经过选择的患者,特别是作为酸抑制治疗的一种辅助药物。对大多数 GERD 患者,目前应用的促动力药不是理想的单一治疗药物。

1)多巴胺受体拮抗剂:此类药物能促进食管、胃的排空,增加 LES 的张力。此类药物包括甲氧氯普胺(Metoclopramide)和多潘立酮(Domperidone),常用剂量为 10mg,每天 3～4 次,睡前和餐前服用。前者如剂量过大或长期服用,可导致锥体外系神经症状,故老年患者慎用;后者长期服用亦可致高催乳素血症,产生乳腺增生、泌乳和闭经等不良反应。

2)非选择性 5-HT4 受体激动剂:此类药能促进肠肌丛节后神经释放乙酰胆碱而促进食管、胃的蠕动和排空,从而减轻胃食管反流。目前常用的为莫沙必利(Mosapride),常用剂量为 5mg,每天 3～4 次,饭前 15～30min 服用。

3)伊托必利(Itopride):此类药可通过阻断多巴胺 D2 受体和抑制胆碱酯酶的双重功能,起到加速胃排空、改善胃张力和敏感性、促进胃肠道动力的作用。该药消化道特异性高,对心脏、中枢神经系统、泌乳素分泌的影响小,在 GERD 治疗方面具有长远的优势。常用剂量为 50mg,每天 3～4 次,饭前 15～30min 服用。

(3)黏膜保护剂:对控制症状和治疗反流性食管炎有一定疗效。常用的药物有硫糖铝 1g,每天 3～4 次,饭前 1h 及睡前服用;铝碳酸镁 1g,每天 3～4 次,饭前 1h 及睡前服用,具有独特的网状结构,既可中和胃酸,又可在酸性环境下结合胆汁酸,对于十二指肠胃食管反流有较好的治疗效果。枸橼酸铋钾盐(Tripotassium Dicitrate Bismuthate,TDB),480mg/d,分 2～4 次于饭前及睡前服用。

(4)γ-氨基丁酸(GABA)受体抑制剂:由于 TLESR 是发生胃食管反流的主要机制,因此 TLESR 成为治疗的有效靶点。对动物及人类研究显示,GABA 受体抑制剂巴氯芬(baclofen)可抑制 TLESR,可能是通过抑制脑干反射而起作用的。巴氯芬对 GERD 患者既有短期作用,又有长期作用,可显著减少反流次数和缩短食管酸暴露时间,还可明显改善十二指肠胃食管反流及其相关的反流症状,是目前控制 TLESR 发生率最有前景的药物。

(5)维持治疗:因为 GERD 是一种慢性疾病,持续治疗对控制症状及防止并发症是适当的。

3.GERD 的内镜抗反流治疗

为了避免 GERD 患者需要长期药物治疗及手术治疗风险大的缺点,内镜医师在过去的几年中在内镜治疗 GERD 方面做出了不懈的努力,通过这种方法改善 LES 的屏障功能,发挥其治疗作用。

（1）胃镜下腔内折叠术：该方法是将一种缝合器安装在胃镜前端，于直视下在齿状线下缝合胃壁组织，形成褶皱，增加贲门口附近紧张度、"延长腹内食管长度"及形成皱褶，以阻挡胃肠内容物的反流。包括黏膜折叠方法或全层折叠方法。

（2）食管下端注射法：指内镜直视下环贲门口或食管下括约肌肌层注射无活性低黏度膨胀物质，增加 LES 的功能。

（3）内镜下射频治疗：该方法是将射频治疗针经活检孔道送达齿状线附近，刺入食管下端的肌层进行热烧灼，使肌层"纤维化"，增加食管下端张力。

内镜治疗 GERD 的安全性及可能性已经多中心研究所证明，且显示大部分患者可终止药物治疗，但目前仍缺乏严格的大样本多中心对照研究。

4.GERD 的外科手术治疗

对 GERD 患者行外科手术治疗时，必须掌握严格的适应证，主要包括：①需长期用药维持，且用药后症状仍然严重者。②出现严重并发症，如出血、穿孔、狭窄等，经药物或内镜治疗无效者。③伴有严重的食管外并发症，如反复并发肺炎、反复发作的难以控制的哮喘、咽喉炎，经药物或内镜治疗无效者。④疑有恶变倾向的 BE。⑤严重的胃食管反流而不愿终生服药者。⑥仅对大剂量质子泵抑制剂起效的年轻患者，如有严重并发症（出血、狭窄、BE）。

临床应用过的抗反流手术方法较多。目前治疗 GERD 的手术常用 Nissen 胃底折叠术、Belsey 胃底部分折叠术。各种抗反流手术治疗的效果均应通过食管 24h 的 pH 测定、内镜及临床表现进行综合评价。

近十几年来，腹腔镜抗反流手术得到了长足的发展。腹腔镜胃底折叠术是治疗 GERD 疗效确切的方法，是治疗 GERD 的主要选择之一，尤其对于年轻、药物治疗效果不佳、伴有裂孔疝的患者。与常规开放手术相比较，腹腔镜手术具有创伤小、术后疼痛轻和患者恢复快的优点，特别适用于年老体弱、心肺不佳的患者。但最近的研究显示，术后并发症高达 30%，包括吞咽困难、不能打嗝、腹泻及肛门排气等。约 62% 的患者在接受抗反流手术 10 年后仍需服用 PPI 治疗。因此，内科医师在建议 GERD 患者行腹腔镜胃底折叠术前应注意这些并发症，严格选择患者。

5.并发症的治疗

如下所述。

（1）食管狭窄的治疗：早期给予有效的药物治疗是预防 GERD 患者食管狭窄的重要手段。内镜扩张疗法是治疗食管狭窄所致吞咽困难的有效方法。扩张疗法所需食管扩张器有各型探条、气囊、水囊及汞橡胶扩张器等。常将食管直径扩张至 14mm 或 44F。患者行有效的扩张食管治疗后，应用 PPI 或 H2RA 维持治疗，避免食管再次狭窄。手术是治疗食管狭窄的有效手段。常在抗反流术前或术中同时使用食管扩张疗法。

（2）BE 的治疗。

1）药物治疗：长期 PPI 治疗不能缩短 BE 的病变长度，但可促进部分患者鳞状上皮再生，降低食管腺癌发生率。选择性 COX-2 抑制剂有助于减少患食管癌，尤其是腺癌的风险。

2）内镜治疗：目前常采用的内镜治疗方法有各种方式的内镜消融治疗和内镜下黏膜切除术等。适应证为伴有异型增生和黏膜内癌的 BE 患者，超声内镜检查有助于了解病变的深度，有助于治疗方式的选择。

3)手术治疗:对已证实有癌变的 BE 患者,原则上应手术治疗。手术方法同食管癌切除术,胃肠道重建多用残胃或结肠,少数用空肠。

4)抗反流手术:包括外科手术和内镜下抗反流手术。虽然能在一定程度上改善 BE 患者的反流症状,但不能影响其自然病程,远期疗效有待证实。

八、护理评估

(一)健康史

询问患者症状出现的时间、频率和严重程度;了解患者饮食习惯如有无进食高脂食物、含咖啡因饮料等;有无烟酒嗜好;有无肥胖及其他疾病,是否服用对下食管括约肌压力有影响的药物等。

(二)身体评估

胃食管反流病的临床表现多样,轻重不一。

1.反流症状

反酸、反食、嗳气等。常于餐后特别是饱餐后、平卧时发生,有酸性液体或食物从胃及食管反流到口咽部。反酸常伴胃灼热,是胃食管反流病最常见的症状。

2.反流物刺激食管引起的症状

胃灼热、胸痛、吞咽痛等。胃灼热是一种胸骨后发热、烧灼样不适,常于餐后(尤其是饱食或脂肪餐)1h 出现,躯体前屈或用力屏气时加重,站立或坐位时或服用抗酸药物后可缓解。一般认为是由于酸性反流物刺激食管上皮下的感觉神经末梢所致。反流物也可刺激机械感受器引起食管痉挛性疼痛,严重者可放射到颈部、后背、胸部,有时酷似心绞痛症状。部分患者可有吞咽痛和吞咽困难,常为间歇性发作,系食管动力异常所致,晚期可呈持续性进行性加重,常提示食管狭窄。

3.食管以外刺激的临床表现

如咽部异物感、咳嗽、咽喉痛、声音嘶哑等。部分患者以咳嗽、哮喘为主要症状,系因反流物吸入呼吸道,刺激支气管黏膜引起炎症和痉挛;或因反流物刺激食管黏膜感受器,通过迷走神经反射性引起支气管痉挛所致。

4.并发症

如下所述。

(1)上消化道出血:由于食管黏膜炎症、糜烂和溃疡所致,多表现为黑便,呕血较少。

(2)食管狭窄:重度反流性食管炎可因食管黏膜糜烂、溃疡,使纤维组织增生,瘢痕形成致食管狭窄,患者表现为渐进性吞咽困难,尤以进食固体食物时明显。

(3)Barrett 食管:食管黏膜因受反流物的慢性刺激,食管与胃交界处的齿状线 2cm 以上的鳞状上皮被化生的柱状上皮替代,称为 Barrett 食管,是食管腺癌的主要癌前病变。

(三)辅助检查

1.内镜检查

内镜检查是诊断反流性食管炎的最准确方法,并能判断反流性食管炎的严重程度和有无并发症。内镜下可见食管下段黏膜充血、水肿、糜烂,伴有浅表性溃疡和渗出物,晚期可见瘢痕形成和狭窄。

2.食管 X 线钡餐检查

可见食管蠕动变弱,食管下段黏膜皱襞粗乱,有时可见小龛影及狭窄现象;头低位时可显示胃内钡剂反流入食管。其对胃食管反流病诊断的敏感性及特异性均较内镜检查低。

3.24h 食管 pH 监测

有助于明确在生理活动状态下有无过多的胃食管反流,且有助于明确患者的症状是否与酸反流有关,也可以用来监测正在治疗中的患者酸反流的控制情况。目前常用的观察指标是24h 食管内 pH<4 的百分比、pH<4 的次数、持续 5min 以上的反流次数以及最长反流持续时间。胆汁反流可用 24h 胆汁监测仪(Bilitec-2000)测定。

4.食管内测压

正常人下食管括约肌压力 10～30mmHg,下食管括约肌压力低于 10mmHg 提示可能出现胃食管反流。

5.质子泵抑制剂(PPI)试验性治疗

PPI 试验是应用较高剂量 PPI 在较短时间内对怀疑胃食管反流病的患者进行诊断性治疗。PPI 试验的敏感性与 pH 监测相似,可达 80%。

(四)心理-社会评估

重点评估患者的心理状况、工作及生活中的压力及其对生理心理状况的影响。如有无严重的焦虑或抑郁,对疾病知识的了解程度等。精神紧张、情绪变化和抑郁等均可影响食管动力和感觉功能,并影响患者对症状和疾病行为的感知能力,从而表现出焦虑、抑郁和躯体化精神症状。

九、护理措施

(一)指导患者改变不良生活方式和饮食习惯

(1)卧位时将床头抬高 10～20cm,避免餐后平卧和睡前 2h 进食。

(2)少量多餐,避免过饱;食物以高蛋白、高纤维、低脂肪、易消化为主,应细嚼慢咽;避免进食可使下食管括约肌压降低的食物,如高脂肪、巧克力、咖啡、浓茶等;戒烟酒。

(3)避免剧烈运动以及使腹压升高的因素,如肥胖、紧身衣、束腰带等。

(4)避免使用使下食管括约肌压降低的药物,如 β 肾上腺素能激动剂、α 肾上腺素能受体阻断剂、抗胆碱能制剂、钙离子通道阻滞剂、茶碱等。

(二)用药指导

抑制胃酸是胃食管反流病治疗的主要手段,根据医嘱给患者进行药物治疗,注意观察疗效及不良反应。常用药物有:

1.抑制胃酸药物

质子泵抑制剂(如奥美拉唑 20mg bid,兰索拉唑 30mg qd,泮托拉唑 40mg bid,雷贝拉唑10mg bid 或埃索美拉唑 40mg bid)可有效抑制胃酸分泌,最快速地缓解症状。一天一次应用PPI 的患者应该在早餐前服用,而睡前服用 PPI 可更好控制夜间酸分泌,通常疗程在 8 周以上,部分患者需要长期服药。也可选用 H2 受体阻断剂,如西咪替丁、雷尼替丁、法莫替丁等,疗程 8～12 周。适用于轻、中症患者。

2.促动力药物

可增加下食管括约肌压力,改善食管蠕动功能,促进胃排空,减少胃食管反流,改善患者症状,可作为抑酸剂的辅助用药。常用药物有甲氧氯普胺或多潘立酮,餐前半小时服用,服药期间注意观察有无腹泻、便秘、腹痛、恶心等不良反应。

3.黏膜保护剂

可以在食管黏膜表面形成保护性屏障,吸附胆盐和胆汁酸,阻止胃酸、胃蛋白酶的侵蚀,防止其对食管黏膜的进一步损伤。常用药物包括硫糖铝、铋剂、铝碳酸镁等。硫糖铝片需嚼碎后成糊状,餐前半小时用少量温开水冲服,但长期使用可抑制磷的吸收而致骨质疏松。

(三)心理护理

关心体贴患者,告知疾病与治疗有关知识,消除患者紧张情绪,避免一些加重本病的刺激因素,使患者主动配合治疗,保持情绪稳定。

第二节　急性胃炎

一、疾病概述

急性胃炎指由各种原因引起的急性胃黏膜炎症,其病变可以仅局限于胃底、胃体、胃窦的任何一部分,病变深度大多局限于黏膜层,严重时则可累及黏膜下层、肌层,甚至达浆膜层。临床表现多种多样,可以有上腹痛、恶心、呕吐、上腹不适、呕血、黑便,也可无症状,而仅有胃镜下表现。急性胃炎的病因虽然多样,但各种类型在临床表现、病变的发展规律和临床诊治等方面有一些共性。大多数患者通过及时诊治能很快痊愈,但也有部分患者其病变可以长期存在并转化为慢性胃炎。

二、护理评估

(一)健康史

评估患者既往有无胃病史,有无服用对胃有刺激的药物,如阿司匹林、保泰松、洋地黄、铁剂等,评估患者的饮食情况及睡眠。

(二)临床症状评估与观察

1.腹痛的评估

患者主要表现为上腹痛、饱胀不适。多数患者无症状,或症状被原发疾病所掩盖。

2.恶心、呕吐的评估

患者可有恶心、呕吐、食欲缺乏等症状,注意观察患者呕吐的次数及呕吐物的性质、量的情况。

3.腹泻的评估

食用沙门菌、嗜盐菌或葡萄球菌毒素污染食物引起的胃炎患者常伴有腹泻。评估患者的大便次数、颜色、性状及量的情况。

4.呕血和(或)黑便的评估

在所有上消化道出血的病例中,急性糜烂出血性胃炎所致的消化道出血占 10%～30%,仅次于消化性溃疡。

(三)辅助检查的评估

1.病理

主要表现为中性粒细胞浸润。

2.胃镜检查

可见胃黏膜充血、水肿、糜烂、出血及炎性渗出。

3.实验室检查

血常规检查:糜烂性胃炎可有红细胞、血红蛋白减少;大便常规检查:大便潜血阳性;血电解质检查:剧烈腹泻患者可有水、电解质紊乱。

(四)心理-社会因素评估

1.生活方式

评估患者生活是否规律,包括学习或工作、活动、休息与睡眠的规律性,有无烟酒嗜好等。评估患者是否能得到亲人及朋友的关爱。

2.饮食习惯

评估患者是否进食过冷、过热、过于粗糙的食物;是否食用刺激性食物,如辛辣、过酸或过甜的食物,以及浓茶、浓咖啡、烈酒等;是否注意饮食卫生。

3.焦虑或恐惧

因出现呕血、黑便或症状反复发作而产生紧张、焦虑、恐惧心理。

4.认知程度

是否了解急性胃炎的病因及诱发因素,以及如何防护。

(五)腹部体征评估

上腹部压痛是常见体征,有时上腹胀气明显。

三、护理问题

1.腹痛

由于胃黏膜的炎性病变所致。

2.营养失调:低于机体需要量

由于胃黏膜的炎性病变所致的食物摄入、吸收障碍所致。

3.焦虑

由于呕血、黑便及病情反复所致。

四、护理目标

(1)患者腹痛症状减轻或消失。

(2)患者住院期间保证机体需热量,维持水电解质及酸碱平衡。

(3)患者焦虑程度减轻或消失。

五、护理措施

(一)一般护理

1.休息

患者应注意休息,减少活动,对急性应激造成者应卧床休息,同时应做好患者的心理疏导。

2.饮食

一般可给予无渣、半流质的温热饮食。如少量出血可给予牛奶、米汤等以中和胃酸,有利于黏膜的修复。剧烈呕吐、呕血的患者应禁食,可静脉补充营养。

3.环境

为患者创造整洁、舒适、安静的环境,定时开窗通风,保证空气新鲜及温湿度适宜,使其心情舒畅。

(二)心理护理

1.解释症状出现的原因

患者因出现呕血、黑便或症状反复发作而产生紧张、焦虑、恐惧心理。护理人员应向其耐心说明出血原因,并给予解释和安慰。应告知患者,通过有效治疗,出血会很快停止;并通过自我护理和保健,可减少本病的复发次数。

2.心理疏导

耐心解答患者及家属提出的问题,向患者解释精神紧张不利于呕吐的缓解,特别是有的呕吐与精神因素有关,紧张、焦虑还会影响食欲和消化能力,而树立信心及情绪稳定则有利于症状的缓解。

3.应用放松技术

利用深呼吸、转移注意力等放松技术,减少呕吐的发生。

(三)治疗配合

1.患者腹痛的时候

遵医嘱给予局部热敷、按摩、针灸,或给予止痛药物等缓解腹痛症状,同时应安慰、陪伴患者以使其精神放松,消除紧张恐惧心理,保持情绪稳定,从而增强患者对疼痛的耐受性;非药物止痛方法还可以用分散注意力法,如数数、谈话、深呼吸等;行为疗法,如放松技术、冥想、音乐疗法等。

2.患者恶心、呕吐、上腹不适

评估症状是否与精神因素有关,关心和帮助患者消除紧张情绪。观察患者呕吐的次数及呕吐物的性质和量的情况。一般呕吐物为消化液和食物时有酸臭味。混有大量胆汁时呈绿色,混有血液呈鲜红色或棕色残渣。及时为患者清理呕吐物、更换衣物,协助患者采取舒适体位。

3.患者呕血、黑便

排除鼻腔出血及进食大量动物血、铁剂等所致呕吐物呈咖啡色或黑便。观察患者呕血与黑便的颜色性状和量的情况,必要时遵医嘱给予输血、补液、补充血容量治疗。

(四)用药护理

(1)向患者讲解药物的作用、不良反应、服用时的注意事项,如抑制胃酸的药物多于饭前服用;抗生素类多于饭后服用,并询问患者有无过敏史,严密观察用药后的反应;应用止泻药时应注意观察排便情况,观察大便的颜色、性状、次数及量,腹泻控制时应及时停药;保护胃黏膜的药物大多数是餐前服用,个别药例外;应用解痉止痛药如 654-2 或阿托品时,会出现口干等不良反应,并且青光眼及前列腺肥大者禁用。

(2)保证患者每日的液体入量,根据患者情况和药物性质调节滴注速度,合理安排所用药物的前后顺序。

(五)健康教育

(1)应向患者及家属讲明病因,如是药物引起,应告诫今后禁止用此药;如疾病需要必须用该药,必须遵医嘱配合服用制酸剂以及胃黏膜保护剂。

(2)嗜酒者应劝告戒酒。

(3)嘱患者进食要有规律,避免食生、冷、硬及刺激性食物和饮料。

(4)让患者及家属了解本病为急性病,应及时治疗及预防复发,防止发展为慢性胃炎。

(5)应遵医嘱按时用药,如有不适,及时来院就医。

第三节　慢性胃炎

一、疾病概述

慢性胃炎系指不同病因引起的慢性胃黏膜炎性病变,其发病率在各种胃病中居位首。随着年龄增长而逐渐增高,男性稍多于女性。

二、护理评估

(一)健康史

评估患者既往有无其他疾病,是否长期服用 NSAID 类消炎药如阿司匹林、吲哚美辛等,有无烟酒嗜好及饮食、睡眠情况。

(二)临床症状评估与观察

1.腹痛的评估

评估腹痛发生的原因或诱因,疼痛的部位、性质和程度;与进食、活动、体位等因素的关系,有无伴随症状。慢性胃炎进展缓慢,多无明显症状。部分患者可有上腹部隐痛与饱胀的表现。腹痛无明显节律性,通常进食后较重,空腹时较轻。

2.恶心、呕吐的评估

评估恶心、呕吐发生的时间、频率、原因或诱因,与进食的关系;呕吐的特点及呕吐物的性质、量;有无伴随症状,是否与精神因素有关。慢性胃炎的患者进食硬、冷、辛辣或其他刺激性食物时可引发恶心、反酸、嗳气、上腹不适、食欲缺乏等症状。

3.贫血的评估

慢性胃炎并发胃黏膜糜烂者可出现少量或大量上消化道出血,表现以黑便为主,持续3～4d停止。长期少量出血可引发缺铁性贫血,患者可出现头晕、乏力及消瘦等症状。

（三）辅助检查的评估

1.胃镜及黏膜活组织检查

这是最可靠的诊断方法,可直接观察黏膜病损。慢性萎缩性胃炎可见黏膜呈颗粒状、黏膜血管显露、色泽灰暗、皱襞细小;慢性浅表性胃炎可见红斑、黏膜粗糙不平、出血点(斑)。两种胃炎皆可见伴有糜烂、胆汁反流。活组织检查可进行病理诊断,同时可检测幽门螺杆菌。

2.胃酸的测定

慢性浅表性胃炎胃酸分泌可正常或轻度降低,而萎缩性胃炎胃酸明显降低,其分泌胃酸功能随胃腺体的萎缩、肠腺化生程度的加重而降低。

3.血清学检查

慢性胃体炎患者血清抗壁细胞抗体和内因子抗体呈阳性,血清胃泌素明显升高;慢性胃窦炎患者血清抗壁细胞抗体多呈阴性,血清胃泌素下降或正常。

4.幽门螺杆菌检测

通过侵入性和非侵入性方法检测幽门螺杆菌。慢性胃炎患者胃黏膜中幽门螺杆菌阳性率的高低与胃炎活动与否有关,且不同部位的胃黏膜其幽门螺杆菌的检测率亦不相同。幽门螺杆菌的检测对慢性胃炎患者的临床治疗有指导意义。

（四）心理-社会因素评估

1.生活方式

评估患者生活是否有规律;生活或工作负担及承受能力;有无过度紧张、焦虑等负性情绪;睡眠的质量等。

2.饮食习惯

评估患者平时饮食习惯及食欲,进食时间是否规律;有无特殊的食物喜好或禁忌,有无食物过敏,有无烟酒嗜好。

3.心理-社会状况

评估患者的性格及精神状态;患病对患者日常生活、工作的影响。患者有无焦虑、抑郁、悲观等负性情绪及其程度。评估患者的家庭成员组成,家庭经济、文化、教育背景,对患者的关怀和支持程度;医疗费用来源或支付方式。

4.认知程度

评估患者对慢性胃炎的病因、诱因及如何预防的了解程度。

（五）腹部体征的评估

慢性胃炎的体征多不明显,少数患者可出现上腹轻压痛。

三、护理问题

1.疼痛

由于胃黏膜炎性病变所致。

2.营养失调:低于机体需要量

由于厌食、消化吸收不良所致。

3.焦虑

由于病情反复、病程迁延所致。

4.活动无耐力

由于慢性胃炎引起贫血所致。

5.知识缺乏

缺乏对慢性胃炎病因和预防知识的了解。

四、护理目标

(1)患者疼痛减轻或消失。

(2)患者住院期间能保证机体所需热量、水分、电解质的摄入。

(3)患者焦虑程度减轻或消失。

(4)患者活动耐力恢复或有所改善。

(5)患者能自述疾病的诱因及预防保健知识。

五、护理措施

(一)一般护理

1.休息

指导患者急性发作时应卧床休息,并可用转移注意力、做深呼吸等方法来减轻。

2.活动

病情缓解时,进行适当的锻炼,以增强机体抵抗力。嘱患者生活要有规律,避免过度劳累,注意劳逸结合。

3.饮食

急性发作时可予少渣半流食,恢复期患者指导其食用富含营养、易消化的食物,避免食用辛辣、生冷等刺激性食物及浓茶、咖啡等饮料。嗜酒患者嘱其戒酒。指导患者加强饮食卫生并养成良好的饮食习惯,定时进餐、少量多餐、细嚼慢咽。如胃酸缺乏者可酌情食用酸性食物如山楂、食醋等。

4.环境

为患者创造良好的休息环境,定时开窗通风,保证病室的温湿度适宜。

(二)心理护理

1.减轻焦虑

提供安全舒适的环境,减少患者的不良刺激。避免患者与其他有焦虑情绪的患者或亲属接触。指导其散步、听音乐等转移注意力的方法。

2.心理疏导

首先帮助患者分析这次产生焦虑的原因,了解患者内心的期待和要求;然后共同商讨这些要求是否能够实现,以及错误的应对机制所产生的后果。指导患者采取正确的应对机制。

3.树立信心

向患者讲解疾病的病因及防治知识,指导患者如何保持合理的生活方式和去除对疾病的不利因素。并可以请有过类似疾病的患者讲解采取正确应对机制所取得的良好效果。

(三)治疗配合

1.腹痛

评估患者疼痛的部位、性质及程度。嘱患者卧床休息,协助患者采取有利于减轻疼痛的体位。可利用局部热敷、针灸等方法来缓解疼痛。必要时遵医嘱给予药物止痛。

2.活动无耐力

协助患者进行日常生活活动。指导患者体位改变时动作要慢,以免发生直立性低血压。根据患者病情与患者共同制订每日的活动计划,指导患者逐渐增加活动量。

3.恶心、呕吐

协助患者采取正确体位,头偏向一侧,防止误吸。安慰患者,消除患者紧张、焦虑的情绪。呕吐后及时为患者清理,更换床单位并协助患者采取舒适体位。观察呕吐物的性质、量及呕吐次数。必要时遵医嘱给予止吐药物治疗。

(四)呕吐物性质及特点分析

1.呕吐不伴恶心

呕吐突然发生,无恶心、干呕的先兆,伴明显头痛,且呕吐于头痛剧烈时出现,常见于神经血管头痛、脑震荡、脑溢血、脑炎、脑膜炎及脑肿瘤等。

2.呕吐伴恶心

多见于胃源性呕吐,例如胃炎、胃溃疡、胃穿孔、胃癌等,呕吐多与进食、饮酒、服用药物有关,吐后常感轻松。

3.清晨呕吐

多见于妊娠呕吐和酒精性胃炎的呕吐。

4.食后即恶心、呕吐

如果食物尚未到达胃内就发生呕吐,多为食管的疾病,如食管癌、食管贲门失弛缓症。食后即有恶心、呕吐伴腹痛、腹胀者常见于急性胃肠炎、阿米巴痢疾。

5.呕吐发生于饭后 2～3h

可见于胃炎、胃溃疡和胃癌。

6.呕吐发生于饭后 4～6h

可见于十二指肠溃疡。

7.呕吐发生在夜间

呕吐发生在夜间,且量多有发酵味者,常见于幽门梗阻、胃及十二指肠溃疡、胃癌。

8.大量呕吐

呕吐物如为大量,提示有幽门梗阻、胃潴留或十二指肠淤滞。

9.少量呕吐

呕吐常不费力,每口吐出量不多,可有恶心,进食后可立即发生,吐完后可再进食,多见于神经官能性呕吐。

10.呕吐物性质辨别

(1)呕吐物酸臭:呕吐物酸臭或呕吐隔日食物见于幽门梗阻、急性胃炎。

(2)呕吐物中有血:应考虑消化性溃疡、胃癌。

(3)呕吐黄绿苦水:应考虑十二指肠梗阻。

(4)呕吐物带粪便:见于肠梗阻晚期,带有粪臭味见于小肠梗阻。

（五）用药护理

（1）向患者讲解药物的作用、不良反应及用药的注意事项，观察患者用药后的反应。

（2）根据患者的情况进行指导，避免使用对胃黏膜有刺激的药物，使用时必须同时服用抑酸剂或胃黏膜保护剂。

（3）有幽门螺杆菌感染的患者，应向其讲解清除幽门螺杆菌的重要性，嘱其连续服药两周，停药4周后再复查。

（4）静脉给药患者，应根据患者的病情、年龄等情况调节滴注速度，保证入量。

（六）健康教育

（1）向患者及家属介绍本病的有关病因，指导患者避免诱发因素。

（2）教育患者保持良好的心理状态，平时生活要有规律，合理安排工作和休息时间，注意劳逸结合，积极配合治疗。

（3）强调饮食调理对防止疾病复发的重要性，指导患者加强饮食卫生和饮食营养，养成有规律的饮食习惯。

（4）避免刺激性食物及饮料，嗜酒患者应戒酒。

（5）向患者介绍所用药物的名称、作用、不良反应，以及服用的方法剂量和疗程。

（6）嘱患者定期按时服药，如有不适及时就诊。

第四节　消化性溃疡

消化性溃疡主要指发生在胃和十二指肠的慢性溃疡，亦可发生于食管下段、胃空肠吻合口周围及含有异位胃黏膜的美克尔（MECKEL）憩室。这些溃疡的形成与胃酸和胃蛋白酶的消化作用有关，故称消化性溃疡。近年研究发现溃疡的形成与幽门螺旋杆菌（Hp）的存在有关。本病绝大多数（95％以上）位于胃和十二指肠，故又称胃十二指肠溃疡。深入研究表明，胃溃疡病和十二指肠溃疡病在病因和发病机制方面有明显的区别，并非同一种疾病，但因两者的流行病学、临床表现和药物治疗反应有相似之处，所以习惯上还是把它们归并在一起。本病的总发病率占人口的5％～10％，十二指肠溃疡较胃溃疡多见，以青壮年多发，男多于女，儿童亦可发病，老年患者所占比例亦逐年有所增加。胃溃疡患者的平均年龄高于十二指肠溃疡患者约10年。

一、病因
（一）生活因素

溃疡病在有些职业（如司机和医生等）当中似乎更为多见，可能与饮食无规律有关，工作过于劳累可诱发本病。

（二）精神因素

精神紧张或忧虑，多愁善感，脑力劳动过多也是本病诱发因素。可能因迷走神经兴奋，胃酸分泌过多而引起。

(三)化学因素

长期饮用酒精或长期服用阿司匹林、皮质类固醇等药物易致此病发生,此外长期吸烟和饮用浓茶似亦有一定关系。

(四)遗传因素

胃溃疡也有家族史,尤其儿童溃疡有家族史的占25%～60%。另外A型血的人比其他血型的人易患此病。

二、临床表现

1.慢性、周期性、节律性中上腹部疼痛,胃溃疡常在剑突下或偏左,进餐后1～2h发作,持续1～2h,胃排空后缓解;十二指肠溃疡多在剑突下偏右,多于空腹时发生,进食后缓解。发作与季节有关。疼痛性质可呈钝痛、灼痛或饥饿样痛。特殊类型溃疡如幽门管、球后、胃底贲门区、巨大溃疡及多发性溃疡、复合性溃疡或有并发症时,腹痛可不典型,可有剧烈腹痛或夜间痛。

2.常伴有返酸、嗳气、流涎、恶心、呕吐等。

3.全身症状:患者可有失眠等神经官能症的表现,疼痛较剧而影响进食者可有消瘦及贫血。

4.缓解期一般无明显体征。活动期胃溃疡压痛点常在中上腹或偏左;十二指肠溃疡者常在偏右;后壁穿透性溃疡在背部第11、12胸椎两旁。

三、诊断

1.有慢性、节律性、周期性中上腹部疼痛。

2.可有返酸、嗳气、恶心、呕吐及其他消化不良的症状。

3.胃镜或上消化道钡餐检查(GI)可发现龛影。

四、治疗

(一)一般治疗

1.生活

消化性溃疡属于典型的心身疾病范畴,心理-社会因素对发病起着重要作用,因此乐观的情绪、规律的生活、避免过度紧张与劳累,无论在本病的发作期或缓解期均很重要。当溃疡活动期,症状较重时,卧床休息。

2.饮食

(1)细嚼慢咽,避免急食,咀嚼可增加唾液分泌,后者能稀释和中和胃酸,并可能具有提高黏膜屏障作用。

(2)有规律地定时进食,以维持正常消化活动的节律。

(3)在急性活动期,以少吃多餐为宜,每天进餐4～5次即可,但一旦症状得到控制,应鼓励较快恢复到平时的一日三餐。

(4)饮食宜注意营养,但无须规定特殊食谱。

(5)餐间避免零食,睡前不宜进食。

(6)在急性活动期,应戒烟酒,并避免咖啡、浓茶、浓肉汤和辣椒酸醋等刺激性调味品或辛辣的饮料,以及损伤胃黏膜的药物。

(7)饮食不过饱,以防止胃窦部的过度扩张而增加胃泌素的分泌。

3.镇静

对少数伴有焦虑、紧张、失眠等症状的患者,可短期使用一些镇静药或安定剂。

4.避免应用致溃疡药物

应劝阻患者停用诱发或引起溃疡病加重或并发出血的有关药物,包括:

(1)水杨酸盐及非甾体抗感染药(NSAIDs);

(2)肾上腺皮质激素;

(3)利血平等。

如果因风湿病或类风湿病必须用上述药物,应当尽量采用肠溶剂型或小剂量间断应用。同时进行充分的抗酸治疗和加强黏膜保护剂。

(二)药物治疗

治疗消化性溃疡的药物主要包括降低胃酸的药物、根除幽门螺旋杆菌感染的药物和增强胃黏膜保护作用的药物。

1.降低胃酸的药物

包括制酸药和抗分泌药两类。制酸药与胃内盐酸作用形成盐和水,使胃酸降低。种类繁多,有碳酸氢钠、碳酸钙、氧化镁、氢氧化铝、三硅酸镁等,其治疗作用在于:①结合和中和 H^+,从而减少 H^+ 向胃黏膜的反弥散,同时也可减少进入十二指肠的胃酸;②提高胃液的 pH,降低胃蛋白酶的活性,胃液 pH 为 1.5~2.5 时,胃蛋白酶的活性最强。

制酸药分可溶性和不溶性两大类,碳酸氢钠属于可溶性,其他属于不溶性。前者止痛效果快,但长期和大量应用时,不良反应较大。含钙、铋、铝的制酸剂可致便秘,镁制剂可致腹泻,常将两种或多种制酸药制成复合剂,以抵消其不良反应。

抗分泌药物主要有组胺 H2-受体拮抗剂和质子泵抑制剂两类。①组胺 H2-受体拮抗剂:组胺 H2-受体拮抗剂选择性竞争 H2-受体,从而使壁细胞内 cAMP 产生及胃酸分泌减少,故对治疗消化性溃疡有效。②质子泵抑制剂:胃酸分泌最后一步是壁细胞分泌膜内质子泵驱动细胞 H^+ 与小管内 K^+ 交换,质子泵即 H^+,K^+-ATP 酶。质子泵抑制剂可明显减少任何刺激激发的酸分泌。

2.Hp 感染的治疗

对 Hp 感染的治疗主要是应用具有杀菌作用的药物。清除指药物治疗结束时 Hp 消失,根除指药物治疗结束后至少 4 周无 Hp 复发。临床上要求达到 Hp 根除,消化性溃疡的复发率可大大降低。体外药物敏感试验表明,在中性 pH 条件下,Hp 对青霉素最为敏感,对氨基糖苷类、四环素类、头孢菌素类、氧氟沙星、环西沙星、红霉素、利福平等高度敏感;对大环内酯类、呋喃类、氯霉素等中度敏感;对万古霉素有高度抗药性。但 Hp 对铋盐中度敏感。

3.加强胃黏膜保护作用的药物

已知胃黏膜保护作用的减弱是溃疡形成的重要因素,近年来的研究认为加强胃黏膜保护作用,促进黏膜的修复是治疗消化性溃疡的重要环节之一。

(1)胶态次枸橼酸铋(CBS)。商品名 De-Nol、德诺、迪乐。CBS 对消化性溃疡的疗效大体与 H2-受体拮抗剂相似。CBS 在常规剂量下是安全的,口服后主要在胃内发挥作用,仅约

0.2％吸收入血。严重肾功能不全者忌用该药。少数患者服药后出现便秘、恶心、一时性血清转氨酶升高等。

(2)前列腺素 E：是近年来用于治疗消化性溃疡的一类药物。前列腺素具有细胞保护作用，能加强胃肠黏膜的防卫能力，但其抗溃疡作用主要基于其对胃酸分泌的抑制。

(3)硫糖铝：是硫酸化二糖和氢氧化铝的复合物，在酸性胃液中凝聚成糊状黏稠物，可附着于胃、十二指肠黏膜表面，与溃疡面附着作用尤为显著。

(4)表皮生长因子(EGF)：是一种多肽，由唾液腺、Brunner 腺和胰腺分泌。EGF 不被肠道吸收，能抵抗蛋白酶的消化，在黏膜防御和创伤愈合中起重要作用，EGF 不仅能刺激黏膜细胞增生，维护黏膜光整，还可增加前列腺素、巯基和生长抑素的释放。胃肠外的 EGF 还能抑制壁细胞的活力和各种刺激引起的酸分泌。

(5)生长抑素：能抑制胃泌素分泌，而抑制胃酸分泌，可协同前列腺素对胃黏膜起保护作用。主要应用于治疗胃十二指肠溃疡并发出血。

4.促进胃动力药物

在消化性溃疡病例中，如见有明显的恶心、呕吐和腹胀，实验室检查见有胃潴留、排空迟缓、胆汁反流或胃食管反流等表现，应同时给予促进胃动力药物。如：甲氧氯普胺(Metoclopramide)；多潘立酮(Domperidone)；西沙必利(Cisapride)。

5.药物治疗的抉择

(1)药物的选用原则：组胺 H2-受体拮抗剂可作为胃、十二指肠溃疡的首选药物。抗酸剂和硫糖铝也可用作第一线药物治疗，但疗效不及 H2-受体拮抗剂。前列腺素拟似品米索前列醇(Misoprostol)主要预防 NSAIDs 相关性溃疡的发生。奥美拉唑可用作第一线药物，但在更多的情况下，用于其他药物治疗失败的顽固性溃疡。Hp 阳性的病例，应采用双联或三联疗法根除 Hp 感染。

(2)难治性和顽固性溃疡的治疗：经正规内科治疗无明显效果，包括溃疡持久不愈合，或在维持治疗期症状仍复发，或发生并发症者，称难治性溃疡；十二指肠溃疡经 8 周，胃溃疡 12 周治疗而未愈合者，称为顽固性溃疡。这时，可尝试增加 H2-受体拮抗剂的剂量，或应用奥美拉唑，后者可使 90％的顽固性溃疡愈合。铋剂和抗生素联合治疗清除 Hp 感染，对某些顽固性溃疡也有一定效果。如果药物治疗失败宜考虑手术。

(3)溃疡复发的防治。消化性溃疡是一慢性复发性疾病，约 80％的溃疡病治愈后在 1 年内复发，5 年内复发率达 100％。如何避免复发是个尚未解决的问题。已经认识到吸烟、胃酸高分泌、长期的病史和以前有过并发症、使用致溃疡药物、幽门螺旋杆菌感染是导致溃疡复发的重要危险因素，临床上对每一个消化性溃疡患者要仔细分析病史和做有关检查，尽可能地消除或减少上述危险因素。

(4)消化性溃疡的维持治疗。由于消化性溃疡治愈停药后复发率甚高，并发症发生率较高，而且自然病程长达 8～10 年，因此药物维持治疗是个重要的实施。有下列三种方案可供选择。①正规维持治疗：适用于反复复发、症状持久不缓解、合并存在多种危险因素或伴有并发症者。维持方法：西咪替丁 400mg，雷尼替丁 150mg，法莫替丁 20mg，睡前一次服用，也可口服硫糖铝 1 g，每日 2 次。正规长程维持疗法的理想时间尚难定，多数主张至少维持 1～2 年，对于老年人、预期溃疡复发可产生严重后果者,可终身维持。②间隙全剂量治疗:在患者出现严重复发症状或内镜证明溃疡复发时,可给予一疗程全剂量治疗,据报告约有 70% 以上患者可取得满意效果。这种方法简便易行,易为多数患者所接受。③按需治疗:本法系在症状复发时,给予短程治疗,症状消失后即停药。对有症状者,应用短程药物治疗,目的在于控制症状,而让溃疡自发愈合。事实上,有相当多的消化性溃疡患者在症状消失后即自动停药。按需治疗时,虽然溃疡愈合较慢,但总的疗效与全程治疗并无不同。下列情况不适此法:60 岁以上,有溃疡出血或穿孔史,每年复发 2 次以上以及合并其他严重疾病者。

(三)并发症的治疗

1.大量出血

消化性溃疡病并发大量出血,常可引起周围循环衰竭和失血性贫血,应当进行紧急处理。

(1)输血输液补充血容量、纠正休克和稳定生命体征是重要环节。

(2)同时给予全身药物止血,如生长抑素 $25\mu g$ 稀释后静脉滴注,以后每小时注入 $250\mu g$,治疗 $24\sim48h$ 有止血作用。组胺 H2-受体拮抗剂能减少胃酸分泌,有助于止血、溃疡愈合,可选择西咪替丁 $0.8 g/d$ 或法莫替丁 $40mg/d$,溶于 $500mL$ 葡萄糖中静脉滴注。也可选用质子泵抑制剂奥美拉唑 $40mg/d$ 加入补液中滴注。

(3)内镜下局部止血,可选用局部喷洒 1‰ 肾上腺素液、5% 孟氏液、凝血酶 $500\sim1000$ U 或立止血 $1000\sim2000$ U;或者于出血病灶注射 1% 乙氧硬化醇、高渗盐水肾上腺素或立止血;或者应用电凝、微波、激光止血,常可获得良好的疗效。

以下情况考虑紧急或近期内外科手术治疗:①中老年患者,原有高血压、动脉硬化,一旦大出血,不易停止;②多次大量出血的消化性溃疡;③持续出血不止,虽经积极治疗措施未见效;④大量出血合并幽门梗阻或穿孔,内科治疗多无效果。

2.急性穿孔

胃十二指肠溃疡一旦并发急性穿孔,应禁食,放置胃管抽吸胃内容物,防止腹腔继发感染。无腹膜炎发生的小穿孔,可采用非手术疗法。饱食后发生穿孔,常伴有弥散性腹膜炎,需在6~12h 内施行急诊手术。慢性穿孔进展较缓慢,穿孔毗邻脏器,可引起粘连和瘘管形成,必须外科手术。

3.幽门梗阻

功能性或器质性幽门梗阻的初期,其治疗方法基本相同。包括:

(1)静脉输液,以纠正水、电解质代谢紊乱或代谢性碱中毒。

(2)放置胃管连续抽吸胃内潴留物72h 后,于每日晚餐后4h 行胃灌洗术,以解除胃潴留和恢复胃张力。

(3)经胃灌洗术后,如胃潴留已少于 $200mL$,表示胃排空已接近正常,可给流质饮食。

(4)消瘦和营养状态极差者,宜及早予以全肠外营养疗法。

(5)口服或注射组胺 H2-受体拮抗剂。

(6)应用促进胃动力药如吗丁啉或西沙必利,但禁用抗胆碱能药物如阿托品、颠茄类,因此类药物能使胃松弛和胃排空减弱而加重胃潴留。

(四)外科治疗

消化性溃疡的大多数患者,经过内科积极治疗后,症状缓解,溃疡愈合。如能根除 Hp 感染和坚持药物维持治疗,可以防止溃疡复发。外科治疗主要适用于:

1.急性溃疡穿孔。

2.穿透性溃疡。

3.大量或反复出血,内科治疗无效者。

4.器质性幽门梗阻。

5.胃溃疡癌变或癌变不能除外者。

6.顽固性或难治性溃疡,如幽门管溃疡、球后溃疡多属此类。

五、护理

(一)服药指导

嘱患者按医嘱服药,不可漏服。洛赛克、羟氨苄青霉素、替硝唑服药时间为早餐前和晚上入睡前,金奥康为晚上睡前服用。

(二)消毒

1.患者急性期入院后,将同病种安排在同一病室,嘱患者大小便在固定的容器,经医务人员消毒处理后再排入管道。

2.病室内的洗手间及便器每日用消毒液消毒处理。

3.嘱患者饭前便后要洗手,注意个人卫生。

4.患者吃剩的食物、用过的餐具、呕吐物等都先消毒后处理,以免成为传染源继续播散。

(三)饮食

以前按传统方法,应少食多餐,饮食为牛奶、鸡蛋等少渣饮食,不吃刺激性食物。现在主张在溃疡出血期饮食以流质、易消化的软食为主。在溃疡恢复期,抗酸治疗的同时,勿必过分限制饮食,以清淡为主,避免暴饮暴食,并鼓励进食正常或高纤维素饮食。高纤维素饮食中存在一种脂溶性保护因子而且含有较多的营养因子,这些具有防止溃疡发生和复发的作用。

(四)健康教育

1.同患者多交流,帮助他们了解病情,解除思想顾虑,树立根除疾病的信心。

2.使患者了解药物的不良反应,嘱其坚持服药。禁用致溃疡病药物如阿司匹林等非甾体类药物,防止溃疡出血。

3.对患者积极进行卫生宣传教育,明确 Hp 的传染性,特别注意家庭内的感染,做好餐具的消毒。家庭成员中有类似溃疡病症状者,要及时来医院检查。

第五节　胃癌

胃癌在我国各种恶性肿瘤中居首位。好发年龄在 50 岁以上,男女发病率之比为 2：1。胃癌的预后与胃癌的病理分期、部位、组织类型、生物学行为以及治疗措施有关。

一、病因

(一)地域环境及饮食生活因素

胃癌发病有明显的地域性差别,在我国的西北与东部沿海地区胃癌发病率比南方地区明显为高。长期食用熏烤、盐腌食品的人群中胃远端癌发病率高,与食品中亚硝酸盐、真菌毒素、多环芳烃化合物等致癌物或前致癌物含量高有关;吸烟者的胃癌发病危险较不吸烟者高50%。

(二)幽门螺旋杆菌感染

我国胃癌高发区成人 Hp 感染率在60%以上。幽门螺旋杆菌能促使硝酸盐转化成亚硝酸盐及亚硝胺而致癌;Hp 感染引起胃黏膜慢性炎症加上环境致病因素加速黏膜上皮细胞的过度增生,导致畸变致癌;幽门螺旋杆菌的毒性产物 CagA,VacA 可能具有促癌作用,胃癌患者中抗 CagA 抗体检出率较一般人群明显为高。

(三)癌前病变

胃疾病包括胃息肉、慢性萎缩性胃炎及胃部分切除后的残胃,这些病变都可能伴有不同程度的慢性炎症过程、胃黏膜肠上皮化生或非典型增生,有可能转变为癌。癌前病变系指容易发生癌变的胃黏膜病理组织学改变,是从良性上皮组织转变成癌过程中的交界性病理变化。胃黏膜上皮的异型增生属于癌前病变,根据细胞的异型程度,可分为轻、中、重三度,重度异型增生与分化较好的早期胃癌有时很难区分。

(四)遗传和基因

遗传与分子生物学研究表明,胃癌患者有血缘关系的亲属其胃癌发病率较对照组高4倍。胃癌的癌变是一个多因素、多步骤、多阶段发展过程,涉及癌基因、抑癌基因、凋亡相关基因与转移相关基因等的改变,而基因改变的形式也是多种多样的。

二、临床表现

早期胃癌多数患者无明显症状,少数人有恶心、呕吐或是类似溃疡病的上消化道症状。疼痛与体重减轻是进展期胃癌最常见的临床症状。患者常有较为明确的上消化道症状,如上腹不适、进食后饱胀,随着病情进展上腹疼痛加重,食欲下降、乏力。根据肿瘤的部位不同,也有其特殊表现。贲门胃底癌可有胸骨后疼痛和进行性吞咽困难;幽门附近的胃癌有幽门梗阻表现;肿瘤破坏血管后可有呕血、黑便等消化道出血症状。腹部持续疼痛常提示肿瘤扩展超出胃壁,如锁骨上淋巴结肿大、腹腔积液、黄疸、腹部包块、直肠前凹扪及肿块等。晚期胃癌患者常可出现贫血、消瘦、营养不良甚至恶病质等表现。胃癌的扩散和转移有以下途径。

(一)直接浸润

贲门胃底癌易侵及食管下端,胃窦癌可向十二指肠浸润。分化差浸润性生长的胃癌突破浆膜后,易扩散至网膜、结肠、肝、胰腺等邻近器官。

(二)血行转移

发生在晚期,癌细胞进入门静脉或体循环向身体其他部位播散,形成转移灶。常见转移的器官有肝、肺、胰、骨骼等处,以肝转移为多。

(三)腹膜种植转移

当胃癌组织浸润至浆膜外后,肿瘤细胞脱落并种植在腹膜和脏器浆膜上,形成转移结节。

直肠前凹的转移癌,直肠指检可以发现。女性患者胃癌可发生卵巢转移性肿瘤。

(四)淋巴转移

是胃癌的主要转移途径,进展期胃癌的淋巴转移率高达 70% 左右,早期胃癌也可有淋巴转移。胃癌的淋巴结转移率和癌灶的浸润深度呈正相关。胃癌的淋巴结转移通常是循序逐步渐进,但也可发生跳跃式淋巴转移,即第一站无转移而第二站有转移。终末期胃癌可经胸导管向左锁骨上淋巴结转移,或经肝圆韧带转移至脐部

三、诊断

(一)X 线钡餐检查

数字化 X 线胃肠造影技术的应用,目前仍为诊断胃癌的常用方法。常采用气钡双重造影,通过黏膜相和充盈相的观察做出诊断。早期胃癌的主要改变为黏膜相异常,进展期胃癌的形态与胃癌大体分型基本一致。

(二)纤维胃镜检查

直接观察胃黏膜病变的部位和范围,并可获取病变组织作病理学检查,是诊断胃癌的最有效方法。采用带超声探头的纤维胃镜,对病变区域进行超声探测成像,有助于了解肿瘤浸润深度以及周围脏器和淋巴结有无侵犯和转移。

(三)腹部超声

在胃癌诊断中,腹部超声主要用于观察胃的邻近脏器(特别是肝、胰)受浸润及淋巴结转移的情况。

(四)螺旋 CT 与正电子发射成像检查

多排螺旋 CT 扫描结合三维立体重建和模拟内腔镜技术,是一种新型无创检查手段,有助于胃癌的诊断和术前临床分期。利用胃癌组织对于氟和脱氧-D-葡萄糖(FDG)的亲和性,采用正电子发射成像技术(PET)可以判断淋巴结与远处转移病灶情况,准确性较高。

四、治疗

(一)手术治疗

1.根治性手术

原则为整块切除包括癌灶和可能受浸润胃壁在内的胃的部分或全部,按临床分期标准整块清除胃周围的淋巴结,重建消化道。

2.姑息性手术

原发灶无法切除,为了减轻由于梗阻、穿孔、出血等并发症引起的症状而作的手术,如胃空肠吻合术、空肠造口、穿孔修补术等。

(二)化疗

用于根治性手术的术前、术中和术后,延长生存期。晚期胃癌患者采用适量化疗,能减缓肿瘤的发展速度,改善症状,有一定的近期效果。早期胃癌根治术后原则上不必辅助化疗,有下列情况者应行辅助化疗:病理类型恶性程度高;癌灶面积大于 5 cm;多发癌灶;年龄低于 40 岁。进展期胃癌根治术后、姑息手术后、根治术后复发者需要化疗。常用的胃癌化疗给药途径有口服给药、静脉、腹膜腔给药、动脉插管区域灌注给药等。常用的口服化疗药有替加氟、优福定、氟铁龙等。常用的静脉化疗药有氟尿嘧啶、丝裂霉素、顺铂、阿霉素、依托泊苷、甲酰四氢叶

酸钙等。近年来紫杉醇、草酸铂、拓扑酶抑制剂、希罗达等新的化疗药物用于胃癌。

(三)其他治疗

包括放疗、热疗、免疫治疗、中医中药治疗等。胃癌的免疫治疗包括非特异生物反应调节剂如卡介苗、香菇多糖等;细胞因子如白介素、干扰素、肿瘤坏死因子等;以及过继性免疫治疗如淋巴细胞激活后杀伤细胞(IAK)、肿瘤浸润淋巴细胞(TIL)等的临床应用。抗血管形成基因是研究较多的基因治疗方法,可能在胃癌的治疗中发挥作用。

五、护理

1.加强病情观察

预防感染及其他并发症的发生,观察患者生命体征的变化,观察腹痛、腹胀及呕血、黑便的情况,观察化疗前后症状及体征改善情况。晚期胃癌患者抵抗力下降,身体各部分易发生感染,应加强护理与观察,保持口腔、皮肤的清洁。长期卧床患者,要定期翻身、按摩,指导并协助进行肢体活动,以预防压疮及血栓性静脉炎的发生。

2.休息

保持安静、整洁和舒适的环境,有利于睡眠和休息。早期胃癌患者经过治疗后可从事一些轻工作和锻炼,应注意劳逸结合。中晚期胃癌患者需卧床休息,以减少体力消耗。恶液质患者做好皮肤护理,定时翻身并按摩受压部位。做好生活护理和基础护理,使患者能心情舒畅地休息治疗。若有并发症需禁食或进行胃肠减压者,予以静脉输液以维持营养需要。恶心、呕吐的患者,进行口腔护理。此外,环境的控制、呕吐物的处理及进餐环境的空气流通对促进患者的食欲也是极为重要的。

3.饮食

饮食应以合乎患者口味,又能达到身体基本热量的需求为主要目标。给予高热量、高蛋白、丰富维生素与易消化的食物,禁食霉变、腌制、熏制食品。宜少量多餐,选择患者喜欢的烹调方式来增加其食欲。化疗患者往往食欲减退,应多鼓励进食。

4.疼痛的护理

疼痛是晚期胃癌患者的主要痛苦,护理人员应在精神上给予支持,减轻心理压力。可采用转移注意力或松弛疗法,如听音乐、洗澡等,以减轻患者对疼痛的敏感性,增强其对疼痛的耐受力。疼痛剧烈时,可按医嘱予以止痛剂,观察患者反应,防止药物成瘾。如果患者要求止痛剂的次数过于频繁,除了要考虑止痛剂的剂量不足外,也要注意患者的情绪状态,多给他一些倾诉的时间。在治疗性会谈的同时,可给予背部按摩或与医生商量酌情给予安慰剂,以满足患者心理上的需要。

5.化疗的护理

无论是对术后或未手术的患者,化疗中均应严密观察药物引起的局部及全身反应,如恶心、呕吐、白细胞降低及肝、肾功能异常等,并应及时与医生联系,及早采取处理措施。化疗期间还应保护好血管,避免药液外漏引起的血管及局部皮肤损害。一旦发生静脉炎,立即予以2%利多卡因局部封闭或50%硫酸镁湿敷,局部还可行热敷、理疗等。若有脱发,可让患者戴帽或用假发,以满足其对自我形象的要求。

6.心理护理

当患者及家属得知疾病诊断后,往往无法很坦然地面对。患者情绪上常表现出否认、悲伤、退缩和愤怒,甚至拒绝接受治疗,而家属也常出现焦虑、无助,有的甚至挑剔医护活动。护理人员应给予患者及家属心理上的支持。根据患者的性格、人生观及心理承受能力来决定是否告知事实真相。耐心做好解释工作,了解患者各方面的要求并予以满足,调动患者的主观能动性,使之能积极配合治疗。对晚期患者,应予以临终关怀,使患者能愉快地度过最后时光。

第六节　原发性肝癌

原发性肝癌是我国常见的恶性肿瘤之一,高发于东南沿海地区。我国肝癌患者的中位年龄为 40～50 岁,男性比女性多见。其病因和发病机制尚未确定。随着原发性肝癌早期诊断、早期治疗,总体疗效已有明显提高。

一、病因

原发性肝癌的病因和发病机制尚未确定。目前认为与肝硬化、病毒性肝炎以及黄曲霉素等化学致癌物质和环境因素有关。

二、临床表现

(一)肝区疼痛

半数以上患者肝区疼痛为首发症状,多为持续性钝痛、刺痛或胀痛。主要是由于肿瘤迅速生长,使肝包膜张力增加所致。位于肝右叶顶部的癌肿累及横膈,则疼痛可牵涉至右肩背部。当肝癌结节发生坏死、破裂,可引起腹腔内出血,出现腹膜刺激征等急腹症表现。

(二)全身和消化道症状

主要表现为乏力、消瘦、食欲减退、腹胀等。部分患者可伴有恶心、呕吐、发热、腹泻等症状。晚期则出现贫血、黄疸、腹腔积液、下肢水肿、皮下出血及恶病质等。

(三)肝肿大

肝肿大呈进行性,质地坚硬,边缘不规则,表面凹凸不平呈大小结节或巨块。

(四)肝癌转移症状

肝癌如发生肺、骨、脑等处转移,可产生相应症状。少数患者可有低血糖症、红细胞增多症、高血钙和高胆固醇血症等特殊表现。原发性肝癌的并发症主要有肝性昏迷、上消化道出血、癌肿破裂出血及继发感染。

三、诊断

(一)辅助检查

1.血清甲胎蛋白(AFP)测定

本法对诊断本病有相对的特异性。放射免疫法测定持续血清 AFP$\geqslant 400\mu g/L$,并能排除妊娠、活动性肝病等,即可考虑肝癌的诊断。临床上约 30% 的肝癌患者 AFP 为阴性。如同时检测 AFP 异质体,可使阳性率明显提高。

2.血液酶学及其他肿瘤标志物检查

肝癌患者血清中 γ-谷氨酰转肽酶及其同功酶、异常凝血酶原、碱性磷酸酶、乳酸脱氢酶同功酶可高于正常。但缺乏特异性。

3.超声检查

可显示肿瘤的大小、形态、所在部位以及肝静脉或门静脉内有无癌栓,其诊断符合率可达90%,是有较好诊断价值的无创性检查方法。

4.CT 检查

CT 具有较高的分辨率,对肝癌的诊断符合率可达 90% 以上,可检出直径 1.0 cm 左右的微小癌灶。

5.磁共振成像(MRI)

诊断价值与 CT 相仿,对良、恶性肝内占位病变,特别与血管瘤的鉴别优于 CT。

6.选择性腹腔动脉或肝动脉造影检查

对血管丰富的癌肿,其分辨率低限约 1 cm,对 <2.0 cm 的小肝癌其阳性率可达 90%。由于属创伤性检查,必要时才考虑采用。

7.肝穿刺行针吸细胞学检查

在 B 超导引下行细针穿刺,有助于提高阳性率。适用于经过各种检查仍不能确诊,但又高度怀疑者。

(二)症状

凡是中年以上,特别是有肝病史的患者,若有原因不明的肝区疼痛、消瘦、进行性肝肿大者,应及时作详细检查。如甲胎蛋白检测和 B 超等影像学检查,有助于诊断,甚至可检出早期肝癌。

四、治疗

(一)手术治疗

手术是治疗肝癌的首选,也是最有效的方法。手术方法有根治性肝切除、姑息性肝切除等。

(二)对不能切除的肝癌的治疗

对不能切除的肝癌可根据具体情况,采用术中肝动脉结扎、肝动脉化疗栓塞、射频、冷冻、激光、微波等治疗有一定的疗效。原发性肝癌也是行肝移植手术的指证之一。

(三)化学药物治疗

经剖腹探查发现癌肿不能切除,或作为肿瘤姑息切除的后续治疗者,可采用肝动脉和(或)门静脉置泵(皮下埋藏灌注装置)作区域化疗栓塞;对估计手术不能切除者,也可行放射介入治疗,经股动脉作选择性插管至肝动脉,注入栓塞剂(常用如碘化油)和抗癌药行化疗栓塞,部分患者可因此获得手术切除的机会。

(四)放射治疗

对一般情况较好,肝功能尚好,不伴有肝硬化,无黄疸、腹腔积液,无脾功能亢进和食管静脉曲张,癌肿较局限,尚无远处转移而又不适于手术切除或手术后复发者,可采用放射为主的综合治疗。

（五）生物治疗

常用的有免疫核糖核酸、干扰素、白细胞介素-2、胸腺肽等，可与化疗联合应用。

（六）中医中药治疗

采取辨证施治、攻补兼施的方法，常与其他疗法配合应用。以提高机体抗病力，改善全身状况和症状，减轻化疗、放疗不良反应。

五、护理

（一）疼痛的护理

遵医嘱给予适量止痛药。提供安静环境及舒适体位，进行心理疏导，原发性肝癌的护理可以改善患者的一些症状，同时可以配合中药治疗，中药如人参皂苷 Rh2（护命素）可以减轻疼痛症状。

（二）出现意识障碍

按照昏迷护理常规执行。

（三）出血的护理

动态观察血压变化及大便颜色、性质，肠鸣音、便潜血、血红蛋白的变化。

（四）腹腔积液的护理。

（1）大量腹腔积液患者取半卧位，以减轻呼吸困难。

（2）每日液体摄入量不超过 1000mL，并给予低盐饮食。

（3）应用利尿剂时遵医嘱记录 24h 出入量，定期测量腹围和体重。

（五）营养失调的护理

（1）与营养师和患者商量制订患者的食谱，成年休息者每日每千克体重给予热量 104.6～125.5 kJ，轻体力劳动者每日每千克体重给予热量 125.5～146.4 kJ。

（2）调整饮食色、香、味，增进患者食欲。

（3）重症患者协助进食。

第七节　肝硬化

肝硬化是一种以肝组织弥散性纤维化、假小叶和再生结节形成为特征的慢性肝病。临床上有多系统受累，以肝功能损害和门静脉高压为主要表现，晚期常出现消化道出血、肝性脑病、继发感染等严重并发症。高发年龄在 35～48 岁，男女比例为 3.6∶1～8.1∶1。

一、病因

引起肝硬化的病因很多，在我国以病毒性肝炎所致肝硬化为主，国外以酒精中毒多见，常见病因如下。

（1）病毒性肝炎：主要为乙型、丙型和丁型病毒重叠感染。

（2）酒精中毒：长期大量饮酒，每天摄入酒精 80 g 达 10 年以上即可发生肝硬化。

（3）胆汁淤积。

（4）循环障碍。

（5）工业毒物或药物：长期接触四氯化碳、磷、砷等，或服用甲基多巴、四环素等。

（6）代谢障碍，肝豆状核变性、血色病、α1-抗胰蛋白酶缺乏病和半乳糖血症。

（7）营养障碍。

（8）免疫紊乱。

（9）血吸虫感染。

（10）原因不明者称隐源性肝硬化。

二、临床表现

通常肝硬化起病隐匿，病程发展缓慢，潜伏期 3～5 年或 10 年以上，少数因短期大片肝坏死，3～6 个月便发展成肝硬化。常分如下几期。代偿期：可无症状或症状不典型。乏力，食欲减退，可伴有腹胀不适、恶心、上腹隐痛、轻微腹泻等。上述症状多呈间歇性，经休息或治疗可以缓解。患者营养状态一般，肝轻度大，质地结实或偏硬，无或有轻度压痛，脾轻或中度大，肝功能检查结果正常或轻度异常。失代偿期：症状典型，主要表现为肝功能减退或门静脉高压症两大类临床表现。同时可有全身多系统症状。

（一）肝功能减退症状

1.疲乏无力

2.体重下降

因食欲减退，胃肠道吸收障碍及体内蛋白质合成减少所致。

3.食欲缺乏

伴恶心、腹胀等症状。

4.腹泻

为大便不成形，由于肠壁水肿，吸收不良，烟酸缺乏等。

5.腹胀

为常见症状，午后及夜间为重，可能由于消化不良，胃肠胀气，低血钾，腹腔积液和脾大所致。

6.双胁胀痛或腹痛

肝细胞进行性坏死，脾周及肝周炎症均可引起双胁胀痛，门静脉炎，门静脉血栓形成，肝硬化患者消化性溃疡，胆系感染，胆石症均可发生上腹痛。

7.出血

出血倾向多见，由于凝血因子缺乏及脾功能亢进，血小板减少而出现皮肤黏膜淤斑或出血点、鼻出血、牙龈出血，女性可出现月经过多。呕血与黑便的常见原因是肝硬化门脉高压，侧支循环形成，致食管胃底静脉曲张、痔静脉曲张、十二指肠静脉曲张及肠系膜上静脉均可引起出血。以食管胃底静脉破裂出血多见，出血量大迅猛，常可呕吐大量鲜血并便血，可迅速出现休克甚至死亡，出血量大时，亦可排较红色血便。痔静脉出血较少见，为鲜红血便。门脉高压性胃炎伴糜烂，消化性溃疡，腹腔积液，患者腹压增高，致反流性食管炎，均可引起上消化道出血。

8.神经精神症状

兴奋、定向力、计算力异常，嗜睡昏迷，应考虑肝性脑病的可能。

9.气短

活动时明显,唇有发绀,杵状指,见于部分患者。血气分析时血氧饱和度降低,氧分压下降,有报道是由于右支左分流引起的,肺内静脉瘘,门静脉至肝静脉有侧支血管形成。

10.低热

约1/3的患者常有不规则低热,可能与肝脏不能灭活致热性激素,如还原尿睾酮所致。

11.皮肤表现

肝病容;蜘蛛痣及肝掌:患者面部、颈部、上胸、肩背和上肢等上腔静脉所引流区域出现蜘蛛痣和(或)毛细血管扩张。在手掌大鱼际、小鱼际和指端腹侧部位有红斑,称为肝掌。黄疸:表示肝细胞有损害,若肝细胞有炎症坏死,黄疸加深。

12.内分泌表现

女性患者月经不调,闭经;男性患者性欲减退,睾丸萎缩及男性乳房增生。醛固酮增多,肝硬化患者晚期常有醛固酮增多现象,对腹腔积液的形成有重要作用。代谢异常,肝脏对血糖调节障碍,可出现高血糖或低血糖的表现。

(二)门脉高压症

门静脉系统阻力增加和门静脉血流量增多,是形成门静脉高压的发生机制。具体表现如下。

1.脾大

脾脏可中等度增大,有时可呈巨脾。

2.侧支循环建立开放

临床上有3支重要的侧支开放。食管和胃底静脉曲张;腹壁静脉曲张;痔静脉扩张。

3.腹腔积液

提示肝硬化进入晚期失代偿的表现。出现腹部膨隆,腹内压力增高,严重者可有脐疝。高度腹腔积液横膈升高可致呼吸困难。上消化道出血、感染、门静脉血栓、外科手术等可使腹腔积液迅速形成。腹腔积液的形成为钠、水的过量潴留。

4.胸腔积液

腹腔积液患者有5%～10%伴胸腔积液,常见为右侧、双侧及左侧少见。

(三)肝脏触诊

肝脏性质与肝内脂肪浸润、肝细胞再生与结缔组织增生程度有关。早期肝稍大,肋下1～3 cm,中等硬,表面光滑。晚期缩小,坚硬,表面结节不平,肋下不能触及。左叶代偿增生时剑突下可触及。

三、诊断

(一)血常规

在脾功能亢进时,全血细胞减少,以白细胞和血小板减少常见,但部分患者出现正红细胞性贫血,少数患者可为大细胞贫血。

(二)尿常规

代偿期一般无变化,有黄疸时可出现胆红素,并有尿胆原增加。有时可见到蛋白、管性和血尿。

（三）肝功能试验

常用生化指标如下。

1.ALT 和 AST 升高

反应细胞损害程度,代偿期肝硬化或不伴有活动性炎症的肝硬化可不升高。

2.血清胆红素

反应肝对其摄取、结合及排泄。失代偿期半数以上患者出现黄疸,有活动肝炎存在或胆管梗阻时,直接胆红素及总胆红素可增高。

3.血清蛋白减低

见于中度以上损害,其持续低下有预后价值。

4.蛋白电泳

肝硬化时清蛋白降低,α 球蛋白增高,β 球蛋白变化不大,γ 球蛋白常有增高。蛋白电泳中蛋白成分除免疫球蛋白以外,均由肝实质细胞合成。清蛋白明显低下,γ 球蛋白明显增高,常反应为慢性进行性肝脏病变。

5.凝血酶原时间测定

早期肝硬化血浆凝血酶原多正常,而晚期活动性肝硬化和肝细胞严重损害时,则明显延长,若维生素 K 及治疗不能纠正者,提示预后欠佳。

6.尿素氮

反应肝合成尿素的能力,<50mg/L 见于酒精性肝硬化。

7.血氨

肝性脑病时血氨可以升高,正常血氨为 $34\sim100\mu mol/L$。

8.血清结合胆酸及胆酸/鹅去氧胆酸比值

有诊断价值。餐后结合胆酸改变提示有肝循环障碍,在原发与继发性胆汁性肝硬化尤有价值。

9.血清胆碱酯酶(ChE)

肝硬化失代偿时 ChE 活力常明显下降,其下降幅度与血清蛋白相平行。此酶反映肝脏储备能力。

10.血清腺苷脱氨酶(ADA)测定

认为 ADA 是肝损害的一个良好标志,大体与 ALT 一致,且反应肝病的残存病变较 ALT 为优。

（四）肝储备功能的检测

CT 测定肝脏大小及容积、半乳糖清除率、尿素合成率、ICG。潴留率:BSP 最大运转及贮存能力,以及药物转化能力等,可估测残存肝细胞群的功能量,估测肝硬化的严重程度,对肝病手术危险性估计也有价值。

（五）肝纤维化检测

肝纤维化的最佳指标为血清Ⅲ型前胶原(P-Ⅲ-P),其次为单胺氧化酶(MAO),脯氨酰羟化酶,赖氨酸氧化酶、血清 N-B-氨基-葡萄糖苷酶(NAG)、脯氨酸、羟脯氨酸等。近年还有测定Ⅲ型前胶原抗体的 Fab 片断及板层蛋白浓度。在肝硬化及慢活肝尤其酒精性肝硬化均有明显增高。

(六)免疫学检查

1.细胞免疫

肝硬化患者 E 玫瑰花结成率、淋巴细胞转换率均降低。CD3、CD4、CD8 细胞均有降低。T 细胞在肝硬化患者也有降低。

2.体液免疫

免疫球蛋白往往是丙种球蛋白升高,尤其 IgG 增高明显,高球蛋白症与肝脏受损、吞噬细胞清除能力降低、T 细胞功能缺陷、B 细胞功能亢进有关。自身免疫性慢活肝者还有自身免疫抗体。

(七)腹腔积液检查

一般为漏出液,如并发自发性腹膜炎,则腹腔积液透明度降低,比重介于漏出液和渗出液之间,白细胞数增多,常在 $500×10^6/L$ 以上,以多形核白细胞计数大于 $250×10^6/L$,并发结核性腹膜炎时,则以淋巴细胞为主。

(八)其他检查

1.超声波检查

肝硬化时显示不均匀的、弥散的密集点状回声、晚期回声增强、肝脏缩小,门静脉增宽、脾脏增厚等。

2.食管 X 线钡餐检查

观察有无食管、胃静脉曲张。有静脉曲张时,钡剂于黏膜上分布不均,出现虫蚀样充盈缺损。胃底静脉曲张时,钡剂呈菊花样充盈缺损。

3.CT 扫描

对晚期肝硬化,认为 CT 诊断可以代替腹腔镜和肝活检。

4.磁共振成像(MRI)

磁共振成像与 CT 相似,能看到肝形态、脂肪浸润、腹腔积液及血管是否通畅。两者各有优缺点。

5.选择性肝动脉造影

肝动脉造影在肝硬化很少选用。可反应肝硬化的程度、范围和类型,并与原发性肝癌的鉴别有一定的意义。

6.核素扫描

肝脏 Kupffer 细胞摄取和吞噬核素功能有改变。可示肝外形改变,常见有右叶萎缩,左叶增大,脾及骨髓显影,代偿期可见肝影增大,晚期肝影缩小,脾影增大。

7.胃镜检查

诊断率较食管 X 线钡餐检查为高,可直接观察食管胃静脉曲张的程度、静脉曲张色调,有无红色征象及纤维素样渗出、糜烂,有助于预测出血的判断。

8.肝穿刺活组织检查

可以确定诊断,了解肝硬化的组织类型及肝细胞受损和结缔组织形成的程度。

9.腹腔镜检查

可直接观察肝外形、表面、色泽、边缘及脾等改变,亦可用拨棒感触硬度,直视下对病变明显处做穿刺活组织检查,对明确肝硬化病因很有帮助。

四、治疗

(一)常规治疗

1.一般治疗

(1)休息:肝功能代偿期患者可参加一般轻工作,注意劳逸结合,定期随访。肝功能失代偿期或有并发症者需要休息或住院治疗。

(2)饮食:以高热量、高蛋白质、维生素丰富而易消化的食物为宜。严禁饮酒,动物脂肪摄入不宜过多,肝性脑病者应严格限制蛋白质食物。有腹腔积液者,应予少钠盐或无钠盐饮食。有食管静脉曲张者,应避免粗糙坚硬食物。

2.去除病因

药物中毒引起的肝损害时应停药。继发于其他疾病的肝损害,应先治疗原发病。寄生虫感染引起的肝损害,应治疗寄生虫病。营养不良引起的肝损害,应补充营养。细菌感染引起的,应以抗生素治疗。有慢性肝炎活动时,应控制肝炎,必要时抗病毒及免疫调整治疗,如干扰素、阿糖腺苷等。

3.抗纤维化治疗

临床较为肯定的药物有泼尼松(强的松)、铃兰氨酸、秋水仙碱、青霉胺(D-青霉胺)。

4.补充维生素

肝硬化时有维生素缺乏的表现,适当补充维生素 B_1,B_2,C,B_6,烟酸,叶酸,B_{12},A,D 及 K 等。

5.保护肝细胞

防治肝细胞坏死,促肝细胞再生的药物葡醛内酯(葡萄糖醛酸内酯),可有解除肝脏毒素作用,此外还有肌苷、辅酶 A,均有保护肝细胞膜的作用,能量合剂、蛋白同化剂等均有促进肝细胞再生的作用,近年研究证明,肝细胞生长素、地诺前列酮(前列腺素 E2)、硫醇类(谷胱甘肽、半胱氨酸)、维生素 E 等,有抗肝细胞坏死、促进肝细胞再生作用。

6.腹腔积液治疗

(1)限制钠水摄入。

(2)利尿剂。

(3)放腹腔积液加输注入血清蛋白。

(4)提高血浆胶体渗透压:每周定期少量,多次静脉输注鲜血或人血清蛋白。

(5)腹腔积液浓缩回输:可放腹腔积液 5000～10000mL,通过浓缩处理成 500mL,再静脉回输。

(6)腹腔—颈静脉引流,又称 Le Veen 引流法。

(7)经颈静脉肝内门体分流术(TIPSS):是一种以介入放射学的方法在肝内的门静脉与肝静脉的主要分支间建立分流通道。

五、护理

(一)病情观察

1.根据病情随时观察神志、表情、性格变化以及扑翼样震颤等肝昏迷先兆表现。

2.对躁动不安的患者,应用约束带、床栏等保护性措施,以免坠床。

3.观察鼻、牙龈、胃肠等出血倾向,若有呕血及便血时,要作好记录,及时与医师联系作对症处理。

(二)对症护理

1.饮食以高糖、高蛋白、低脂肪、低盐、多维生素软食,忌吃粗糙过硬食物。

2.伴有水肿和腹腔积液的患者应限制水和盐摄入(每日 3～9g)。

3.肝功能不全昏迷期或血氨升高时,限制蛋白在每日 30g 左右。

4.正确记录 24h 出入液量。

5.禁烟、忌酒、咖啡等刺激性饮料及食物。

(三)一般护理

1.肝功能代偿期患者,可参加力所能及的工作;肝功能失代偿期患者应卧床休息。

2.大量腹腔积液的患者,可采取半卧位或取患者喜欢的体位,每日测腹围和体重,详细记录。衬衣、裤要宽松合适,每日温水擦身,保持皮肤清洁、干燥;有牙龈出血者,用毛刷或含漱液清洁口腔,切勿用牙签剔牙。

3.适当补充多种维生素,尤以 B 族维生素类为主。

4.注意观察用利尿药后的尿量变化及电解质情况,随时与医师取得联系。

第八节　肝性脑病

肝性脑病(Hepatic Encephalopathy,HE)是由于急、慢性肝病或各种原因的门—体分流(Porto-SystemIcvenous Shunting)所引起的,以代谢紊乱为基础的神经精神方面的异常。临床表现可以是仅仅用智力测验或电生理检测方法才能检测到的轻微异常,也可表现为行为异常、意识障碍,甚至昏迷。过去所称的肝性昏迷只是肝性脑病中程度严重的一期。仅用心理学检测方法才能检测到的轻微异常的肝性脑病又称为亚临床型肝性脑病(Subclinical Hepatic Encephalopathy,SHE)或轻微肝性脑病(Minimal Hepatic Encephalopathy,MHE)。

一、病因

(一)氨等含氮物质及其他毒物增加的诱因

如进食过量的蛋白质、输血、消化道大出血致肠道内大量积血;厌食、腹泻或限制液量、应用大量利尿剂或大量放腹腔积液可致血容量不足而发生肾前性氮质血症;口服铵盐、尿素、蛋氨酸等使含氮物吸收增加;便秘使氨及肠道的其他毒性物质与肠黏膜的接触时间延长,吸收增加;感染(如自发性腹膜炎等)可增加组织分解代谢产氨增多;低血糖可使脑内脱氨作用降低;各种原因所造成低血压、低氧血症,某些抗痨药物、感染和缺氧等加重肝功能损害等,可致机体对肠道来的氨及其他毒性物质代谢能力降低,血中浓度升高。

(二)低钾碱中毒

常由于大量利尿或放腹腔积液引起。碱中毒时,体液中 H^+ 减低,增加了氨通过血脑屏障的弥散能力,导致氨中毒。

(三)加重门体分流及肝损伤的因素

如自发性门体分流、手术进行分流或进行经颈静脉肝内门体分流术(Transjugular Intrahepatic Portal-Systemic Shunt,TIPS)后等,使从肠道来的氨及其他毒性物质绕过肝脏直接进入体循环中,而致血浓度升高。

(四)镇静剂

镇静、催眠药可直接与脑内 GABA-苯二氮䓬受体结合,对大脑产生抑制作用。

二、临床表现

(一)精神障碍

1.意识障碍:嗜睡、谵妄或错乱、昏迷等状态。

2.抑制状态。

3.兴奋状态。

4.智力障碍。

(二)神经症状

言语不清、扑翼样震颤、眼球震颤、肌痉挛等。

(三)临床分期

轻微肝性脑病。

一期(前驱期):轻度性格改变和行为失常,可有扑翼样震颤(Flapping Tremor),脑电图正常。

二期(昏迷前期):以意识错乱、睡眠障碍、行为失常为主,有扑翼样震颤及明显神经体征,脑电图有特征性异常。

三期(昏睡期):以昏睡和精神错乱为主,各种神经体征持续或加重,可引出扑翼样震颤,脑电图异常。

四期(昏迷期):神志完全丧失,不能唤醒,无扑翼样震颤,浅昏迷:生理反射可有,肌张力增高;深昏迷:各种反射消失,肌张力降低;脑电图明显异常。

(四)三大症状表现

1.脑病表现

肝性脑病主要表现为意识障碍、智能损害、神经肌肉功能障碍。根据症状、体征轻重可分为四级。神经系统体征表现为肌张力增强、腱反射亢进,可出现踝阵挛、扑击样震颤。有的患者作怪脸、眨眼睛,可出现吸吮等初级反射。随着病情发展,可出现锥体束征。严重时有阵发性惊厥。晚期神经反射消失,全身呈弛缓状态。肝性脑病的起病、病程、表现因病因、诱因和病理基础不一而异。暴发性肝炎患者可在数日内进入昏迷,可不经过Ⅰ、Ⅱ级,预后差。肝硬化晚期消化道大出血或伴严重感染时,病情发展也很迅速。而门—腔吻合术后或门体侧支循环广泛形成时,可表现为慢性反复发作性木僵。

2.肝病表现

主要表现为肝功能减退、衰竭,伴有门脉高压症。别名:门静脉高血压;门静脉血压过高;门脉高压;PHT。门脉高压症是指由门静脉系统压力升高所引起的一系列临床表现,是一个临床病症,为各种原因所致门静脉血循环障碍的临床综合表现。前者常表现有黄疸、肝大、出血倾向等。门脉高压症表现为门—体侧支循环形成,腹腔积液,脾大,脾功能亢进。有些患者有门—体吻合术史。

3.其他

包括各种基础疾病以及肝病的并发症的表现。

三、诊断

(一)辅助检查

除肝、肾功能异常、黄疸升高、酶胆分离、凝血酶原活动度降低等,有助于肝性脑病诊断的检查包括以下方面。

1.血氨

正常人空腹静脉血氨为 $6\sim35\mu g/L$(血清)或 $47\sim65\mu g/L$(全血)。

2.血浆氨基酸失衡

支链氨基酸减少、芳香族氨基酸增高、二者比值≤1(正常 3),但因需要特殊设备,普通化验室无法检测。

3.神经心理、智能测试

对轻微型肝性脑病的诊断有重要帮助。目前该测试方法有多种,但多数受患者年龄、性别、受教育程度影响。推荐使用数字连接试验、轨迹描绘试验、构建能力测试、画钟试验、数字符号试验、系列打点试验等。这些检测方法与受教育程度的相关性小,操作非常简单方便,可操作性好。简易智能量表亦可较好地反应神经精神轻微损害的情况,但耗时较多(一次检查需要 5~10min),可在临床研究中采用。

4.神经生理测试

(1)脑电图检查:常在生化异常或精神异常出现前脑电图就已有异常。主要表现为节律变慢。这种变化通常先出现在两侧前额及顶部,逐渐向后移。脑电图的变化对 HE 并非特异性改变,在尿毒症性脑病等其他代谢性脑病也可以有同样的改变,但变化的严重程度与临床分期有很好的相关性。

(2)诱发电位的检测:诱发电位有多种,但其中以内源性事件相关诱发电位 P300 诊断 HE 的敏感性最好。但由于受仪器、设备、专业人员的限制,仅用于临床研究中。

(3)临界闪烁频率(Critical Flicker Frequency,CFF)的检测:该方法原用于检测警戒障碍患者的临界闪烁频率,可反映大脑神经传导功能障碍。近来在 217 例西班牙肝硬化患者及健康人群的对照研究中发现,CFF 可敏感地诊断出轻度 HE(包括轻微 HE 及 HE 1 期),具有敏感、简易、可靠的优点。但由于 CFF 诊断 MHE 的检测刚刚起步,其诊断价值仍需进一步临床应用才能做出更客观评价。

5.影像学检查

颅脑 CT 及 MRI 可发现脑水肿。锰沉积可造成星形胶质细胞结构的改变,在头颅核磁共振检查中可发现额叶皮质脑萎缩、苍白球、核壳内囊 T1 加权信号增强。此外,头颅CT及核磁共振检查的主要意义在于排除脑血管意外、颅内肿瘤等疾病。

(二)诊断依据

肝性脑病的诊断是排他性诊断,有下列情况提示肝性脑病的可能。

1.有引起肝性脑病的基础疾病如:严重肝病和(或)广泛门体分流的病史如肝硬化、肝癌、门体静脉分流术后等。

2.有上消化道出血、放腹腔积液、大量利尿、高蛋白饮食、安眠药、感染等诱发肝性脑病发生的因素。曾发生过肝性脑病对诊断有重要的帮助。

3.有神经精神症状及体征,如情绪、性格改变、意识错乱及行为失常、定向障碍、嗜睡和兴奋交替,肌张力增高,扑翼样震颤、踝阵挛及病理反射阳性等,严重者可为昏睡、严重神志错乱甚至昏迷。

4.实验室检查:血氨升高,血浆氨基酸失衡,支链氨基酸减少,芳香氨基酸增高,二者比值≤1(正常 3),肝功能检测,常有慢性肝功能损害的表现。

5.脑电图检查:两侧前额及顶部出现对称的特征性 θ 波或极慢的 δ 波。

6.简易智力测验:智力测验对亚临床型肝性脑病的诊断有重要的帮助。测验内容包括书写、构词、画图、搭积木、用火柴搭五角星及数字连线等。但该方法受患者受教育程度及年龄影响,需予注意。

7.临界闪烁频率(Critical Flicker Frequency,CFF)的检测。

四、治疗

1.确认并去除诱因

在肝硬化基础上的急、慢性肝性脑病多有各种各样的诱因。积极寻找诱因并及时排除可有效地制止肝性脑病的发展。例如食管静脉曲张破裂大出血后可发展成肝性脑病,积极止血、纠正贫血、清除肠道积血等可以制止肝性脑病的发生;其他如积极控制感染、纠正水电解质紊乱、消除便秘、限制蛋白饮食、改善肾功能等措施有利于控制肝性脑病的发展。

2.营养支持

肝性脑病患者往往食欲缺乏,或已处于昏迷状态,不能进食,需要积极给予营养支持。开始数日要禁食蛋白质,供给足够的热量(5020.8～6694.4kJ/d),热量以糖类为主,不能进食者可予鼻饲,脂肪能延缓胃的排空应少用。如果胃不能排空者可进行深静脉插管灌注 25% 的葡萄糖,每日入液量控制在 1500～2500mL 之间。但有研究显示,肝性脑病时延长限蛋白时间可致营养不良而使肝性脑病的预后恶化,而正氮平衡有利于肝细胞的再生及肌肉组织对氨的脱毒能力,因此在神志清醒后可逐渐给予蛋白饮食,20 g/d,每 3～5d 可增加 10 g,直至其最大耐受量,通常为 40～60 g/d 或 1.2 g/(kg.d)。蛋白种类以植物蛋白为主,因植物蛋白含甲硫氨酸,芳香族氨基酸较少,而支链氨基酸较多,且能增加粪氮的排出;同时植物蛋白中含有非吸收的纤维素,被肠菌酵解产酸有利于氨的排出。低血钾、碱中毒是诱发肝性脑病的重要因素,应尽量避免发生,保持水、电解质和酸碱平衡。维生素和能量合剂:宜给予各种维生素,如维生素B、C、K。此外,可给 ATP、辅酶 A。适当补充血浆、清蛋白以维持胶渗压、促进肝细胞的修复。

3.减少或拮抗氨及其他有害物质,改善脑细胞功能

减少肠道内氨及其他有害物质的生成和吸收。可导泻或灌肠来清除肠道内的积血、积食及其他毒性物质。或用不吸收双糖如乳果糖(lactulose)、乳山梨醇(lactitol)口服或灌肠,使肠腔 pH 降低,减少 NH3 的形成并抑制氨的吸收;有机微粒的增加使肠腔渗透压增加及酸性产物对肠壁的刺激作用可产生轻泻的效果,有利于肠道内氨及其他毒性物质的排出;同时还可不抑制产氨、产尿素酶的细菌的生长,减少氨的产生。不良反应主要是腹部不适、腹胀、腹痛、食欲下降、恶心、呕吐、腹泻等;杂糖含量低(2%),对于有糖尿病或乳糖不耐症者亦可应用。但有肠梗阻时禁用。含双歧杆菌、乳酸杆菌的微生态制剂可通过调节肠道菌群结构,抑制产氨、产尿素酶细菌的生长。

4.肝移植

对于肝硬化、慢性肝衰竭基础上反复发作的肝性脑病,肝移植可能是唯一有效的治疗方法。

5.轻微肝性脑病的治疗

轻微肝性脑患者多无明显的症状及体征,但患者可能会有日常活动中操作能力的降低或睡眠障碍。治疗方案:调整饮食结构,适当减少蛋白的摄入量;可试验不吸收双糖如乳果糖、乳山梨醇等;睡眠障碍者切忌用苯二氮䓬类药物,以免诱发显性的肝性脑病。

五、护理

(一)严密监测病情

密切注意肝性脑病的早期征象,观察患者思维及认知改变,识别意识障碍的程度,观察并记录患者的生命体征、瞳孔大小、对光反射等,若有异常反应及时报告医生,以便及时处理。

(二)避免各种诱发因素

1.禁止给患者应用安眠药和镇静药物,如临床确实需要,遵医嘱可用地西泮、氯苯那敏等,也只用常量的 1/3~1/2。

2.防止感染:加强基础护理,观察体温变化,保持口腔、会阴部、皮肤的清洁,注意预防肺部感染;如有感染症状出现,应及时报告医师并遵医嘱及时、准确地给予抗生素。

3.防止大量进液或输液:过多液体可引起低血钾、稀释性低血钠、脑水肿等,可加重肝性脑病。

4.避免快速利尿和大量放腹腔积液,及时纠正频繁的腹泻和呕吐,防止有效循环血容量减少、水电解质紊乱和酸碱失衡。

5.保持大便通畅:大便通畅有利于清除肠内含氮物质。便秘者,可口服或鼻饲50%硫酸镁30~50mL 导泻,也可用生理盐水或弱酸溶液洗肠。弱酸溶液洗肠可使肠内的 pH 保持于5~6,有利于血中 NH3 逸出进入肠腔随粪便排出。忌用肥皂水灌肠,因其可使肠腔内呈碱性,使氨离子弥散入肠黏膜进入血液循环至脑组织,使肝性脑病加重。

(三)饮食护理

限制蛋白质摄入,发病开始数日内禁食蛋白质,供给足够的热量和维生素,以糖类为主要食物。昏迷者应忌食蛋白质,可鼻饲或静脉补充葡萄糖供给热量。喂足量的葡萄糖除提供热量和减少组织蛋白分解产氨外,又有利于促进氨与谷氨酸结合形成谷氨酰胺而降低血氨。清

醒后可逐步增加蛋白饮食,每天控制在 20g 以内,最好给予植物蛋白,如豆制品。植物蛋白质含支链氨基酸,含蛋氨酸、芳香族氨基酸少,适用于肝性脑病。显性腹腔积液患者应限制钠、水量,限钠应<250mg/d,水入量一般为尿量加 1000mL/d。脂肪类物质延缓胃的排空,应尽量少食用。

(四)意识障碍患者的护理

以理解的态度对待患者的某些不正常的行为,避免嘲笑;向其同室病友、家属等做好解释工作,使其了解这是疾病的表现,让他们正确对待患者。对于躁动不安者须加床档,必要时宜用保护带,以防坠床。经常帮助患者剪指甲,以防抓伤皮肤。

(五)昏迷患者的护理

保持患者卧姿舒适,头偏向一侧,保证患者呼吸道通畅,必要时给予吸氧。可用冰帽降低颅内温度,使脑细胞代谢降低,以保护脑细胞功能。做好患者的口腔护理、皮肤护理,保持床单位整洁,协助患者翻身,防止感染、压疮。同时,注意肢体的被动活动,防止血栓形成和肌肉萎缩。

(六)药物护理

遵医嘱迅速给予降氨药物,并注意观察药物的疗效及不良反应。静脉点滴精氨酸时速度不宜过快,以免出现流涎、面色潮红与呕吐等不良反应。

第九节　上消化道出血

上消化道出血是指屈氏韧带以上的消化道,包括食管、胃、十二指肠或胰胆等病变引起的出血,胃空肠吻合术后的空肠病变出血亦属这一范围。大量出血是指在数小时内失血量超出 1000mL 或循环血容量的 20%,其临床主要表现为呕血和(或)黑便,往往伴有血容量减少引起的急性周围循环衰竭,是常见的急症,病死率高达 8%~13.7%。

一、病因

(一)上胃肠道疾病

1.食管疾病

食管炎、食管癌、食管消化性溃疡、食管损伤等。

2.胃十二指肠疾病

消化性溃疡、急性胃炎、慢性胃炎、胃黏膜脱垂、胃癌、急性胃扩张、十二指肠炎、卓—艾综合征、胃手术后病变等。

3.空肠疾病

空肠克罗恩病,胃肠吻合术后空肠溃疡。

(二)门静脉高压

1.各种肝硬化失代偿期

2.门静脉阻塞

门静脉炎、门静脉血栓形成、门静脉受邻近肿块压迫。

3.肝静脉阻塞综合征

(三)上胃肠道邻近器官或组织的疾病

1.胆道出血

胆管或胆囊结石、胆囊或胆管癌、术后胆总管引流管造成的胆道受压坏死、肝癌或肝动脉瘤破入胆道。

2.胰腺疾病

累及十二指肠胰腺癌,急性胰腺炎并发脓肿溃破。

3.动脉瘤破入食管、胃或十二指肠,主动脉瘤,肝或脾动脉瘤破裂

4.纵隔肿瘤或脓肿破入食管

(四)全身性疾病

1.血液病

白血病、血小板减少性紫癜、血友病、弥散性血管内凝血及其他凝血机制障碍。

2.尿毒症

3.血管性疾病

动脉粥样硬化、过敏性紫癜、遗传性出血性毛细血管扩张、弹性假黄瘤等。

4.结节性多动脉炎

系统性红斑性狼疮或其他血管炎。

5.应激性溃疡

败血症创伤、烧伤或大手术后休克,肾上腺糖皮质激素治疗后,脑血管意外或其他颅脑病变,肺气肿与肺源性心脏病等引起的应激状态。

二、临床表现

1.呕血和(或)黑便

是上消化道出血的特征性表现。出血部位在幽门以上者常有呕血和黑便,在幽门以下者可仅表现为黑便。但是出血量少而速度慢的幽门以上病变可仅见黑便,而出血量大、速度快的幽门以下的病变可因血液反流入胃,引起呕血。

2.失血性周围循环衰竭

出血量 400mL 以内可无症状,出血量中等可引起贫血或进行性贫血、头晕、软弱无力,突然起立可产生晕厥、口渴、肢体冷感及血压偏低等。大量出血达全身血量 30%～50% 即可产生休克,表现为烦躁不安或神志不清、面色苍白、四肢湿冷、口唇发绀、呼吸困难、血压下降至测不到、脉压差缩小及脉搏快而弱等,若处理不当,可导致死亡。

3.氮质血症

4.贫血和血常规变化

急性大出血后均有失血性贫血,出血早期,血红蛋白浓度、红细胞计数及红细胞压积可无明显变化,一般需要经 3～4h 才出现贫血。上消化道大出血 2～5h,白细胞计数可明显升高,止血后 2～3d 才恢复正常。但肝硬化和脾亢者,则白细胞计数可不增高。

5.发热

中度或大量出血病例,于 2h 内发热,多在 38.5℃ 以下,持续数日至一周不等。

三、诊断

(一)辅助检查

1.化验检查

急性消化道出血时,重点化验应包括血常规、血型、出凝血时间、大便或呕吐物的隐血试验,肝功能及血肌酐、尿素氮等。

2.特殊检查方法

(1)内镜检查:胃镜直接观察,即能确定,并可根据病灶情况作相应的止血治疗。做纤维胃镜检查注意事项有以下几点。①胃镜检查的最好时机在出血后 24~48h 内进行。②处于失血性休克的患者,应首先补充血容量,待血压有所平稳后做胃镜较为安全。③事先一般不必洗胃准备,但若出血过多,估计血块会影响观察时,可用冰水洗胃后进行检查。

(2)选择性动脉造影:在某些特殊情况下,如患者处于上消化道持续严重大量出血紧急状态,以至于胃镜检查无法安全进行或因积血影响视野而无法判断出血灶,此时行选择性肠系膜动脉造影可能发现出血部位,并进行栓塞治疗。

(3)X 线钡剂造影:因为一些肠道的解剖部位不能被一般的内镜窥见,有时会遗漏病变,这些都可通过 X 线钡剂检查得以补救。但在活动性出血后不宜过早进行钡剂造影,否则会因按压腹部而引起再出血或加重出血。一般主张在出血停止、病情稳定 3d 后谨慎操作。

(4)放射性核素扫描:经内镜及 X 线检查阴性的病例,可做放射性核素扫描。其方法是采用核素标记患者的红细胞后,再从静脉注入患者体内,当有活动性出血,而出血速度能达到0.1 mL/min,核素便可以显示出血部位。

(二)诊断依据

1.有引起上消化道出血的原发病,如消化性溃疡、肝硬化、慢性胃炎及应激性病变等。

2.呕血和(或)黑便。

3.出血不同程度时可出现相应的表现,轻者可无症状,严重者可发生出血性休克。

4.发热。

5.氮质血症。

6.急诊内镜可发现出血源。

四、治疗

(一)一般治疗

大出血宜取平卧位,并将下肢抬高,头侧位,以免大量呕血时血液反流引起窒息,必要时吸氧、禁食。少量出血可适当进流食,对肝病患者忌用吗啡、巴比妥类药物。应加强护理,记录血压、脉搏、出血量及每小时尿量,保持静脉通路,必要时进行中心静脉压测定和心电图监护。

(二)补充血容量

当血红蛋白低于 70g/L、收缩压低于 12kPa(90mmHg)时,应立即输入足够量全血。肝硬化患者应输入新鲜血。开始输液应快,但老年人及心功能不全者输血输液不宜过多过快,否则可导致肺水肿,最好进行中心静脉压监测。如果血源困难可给右旋糖酐或其他血浆代用品。

(三)止血措施

1.药物治疗

(1)近年来对消化性溃疡疗效最好的药物是质子泵抑制剂奥美拉唑,H2-受体拮抗剂西咪替丁或雷尼替丁在基层医院亦较常用。上述三种药物用药3～5d后皆改为口服。对消化性溃疡和糜烂性胃炎出血,可用去甲肾上腺素8mg加入冰盐水100mL口服或作鼻胃管滴注,也可使用凝血酶口服应用。凝血酶需临床用时新鲜配制,且服药同时给予H2-受体拮抗剂或奥美拉唑以便使药物得以发挥作用。

(2)食管、胃底静脉曲张破裂出血时,垂体后叶素是常用药物,但作用时间短,主张小剂量用药。患高血压病、冠心病或孕妇不宜使用。有主张同时舌下含硝酸甘油或硝酸异山梨醇酯。20世纪80年代以来有采用生长抑素,对上消化道出血的止血效果较好。短期使用几乎没有严重不良反应,但价格较贵。

2.三腔气囊管压迫止血

适用于食管、胃底静脉曲张破裂出血。如药物止血效果不佳,可考虑使用。该方法即时止血效果明显,但必须严格遵守技术操作规程以保证止血效果,并防止窒息、吸入性肺炎等并发症发生。

3.内镜直视下止血

对于门脉高压出血者,可采取急诊食管静脉曲张套扎术;注射组织胶或硬化剂如乙氧硬化醇、鱼肝酸油钠等。一般多主张注射后用H2-受体拮抗剂或奥美拉唑,以减少硬化剂注射后因胃酸引起溃疡与出血;对于非门脉高压出血者,可采取局部注射1/10000肾上腺素盐水;采用氩离子凝固术(APC)电凝止血;血管夹(钛夹)止血。

(四)血管介入技术

对于食管—胃底静脉曲张破裂出血,经垂体后叶素或三腔气囊管压迫治疗失败的患者,可采用经颈静脉门体分流手术(TIPS)结合胃冠状静脉栓塞术。

(五)手术治疗

经上述处理后,大多数上消化道大出血可停止。如仍无效可考虑手术治疗。食管、胃底静脉曲张破裂可考虑口腔或脾肾静脉吻合等手术。胃、十二指肠溃疡大出血患者早期手术可降低病死率,尤其是老年人不宜止血又易复发,更宜及早手术,如并发溃疡穿孔、幽门梗阻或怀疑有溃疡恶变者宜及时手术。

五、护理

(一)病情观察

1.观察血压、体温、脉搏、呼吸的变化。

2.在大出血时,每15～30min测脉搏、血压,有条件者使用心电血压监护仪进行监测。

3.观察神志、末梢循环、尿量、呕血及便血的色、质、量。

4.有头晕、心悸、出冷汗等休克表现,及时报告医师对症处理并做好记录。

(二)对症护理

1.出血期护理

(1)绝对卧床休息至出血停止。

(2)烦躁者给予镇静剂,门脉高压出血患者烦躁时慎用镇静剂。

(3)耐心细致地做好解释工作,安慰体贴患者的疾苦,消除紧张、恐惧心理。

(4)污染被服应随时更换,以避免不良刺激。

(5)迅速建立静脉通路,尽快补充血容量,用5％葡萄糖生理盐水或血浆代用品,大量出血时应及时配血、备血,准备双气囊三腔管备用。

(6)注意保暖。

2.呕血护理

(1)根据病情让患者侧卧位或半坐卧位,防止误吸。

(2)行胃管冲洗时,应观察有无新的出血。

3.一般护理

(1)口腔护理:出血期禁食,需每日2次清洁口腔。呕血时应随时做好口腔护理保持口腔清洁、无味。

(2)便血护理:大便次数频繁,每次便后应擦净,保持臀部清洁、干燥,以防发生湿疹和压疮。

(3)饮食护理:出血期禁食;出血停止后按序给予温凉流质、半流质及易消化的软食;出血后3d未解大便患者,慎用泻药。

(4)使用双气囊三腔管压迫治疗时,参照双气囊三腔管护理常规。

(5)使用特殊药物,如施他宁、垂体后叶素时,应严格掌握滴速不宜过快,如出现腹痛、腹泻、心律失常等不良反应时,应及时报告医师处理。能引起相关并发症的药物应忌用,如水杨酸类、利血平、保泰松等。

第四章　普外科护理

第一节　急性阑尾炎

急性阑尾炎(Acute Appendicitis)是外科常见病,是最多见的急腹症之一,多发生于青壮年,男性发病率高于女性。

一、护理评估

(一)术前评估

如以下内容所述。

1.健康史

了解患者既往病史,尤其注意有无急性阑尾炎发作史,了解有无与急性阑尾炎鉴别的其他器官病变如胃十二指肠溃疡穿孔、右侧输尿管结石、胆石症及妇产科疾病等。了解患者发病前是否有剧烈活动、不洁饮食等诱因。

2.身体状况

了解患者发生腹痛的时间、部位、性质、程度及范围等,了解有无转移性右下腹痛、右下腹固定压痛、压痛性包块及腹膜刺激征等。了解患者的精神状态、饮食、活动及生命体征等改变,有无乏力、脉速、寒战、高热、黄疸及感染性休克等表现。查看血、尿常规检查结果,了解其他辅助检查结果如腹部 X 线、B 超等。

3.心理-社会状况

本病发病急,腹痛明显,需急诊手术治疗,患者常感突然而焦虑、不安。应了解患者的心理状态、患者和家属对疾病及治疗的认知和心理承受能力,了解家庭的经济承受能力。

(二)术后评估

了解麻醉和手术方式、术中情况、病变情况,对放置腹腔引流管的患者,应了解引流管放置的位置及作用。了解术后切口愈合情况、引流管是否通畅及引流液的颜色、性状及量等;有无并发症发生。患者对于术后康复知识的了解和掌握程度。

二、护理诊断及医护合作性问题

(一)疼痛

与阑尾炎炎症刺激、手术切口等有关。

(二)体温过高

与急性阑尾炎有关。

(三)焦虑

与突然发病、缺乏术前准备及术后康复等相关知识有关。

(四)潜在并发症

出血、切口感染、粘连性肠梗阻、腹腔脓肿等。

三、护理目标

(1)患者主诉疼痛程度减轻或缓解。

(2)体温逐渐降至正常范围。

(3)焦虑程度减轻或缓解,情绪平稳。

(4)护士能及时发现并发症的发生并积极配合处理。

四、护理措施

(一)术前护理

1.病情观察

加强巡视、观察患者精神状态,定时测量体温、脉搏、血压和呼吸;观察患者的腹部症状和体征,尤其注意腹痛的变化。患者体温一般低于 38℃,高热则提示阑尾穿孔;若患者腹痛加剧,出现腹膜刺激征,应及时通知医师。

2.对症处理

疾病观察期间,通知患者禁食;按医嘱静脉输液、保持水电解质平衡,应用抗生素控制感染。为减轻疼痛,患者可取右侧屈曲被动体位,屈曲可使腹肌松弛。禁服泻药及灌肠,以免肠蠕动加快,增高肠内压力,导致阑尾孔或炎症扩散。诊断未明确之前禁用镇静止痛剂,如吗啡等,以免掩盖病情。

3.术前准备

做好血、尿、便常规、出凝血时间及肝、肾、心、肺功能等检查,清洁皮肤,遵医嘱行手术区备皮。做好药物过敏试验并记录。嘱患者术前禁食 12h,禁水 4h。按手术要求准备麻醉床、氧气及监护仪等用物。

4.心理护理

在与患者和家属建立良好沟通的基础上,做好解释安慰工作,稳定患者的情绪,减轻其焦虑;向患者和家属介绍有关急性阑尾炎的知识,讲解手术的必要性和重要性,提高他们的认识,消除不必要的紧张和担忧,使之积极配合治疗和护理。

(二)术后护理

1.一般护理

如以下内容所述。

(1)休息与活动:患者回室后,应根据不同麻醉,选择适当卧位休息,全身麻醉术后清醒、连续硬膜外麻醉患者可取平卧位,6h 后,血压脉搏平稳者,改为半卧位,利于呼吸和引流。鼓励患者术后在床上翻身、活动肢体,术后 24h 可起床活动,促进肠蠕动恢复,防止肠粘连,同时可增进血液循环,加速伤口愈合。老年患者术后注意保暖,协助咳嗽咳痰,预防坠积性肺炎。

(2)饮食护理:患者手术当天禁食,经静脉补液。术后第 1d 可进少量清流质,待肠蠕动恢复,第 3~4d 可进易消化的普食。少数病情重的坏疽、穿孔性阑尾炎,术后饮食恢复较缓慢。

2.病情观察

密切监测生命体征及病情变化遵医嘱定时测量体温、脉搏、血压及呼吸;加强巡视,倾听患者的主诉,观察患者腹部体征的变化,尤其注意观察有无粘连性肠梗阻、腹腔感染或脓肿等术后并发症的表现,及时发现异常,通知医生并积极配合治疗。

3.切口和引流管的护理

保持切口敷料清洁、干燥,及时更换渗血、渗液污染的敷料;观察切口愈合情况,及时发现出血及切口感染的征象。对于腹腔引流的患者,应妥善固定引流管,防止扭曲、受压,保持通畅;经常从近端至远端方向挤压引流管,防止因血块或脓液而堵塞;观察并记录引流液的量、颜色、性状等。当引流液量逐渐减少、颜色逐渐变淡至浆液性,患者体温及血常规正常,可考虑拔管。

4.用药护理

遵医嘱术后应用有效抗生素,控制感染,防止并发症发生。术后3~5d禁用强泻剂和刺激性强的肥皂水灌肠,以免增加肠蠕动,而使阑尾残端结扎线脱落或缝合伤口裂开,如术后便秘可口服轻泻剂。

5.并发症的预防和护理

如以下内容所述。

(1)切口感染:是阑尾术后最常见的并发症。多见于化脓或穿孔性急性阑尾炎,表现为术后2~3d体温升高,切口胀痛或跳痛,局部红肿、压痛等,可先行试穿抽出脓汁,或于波动处拆除缝线,排出脓液,放置引流,定期换药。手术中加强切口保护、彻底止血、消灭无效腔等措施可预防切口感染。

(2)粘连性肠梗阻:较常见的并发症。病情重者须手术治疗。早期手术,早期离床活动可适当预防此并发症。

五、健康教育

(1)对于非手术治疗的患者,应向其解释禁食的目的和重要性,教会患者自我观察腹部症状和体征变化的方法。

(2)对于手术治疗的患者,指导患者术后饮食的种类及量,鼓励患者循序渐进,避免暴饮暴食;向患者介绍术后早期离床活动的意义,鼓励患者尽早下床活动,促进肠蠕动恢复,防止术后肠粘连。

(3)出院指导,若出现腹痛、腹胀等不适,应及时就诊。

六、护理评价

(1)患者的疼痛程度是否减轻或消失,腹壁切口是否愈合。

(2)体温是否恢复到正常范围。

(3)焦虑程度是否缓解,情绪是否稳定。

(4)术后并发症是否被及时发现并积极处理。

第二节 肠梗阻

肠内容物不能正常、顺利通过肠道称为肠梗阻,是常见的外科急腹症之一。发病后不但可引起肠管本身解剖和功能的改变,并可导致全身性的生理紊乱,可出现腹痛、呕吐、腹胀、肛门停止排便排气等症状。临床表现复杂多变,病情变化比较快,在临床外科中具有特殊的重要性。

一、护理措施

(一)非手术治疗的护理

(1)禁食,胃肠减压:口服液状石蜡(有胃管者给予胃管内注入,注入后夹管半小时)。

(2)无休克者可取半卧位。

(3)禁食期间,严格记录出入量,静脉补充液体及营养,纠正水、电解质紊乱和酸碱失衡。

(4)密切观察生命体征及腹部症状的变化:了解有无脱水及休克症状,如发生绞窄性肠梗阻应立即手术。

(5)给予心理护理,减轻焦虑。

(二)术后护理

1.病情观察

密切观察生命体征的变化。监测腹部体征。

2.卧位

全身麻醉清醒后取半卧位。

3.管道护理

做好胃肠减压及腹腔引流管护理。

4.切口护理

观察腹部切口有无渗血、渗液及感染征象,如有渗血应及时换药。

5.活动

鼓励患者早期活动,预防皮肤并发症及肠粘连的发生。

6.饮食

禁食期间遵医嘱给予营养支持,注意补液原则。观察尿量,维持水、电解质平衡。肠蠕动恢复以后,可进食少量流汁,根据患者情况逐渐过渡为半流质至普食。

7.并发症的观察及护理

如术后出现腹部胀痛、持续发热、白细胞计数增高,腹壁切口红肿或腹腔引流管周围流出粪臭味液体时应警惕腹腔内、切口感染及肠瘘的可能。

二、健康教育

(1)注意饮食卫生,多吃易消化的食物,少食多餐,避免暴饮暴食。

(2)避免腹部受凉或饭后剧烈活动;保持大便通畅。

(3)有腹痛等不适时要及时就诊。

第三节 急性胰腺炎

急性胰腺炎是常见的急腹症之一,是胰酶激活后引起胰腺组织自身消化所致的急性炎症。病变程度轻重不等,分单纯性(水肿性)和出血坏死性(重症)胰腺炎两种。临床表现为急性上腹痛、发热、恶心、呕吐、血和尿淀粉酶增高,重症患者还可出现脉搏细速、血压下降、手足抽搐、消化道出血、精神症状乃至休克、急性呼吸衰竭、DIC 等。

一、护理评估

(一)术前评估

(1)患者既往有无胆道疾病、十二指肠病变,有无酗酒及暴饮暴食的习惯。

(2)腹痛的诱因、部位、性质、程度及放射部位。

(3)生命体征及意识状态变化,有无恶心、呕吐、腹胀、排气、排便异常等消化道症状。

(4)有无重症胰腺炎的征兆。

(5)各种化验及检查结果:血、尿淀粉酶增高及增高程度,血糖、电解质等其他生化指标,腹部 B 超与 CT 检查结果。

(6)患者及家属对疾病的认知程度、心理状态及家庭支持状况。

(二)术后评估

(1)麻醉、手术方式、术中出血、用药、补液情况。

(2)生命体征及意识状态,手术切口愈合和敷料情况。

(3)各种引流管情况。

(4)腹部体征的改变。

(5)各种检查及化验结果。

(6)进食及营养状况。

二、护理问题

(1)疼痛。

(2)体温过高。

(3)糖代谢紊乱。

(4)水电解质紊乱。

(5)营养失调:低于机体需要量。

(6)潜在并发症:急性呼吸衰竭、急性肾衰竭、心力衰竭与心律失常、消化道出血、胰性脑病、败血症及真菌感染、胰腺脓肿、假性囊肿、慢性胰腺炎。

(7)健康知识缺乏。

(8)焦虑。

三、护理措施

(一)一般护理

(1)急性发作期应绝对卧床休息,无休克者取半卧位。协助患者做好生活护理,保持口腔、皮肤清洁。

(2)禁饮食,腹胀严重者给予胃肠减压。禁食期间给予胃肠外营养支持,如患者口渴可含漱口液或湿润口唇。待症状好转逐渐给予清淡流质、半流质软食。恢复期仍禁止高脂饮食。

(3)密切观察生命体征变化、尿量及意识状态,及早发现脏器衰竭或休克。记录 24h 出入量。动态观察腹痛情况,如腹痛的部位、疼痛程度、伴随症状,并做好详细记录。

(4)观察患者的呼吸型态,必要时给予氧气吸入。指导患者深呼吸和有效咳嗽,协助翻身、排痰或给予雾化吸入,如出现严重呼吸困难或缺氧情况,应给予气管插管或气管切开,应用呼吸机辅助呼吸。

(5)定时留取标本,监测血生化及电解质、酸碱平衡情况。

(6)严格执行医嘱,用药时间、剂量准确,必要时可使用微量泵输液。根据病情调节输液速度。发生低血钙抽搐时可静脉注射葡萄糖酸钙。血糖升高时可应用胰岛素降糖,注意监测血糖变化。

(7)多与患者交流,消除不良情绪,指导患者使用放松技术,如缓慢地深呼吸,使全身肌肉放松。

(8)积极做好抗休克治疗,病情危急需行手术治疗时应积极做好手术准备。

(二)症状护理

1.疼痛的护理

如下所述。

(1)剧烈疼痛时可取弯腰、屈膝侧卧位以减轻腹痛,注意安全,必要时加用床档。

(2)遵医嘱给予镇痛、解痉、胰酶抑制剂。但禁用吗啡,以防引起 Oddi 括约肌痉挛加重病情。

(3)观察用药后腹痛有无减轻,疼痛的性质及特点有无改变,及时发现腹膜炎或胰腺脓肿。

(4)腹胀严重者做好胃肠减压的护理。记录 24h 出入量,作为补液依据。

2.体温过高的护理

如下所述。

(1)监测体温及血常规变化,注意热型及体温升高的程度。

(2)采用物理降温并观察降温效果,体温下降过程中须防止大量出汗引起的脱水。

(3)合理应用抗生素及降温药物,严格执行无菌操作。

(4)并发症的观察及护理。

1)急性呼吸窘迫综合征(ARDS):监测血氧饱和度及呼吸型态、动脉血气分析,应用糖皮质激素,必要时行机械通气。

2)急性肾衰竭(ARF):记录 24h 出入量,每小时观察记录尿量,合理补液,必要时行透析治疗。

3)休克:密切观察生命体征、意识状态及末梢循环,静脉补液,必要时应用血管活性药物。

4)DIC:评估皮肤黏膜出血点,检查凝血功能,遵医嘱抗凝治疗。

5)心功能衰竭:进行心电监护和血流动力学监测,严格记录出入液量。输液时严格控制滴速。

6)胰腺假性囊肿:必要时行手术治疗。

7)出血:急性胰腺炎易引起应激性胃溃疡出血,使用 H2 受体拮抗剂和抗酸药物可预防和治疗胃出血。如有腹腔出血者应做好急诊手术准备。

(三)术后护理

1.多种管道的护理

患者可能同时有胃管、尿管、氧气管、输液管、肠道造瘘管、"T"管以及腹腔引流管等,护理时要注意以下几点。

(1)了解每根导管的作用。

(2)妥善固定:保持有效引流,严格无菌操作,定期更换引流袋。

(3)准确记录各种引流物的性状、颜色、量。

2.伤口的护理

观察有无渗血、渗液、伤口裂开;并发胰瘘时要注意保持负压引流通畅,并保护瘘口周围皮肤。

3.维持营养需要

完全胃肠外营养的同时,采用经空肠造瘘管灌注要素饮食。

4.防治休克,维持水、电解质平衡

准确记录 24h 出入量,监测水、电解质状况;建立两条静脉输液通路,注意输液顺序及调节输液速度。

5.控制感染,降低体温

监测体温和血白细胞计数变化,根据医嘱给予抗生素。协助并鼓励患者定时翻身、深呼吸、有效咳嗽及排痰,加强口腔和尿道口护理,预防口腔、肺部和尿路感染。

6.并发症的观察与护理

如下所述。

(1)术后出血:按医嘱给予止血药物,定时监测血压、脉搏,出血严重者应行手术。

(2)胰腺或腹腔脓肿:急性胰腺炎患者术后两周如出现发热、腹部肿块,应检查并确定有无胰腺脓肿或腹腔脓肿的发生。

(3)胰瘘:保持负压引流通畅,保护创口周围皮肤,防止胰液对皮肤的浸润和腐蚀。

(4)肠瘘:腹部出现明显的腹膜刺激征,有含粪便的内容物流出即可明确诊断应注意保持局部引流通畅。保持水、电解质平衡。加强营养支持。

7.心理护理

患者由于发病突然,病情重,病程长,常会产生恐惧、悲观情绪。应为患者提供安静舒适的环境,耐心解答患者的问题,帮助树立战胜疾病的信心。

四、护理评价

(1)患者是否明确腹痛的原因,腹痛能否逐渐缓解及有无腹膜炎等并发症的发生。

(2)胃肠减压引流有无通畅,有无明显失水征,血生化检查结果显示水、电解质和酸碱度是否在正常范围。

(3)是否发生休克和严重的全身并发症,或发生时被及时发现和抢救。

(4)体温是否恢复到正常范围。

五、健康教育

(1)养成规律的饮食习惯,避免暴饮暴食。禁食刺激性强、产气多、高脂肪和高蛋白饮食,以防复发。

(2)戒烟禁酒。

(3)积极治疗胆道疾病。

(4)定期门诊复查,出现紧急情况,及时到医院就诊。

第四节　急性化脓性腹膜炎

腹膜受到细菌、化学性刺激或损伤所引起的腹膜急性炎症性病变,称为急性腹膜炎。主要表现为急性腹痛、恶心、呕吐、腹膜刺激征和全身感染症状。

一、解剖概要

腹膜是一层很薄的浆膜,分相互连续的脏腹膜和壁腹膜两部分。壁腹膜贴附于腹壁内面;脏腹膜覆盖在腹腔脏器的表面,成为内脏的浆膜层。腹膜腔是壁腹膜和脏腹膜之间的潜在腔隙,是人体最大的体腔。腹膜腔分大、小腹膜腔两部分,即大腹膜腔和网膜囊,两者经网膜孔相连。男性腹膜腔是密闭的,女性腹膜腔经输卵管、子宫、阴道与外界相通。

腹膜具有润滑、吸收和渗出、防御和修复等生理功能,能吸收大量积液、血液、空气和毒素,腹膜能渗出大量液体稀释毒素和减少刺激,当大量毒素需要腹膜吸收时可导致感染性休克。

二、病因和病理

腹膜受到细菌或胃肠道内容物的刺激后迅速发生充血、水肿等反应,并失去原有光泽;继而产生大量浆液性渗出液,以稀释腹膜腔内的毒素;渗出液中的吞噬细胞、中性粒细胞及坏死组织、细菌和凝固的纤维蛋白原使渗出液变混浊。以大肠埃希菌为主的脓液呈黄绿色,常与其他致病菌混合感染而变得稠厚,并有粪臭味。

腹膜炎的转归与患者全身情况和腹膜局部防御能力有关外,还取决于污染细菌的性质、数量和污染的持续时间。腹膜的严重充血水肿可引起机体水、电解质紊乱;腹腔内大量渗出液浸泡肠管可导致麻痹性肠梗阻,肠管扩张使膈肌上移影响心肺功能,肠腔内大量积液又使血容量明显减少,细菌入侵和毒素吸收导致感染性休克。严重者可致死亡。病变轻者,病变经大网膜包裹或填塞而被局限,形成局限腹膜炎。

三、临床表现

(一)急性腹膜炎

根据病因不同,腹膜炎的症状可以是突然发生,也可以是逐渐出现的。空腔脏器损伤破裂或穿孔引起的腹膜炎发病较突然。

1.症状

如下所述。

(1)腹痛:是最主要的临床表现,疼痛的性质与发病的原因、炎症的轻重、年龄、身体素质等有关。剧烈腹痛,难以忍受,呈持续性。深呼吸、咳嗽、改变体位是疼痛加重。腹痛先从原发病变部位开始,随炎症扩散而波及全腹。

(2)恶心、呕吐:腹膜受到刺激,可引起反射性恶心、呕吐,呕吐物为胃内容物,发生麻痹性肠梗阻时呕吐物为黄绿色胆汁,甚至是褐色粪水样内容物。

(3)体温、脉搏:骤然发病的病例,体温由正常逐渐升高、脉搏逐渐加快;年老体弱者体温可不升高,多数患者脉搏加速与体温成正比,若脉搏快体温反而下降,常提示病情恶化。

(4)感染中毒表现:患者可相继出现寒战、高热、脉速、呼吸浅快及口干;随着病情进展,可出现面色苍白、口唇发绀、肢端发冷、呼吸急促、血压下降、神志恍惚等全身感染、中毒表现。严重者可出现代谢性酸中毒及感染性休克。

2.体征

腹胀,腹式呼吸减弱或消失。腹部压痛(Tenderness)、腹肌紧张(Rigidity)和反跳痛(Rebound Tenderness)是腹膜炎的标志性体征。腹胀加重是病情恶化的重要标志。胃肠或胆囊穿孔引起强烈的腹肌紧张,甚至呈"木板样"强直。婴幼儿、老年人或极度虚弱的患者腹肌紧张不明显,易被忽视。

(二)腹腔脓肿

1.膈下脓肿

脓液积聚于膈肌以下、横结肠及其系膜以上的间隙内,统称为膈下脓肿(Subphrenic Abscess)。膈下脓肿的临床特点是出现明显的全身症状,发热初为弛张热,脓肿形成后呈持续性高热。脓肿刺激膈肌可引起呃逆。感染波及胸膜时可出现胸腔积液、气促、咳嗽和胸痛等表现。

2.盆腔脓肿

盆腔处于腹腔最低位置,腹膜炎时,腹腔内炎性渗物及脓液易积聚于此而形成盆腔脓肿(Pelvic Abscess)。因盆腔腹膜面积较小,吸收能力较低,故盆腔脓肿的特点是局部症状明显而全身中毒症状较轻。

四、辅助检查

(一)实验室检查

血常规检查示白细胞计数及中性粒细胞比例增高,可出现中毒颗粒。病情危重或机体反应能力低下者,白细胞计数不升高反而降低,仅有中性粒细胞比例增高。

(二)影像学检查

如下所述。

(1)腹部 X 线检查:立、卧位平片见小肠普遍胀气并有多个小液平;胃肠穿孔时,立位平片多数可见膈下游离气体;膈下脓肿时,患侧膈肌升高,肋膈角模糊或胸腔积液。

(2)B 超检查:显示腹腔内积液量,但不能鉴别液体性质。

（3）CT 检查：对腹腔内实质性脏器的病变有诊断价值，也可明确脓肿的大小及部位。

（三）诊断性腹腔穿刺或腹腔灌洗

根据抽出液性状、气味、混浊度，涂片、细菌培养以及淀粉酶测定等有助于诊断。

五、治疗原则

（一）非手术治疗

对病情较轻或病程较长已超过 24 小时、腹部体征已减轻或炎症已局限以及原发性腹膜炎者可行非手术治疗。

（1）禁食和胃肠减压。

（2）静脉输液、纠正水、电解质紊乱；补充热量或提供营养支持。

（3）合理应用抗菌药。

（4）对症处理镇静、止痛和吸氧等。

（5）物理治疗盆腔脓肿未形成或较小时，可辅助热水坐浴、温盐水保留灌肠等治疗。

（二）手术治疗

如下所述。

1.手术适应证

经非手术治疗 6～8 小时后（一般不超过 12 小时），腹膜炎症状加重和体征器官破裂等；腹腔内炎症较重，出现严重的肠麻痹或中毒症状，并发休克；腹膜炎病因不明且无局限趋势者。

2.手术处理

剖腹探查，明确病因，处理原发病灶；清理腹腔，充分引流；引流以形成的腹腔脓肿。

六、护理评估

（一）术前评估

如下所述。

1.健康史和相关因素

询问既往史，尤其注意有无胃、十二指肠溃疡病史，慢性阑尾炎发作史，其他腹腔内脏器疾病和手术史；近期有无腹部外伤史。儿童应注意近期有无呼吸道、泌尿道感染史、营养不良或其他导致抵抗力低下的原因。

2.身体状况

了解患者腹痛的性质、程度、是否周期性发作；是否有呕血、黑便等症状；是否有腹部刺激征、程度及范围。患者的生命体征是否平稳、有无感染或休克的表现。便血前后是否有心悸、头晕、目眩、甚至晕厥。患者是否有恶心、呕吐及发生的时间，了解呕吐物的性质。患者是否有水、电解质失衡及营养不良。

3.心理-社会状况

了解患者对疾病的态度；情绪是否稳定；对疾病、检查、治疗及护理是否配合；对医院环境是否适应；对手术是否接受及程度；是否了解康复知识及掌握程度。了解家属及亲友的心理状态；家庭经济承受能力等。

（二）术后评估

如下所述。

（1）向手术医生、麻醉师了解患者手术经过、生命体征的平稳、手术方式，腹腔炎症情况，发病类型及输液情况。

（2）了解患者术后留置各种引流管的位置、用途，引流情况。切口渗血情况，引流液的颜色、性质和量。

（3）了解患者术后伤口疼痛程度，腹部肠蠕动情况，食欲、康复知识掌握程度及功能锻炼完成情况，以及家属、亲友的配合情况等。

七、护理问题

(一)体温过高

与腹膜炎毒素吸收有关。

(二)腹痛、腹胀

与腹膜炎炎症反应和刺激、毒素吸收有关。

(三)体液不足

与腹膜腔大量渗出、高热或体液丢失有关。

(四)潜在并发症

腹腔脓肿或切口感染。

八、护理目标

（1）患者体温逐渐降至正常范围。

（2）患者腹痛、腹胀等不适症状减轻或缓解。

（3）患者水、电解质平衡得以维持，未发生酸碱失衡。

（4）并发症得到预防或及时处理。

九、护理措施

(一)术前护理

1.心理护理

安慰患者，减轻腹胀、腹痛，促进患者舒适。

2.体位

患者取半卧位，促进腹腔内渗出液流向盆腔，以减少毒素吸收、减轻中毒症状、利于引流和局限感染。避免腹胀所致的膈肌抬高，减轻腹胀对呼吸循环的影响。休克患者应取中凹卧位。

3.禁食、胃肠减压

吸出胃肠道内容物和气体，改善胃、肠壁的血液循环和减少消化道内容物继续流入腹腔，减轻腹胀和腹痛。

4.止痛

明确诊断的患者，可用哌替啶类止痛剂镇痛。诊断不明或需要继续观察的患者，慎用止痛药物，以免掩盖真实病情。做好急诊手术的准备工作。

(二)控制感染,加强支持治疗

1.合理应用抗生素

继发性腹膜炎多为混合性感染，应根据细菌培养及药敏结果选择广谱抗生素。但抗生素的使用不能完全替代手术治疗。

2.降温

高热患者,应给予药物降温协同物理降温。

3.支持治疗

急性腹膜炎的患者由于炎症、机体应激反应和长时间禁食的原因所致营养不良及贫血,应给予肠内外营养支持,提高机体防御能力和愈合能力。

(三)维持体液平衡和生命体征平稳

1.输液

迅速建立静脉通路,补充液体和电解质等,纠正电解质及酸碱失衡。尽量选择上肢粗大血管穿刺,必要时留置中心静脉。根据病情输入全血或血浆提高胶体渗透压,维持有效循环血量。

2.准确记录出入量

维持每小时尿量 30~50ml。

3.抗休克治疗

患者发生休克时,加快补液速度的同时应定时监测中心静脉压、血气分析、肾功、离子血糖等指标。

(四)术后护理

1.一般护理

全身麻醉清醒或硬膜外麻醉患者去枕平卧,术后 6 小时后,生命体征平稳改半卧位。若患者病情允许,鼓励患者早期活动,活动量因人而异。

2.术后并发症的预防和护理

如下所述。

(1)严密观察病情:术前或术后密切观察心率、血压、血氧饱和度、中心静脉压数值等。

(2)术后 6 小时鼓励患者尽早下床活动,预防肠管粘连。

(3)妥善固定胃管、尿管、引流管等,保持引流通畅,避免管路扭曲、受压、打折、脱出。每 24 小时更换负压引流器、尿袋、引流袋一次,严格无菌操作,防止管路逆行感染。准确记录引流液的颜色、性状、引流量。

(4)遵医嘱为患者做雾化吸入,稀释痰液,及时为患者叩背,预防肺部感染。

(5)遵医嘱应用血液循环治疗仪,预防下肢静脉血栓的形成。

(6)做好口腔护理、尿管护理、皮肤护理,预防感染。

(7)密切观察切口敷料情况,如有渗出及时通知医生更换敷料。保持切口敷料清洁干燥。

十、护理评价

(1)恐惧(焦虑)是否减轻或缓解,情绪是否稳定。

(2)疼痛是否减轻或缓解,睡眠状况是否改善。

(3)营养状况是否改善,体重是否稳定或增加,低蛋白血症及贫血是否得到纠正。

(4)水、电解质是否维持平衡,生命体征是否平稳,皮肤弹性是否良好。

(5)术后并发症是否得到预防,是否及时发现和处理并发症。

十一、健康指导

(1)有消化系统疾病者及时就诊。

(2)告知患者注意休息、避免过劳,保持乐观的情绪,同时劝告患者放弃喝酒、吸烟等对身体有危害性的不良习惯。

(3)告知患者及家属有关手术后期可能出现的并发症的相关知识。

第五节　急性乳腺炎

一、定义

急性乳腺炎(acutemastitis)是乳腺的急性化脓性感染,多见于产后哺乳期妇女,尤以初产妇多见,往往发生在产后 3～4 周。病因与患者产后抵抗力下降、乳汁淤积和细菌入侵等因素有关。临床表现为患侧乳房胀痛,局部红肿、发热,有压痛性肿块;常伴有患侧腋窝淋巴结肿大和触痛。随着炎症发展,患者可有寒战、高热、脉搏加快、食欲缺乏等。治疗原则包括控制感染,排空乳汁。脓肿形成前主要以抗生素等治疗为主;脓肿形成后,及时行脓肿切开引流。

二、护理

(一)术前护理

1.注意休息

避免过度紧张和劳累,对发热者给予物理或药物降温。

2.排空乳汁

鼓励哺乳者继续用双侧乳房哺乳,若婴儿无法顺利吸出乳汁或医嘱建议暂停哺乳,用手挤出或用吸奶器吸出乳汁。

3.理疗

使用热敷、药物外敷或理疗,以促进炎症消散。外敷药可用金黄散或鱼石脂软膏。

4.热敷

局部皮肤肿胀明显者可用 25% 硫酸镁溶液湿热敷。

5.控制感染

遵医嘱局部用药,口服抗生素或中药以控制感染,必要时服用药物终止乳汁分泌。

6.病情观察

定时测量体温、脉搏和呼吸,监测血白细胞计数及分类变化,必要时做血培养及药物敏感试验。

7.缓解疼痛

(1)局部托起:用宽松胸罩托起患乳,以减轻疼痛和肿胀。

(2)热敷、药物外敷或理疗,以促进局部血液循环和炎症消散。

（3）遵医嘱服用对乙氨基酚或布洛芬镇痛。

（二）术后护理

脓肿切开引流后，保持引流通畅，注意观察引流脓液量、颜色及气味的变化，及时更换切口敷料。

三、健康教育

（一）保持乳头清洁

产后哺乳前后均用温开水清洗乳头，保持局部清洁干燥。

（二）纠正乳头内陷

乳头内陷者在妊娠期和哺乳期每日挤捏、提拉乳头，矫正内陷。

（三）养成良好哺乳习惯

每次哺乳时将乳汁吸净，如有淤积应通过按摩或用吸乳器排空乳汁。不让婴儿含乳头睡觉。

（四）保持卫生

婴儿口腔卫生，及时治疗婴儿口腔炎症。

（五）及时处理乳头破损

乳头、乳晕破损或皲裂者，暂停哺乳，改用吸乳器吸出乳汁哺育婴儿；局部用温水清洗后涂抗生素软膏，待愈合后再哺乳；症状严重时应及时诊治。

四、护理评价

1.患者焦虑情绪减轻，情绪稳定。

2.疼痛得到减轻或缓解。

3.体温恢复正常。

4.患者掌握哺乳期卫生及乳腺炎的预防知识。

第六节　乳腺癌

一、定义

乳腺癌（Breast Cancer）是女性发病率很高的恶性肿瘤之一，也是女性最常见的癌症死亡原因。在我国，乳腺癌的发病率呈逐年上升趋势，部分大城市报告乳腺癌占女性恶性肿瘤首位。常见乳腺癌表现为乳房肿块（无痛、单发、质硬、表面不光滑、与周围组织分界不清，不易推动，晚期可出现卫星结节、铠甲胸、皮肤破溃）、乳房外形改变（酒窝征、乳头内陷、橘皮征）和转移征象。乳腺癌的治疗以手术治疗为主，辅以化学治疗、内分泌治疗、放射治疗、生物治疗等措施。

二、护理

（一）术前护理

1.心理护理

患者面对恶性肿瘤对生命的威胁及手术切除乳房可出现自我形象紊乱，应做好患者以及家属的心理疏导工作,使其配合手术。

2.终止妊娠或哺乳,以减轻激素的作用

3.术前准备

做好术前常规检查和准备。对手术范围大、需要植皮的患者,除常规备皮外,同时做好供皮区的皮肤准备。乳房皮肤溃疡者,术前每日换药至创面好转。乳头凹陷者应清洁局部。

(二)术后护理

1.体位

全麻清醒后,生命体征平稳者取半卧位,患侧上肢应制动,避免上臂外展,用软枕或小垫抬高患肢,防止肢体肿胀。

2.病情观察

(1)观察患者生命体征变化,观察切口敷料、渗血情况,并记录。

(2)乳腺癌扩大根治术有损伤胸膜可能,患者若感到胸闷、呼吸困难,应及时报告医生,以便早期发现和协助处理肺部并发症。

3.疼痛护理

加强疼痛评定,合理应用镇痛药,观察药物不良反应,根据疼痛护理规范对患者进行护理。

4.伤口护理

(1)手术部位弹力绷带加压包扎,松紧度适宜,使皮瓣紧贴胸壁,防止积液积气。

(2)注意观察皮瓣血液循环,注意皮瓣颜色及创面愈合情况。

(3)观察上肢远端血液循环,有无手指发麻、皮肤发绀、皮温下降。

5.引流管护理

(1)胸壁及腋窝乳胶管接负压吸引器,保持其引流通畅。

(2)妥善固定引流管,观察并记录引流液量、颜色及性质。

(3)拔管:术后4～5d,若引流液转为淡黄色、每日量少于10mL,创面与皮肤紧贴,手指按压伤口周围皮肤无空虚感,即可考虑拔管。若拔管后仍有皮下积液,可在严格消毒后抽液并局部加压包扎。

6.患侧上肢肿胀护理

(1)避免损伤。勿在患侧上肢测血压、抽血、做静脉或皮下注射等。

(2)保护患侧上肢。①平卧时患肢下方抬高10°～15°,肘关节轻度屈曲;②半卧位时屈肘90°放于胸腹部;③下床活动时用吊带托或用健侧手将患肢抬高于胸前。

(3)促进肿胀消退。按摩患侧上肢或进行握拳,屈、伸肘运动,以促进淋巴回流。

7.饮食护理

术后6h无不适可进普食,因手术创伤较大,术后应进高营养、高蛋白饮食,以促进伤口愈合。

8.功能锻炼

(1)术后早期锻炼可减少瘢痕挛缩,改善患肢功能。

(2)指导患者术后24h内即可开始手及腕部的活动,如伸指、握拳、屈腕等动作。

(3)术后第1～3d开始进行上肢肌肉等长收缩,如屈肘、伸臂运动,先由肘部开始逐渐过渡到肩关节的小范围活动。

(4)术后第 4～7d 鼓励患者用患侧手洗脸、刷牙、进食等,患侧手触摸对侧肩及同侧耳朵。

(5)术后 1～2 周做肩关节活动。指导患者功能锻炼时应根据患者实际情况而定,一般以每日 3～4 次、每次以 20～30min 为宜。

三、健康教育

(一)饮食

加强营养,多食高蛋白、高维生素、高热量、低脂肪食物,以增强机体抵抗力。

(二)活动

近期避免患侧上肢搬动或提拉过重物品,继续进行功能锻炼,防止瘢痕黏连、畸形,影响生活质量。

(三)后续治疗

配合放化疗或激素治疗。帮助患者了解和适应放化疗或激素治疗后出现的各种不良反应。

(四)自我检查

教会患者健侧乳房的自我检查方法,定期自检。

四、护理评价

(1)焦虑、恐惧缓解,情绪稳定,患者及家属能够接受手术所致的乳房外形改变。

(2)创面愈合良好,术后疼痛得到减轻或缓解。

(3)各引流管通畅,固定妥善,未出现感染征象。

(4)患侧肢体未出现肿胀,未出现功能障碍。

(5)患者掌握健侧乳房自我检查方法。

(6)患者掌握功能锻炼方法。

第七节　甲状腺癌

一、定义

甲状腺癌(Thyroid Carcinoma)是最常见的甲状腺恶性肿瘤,约占全身恶性肿瘤的 1%。甲状腺癌分为乳头状癌、滤泡状癌、未分化癌、髓样癌,其中乳头状癌约占成人甲状腺癌的 70%和儿童甲状腺癌的全部,多见于 21～40 岁女性,低度恶性,预后较好。甲状腺癌初期多无明显表现,随着病程进展,肿块逐渐增大、质硬、表面高低不平、吞咽时肿块移动度减小。晚期癌肿常因压迫喉返神经、气管或食管而出现声音嘶哑、呼吸困难或吞咽困难等;若压迫颈交感神经节,可产生 Horner 综合征;若颈丛浅支受侵,可有耳、枕、肩等部位疼痛。手术切除是各型甲状腺癌(除未分化癌)的基本治疗方法,根据患者情况再辅以内分泌及放射外照射等疗法。

二、护理

(一)术前护理

1. 心理护理

加强沟通,告知患者甲状腺癌的有关知识,说明手术的必要性、手术的方法、术后恢复过程及预后情况,消除其顾虑和恐惧。

2. 术前适应性训练

(1)术前教患者练习头颈过伸位,每日数次,以适应术中体位变化。

(2)指导患者学会深呼吸、有效咳嗽的方法,以保持呼吸道通畅。

3. 皮肤准备

必要时,剪除其耳后毛发,以便行颈淋巴结清扫术。

4. 术前晚

遵医嘱予以镇静安眠类药物,使其身心处于接受手术的最佳状态。

(二)术后护理

1. 术后取平卧位

待血压平稳或全麻清醒后取半卧位,以利于呼吸和引流。指导患者在床上变换体位、咳嗽时可用手固定颈部以减少震动。

2. 切口

常规放置橡皮片或橡胶管引流 24～48h,注意观察引流液的量和颜色,保持引流通畅,及时更换切口处敷料,评估并记录出血情况。

3. 饮食与营养

对于术后清醒患者,可给予少量温水或凉水,若无呛咳、误咽等不适,可逐步给予便于吞咽的温凉流质饮食,以免食物过热引起手术部位血管扩张,加重切口渗血。

4. 保持呼吸道通畅

注意避免引流管阻塞,导致颈部出血引流不畅形成血肿压迫气管而引起呼吸困难。鼓励和协助患者进行深呼吸和有效咳嗽,必要时进行超声雾化吸入,使痰液稀释易于排出。

5. 并发症护理

(1)呼吸困难和窒息:是最危急的并发症,多发生在术后 48h 内。①对于血肿压迫所致呼吸困难和窒息,需立即进行床边抢救,剪开缝线,敞开伤口,迅速除去血肿,结扎出血血管;若呼吸无改善应切开气管、给氧;②轻度喉头水肿者无须治疗;中度者应嘱其不说话,可采用皮质激素作雾化吸入,静脉滴注地塞米松 30mg;严重者应行环甲膜穿刺或气管切开。

(2)喉返神经损伤:多数为手术直接损伤,如喉返神经被切断、扎住、挤压或牵拉等,少数为术后血肿压迫或瘢痕组织牵拉所致。①钳夹、牵拉或血肿压迫所致损伤多为暂时性,经理疗等及时处理后,一般在 3～6 个月内可逐渐恢复;②双侧喉返神经损伤科导致失声或严重呼吸困难,需立即气管切开。

(3)喉上神经损伤:多在处理甲状腺上极时损伤喉上神经内支(感觉)或外支(运动)所致。若损伤外支,可使环甲肌瘫痪,引起声带松弛、声调降低;损伤内支,则使喉部黏膜感觉丧失,患者进食特别是饮水时,丧失喉部的反射性咳嗽,易发生误咽或呛咳,一般经理疗后可自行恢复。

6.甲状旁腺功能减退

多系手术时甲状旁腺被误切、挫伤或其血液供应受累,导致甲状旁腺功能低下、血钙浓度下降、神经肌肉应激性显著提高,引起手足抽搐。

(1)预防的关键在于切除甲状腺时注意保留腺体背面的甲状旁腺。

(2)一旦发生,应适当限制肉类、乳品和蛋类等食品,因其含磷较高,影响钙的吸收。

(3)严重低血钙、手足抽搐时,立即遵医嘱予以 10％葡萄糖酸钙或氯化钙 10mL 缓慢静脉推注,可重复使用。

三、健康教育

(一)功能锻炼

卧床期间鼓励患者床上活动,促进血液循环和切口愈合。头颈部在制动一段时间后,可开始逐步练习活动,促进颈部功能恢复。颈肩部功能锻炼应至少持续至出院后 3 个月。

(二)心理调适

不同病理类型的甲状腺癌预后有明显差异,指导患者调整心态,积极配合后续治疗。

(三)后续治疗

指导甲状腺全切除者遵医嘱坚持服用甲状腺素制剂,预防肿瘤复发。术后遵医嘱按时行放疗等。

(四)定期复诊

教会患者自行检查颈部。出院后定期复诊,检查颈部、肺部及甲状腺功能等。若发现结节、肿块及时就诊。

四、护理评价

(1)焦虑、恐惧情绪缓解,情绪稳定。

(2)术后能有效咳嗽,及时清除呼吸道分泌物,保持呼吸道通畅。

(3)未发生并发症,防治措施恰当及时,术后恢复顺利。

(4)能正确认识疾病和手术,恐惧减轻。

第八节　甲状腺功能亢进

一、定义

甲状腺功能亢进(hyperthyroidism),简称甲亢,是由各种原因引起循环中甲状腺素异常过多而出现以全身代谢亢进为主要特征的疾病。按引起甲亢的原因,甲亢可分为三类:原发性甲亢、继发性甲亢和高功能腺瘤。甲亢的临床表现轻重不一,典型表现有甲状腺激素分泌过多综合症、甲状腺肿及突眼征三大主要症状。目前普遍采用 3 种疗法:抗甲状腺药物治疗、放射性碘治疗和手术治疗,对中度以上甲亢最常用而有效的方法是甲状腺大部切除术。

二、护理

(一)术前护理

1.休息

保持病房安静,指导患者减少活动,适当卧床以减少体力消耗。

2.饮食护理

给予高热量、高蛋白质和富含维生素食物,加强营养支持,保证术前营养。

3.心理护理

评估患者心理状态,给予合理解释与心理安慰,消除患者紧张、焦虑情绪,积极配合手术。

4.术前用药护理

(1)口服复方碘化钾溶液,每日3次,第1d每次3滴,第2d每次4滴,依此逐日每次增加1滴至每次16滴止,然后维持此剂量。服药2～3周后甲亢症状得到基本控制,表现为患者情绪稳定,睡眠好转,体重增加,脉率稳定在每分钟90次以下,脉压恢复正常,基础代谢率＋20％以下,便可进行手术。

(2)心率大于90次/min者,口服普萘洛尔(心得安)10～20mg,每日3次,心率小于60次/min者,停服1次。

(3)测定基础代谢率,控制在正常范围。

(4)给予高热量、高维生素饮食。

(5)术前禁用阿托品,以免引起心动过速。

5.突眼护理

突眼者注意保护眼睛,常滴眼药水。外出戴墨镜或眼罩以免强光、风沙及灰尘刺激;睡前用抗生素眼膏敷眼,戴黑眼罩或以油纱布遮盖,以免角膜过度暴露后干燥受损,发生溃疡。

6.术前常规准备

(1)体位训练。让患者了解术中体位,指导患者做颈伸仰卧位的练习,以适应术中体位要求。(2)呼吸道准备。术前2周戒烟,避免感冒、咳嗽,指导有效咳嗽、咳痰。

(3)物品准备。准备气管切开包、氧气、吸引器等物品。

(二)术后护理

1.体位

术后取平卧位,待颈丛麻醉或全麻清醒后,生命体征平稳者取半卧位,以利呼吸和引流。

2.严密观察生命体征的变化

观察有无声音嘶哑、呛咳、呼吸困难等症状。

3.切口及引流管

术后切口接负压引流器,观察并记录切口有无肿胀、渗血和引流液的性质、量、颜色。

4.呼吸道管理

保持呼吸道通畅,注意避免引流管阻塞导致颈部积血、形成血肿压迫气管而引起呼吸不畅。遵医嘱给予雾化吸入,鼓励患者进行有效咳嗽、咳痰。

5.疼痛护理

加强疼痛评定,合理应用镇痛药,观察药物不良反应,根据疼痛护理规范对患者进行护理。

6.饮食护理

术后6h如喉痛不敢吞咽时,可进冷开水或糖水,以利于颈部血管收缩,减少出血机会。术后1d进温凉半流质,避免过热或刺激性食物,防止呛咳。

7.特殊用药

甲亢患者术后继续服用复方碘化钾溶液,每日 3 次,以每次 16 滴开始,逐日每次减少 1 滴,直至病情平稳。年轻患者术后常口服甲状腺素,每日 30～60mg,连服 6～12 个月,以抑制促甲状腺激素的分泌和预防复发。

8.并发症护理

除与甲状腺癌相似并发症外,还可能出现甲状腺危象。甲状腺危象是甲亢术后严重并发症之一,与术前准备不足、甲亢症状未能很好控制及手术应激有关。表现为术后 12～36h 出现高热(>39℃)、脉快而弱(120～140 次/min)、大汗、烦躁不安、谵妄甚至昏迷,常伴有呕吐、水泻。若不及时处理,可迅速发展至虚脱、休克、昏迷甚至死亡。预防甲状腺危象的关键在于做好充分的术前准备,使患者基础代谢率降至正常范围后再手术。术后早期加强巡视和病情观察,一旦发生危象,立即通知医师予以处理。

(1)碘剂。口服复方碘化钾溶液 3～5mL,紧急时将 10％碘化钠 5～10mL 加入 10％葡萄糖 500mL 中静脉滴注,以降低循环血液中甲状腺素水平。

(2)氢化可的松。每日 200～400mg,分次静脉滴注,以拮抗应激反应。

(3)肾上腺素能阻滞剂。普萘洛尔 5mg,加入葡萄糖溶液 100mL 中静脉滴注,以降低周围组织对甲状腺素的反应。

(4)镇静剂。常用苯巴比妥钠 100mg,或冬眠合剂Ⅱ号半量肌内注射,每 6～8h 一次。

(5)降温。用退热、冬眠药物、物理降温等综合措施,保持患者体温在 37℃左右。

(6)静脉输入大量葡萄糖溶液。

(7)给氧。减轻组织缺氧。

(8)心力衰竭者,加用洋地黄制剂。

三、健康教育

(一)活动和休息指导

出院后避免疲劳,保证足够的休息和营养,促进机体康复。

(二)用药指导

说明甲亢术后继续服药的重要性并督促执行。教会患者正确服用碘剂的方法,如将碘剂滴在饼干、面包等食物上,一并服下,以保证剂量准确,减轻胃肠道不良反应。

(三)并发症治疗指导

如有声音嘶哑、音调变低者,出院后应继续行理疗、针灸,以促进恢复。

(四)复诊指导

嘱咐出院患者定期至门诊复查,以了解甲状腺的功能,出现心悸、手足震颤、抽搐等情况及时就诊。

四、护理评价

(1)营养需求得到满足,体重维持标准体重的(100±10)％。

(2)术后能有效咳嗽,及时清除呼吸道分泌物,保持呼吸道通畅。

(3)突眼得到很好防治,未出现角膜损伤或感染。

(4)未发生并发症,防治措施恰当及时,术后恢复顺利。

第五章　妇产科护理

第一节　功能失调性子宫出血

一、疾病概述

功能失调性子宫出血(Dysfunctional Uterine Bleeding,DUB),简称功血,是由神经内分泌功能紊乱引起的子宫异常出血,而全身及内外生殖器官无明显器质性病变存在。可发生在月经初潮至绝经期的任何年龄,50%发生于绝经前期,30%发生于育龄期,20%发生于青春期。分为无排卵性功血和排卵性功血两种类型。

功血的处理:止血、纠正贫血、调整月经周期并防治感染。

二、护理评估

(一)健康史

详细询问患者的年龄、月经史、婚育史及避孕措施;评估患者是否有全身性疾病,如肝病、血液病、甲状腺或垂体疾病等;有无精神刺激、情绪紧张等因素;了解发病时间、病程、目前流血情况、流血前有无停经史及以往治疗情况等。询问有无贫血和感染征象。

(二)身体状况

1.无排卵性功血

最常见的症状为子宫不规则出血。其特点是月经周期紊乱,经期长短不一,出血量时多时少,有大出血。有时先有数周或数月停经,然后大量阴道不规则流血,持续2~3周或更长时间;也可表现为类似正常月经的周期性出血。出血期一般无下腹痛或其他不适,出血多或时间长者伴贫血,盆腔检查子宫大小正常。

2.排卵性功血

①黄体功能不足:月经周期缩短,月经频发,有时月经周期虽在正常范围内,但因卵泡期延长,黄体过早衰退,故常有不孕或妊娠早期流产。②子宫内膜不规则脱落:月经周期正常,但经期延长,长达9~10天,出血量多,最后几天常表现为少量淋漓不尽出血,多发生在产后或流产后。

(三)相关检查

实验室检查(凝血功能、血常规、尿妊娠试验或血 hCG 检测、血激素测定)、宫颈黏液结晶检查、盆腔超声检查、基础体温测定、诊断性刮宫、宫腔镜检查。

(四)心理-社会状况

无排卵性功血的年轻患者,常因害羞或有其他顾虑而不及时就诊,又因担心会影响生育,及治疗周期长且见效慢而感到焦虑或烦躁不安;围绝经期患者常因疑心是否患了恶性肿瘤而感到焦虑,甚至恐惧。

三、护理诊断/问题

(1)焦虑:与担心疾病性质及治疗效果有关。

(2)疲乏:与子宫异常出血导致的贫血有关。

(3)有感染的危险:与子宫异常出血、出血量多导致贫血、机体抵抗力下降有关。

四、护理措施

通过实施有效的护理,患者焦虑减轻或消失;能说出正确使用性激素类药物的方法,接受规范治疗。

(一)一般护理

嘱患者注意休息,保证睡眠,避免剧烈运动和过度疲劳,出血量较多者,卧床休息;增加营养,进食高热量、高蛋白质、富含维生素及含铁多的食物。

(二)病情观察

观察患者的阴道流血量、面色、精神状态、皮肤黏膜等情况,如发现面色苍白、精神萎靡、皮肤干燥、食欲缺乏、脱发等贫血症状,及时报告医生;阴道大出血的患者立即取平卧位、吸氧、保暖,迅速建立静脉通道,做好输血前准备,遵医嘱配血,必要时做好手术准备。观察与感染有关的征象,如体温、脉搏、子宫压痛等,监测白细胞计数和分类,同时做好会阴护理。

(三)用药护理

遵医嘱服用性激素类药物,不得随意停服或漏服。药物减量时,必须按规定在止血后开始,每3天减量1次,每次减量不得超过原剂量的1/3,直至维持量。准确记录撤退性出血的时间,以便指导下一疗程服药日期。指导患者餐后服药,减少药物对胃肠道刺激;指导患者在治疗期间如果出现不规则阴道流血,及时就诊。围绝经期使用雄激素治疗的患者,观察有无男性化表现,如声调改变、喉结增大等。

(四)刮宫术护理

配合医生对围绝经期和已婚患者在激素治疗前,常规进行诊断性刮宫,做好刮宫前的准备工作,刮出物及时送检。对急性阴道大出血的患者,尽快做好手术止血或子宫切除术的术前准备。

(五)心理护理

鼓励患者表达内心感受,耐心倾听患者的诉说,向患者介绍病因、治疗方法及效果,提供更多的相关信息,减轻其焦虑。

五、护理评价

(1)患者是否了解疾病相关知识,有无因疾病引发的焦虑。

(2)患者异常阴道出血是否停止,疲乏的感觉有无减弱或消失。

(3)患者是否体温过高,有无感染发生。

六、健康教育

(1)服用激素类药物期间要遵照医嘱,不随意增减量。

(2)指导患者在治疗期间如果出现不规则阴道流血,及时就诊。

(3)注意休息,避免因贫血、抵抗力下降等导致的感染发生。

(4)指导患者保持会阴清洁,出血多时及时更换会阴垫;用温开水擦洗外阴1~2次/日。

第二节　外阴癌

一、疾病概述

外阴恶性肿瘤相对少见，占女性生殖道恶性肿瘤的 $3\%\sim5\%$，主要为鳞状细胞癌，另外还有恶性黑色素瘤、基底细胞癌、腺癌、疣状癌、肉瘤及其他罕见的外阴恶性肿瘤。外阴肿瘤的恶性程度，以基底细胞癌恶性程度最低，腺癌和鳞癌次之，恶性黑色素瘤和肉瘤恶性程度较高。

外阴鳞状细胞癌（Vulvar Squamous Cell Carcinoma）是最常见的外阴恶性肿瘤，占外阴恶性肿瘤的 90%，主要好发于绝经后妇女，发病率随着年龄的增长而升高。近年发病率有上升的趋势。主要表现为长时间持续久治不愈的外阴瘙痒和各种不同形态的肿块，合并感染或较晚期癌可出现疼痛、渗出和出血。

外阴恶性黑色素瘤（Vulvar Melanoma）较少见，多见于成年妇女，好发于阴蒂和小阴唇，可表现为外阴瘙痒、出血、色素沉着范围增大。

外阴基底细胞癌（Vulvar Basal Cell Carcinoma）少见，常发生于大阴唇或会阴联合，也可在小阴唇、阴蒂和阴唇系带处出现。症状为局部瘙痒或烧灼感，也可无症状。

外阴鳞状细胞癌治疗以手术为主，辅以放疗及化疗。外阴黑色素瘤恶性程度高，采取手术为主的综合治疗。外阴基底细胞癌为低度恶性肿瘤，治疗以局部病灶切除为主。

二、护理评估

(一)健康史

1.一般情况

患者的年龄，主诉外阴部位的症状、体征，病情进展。

2.既往史

有无不明原因的外阴瘙痒史、外阴赘生物史等。外因癌多发生于老年人，注意评估有无糖尿病、高血压、冠心病等症状。

(二)身体状况

1.生命体征

监测患者的血压、体温、脉搏等，评估疼痛等级。

2.临床体征

早期外阴部位有瘙痒、烧灼感等局部刺激症状，表皮表现为凸起的小结、肿块，呈菜花状，搔抓后破溃、出血。稍晚期，肿瘤向深部浸润，出现明显疼痛，基底皮肤变硬，易出现溃烂、感染。有脓性或血性分泌物，感染后可伴有红、肿、热、痛。当血管被浸润时存在大出血的危险。肿瘤侵犯直肠或尿道时，产生尿急、尿频、尿痛、排尿困难、血尿、便秘、便血等症状。

3.相关检查

妇科检查、外阴活体组织检查、B超、CT、MRI等。

4.心理－社会状况

外阴局部症状、分泌物的增加，感染时伴有的恶臭味使患者自我形象受到影响，活动能力的下降可使患者感到悲哀及被遗弃等感觉;手术使身体完整性受损可能使患者出现焦虑、抑郁、恐惧等心理感受。

三、护理问题

(1)焦虑:与治疗方式及预后有关。

(2)自我形象紊乱:与肿瘤导致的身体完整性受损有关。

(3)知识缺乏:与缺乏疾病的相关治疗与护理知识有关。

(4)潜在并发症:大出血。

(5)有感染的危险:与肿瘤破溃、抵抗力低下、手术创面大及邻近肛门、尿道有关。

(6)疼痛:与晚期肿瘤侵犯神经、血管和淋巴系统有关。

四、护理措施

(一)心理护理

评估患者对疾病的心理承受能力,鼓励患者表达内心的想法及对疾病、治疗手段的认识,确定其主要的心理问题。向患者及家属讲解疾病知识,了解治疗方案的可信性,以增强疗效,减少外界环境不良刺激,减轻患者自卑心理。详细解释患者所担忧的各种问题,帮助患者树立战胜疾病的信心。

(二)严密观察病情变化

注意观察肿瘤生长及破溃情况,做好随时可能出现肿瘤侵破血管出现大出血的风险准备。①密切观察有无出血症状,减少患者不必要的大幅度动作。②破溃出血时,立即建立静脉通路,做好输血准备。③备齐填塞压迫所需物品,配合医生做填塞压迫止血,并安慰患者,保暖。填塞后,让患者卧床休息,保持外阴清洁,严密观察生命体征,及早发现感染及休克先兆,遵医嘱用抗生素。填塞的纱布必须于 24～48h 如数取出,取出时必须做好输液、输血及抢救的准备。若出血未止可用无菌纱布重新填塞,记录取出和再次填入的纱布数量。若压迫止血效果不明显可在介入手术下行血管栓塞止血。

(三)做好治疗配合

做好会阴区域的皮肤护理及清洁工作,保护创面减少不必要的损伤,有效收集渗液,防止周围皮肤浸渍破溃。因外阴癌清扫腹股沟淋巴结后患者需较长时间卧床,以便于皮肤创面愈合,指导患者练习术后床上活动等,预防术后便秘。如需植皮需做好供皮区皮肤护理。术后加压包扎应做好皮肤保护,避免皮肤破溃。放疗患者护理参照妇科放疗护理操作规范。

(四)预防感染

保持外阴清洁干燥,及时更换卫生垫;同时注意观察患者的肿瘤渗出、出血及破溃程度,如有异常及时向医生汇报,遵医嘱给予抗生素。

(五)疼痛护理

创造良好舒适的环境,保持适宜的温度、湿度,保持室内安静、整洁,减少不良刺激。评估患者疼痛程度,可采用分散注意力、音乐疗法等缓解患者疼痛,必要时遵医嘱给予药物止痛。

五、护理评价

(1)患者住院期间是否能以积极态度配合诊疗全过程。

(2)手术治疗后患者是否有正确的自我认识。

（3）伤口愈合中是否发生创面感染。

六、健康教育

（1）讲解术后活动方式、创面护理对切口愈合的重要性，确保创面愈合良好。

（2）指导患者摄取高蛋白、富含维生素 A、易消化的食物，尽量多吃新鲜蔬菜和水果；适当活动，保证充足的睡眠，提高机体免疫功能。

（3）保持外阴区域清洁，以防感染。

（4）确保患者明确随访的重要性，患者应于外阴根治术后 3 个月返医院复诊，在全面评估术后恢复情况的基础上，医生与患者一起商讨治疗及随访计划。

外阴癌放疗后 80％的患者约 2 年内复发，90％的患者约 5 年内复发，故随访时间应在放疗后 1、3、6 个月各 1 次，以后每半年 1 次，2 年以后每年 1 次，随访 5 年，以全面评价治疗效果。

第三节　子宫内膜异位症

一、疾病概述

子宫内膜异位症（endomertirosis，EMT）指具有活力的子宫内膜组织（腺体和间质）出现在子宫体以外的部位。临床上常与子宫腺肌病并存，称为子宫内膜异位性疾病。近年来，子宫内膜异位症发病率逐年上升，为 10％～15％，多见于育龄期妇女。妇科手术中发现有 5％～25％患者存在子宫内膜异位症，25％～35％不孕患者与子宫内膜异位症有关。子宫内膜异位症的临床表现多样，常表现为痛经、慢性盆腔痛、性交痛、月经异常和不孕。

腹腔镜确诊、手术联合药物治疗是子宫内膜异位症治疗的"金标准"。治疗的目的是减灭病灶、缓解症状、改善生育功能、减少和避免复发。治疗要根据患者的年龄、症状、病变的部位和范围，同时考虑到生育要求，主张治疗个体化。

二、护理评估

子宫内膜异位症在病理上呈良性形态学表现，但其具有种植、转移和侵犯能力。异位的子宫内膜随着卵巢激素水平的变化，发生周期性剥离出血。因反复发生，可导致盆腔粘连、结节、疼痛，临床上常见的卵巢巧克力囊肿就是子宫内膜侵犯卵巢所致。

（一）健康史

1.一般情况

患者的年龄、婚姻状况。了解月经情况、初潮年龄、月经周期长短及月经量。

2.既往史

患者既往健康状况。有无腹痛，腹痛发作的特点、程度及是否影响日常生活，缓解方式。在询问病史中应注意患者有无与子宫内膜异位症相关的手术病史，特别要了解患者是否生育和未来生育计划。

(二)身体状况

1.生命体征

监测患者体温、脉搏、血压、疼痛等，了解患者痛经时的主诉和疼痛程度、疼痛部位，有无伴发症状，如是否伴有恶心、呕吐、排便异常等。

2.临床特征

本病的典型症状是继发性痛经，呈进行性加重。疼痛部位多位于下腹深部和腰骶部，并可向会阴、肛门、大腿放射。部分患者同时伴有直肠刺激症状，表现为稀便和大便次数增加。有的患者表现为深部性交痛，特别在月经来潮前更明显。患者中不孕的比例可达40%，15%～30%的患者月经失调。如卵巢子宫内膜异位囊肿破裂，可引起剧烈腹痛，伴恶心、呕吐和肛门坠胀。当盆腔外组织有异位的子宫内膜种植和生长时，在相应的病变部位出现结节样肿块，伴有周期性疼痛、出血或经期增大，月经后缩小。盆腔检查典型者可以发现子宫多后倾、粘连固定。

3.相关检查

双合诊或三合诊、B超检查、盆腔CT和MRI、腹腔镜检查和活组织检查、血清CA125值测定（中、重度子宫内膜异位症患者血清CA125值可能升高）。

(三)心理－社会状况

子宫内膜异位症是需要制订长期治疗计划的慢性疾病。由于导致疼痛、性交痛和不孕症，常常会影响家庭幸福和生活质量。要了解患者和家人对疾病的认识情况，评估患者的情绪变化。

三、护理问题

(一)疼痛

与疾病和手术有关。

(二)舒适改变

与痛经及手术后切口疼痛、腹胀、留置导管有关。

(三)知识缺乏

缺乏手术及术后康复知识。

四、护理措施

(一)手术前后常规护理

腹腔镜手术是首选的治疗方法

(二)用药护理

(1)对痛经明显，且无生育要求并无卵巢囊肿者，常采用性激素治疗。在雌激素作用下，5年内复发率可达19%。因此，术后仍需使用促性腺激素释放激素类似物(GnRH－a)或孕激素来提高缓解率和妊娠率，降低复发率。应向患者讲解严格遵医嘱服药的重要性，不能随意停服、漏服、自行减量，同时讲解药物的作用及不良反应。

(2)孕激素不良反应较轻，常表现为乳房胀痛、水钠潴留、体重增加等。

(3)睾酮类衍生物一般连续使用6个月，不良反应明显，主要为男性化表现，偶有肝功能损害。停药4～6周后，可以恢复月经和排卵，大部分不良反应均可消失。

(4)使用促性腺激素释放激素类似物(GnRH－a)的不良反应主要表现为因雌激素水平低下造成的类似于围绝经期综合征的表现,如潮热、骨质疏松等,停药后大部分可缓解或消失。

(三)心理护理

子宫内膜异位症虽然是良性疾病,由于具有反复发作和种植等恶性肿瘤的特点,加之手术后复发率较高,特别是不孕的患者,应该倾听患者主诉,提供心理支持,鼓励家人多关心患者。向患者及家属提供疾病的相关知识,给予心理支持。

五、护理评价

(1)患者住院期间能以积极态度配合诊疗全过程。

(2)患者疼痛减轻。

(3)患者能够说出疾病知识和术后康复知识。

六、健康教育

(1)盆腔病变不重、无明显症状的患者,一般 3～6 个月随访并做盆腔检查。鼓励患者及家属积极参与出院计划的制订,以保证计划的可行性。

(2)手术治疗的患者,须见到病理报告后才可决定出院日期。向患者说明随访的重要性,并核实通信地址。

(3)使用性激素替代治疗的患者,仍需门诊随访,定期监测肝功能,骨质疏松的患者强调防止意外骨折。

(4)手术的患者应在术后 1 个月返院复查。术后至少 1 个月内禁止性生活和盆浴,如子宫及双侧卵巢切除者,禁止性生活和盆浴的时间应延长为 2～3 个月。根据机体康复情况逐渐增加活动量和强度,适当参加社会交往活动或恢复日常工作。

(5)妊娠可以缓解子宫内膜异位症,有生育需求的患者应在手术后尽快妊娠。手术后两年内未妊娠的患者,应提供辅助生殖技术供患者考虑。

第四节　妊娠滋养细胞疾病

一、疾病概述

妊娠滋养细胞疾病(Gestational Trophoblastic Disease,GTD)是一组来源于胎盘绒毛滋养细胞的疾病。根据组织学特征可将其分为葡萄胎、侵蚀性葡萄胎和绒毛膜癌(简称绒癌)。侵蚀性葡萄胎和绒癌合称为滋养细胞肿瘤(Gestational Trophoblastic Neoplasia,GTN)。滋养细胞疾病绝大部分继发于妊娠,但尚有少数来源于卵巢或睾丸生殖细胞称非妊娠绒癌。

葡萄胎(Hydatidiformmole,HM)因妊娠后胎盘绒毛滋养细胞增生、间质水肿而形成大小不等的水泡,形如串串葡萄而得名,也称水泡状胎块。葡萄胎分为完全性葡萄胎和部分性葡萄胎两类,前者水泡状物占满宫腔,无胎儿及附属物,较为多见;后者除水泡状物外可见胎儿及附属物组织。

葡萄胎一经确诊应立即行清宫术。

妊娠滋养细胞肿瘤是滋养细胞的恶性病变,包括侵蚀性葡萄胎、绒毛膜癌及胎盘部分滋养细胞肿瘤。妊娠滋养细胞肿瘤大约 60% 继发于葡萄胎妊娠,30% 继发于流产,10% 继发于足月妊娠或者异位妊娠。从发病的时间来看,继发于葡萄胎排空后半年内的妊娠滋养细胞肿瘤,其组织学诊断多数为侵蚀性葡萄胎(Invasivemole),1 年以上的多数为绒毛膜癌(Choriocarcinoma)。继发于流产、足月妊娠及异位妊娠的患者组织学诊断大多为绒毛膜癌。侵蚀性葡萄胎全部继发于葡萄胎之后,具有恶性肿瘤行为,但是恶性程度不高,大多数为局部侵犯,仅 4% 患者有远处转移,预后较好。绒毛膜癌恶性程度极高,早期即可通过血行转移至全身,在化疗药问世前,病死率为 90% 以上。

妊娠滋养细胞肿瘤的治疗以化疗为主,手术和放疗为辅的综合治疗方案。

二、护理评估

(一)健康史

(1)询问患者的月经史、生育史、既往史,尤其是滋养细胞疾病史;此次妊娠的反应,有无剧吐、阴道流血等;如有阴道流血,应询问阴道流血的量、性状、时间,及是否有水泡状组织排出。

(2)若既往曾患葡萄胎,应详细了解第 1 次清宫的时间、水泡大小、吸出组织物的量等,收集血、尿 hCG 随访的资料;肺 X 线检查结果;是否有化疗病史,化疗的时间、药物、剂量、疗效以及用药后的不良反应等。此外应评估孕产史,如胎次、产次等。

(二)身体状况

1.完全性葡萄胎

由于诊疗技术的进步,越来越多的患者在未出现症状或仅有少量阴道流血时,就已得到诊治,所以症状典型者已少见。完全性葡萄胎的典型症状有:最常见的症状为停经后阴道出血,葡萄胎组织可自行排出,但排出之前和排出时常伴有大量流血,如不及时治疗,可致贫血和继发感染;子宫异常增大、变软;妊娠呕吐;卵巢黄素化囊肿,一般无症状,偶可发生扭转,黄素化囊肿在水泡状胎块清除后 2～4 个月自行消退;常在阴道流血之前,出现阵发性下腹痛,一般不剧烈可忍受。约有 7% 的患者出现轻度甲状腺功能亢进症状。

2.部分性葡萄胎

除阴道流血外,患者常没有完全性葡萄胎的典型症状,子宫大小与停经月份多数相符或小于停经月份,妊娠呕吐少见并较轻,常无腹痛及卵巢黄素化囊肿。

3.无转移灶妊娠滋养细胞肿瘤

多数继发于葡萄胎后,仅少数继发于流产或足月产后。在清宫术后出现不规则阴道流血、子宫复旧不全或者不均匀增大、持续存在的卵巢黄素化囊肿、假孕症状等表现。

4.转移妊娠滋养细胞肿瘤

大多为绒毛膜癌,症状和体征视转移部位而异。主要经血液转移,发生早而且广泛。最常见的转移部位是肺(80%),其次阴道(30%)、盆腔(20%)、肝脏(10%)和脑(10%),各转移部位的共同特点是局部出血。

(1)肺转移:典型表现为胸痛、咳嗽、咯血及呼吸困难。

(2)阴道转移:转移灶常位于阴道前壁及穹隆,呈紫蓝色结节,破溃易导致阴道大出血。

(3)肝脏转移:有上腹部或肝区疼痛,肿瘤穿过肝包膜可导致腹腔内大出血,甚至有生命危险,预后不良。

(4)脑转移:预后凶险,为主要的致死原因。按病情进展分为三期,即瘤栓期、脑瘤期和脑疝期。可有头痛、呕吐,甚至抽搐、昏迷等症状。

(5)其他转移:包括脾、肾、膀胱、消化道、骨等,症状视转移部位而异。

(三)相关检查

人绒毛膜促性腺激素(hCG)测定、超声检查、X线胸片、CT和磁共振检查可发现肺、脑、肝等部位的转移病灶、组织学检查等。

(四)心理－社会状况

患者及家属担心此次妊娠结局对今后生育有影响,并表现出对清宫手术的恐惧。滋养细胞肿瘤患者会担心疾病预后,担心化疗药物的不良反应,对治疗和生活失去信心。由于反复的化疗,出现脱发、皮肤色素沉着等,患者自我形象受到影响,可能出现焦虑、抑郁等。

三、护理诊断/问题

(一)自尊紊乱

与生育得不到满足和对今后的生育担心有关。

(二)焦虑

与担心清宫手术、化疗效果及预后有关。

(三)自我形象紊乱

与化疗不良反应引起的脱发、皮肤色素沉着有关。

(四)知识缺乏

与缺乏疾病的相关治疗与护理知识有关。

(五)潜在并发症

肺转移、阴道转移、脑转移。

(六)有体液不足的危险

与葡萄胎组织排出引发的大出血,化疗所致恶心、呕吐、腹泻等有关。

(七)有感染的危险

与长期不规则阴道流血、贫血造成免疫力下降、化疗引起的白细胞减少有关。

四、护理措施

(一)心理护理

评估患者对疾病的心理承受能力,鼓励患者表达内心的想法及对疾病、治疗手段的认识,确定其主要的心理问题。向患者及家属讲解疾病知识,了解治疗方案的可信性,以增强疗效,减少不良反应。详细解释患者所担忧的各种问题,减轻其心理压力,树立战胜疾病的信心。

(二)严密观察病情

观察和评估腹痛及阴道流血的情况。应严密观察腹痛的位置、程度、持续的时间及疼痛后是否有压痛及较多的阴道流血等,出血多的患者应注意观察血压、脉搏及呼吸等生命体征的变化。注意阴道排出物,一旦发现水泡状组织立即送检。识别转移灶症状,发现异常立即通知医生并配合处理。

(三)做好治疗配合

葡萄胎一般应在确诊之后尽快清宫,因此,护理人员必须积极做好治疗配合,术前准备包括:配血,建立静脉通路,根据需要备好药品和物品。滋养细胞肿瘤患者按照妇科手术前后护理常规进行护理;化疗治疗患者按照知识点链接:化疗患者的护理规范进行护理。

(四)预防感染

保持外阴清洁干燥,及时更换卫生垫;同时注意观察患者的体温,如有异常及时向医生汇报,遵医嘱给予抗生素。

(五)有转移灶患者的护理

1.阴道转移患者的护理

①密切观察阴道有无出血,禁止做不必要的阴道检查。②破溃出血时,立即建立静脉通路,做好输血准备。③备齐阴道填塞所需物品,配合医生做阴道填塞,并安慰患者,保暖。阴道填塞后,让患者卧床休息,保持外阴清洁,严密观察生命体征,及早发现感染及休克先兆,遵医嘱用抗生素。填塞的纱布必须于 24~48h 如数取出,取出时必须做好输液、输血及抢救的准备。若出血未止可用无菌纱布重新填塞,记录取出和再次填入的纱条数量。

2.肺转移患者护理

①出现呼吸困难时,给予半卧位,吸氧。②遵医嘱给予镇静剂及实施化疗。③大咯血时,有发生窒息的危险,应立即取头低患侧卧位,并保持呼吸道通畅,轻叩背部,排出积血,迅速通知医生,配合医生实施止血抗休克处理。同时注意安慰患者,避免患者因烦躁不安而加剧咳血的结果。

3.脑转移患者的护理

①尽量卧床休息,起床应有人陪伴,以防瘤栓期的一过性脑缺血症状发生造成的意外损伤。②严密观察脑瘤期颅内压增高的伴随症状,一旦发现异常立即通知医生。记录出入液量,严格控制补液总量和速度。以防颅内压升高。若颅内压升高,需输入脱水剂,记录出入液量,并给予吸氧、化疗,采取必要的护理措施,预防因昏迷、抽搐引起的一系列并发症。如患者昏迷应专人守护,采取一些安全防护措施,如放置床挡,做好口腔、皮肤、黏膜护理,预防咬伤、吸入性肺炎、压疮等发生。③做好 hCG 测定、腰穿等项目的检查配合。

五、护理评价

(1)患者住院期间能否以积极态度配合诊疗全过程。

(2)患者是否了解健康宣教内容。

(3)观察患者有无转移灶发生的相关症状。

(4)患者是否发生因葡萄胎组织排出引发的大出血、化疗所致恶心、呕吐、腹泻等诱发的体液不足。

(5)患者是否有体温过高,有无感染发生。

(6)患者能否主动按时随访。

六、健康教育

(1)向患者及家属讲解坚持正规治疗和随访的重要性及必要性。葡萄胎患者随访内容:①定期 hCG 测定,葡萄胎清宫术后每周 1 次血、尿 hCG 检测,连续 3 次阴性后每月检测 1 次共 6 个月；然后再每 2 个月 1 次共 6 个月，自第 1 次阴性后共计 1 年。②平时自我观察阴道流血，有无不明原因的咳嗽、胸疼、血痰、咳血等症状，若出现上述症状应及时到医院就诊。③定期进行妇科检查、盆腔 B 超及胸片检查等。

（2）指导患者摄取高蛋白、富含维生素 A、易消化的食物，尽量多吃新鲜蔬菜和水果；适当活动，保证充足的睡眠，提高机体免疫功能。

（3）保持外阴清洁，每次清宫手术后禁止性生活及盆浴 1 个月以防感染。

（4）避孕指导：葡萄胎患者随访期间必须严格避孕 1 年。首选避孕套，也可选择口服避孕药，一般不选用宫内节育器，以免混淆子宫出血的原因或造成穿孔。

（5）滋养细胞肿瘤患者有阴道转移者应卧床休息，以免破溃引起大出血，并注意保持外阴清洁，防止感染。节制性生活，做好避孕指导。出院后严密随访，两年内随访同葡萄胎患者，2 年后仍需每年 1 次，持续 3～5 年。随访内容同葡萄胎。随访期间需严格避孕，应于化疗停止≥12 个月方可妊娠。

第五节 宫颈癌

一、疾病概述

子宫肌瘤（uterinemyoma）由平滑肌及结缔组织组成，是女性生殖器最常见的良性肿瘤。多发于 30～50 岁妇女，20 岁以下较少见。据尸检统计，在 30 岁以上妇女中，约有 20％患有子宫肌瘤。因肌瘤多无临床症状或很少有症状，临床报道的发病率远低于肌瘤真实发病率。

子宫肌瘤的临床表现与肌瘤的类型和有无变性相关，月经改变是最常见的临床症状，但多数无临床症状。少数可伴有下腹部触及包块或肌瘤脱出阴道外；白带增多，伴有感染时可出现大量脓样白带；或因肌瘤生长位置不同而出现相应的压迫症状。

子宫肌瘤无症状者一般不需治疗；症状轻或近绝经年龄者可采用药物治疗；有症状或疑有肉瘤变者，手术是最有效的治疗方法。

二、护理评估

因子宫肌瘤多无明显症状，多在体检时偶然发现。症状与肌瘤的大小、数目关系不大，主要与肌瘤的部位、有无变性相关。

(一)健康史

1.一般情况

患者的年龄、月经量的变化情况，收集患者主诉是否有因肌瘤压迫所导致的其他症状，排除因内分泌失调、妊娠或癌症导致的子宫出血。

2.既往史

了解患者既往月经史、生育史、流产史（因子宫肌瘤所导致）；是否有激素用药史、是否接受过治疗、疗效如何或药物使用效果。

(二)身体状况

1.生命体征

检测患者的生命体征,了解患者贫血、乏力等程度。

2.临床特征

多数患者没有自觉症状或无明显临床症状。多因月经异常而就诊,表现为月经量增多或月经期延长。长期月经量过多导致继发性贫血,并伴有虚弱、嗜睡及疲倦等症状。部分患者因肌瘤生长位置导致压迫膀胱可出现尿频、尿急、排尿困难等症状;或因肿瘤向后生长压迫直肠,出现排便困难。

3.相关检查

超声检查、MRI、双合诊/三合诊、宫腔镜、腹腔镜等。

(三)心理-社会状况

当患者得知患有子宫肌瘤时,首先害怕患有恶性肿瘤,随之会为如何选择处理方案而显得无助,或因接受手术治疗而恐惧、不安,迫切需要咨询指导。育龄期妇女会担心因疾病导致生育功能异常的问题。

三、护理问题

(一)焦虑与恐惧

与担心预后有关。

(二)知识缺乏

与缺乏疾病的相关治疗和护理知识有关。

(三)潜在并发症

出血性休克。

(四)活动无耐力

与继发性贫血有关。

(五)排泄异常

与肌瘤导致压迫症状有关。

四、护理措施

(一)心理护理

详细评估患者的疾病知识储备,建立良好的护患关系,提供信息讲述疾病相关知识,缓解患者的紧张情绪。提供患者表达内心焦虑、恐惧、期望和感受的机会,帮助患者及家属了解可利用的资源和支持系统,消除不必要的顾虑,增加康复的自信心。

(二)加强基础护理

指导患者做好个人卫生清洁,加强会阴护理,勤换会阴垫,减少感染风险,增加患者舒适度。

(三)活动无耐力的护理

出血较多,贫血较严重的患者需严密观察生命体征,评估出血量,遵医嘱使用止血药物及子宫收缩剂;必要时给予补液、输血或刮宫术止血;有感染症状时给予抗感染治疗;维持正常血压,积极纠正贫血状况。贫血较轻者可指导患者通过口服药物或饮食改善贫血状况。注意患者活动时有人陪伴,必要时给予辅助器械如轮椅等,避免因活动时乏力导致跌倒/坠床发生。

(四)排泄异常的护理

因子宫肌瘤压迫导致排尿困难、排尿不畅时,应予以导尿,缓解症状;排便困难者可使用缓泻剂软化粪便,严重者可协助灌肠帮助排便。

(五)用药护理

指导患者了解使用药物治疗的相关知识,注意评价药物治疗的效果及不良反应,指导患者定期复诊。

(六)围手术期护理

需要接受手术治疗者,做好阴道准备,有肌瘤脱出阴道内者,应防止感染,其他准备同腹部手术护理常规。

五、护理评价

(1)患者在住院期间是否能以积极态度配合诊疗全过程。

(2)患者出院时有无护理不当的并发症发生。

(3)患者是否了解出院后的康复计划,能否列举可利用的支持系统。

六、健康教育

(1)鼓励患者及家属参与康复计划的制订,保证计划的可实施性。

(2)保守治疗者,护士要使患者明确随访的时间、内容及联系方式,接受随访指导,根据患者实际情况调整修订治疗方案。

(3)用药患者要明确药物的名称、用药的目的、使用时间、使用方法、使用剂量、可能出现的不良反应和应对措施。

(4)应向手术患者讲解术后的活动、饮食、性生活等注意事项,复诊的时间、内容、联系人员等。

(5)所有患者在出现不适或异常症状时,均需及时随诊。

(6)对于特殊的育龄期有生育需求的患者,护士需讲解生育方面的特殊注意事项,减少担心与恐惧,并做好咨询工作。

第六节　子宫肌瘤

一、疾病概述

子宫肌瘤(uterinemyoma)由平滑肌及结缔组织组成,是女性生殖器最常见的良性肿瘤。多发于30～50岁妇女,20岁以下较少见。据尸检统计,在30岁以上妇女中,约有20%患有子宫肌瘤。因肌瘤多无临床症状或很少有症状,临床报道的发病率远低于肌瘤真实发病率。

子宫肌瘤的临床表现与肌瘤的类型和有无变性相关,月经改变是最常见的临床症状,但多数无临床症状。少数可伴有下腹部触及包块或肌瘤脱出阴道外;白带增多,伴有感染时可出现大量脓样白带;或因肌瘤生长位置不同而出现相应的压迫症状。

子宫肌瘤无症状者一般不需治疗;症状轻或近绝经年龄者可采用药物治疗;有症状或疑有肉瘤变者,手术是最有效的治疗方法。

二、护理评估

因子宫肌瘤多无明显症状,多在体检时偶然发现。症状与肌瘤的大小、数目关系不大,主要与肌瘤的部位、有无变性相关。

(一)健康史

1.一般情况

患者的年龄、月经量的变化情况,收集患者主诉是否有因肌瘤压迫所导致的其他症状,排除因内分泌失调、妊娠或癌症导致的子宫出血。

2.既往史

了解患者既往月经史、生育史、流产史(因子宫肌瘤所导致);是否有激素用药史、是否接受过治疗、疗效如何或药物使用效果。

(二)身体状况

1.生命体征

检测患者的生命体征,了解患者贫血、乏力等程度。

2.临床特征

多数患者没有自觉症状或无明显临床症状。多因月经异常而就诊,表现为月经量增多或月经期延长。长期月经量过多导致继发性贫血,并伴有虚弱、嗜睡及疲倦等症状。部分患者因肌瘤生长位置导致压迫膀胱可出现尿频、尿急、排尿困难等症状;或因肿瘤向后生长压迫直肠,出现排便困难。

3.相关检查

超声检查、MRI、双合诊/三合诊、宫腔镜、腹腔镜等。

3.心理—社会状况

当患者得知患有子宫肌瘤时,首先害怕患有恶性肿瘤,随之会为如何选择处理方案而显得无助,或因接受手术治疗而恐惧、不安,迫切需要咨询指导。育龄期妇女会担心因疾病导致生育功能异常的问题。

三、护理问题

(一)焦虑与恐惧

与担心预后有关。

(二)知识缺乏

与缺乏疾病的相关治疗和护理知识有关。

(三)潜在并发症

出血性休克。

(四)活动无耐力

与继发性贫血有关。

(五)排泄异常

与肌瘤导致压迫症状有关。

四、护理措施

(一)心理护理

详细评估患者的疾病知识储备,建立良好的护患关系,提供信息讲述疾病相关知识,缓解患者的紧张情绪。提供患者表达内心焦虑、恐惧、期望和感受的机会,帮助患者及家属了解可利用的资源和支持系统,消除不必要的顾虑,增加康复的自信心。

(二)加强基础护理

指导患者做好个人卫生清洁,加强会阴护理,勤换会阴垫,减少感染风险,增加患者舒适度。

(三)活动无耐力的护理

出血较多,贫血较严重的患者需严密观察生命体征,评估出血量,遵医嘱使用止血药物及子宫收缩剂;必要时给予补液、输血或刮宫术止血;有感染症状时给予抗感染治疗;维持正常血压,积极纠正贫血状况。贫血较轻者可指导患者通过口服药物或饮食改善贫血状况。注意患者活动时有人陪伴,必要时给予辅助器械如轮椅等,避免因活动时乏力导致跌倒/坠床发生。

(四)排泄异常的护理

因子宫肌瘤压迫导致排尿困难、排尿不畅时,应予以导尿,缓解症状;排便困难者可使用缓泻剂软化粪便,严重者可协助灌肠帮助排便。

(五)用药护理

指导患者了解使用药物治疗的相关知识,注意评价药物治疗的效果及不良反应,指导患者定期复诊。

(六)围手术期护理

需要接受手术治疗者,做好阴道准备,有肌瘤脱出阴道内者,应防止感染,其他准备同腹部手术护理常规。

五、护理评价

(1)患者在住院期间是否能以积极态度配合诊疗全过程。

(2)患者出院时有无护理不当的并发症发生。

(3)患者是否了解出院后的康复计划,能否列举可利用的支持系统。

六、健康教育

(1)鼓励患者及家属参与康复计划的制订,保证计划的可实施性。

(2)保守治疗者,护士要使患者明确随访的时间、内容及联系方式,接受随访指导,根据患者实际情况调整修订治疗方案。

(3)用药患者要明确药物的名称、用药的目的、使用时间、使用方法、使用剂量、可能出现的不良反应和应对措施。

(4)应向手术患者讲解术后的活动、饮食、性生活等注意事项,复诊的时间、内容、联系人员等。

(5)所有患者在出现不适或异常症状时,均需及时随诊。

(6)对于特殊的育龄期有生育需求的患者,护士需讲解生育方面的特殊注意事项,减少担心与恐惧,并做好咨询工作。

第七节　子宫内膜癌

一、疾病概述

子宫内膜癌(Endometrial Cancinoma)是发生于子宫内膜的一组上皮性恶性肿瘤,以腺癌最多见。为女性生殖道三大恶性肿瘤之一,占女性全身恶性肿瘤 7%,好发生于 50 岁以上妇女,平均发病年龄为 60 岁。近年发病率在世界范围内呈上升趋势。

子宫内膜癌最常见的症状为异常阴道流血,约 90%的患者可出现阴道流血或阴道排液症状。主要表现为绝经后的阴道流血,经量一般不多,可为持续或间歇性出血。尚未绝经者可表现为经期延长、经量增多或月经紊乱;阴道排液多为血性液体或浆液性分泌物,合并感染时伴有脓血性排液,味恶臭;若癌肿累及宫颈内口,引起宫腔积脓,可出现下腹胀痛及痉挛样疼痛。晚期可伴有贫血、消瘦及恶病质等症状,当癌肿浸润周围组织或压迫神经可引起下腹及腰骶部疼痛。

子宫内膜癌早期首选手术治疗,根据高危因素选择辅助治疗;晚期采用放射、药物、手术等综合治疗。

二、护理评估

(一)健康史

1.一般情况

患者的年龄、体重、月经史,患者主诉是否有绝经后不规则流血、阴道排液等症状;有无绝经延迟等情况。

2.既往史

患者既往健康状况,注意有长期应用雌激素、他莫昔芬或有雌激素增高病史者;有乳腺癌、子宫内膜癌家族史等高风险因素。

(二)身体状况

1.生命体征

监测患者的各项生命体征及体重,了解患者疼痛程度。

2.临床特征

早期患者行妇科检查可无异常发现。晚期可触及子宫明显增大,合并宫腔积脓时出现压痛明显,宫颈管内偶有癌组织脱出,触之易出血。癌肿浸润周围组织时,可出现子宫固定或在宫旁扪及不规则的结节状物。

3.相关检查

阴道 B 超检查、双合诊/三合诊、宫腔镜检查、诊断性刮宫、子宫内膜抽吸活检、血清 CA125 测定等。

(三)心理-社会状况

患者得知自己罹患恶性肿瘤时,不同个案及其家庭会出现不同的心理反应,面对疾病和住院导致的环境改变,内心充满了恐惧和焦虑。家人的不良情绪也会导致患者出现情感上的巨大波动。

三、护理问题

(一)焦虑

与担心疾病预后及治疗有关。

(二)自我形象紊乱

与放、化疗导致的脱发、色素沉着有关。

(三)知识缺乏

与缺乏疾病的相关治疗与护理知识有关。

(四)有体液不足的危险

与放、化疗所致恶心、呕吐、腹泻等有关。

(五)有感染的危险

与长期不规则阴道流血、贫血造成免疫力下降、化疗引起的白细胞减少有关。

四、护理措施

(一)心理护理评估

患者对疾病的心理承受能力,鼓励患者表达内心的想法及对疾病、治疗手段的认识,确定其主要的心理问题。引导患者正确地抒发内心的焦虑情绪,向患者及家属讲解疾病知识,了解治疗方案的可信性,缓解患者恐惧的心理,达到配合治疗的目的,以增强疗效,减少不良反应。详细解释患者所担忧的各种问题,减轻其心理压力,树立战胜疾病的信心。

(二)严密观察病情

观察各项生命指标,评估腹痛及阴道流血的情况。应严密观察腹痛的位置、程度、持续的时间及疼痛后是否有压痛及较多的阴道流血等,有无发热等感染症状,出血多的患者应注意观察血压、脉搏及呼吸等生命体征的变化。发现异常立即通知医生并配合处理。

(三)做好治疗配合

手术治疗按照妇科手术前后护理常规进行护理;使用人工合成激素类药物治疗周期较长,应做好解释工作,使患者具备配合治疗的耐心,确保治疗效果。注意观察药物的不良反应如水钠滞留、药物性肝炎等。使用他莫昔芬治疗应注意类似更年期综合征的表现及骨髓抑制等症状。还可伴有头晕、恶心、呕吐等症状,做好防护措施预防跌倒/坠床的发生。使用化学药物治疗的可参考化疗患者的护理规范。放射线治疗患者按照知识链接放疗患者的护理规范进行护理。

(四)预防感染

保持会阴部位清洁干燥,及时更换卫生垫;同时注意观察患者的体温,如有异常及时向医生汇报,遵医嘱给予抗生素,宫腔积脓应确保引流通畅,必要时可配合宫腔冲洗。

(五)疼痛的护理

创造良好舒适的环境,保持适宜的温度、湿度,保持室内安静、整洁,减少不良刺激。评估患者疼痛程度,可采用分散注意力、音乐疗法、针灸疗法等缓解患者疼痛。必要时遵医嘱给予药物止痛。

五、护理评价

（1）患者住院期间是否能以积极态度配合诊疗全过程。

（2）患者在院治疗期间有无护理并发症出现。

（3）患者能否主动按时随访。

六、健康教育

（1）鼓励患者及家属积极参与康复计划的制订和落实，确保计划行之有效。

（2）普及疾病相关知识，使用药物治疗时，指导患者通过自身心态调节，缓解因出现更年期症状产生的焦虑，指导患者了解如何正确用药及出现不良反应时的应急措施。

（3）指导患者应对因放、化疗导致的恶心、呕吐、腹泻等不良反应，做好脱发导致的形象紊乱的应对措施及心理疏导。

（4）向患者讲解随访的重要性，核实联系方式，完成出院后的定期随访，及时发现异常情况，确定处理方案；同时确定体力活动的程度及恢复性生活的时间。随访时间：术后 2 年内，每 3～6 个月 1 次；术后 3～5 年每 6～12 个月 1 次。随访应根据患者康复情况及有无复发调整随访间期。

第八节　卵巢肿瘤

一、疾病概述

卵巢肿瘤（ovariantumor）是常见的妇科肿瘤，可发生于任何年龄，其组织学类型繁多，但在不同年龄组分布有所变化。

卵巢肿瘤可分为：

（一）卵巢上皮性肿瘤

其恶性类型占卵巢恶性肿瘤的 85％～90％，是最常见的卵巢肿瘤，有良性、交界性和恶性之分。其中卵巢恶性肿瘤是女性生殖器常见的三大恶性肿瘤之一，由于卵巢位于盆腔深部，早期病变不易发现，晚期病例也缺乏有效的治疗手段，因此卵巢恶性肿瘤致死率居妇科恶性肿瘤首位，已成为严重威胁妇女生命和健康的主要肿瘤。

（二）卵巢生殖细胞肿瘤

好发于青少年及儿童，青春期前患者占 60％～90％，绝经后期患者占 4％。

（三）卵巢性索间质肿瘤

常有内分泌功能改变，又称作卵巢功能性肿瘤。

二、护理评估

卵巢肿瘤是病死率最高的妇科恶性肿瘤，其发病隐匿、进展迅速，70％～80％的卵巢肿瘤患者发现时已为晚期，5 年生存率仅为 20％～30％，而早期卵巢肿瘤患者的生存率可达 90％。

(一)健康史

1.一般情况

早期患者多无症状,通常于妇科普查中发现盆腔肿块而就医。了解患者病程长短、局部特征及年龄等,应特别注意卵巢肿瘤高危年龄,年龄＞50岁、未产或排卵年龄增加(12岁前月经初潮或绝经晚于55岁)、未婚、未孕、不哺乳、使用排卵药物等及高动物脂肪、高蛋白和高热量饮食者。

2.既往史

患者既往是否患有子宫内膜癌、乳腺癌、结肠癌的个人史及家族史,特别是卵巢癌家族史。有遗传性卵巢癌综合征家族史者的患病率高达50%,并随年龄增长,危险增加。

(二)身体状况

1.生命体征

监测患者体温、脉搏、血压、疼痛等,了解患者疼痛程度等。

2.临床特征

早期患者一般无自觉症状,或可有一些非特异的症状,如食欲减退、消化不良、腹胀、恶心等。晚期主要表现为腹胀、腹部肿块、腹腔积液、腹痛、阴道出血、消瘦、贫血及恶病质表现,甚至出现肠梗阻等。

3.体格检查

(1)全身检查:应特别注意乳腺、区域淋巴结如锁骨上淋巴结及腹股沟淋巴结是否肿大,腹部膨隆情况,腹部是否扪及肿块,有无腹腔积液的移动性浊音,肝脾是否肿大、有无表面粗糙,直肠检查有无占位性病变。

(2)盆腔检查:双合诊和三合诊检查,注意附件肿块的位置、大小、形状、边界、质地、表面状况、活动度、腹痛,与周围脏器的关系及子宫直肠窝有无结节等。

4.辅助检查

影像学检查,B超可探测肿瘤部位、大小、形态及性质等;CT及MRI可清晰显示肿块;肿瘤标志物通过免疫学、生物化学等方法进行测定,用于辅助诊断和病情监测;腹腔镜检查对盆腔肿块、腹腔积液等可疑患者可明确诊断;细胞学检查通过腹腔积液、腹腔冲洗液和胸腔积液寻找癌细胞;组织病理学检查可明确诊断。

(三)高危因素

(1)50岁以上的绝经女性。

(2)未婚或晚婚、不育或少育、不哺乳的女性。

(3)使用促排卵药物的不孕症者。

(4)喜欢吃高脂肪、高蛋白、高热量饮食的女性。

(5)有遗传性卵巢家族史的女性,有乳腺肿瘤家族史者,有非息肉性结肠肿瘤家族史者。

(四)心理－社会状况

一般体积小的卵巢肿瘤不易早期诊断,尤其肥胖者或妇科检查时腹部不放松的患者很难发现。患者及家属在等待确定卵巢肿瘤性质期间,是非常恐惧的,迫切需要相关信息支持,并渴望尽早得到确切的诊断结果。当患者得知卵巢肿瘤的治疗可能改变自己的生育状态及既往生活方式时会产生巨大的压力及悲观情绪。

三、护理诊断/问题

(一)疼痛

与并发症的发生或手术创伤有关。

(二)营养失调——低于机体需要量

与肿瘤慢性消耗性疾病、肿瘤晚期恶病质有关。

(三)体液不足

与发生胸腹腔积液有关。

(四)知识缺乏

与缺乏疾病的相关治疗和护理知识有关。

(五)焦虑与恐惧

与发现盆腔包块有关。

(六)潜在并发症

蒂扭转、破裂、感染。

四、护理措施

(一)一般护理

根据患者精神状态、生命体征、皮肤黏膜、营养、自理能力及睡眠状况、既往史、遗传史等，给予患者相应的护理措施。

(二)疼痛护理

卵巢肿瘤初期腹痛感不强，在发生并发症或恶性肿瘤晚期时疼痛感较强，在避免掩盖病情的情况下，可给予不同强度的止痛药物。

(三)营养失调的护理

肠道功能正常者不能经口进食者，给予鼻饲，同时应记录患者大便情况，监测体重；恶性肿瘤患者晚期常并发肠梗阻的患者，应给予完全胃肠外营养支持，同时应监测患者的血常规、肝肾功能等，注意患者肠梗阻导管的长度，给予负压吸引，防止管路阻塞。

(四)体液不足的护理

卵巢恶性肿瘤患者常发生胸腹积液，常规以 B 超定位，胸腹腔穿刺置管引流出体外，引流量每日 600～800mL，以患者不感明显不适为宜。放水后应及时补充液体及蛋白，监测患者血常规、血清蛋白及病情变化。经常放水患者还应注意穿刺点处皮肤的变化。

(五)用药护理

卵巢肿瘤以手术和化疗为主，常用药物有环磷酰胺、异环磷酰胺、阿霉素、紫杉醇、顺铂等。使用药物期间应监测不良反应。

1.骨髓抑制

常表现为白细胞及血小板下降。用药期间应监测白细胞和血小板，极低时应给予患者隔离性保护，紫外线消毒等。

2.胃肠道反应

顺铂常可引起严重的恶心、呕吐等，甚至引起脱水和紊乱，可给予止吐剂、镇静剂等，严密观察病情变化的同时需给予心理护理。

3.肝、肾功能损害

大剂量顺铂、甲氨蝶呤、异环磷酰胺可引起血清肌酐、转氨酶升高、蛋白尿、少尿或无尿。应用药物时应嘱患者大量饮水,观察患者尿量及颜色。用药前应及时了解患者既往史,有肝病史的患者应予以保肝药物治疗。

4.过敏反应

紫杉醇易引起过敏反应,表现为支气管痉挛、皮疹、血管性水肿和低血压等。应注意在用药 6～12h 前给予地塞米松,用药期间严密观察患者病情变化,给予心电监护及低流量吸氧,用药初 15min 内,滴速限制在 15～20 滴/min,患者无不适后,调节滴速为 40～60 滴/min,如出现过敏反应时,应立即停药,及时抢救。

5.脱发

阿霉素、长春新碱等会引起脱发,及时与患者沟通,停药后症状会缓解。

6.肺纤维化

博来霉素易诱发肺纤维化,表现为胸闷或呼吸困难等,用药前询问患者既往史,随时观察患者病情变化,出现时给予高流量吸氧,保持呼吸道通畅,必要时给予激素治疗。

(六)并发症护理

1.蒂扭转

是常见的妇科急腹症,常在体位突然改变或妊娠期、产褥期子宫大小、位置改变时发生,确诊后应及时进行手术治疗。发生急性扭转时常伴有剧痛、恶心、呕吐甚至休克,在明确诊断前应避免滥用止痛药物,嘱患者避免剧烈运动,常备抢救物品及药品,随时配合抢救。

2.破裂

可导致腹腔内出血、腹腔积液、腹膜炎及休克,伴有剧痛、恶心、呕吐等。确诊为破裂时,应保持患者半卧位,监测血常规和病情变化,配合抢救,及时进行手术治疗。

3.感染

多继发于蒂扭转和破裂。患者可有发热、腹痛、白细胞升高等,除上述两种护理原则外,还应注意监测患者体温的变化,及时给予患者相应的降温措施。

(七)围手术期护理

1.术前护理

(1)术前检查:做好各项检查工作,如血、尿常规,心电图,肺功能等。

(2)心理护理:与患者和家属进行有效沟通,了解其真实的想法,消除恐惧及焦虑的心理。

(3)术前准备:肠道准备:术前 1 天进食流食,术前 12h 禁食,8h 禁水。术前 1 天给予患者清肠药物,术前晚行灌肠,以达到清洁肠道的目的。皮肤准备:手术前要特别注意脐孔的清洁,可用棉签蘸取松节油或石蜡油进行擦拭。

2.术后护理

(1)体位:全麻患者取去枕平卧位,头偏向一侧;局麻患者取去枕平卧 6～8h 后改为半卧位。

(2)病情观察:密切注意生命体征的变化,给予患者相应的护理措施。

(3)导管护理：严密观察引流液的颜色、量及性状，每24h更换引流装置一次，注意无菌操作，防止逆行感染。保持导管出口处皮肤的清洁干燥，随时根据引流口处情况更换辅料，如导管出口处皮肤发红，应及时给予保护皮肤的药物。保持导管的自然曲度，定时挤压导管，促进黏稠、坏死组织或血性凝块堵塞，随时观察引流装置是否通畅。

3.术后并发症的处理

(1)术中出血：晚期卵巢癌膀胱面和直肠面操作时，渗血较多，术后需留置1～2根导管，密切观察引流液颜色、量及性状，一般为100mL以内浆性液可考虑拔管。

(2)肠道损伤：淋巴结清扫时易损伤，术后易发生肠瘘，术后应严密观察腹部症状及引流液，如引流出现粪样液体时，应及时通知医生。

(3)膀胱损伤：术后严密观察患者24h尿量，必要时进行亚甲蓝实验。

(八)放射治疗护理

放射治疗是卵巢肿瘤综合治疗的手段之一，主要方法有全腹照射、盆腹病灶的小照野照射及阴道复发灶的腔内照射或插植照射治疗，对女性生理功能损害极大。放疗后患者可出现高热及呼吸道感染症状，应给予患者有效的降温措施和注意给予患者有效的药物措施。

(1)放疗时应注意保护照射区域皮肤，告知患者可使用皮肤保护膜等药物涂抹，避免使用刺激性药物，避免抓挠，告知患者穿宽松棉质的衣物。

(2)放疗后多饮水，每天应在3000mL以上，保持尿量。

(3)放疗期间应注意合理膳食，指导患者进食高热量、高蛋白、易消化的食物。

(4)放疗期间应定期抽取血常规等项目，严密观察血常规，低于正常范围时应停止放疗，必要时给予药物支持。

(5)放疗后易引起肠道菌群失调，观察大便的次数、性状及量等，必要时留取标本送检，可给予患者益生菌等药物。

(九)心理护理

未生育女性大多考虑术后影响婚姻、生育，已生育女性多担忧卵巢切除术后会出现性格改变，而出现焦虑等负面情绪，因此治疗期间应帮助患者树立正确的观点，主动接受治疗，并鼓励患者大胆与家人交流，直面疾病。

五、护理评价

(1)患者无疼痛。

(2)患者机体营养水平均衡，无营养不良现象。

(3)患者体液量达正常水平。

(4)患者及家属了解卵巢肿瘤相关知识，掌握用药知识。

(5)患者能够正确应对自己的焦虑情绪，能够与家人和睦相处。

(6)患者能够用语言表达子宫及附件缺失的看法，并积极接受治疗。

(7)患者了解各种并发症的预防措施及处理方法。

六、健康教育

(一)卵巢肿瘤的预防

保持良好的生活习惯。控制高胆固醇、高脂肪食物的摄入；合理膳食，避免肥胖。

（二）疾病指导

向患者及家属接受病因、临床表现、治疗方法，告知患者坚持规范化治疗，提高生活质量。

（三）饮食指导

嘱患者进食高热量、高蛋白、高膳食纤维及富含维生素 A、矿物质、易消化的食物，避免高胆固醇饮食。

（四）用药指导

指导患者所用药物的名称、剂量、作用、用药注意事项和不良反应等。

（五）运动指导

根据患者耐受力，适当锻炼，增强体质。

（六）定期复查

卵巢恶性肿瘤易复发，一般治疗后第 1 年，每 1～2 个月随访 1 次；第 2 年，每 3 个月 1 次；第 3 年后可再适当延长，第 5 年后每年随访 1 次，若有异常症状或发现肿块及腹腔积液，应随时就诊。随访内容包括症状、体征、全身及盆腔检查（包括乳腺检查）和 B 超检查。血清 CA125、AFP、hCG 等肿瘤标志物测定根据组织学类型选择。临床检查或肿瘤标志物检查提示肿瘤复发时可选择 CT、MRI 和（或）PET 检查等。

第九节 妊娠期高血压

一、疾病概述

妊娠期高血压是妊娠期特有的疾病。发生率在我国为 9.4%。主要表现为高血压、蛋白尿等症状，重度患者伴有头痛、眼花，甚至抽搐、昏迷。本病严重威胁母婴健康，是引起孕产妇和围产儿死亡的主要原因。

（一）影响因素

1.好发因素

①精神过度紧张。②年轻初产妇或高龄初产妇。③有慢性高血压、肾炎、糖尿病等病史的孕妇。④营养不良者。⑤体型较胖，体重指数＞0.24 者。⑥子宫张力过高者，如双胎、羊水过多等。⑦家族中有高血压病史。⑧寒冷季节或气温变化大时。

2.胎盘浅着床

胎盘浅着床可能是孕早期母体和胎盘间免疫耐受发生改变，导致子宫螺旋小动脉生理重铸过程障碍，胎盘灌注减少，滋养细胞缺血，致滋养细胞功能受损和浅着床。临床上本病易发生于腹壁较紧的初产妇、多胎妊娠、羊水过多等，可能与发生胎盘浅着床有关。

3.免疫学说

认为胎儿胎盘是具有半抗原性移植体，正常妊娠的维持，有赖于胎儿母体间免疫平衡的建立和稳定。这种免疫平衡一旦失调，即可导致特殊的排斥或变态反应，引起血管内皮细胞病变，从而发生该病。

4.其他

近几年来,还认为本病与血管内皮受损、遗传因素、营养缺乏、胰岛素抵抗等因素有关。

(二)病理

本病基本的病理生理变化是全身小动脉痉挛,全身各系统脏器血液灌注量减少,对母儿造成危害,甚至导致母儿死亡。由于小动脉痉挛,造成脉管狭窄,外周阻力增加,肾脏缺血,肾小球受损,通透性增加,体液和蛋白质渗漏,表现为血压升高、蛋白尿、水肿。全身各系统脏器因缺血、缺氧而受到不同程度的损害,胎盘供血不足,可致胎儿宫内生长发育迟缓(IUGR)。病情变化急剧时,可致胎死宫内,严重时胎盘小血管破裂,导致胎盘早剥;脑组织缺氧、水肿,严重时出血,出现头昏、头痛、恶心、呕吐,重者抽搐、昏迷,脑疝形成而致死亡;心肌缺血,可导致左心衰竭,继而发生肺水肿;肾脏受损,肾小球滤过率减少,出现尿少,导致水钠潴留,严重者出现肾衰竭;肝脏由于缺血,使血清谷丙转氨酶升高,出现黄疸表明病情严重,严重者肝实质缺血坏死、肝包膜下出血;血液系统可因血管壁渗透性增加,血液浓缩,红细胞比容增加,重症患者可致微血管病性溶血(又称 HELLP 综合征,主要表现溶血、肝脏酶升高及血小板减少)等。

(三)临床特点及处理原则

1.临床特点

为高血压、水肿、蛋白尿,严重时出现头痛、眼花、胸闷、恶心、呕吐,甚至抽搐和昏迷。

2.防治原则

解痉、降压、镇静、利尿、扩容,适时终止妊娠,预防并发症。

二、护理评估

(一)健康史

详细询问是否存在妊娠期高血压疾病的诱发因素,既往有无高血压、慢性肾病及糖尿病史;详细询问孕妇的自觉症状,胎儿生长情况等。

(二)身体状况

1.血压

血压的高低与病情有直接关系。测血压时,要注意与基础血压比较。初测血压升高者,应休息 1h 再次测量。

2.水肿

妊娠期高血压病出现水肿,可分为 4 级,用"＋"表示。"＋":水肿局限在踝部、小腿;"2＋":水肿延及大腿;"3＋":水肿延及腹部、外阴;"4＋":全身水肿或伴腹腔积液。水肿不明显,但体重每周增加＞0.5kg 的隐性水肿应重视。妊娠期因增大的子宫压迫下腔静脉,使血液回流受阻,引起水肿,营养不良性低蛋白血症及贫血也可引起水肿,应注意鉴别。孕妇体重突然增加每周超过 0.9kg,或每月增加超过 2.7kg 是子痫前期的信号。

3.尿蛋白

取中段尿检验,凡 24 小时尿液蛋白定量≥300mg 者为异常。尿蛋白量的多少直接反映肾血管痉挛的程度以及肾小管上皮细胞因缺氧至功能受损的程度。

4.抽搐与昏迷

子痫前期患者在高血压、水肿、蛋白尿的基础上出现头痛、眼花、胸闷、呕吐、上腹不适。在此基础上出现抽搐、昏迷为子痫。若发生在临产前称产前子痫;若发生在分娩期称产时子痫,临床多见;若发生在产后 7d 内,特别是产后 24h 内称产后子痫。子痫抽搐进展迅速,前驱症状短暂,表现为抽搐、面部充血、口吐白沫、深昏迷;随之深部肌肉僵硬,很快发展成典型的全身高张阵挛惊厥,有节律的肌肉收缩和紧张,持续 1～1.5min,其间患者无呼吸动作。此后抽搐停止,呼吸恢复,但患者仍昏迷,最后意识恢复,但困倦、易激惹、烦躁。护士应特别注意抽搐发作时间、持续时间、间隔时间、发作状态及频率、神志表现,有无舌咬伤、窒息、摔伤、骨折、吸入性肺炎等。

(三)辅助检查

1.血液检查

检查血常规,血细胞比容,血浆黏度,电解质,二氧化碳结合力,出、凝血时间,凝血因子时间,血小板计数等。

2.尿液检查

尿蛋白定量、定性检查,尿比重检查。

3.肝、肾功能检查

谷丙转氨酶、血尿素氮、肌酐及尿酸等测定。

4.眼底检查

正常动静脉管径比为 2∶3。通过眼底检查若发现动静脉管径比为 1∶2,甚至 1∶4 时,表示眼底小动脉痉挛,提示病情严重。严重时可致视网膜剥离,乃至失明。

5.其他检查

胎盘功能、胎儿成熟度、B 超、心电图、超声心动图等检查视病情需要而选择。

(四)心理-社会因素

孕妇得知血压升高后常表现出担心和焦虑,因怕胎儿受到损害而感到恐惧。此时家属会感到极为无助,求助医护人员以保证母子安全。也有孕妇及家属因对疾病缺乏认识,表现出淡漠、不重视,不按时产前检查,而使病情加重。

三、护理诊断及相关合作性问题

(一)焦虑

与担心胎儿安全有关。

(二)知识缺乏

与缺乏妊娠期高血压病的知识有关。

(三)体液过度

与水钠潴留、低蛋白血症有关。

(四)有受伤的危险

与发生子痫抽搐和昏迷有关。

(五)潜在并发症

急性肾衰竭、胎盘早剥、子痫、脑出血。

四、护理目标

(1)孕妇焦虑得到缓解。

(2)孕妇了解孕期保健的重要性,积极配合产前检查和治疗。

(3)孕妇的水肿被正确评估和处理。

(4)孕妇受伤因素被及时评估和控制。

(5)并发症得到及时评估和控制。

五、护理措施

(一)预防措施

(1)加强孕期健康教育:切实开展孕期卫生宣教,正确进行产前检查,使孕妇了解妊娠期高血压病对母儿的危害,做到自觉从早孕开始检查,发现异常,及时处理。

(2)正确指导孕妇的营养与休息:增加富含蛋白质、维生素、铁、钙和其他微量元素的食品,控制盐和脂肪的摄入。从妊娠 20 周起,每日补充钙剂 2g,可降低该病的发生。

(3)翻身实验预测妊娠期高血压病:孕妇左侧卧位测血压直到稳定后,翻身仰卧 5min 再测血压。若仰卧位舒张压较左侧卧位≥20mmHg 为阳性,提示孕妇有发生妊娠期高血压病的倾向。

(二)一般护理

1.休息

轻度妊娠期高血压病孕妇在家休息,保证每天睡眠 6～8h,以左侧卧位为宜。重度患者住院治疗,保持病室安静。必要时用镇静药物保证充分休息。

2.加强营养

指导孕妇增加蛋白质、维生素、铁、钙等食物,减少盐和脂肪的摄入。

3.教会孕妇自我监测

监测自觉症状(头痛、头晕、恶心等),计胎动,指导家属学会听胎心。

4.间断吸氧

可增加血氧含量,改善全身主要脏器和胎盘的氧供。

(三)病情监测

1.监测生命体征

密切注意血压、脉搏、呼吸、体温。每小时测记血压、脉搏、呼吸 1 次,每 4h 测记体温一次。随时观察和询问孕妇有无头晕、头痛、目眩等症状的出现。

2.监测子痫表现

观察记录抽搐发作次数、持续时间、频率、神志表现。

3.监测分娩征兆

观察有无宫缩、阴道流血、宫口扩张、胎先露下降等情况,监测胎心变化。

(四)急救护理

对子痫患者应做好以下护理措施。

1.专人护理

详细记录病情观察和检查结果、液体出入量、治疗经过,为制订治疗方案提供依据。

2.避免刺激

病室保持安静,光线宜暗,保持空气流通,避免一切外来刺激(声音、光亮),护理操作相对集中,动作轻柔,防止诱发抽搐。

3.做好必备物品的准备

气管插管、吸引设备、开口器或用纱布包裹的压舌板、有护栏的病床等。

4.保持呼吸道通畅

患者昏迷或未完全清醒时应禁食、禁水,将头偏向一侧,防止呕吐物引起窒息或吸入性肺炎。及时用吸引器吸出呕吐物和呼吸道分泌物。

5.防止受伤

在患者抽搐时及时将开口器或用纱布包裹的压舌板置于上下磨牙之间,防止舌咬伤。在孕妇的病床上加护栏,防止抽搐,昏迷时坠地摔伤。

(五)治疗配合

1.解痉药物

首选25％的硫酸镁。镁离子作用于神经肌肉连接点,抑制运动神经纤维的冲动,减少乙酰胆碱释放,从而使肌肉松弛,痉挛解除,能有效地预防和控制子痫发作;镁离子还具有中枢抑制,降低颅内压,改善氧代谢,调节细胞内离子代谢及钠泵运转,直接抑制子宫及血管平滑肌,解除血管痉挛,改善子宫胎盘血流等作用。适用于重度高血压和子痫患者。①用药方法:25％硫酸镁20ml加入10％葡萄糖20ml中缓慢静脉注射,5～10min推完;继之用25％硫酸镁60ml加于5％葡萄糖500ml内静脉滴注,按每小时1～2g滴入;必要时临睡前再肌内注射5g,24h总量25～30g。夜间停止静脉滴注,次日重复治疗,可连续给药3～5d。②注意事项:硫酸镁的治疗浓度与中毒剂量比较接近,正常孕妇血清镁离子浓度为0.75～1mmol/L,治疗有效血清镁离子浓度为1.07～3mmol/L,若高于3mmol/L即发生中毒症状,放治疗过程中应严密观察,以防过量中毒。要求膝反射必须存在;呼吸不得少于16次/分;24h尿量不少于600ml,以免蓄积中毒。出现呼吸抑制、心律失常等中毒症状时,立即在3min内静推10％葡萄糖酸钙10ml解毒。

2.镇静药

冬眠药物可广泛抑制神经系统,有助于解痉降压,控制子痫抽搐。常用冬眠合剂,哌替啶100mg、氯丙嗪50mg、异丙嗪50mg,加于10％葡萄糖液500ml中静脉滴注。或哌替啶50mg、氯丙嗪25mg、异丙嗪25mg,肌内注射。间隔12h可重复使用。若估计6h内分娩者禁用。由于氯丙嗪可使血压急剧下降,对母儿有一定的损害作用,现仅用于硫酸镁治疗效果不佳者。

3.降压药物

降压药物虽可使血压下降,但同时减少重要脏器血流量,特别是子宫胎盘的血流量,对胎儿有一定危害,故轻度高血压较少采用。经硫酸镁治疗血压仍≥160/110mmHg者,为防止脑血管意外、胎盘早剥等并发症,酌情选择不影响心输出量、肾脏及子宫胎盘血流量的降压药物。血压不宜降得过快过低,避免影响胎儿。常用肼屈嗪、硝苯地平、拉贝洛尔、甲基多巴等。

4.利尿药物

过去常规用利尿药,现在认为利尿药加重血容量减少和电解质紊乱,使病情恶化,故一般不主张利尿。以下几种情况可以酌情利尿:①并发心力衰竭、肺水肿。②全身水肿或伴有腹腔积液。③严重贫血,血容量过多者。常用药物有呋塞米、甘露醇等。

5.扩容

一般不主张扩容。如果扩容,原则是解痉基础上扩容,扩容基础上利尿。对血容量减少、血液浓缩、黏稠度高,或有慢性弥散性血管内凝血改变者,扩容治疗可以改善微循环灌注,防治弥散性血管内凝血,降低围产儿死亡。指征:①尿比密(重)≥1.020。②红细胞压积>0.35(35%)。③全血黏度>3.6,血浆黏度>1.6。禁忌证:心力衰竭和肺水肿。扩容剂一般用人血浆蛋白、血浆、全血等。扩容时应严密观察,防止心脏负荷过重而发生心力衰竭和肺水肿。

6.终止妊娠

该病是妊娠特有的疾病,一旦终止妊娠,病情迅速好转,故适时终止妊娠仍是根本的治疗措施。终止妊娠的指征:①子痫前期患者经积极系统治疗24~72h后,病情控制不满意或病情恶化者。②子痫前期患者孕周已超过34周者。③子痫前期患者孕龄虽不足34周,胎盘功能减退,胎儿已成熟者。④子痫前期患者,孕龄不足34周,胎盘功能减退,胎儿尚未成熟者,可用地塞米松促进肺成熟后终止妊娠。⑤子痫控制后2h可考虑终止妊娠。

终止妊娠的方式:①引产:适用于病情控制后,宫颈条件成熟者。先行人工破膜后加用缩宫素静脉滴注,严密观察产程进展,对产妇、胎儿密切监护,保持产妇安静,适当缩短第二产程。采取会阴切开、胎头吸引、低位产钳助产。②剖宫产:适用于有产科指征;宫颈条件不成熟,不能在短时间内结束分娩者;引产失败者;胎盘功能明显减退,或已有胎儿窘迫者。

7.防止产后子痫

产后10d内特别是产后24h,仍有发生子痫的可能。应严密观察,及时防止。

(六)心理护理

向孕妇及家属说明本病的病理变化是可逆的,在产后多能恢复正常。耐心倾听孕妇的倾诉,了解其心理状态,并表示理解。嘱孕妇听轻音乐,与人交流,缓解紧张、焦虑情绪。解释采取治疗及护理的理由及目的,使其配合治疗。

(七)健康指导

(1)给予孕妇卫生宣教,定期进行产前检查,发现异常及时到医院就诊。

(2)使得产妇及家属认识妊娠高血压病的危害,如本次妊娠婴儿死亡,嘱血压正常后1~2年再妊娠,并在孕早期到高危门诊就诊检查。

第十节　前置胎盘

一、疾病概述

胎盘的正常附着处在子宫体部的后壁、前壁或侧壁。如果胎盘附着于子宫下段或覆盖在子宫颈内口处,位置低于胎儿的先露部,称为前置胎盘。前置胎盘是妊娠晚期出血的主要原因之一,为妊娠期的严重并发症,如处理不当,可危及母儿生命安全。其发生率为0.24%~1.57%,多见于经产妇,尤其是多产妇。

(一)病因

目前尚未明确,高龄产妇、多产妇、吸烟或吸毒妇女为高危人群。可能与以下因素有关。

1.子宫内膜不健全

产褥感染、多产、上环、多次刮宫、剖宫产等,引起子宫内膜炎、子宫内膜缺损、血液供应不足,为了摄取足够营养,胎盘代偿性扩大面积,伸展到子宫下段。

2.孕卵发育迟缓

孕卵在到达宫腔时滋养层尚未发育到能着床阶段,继续下移,植入子宫下段。

3.胎盘面积过大

如多胎妊娠胎盘常伸展到子宫下段,形成前置胎盘。

(二)分类

以胎盘边缘与子宫颈口的关系,将前置胎盘分为 3 种类型。

1.完全性前置胎盘

或称中央性前置胎盘,子宫颈内口全部为胎盘组织所覆盖。

2.部分性前置胎盘

子宫颈内口部分为胎盘组织所覆盖。

3.边缘性前置胎盘

胎盘附着于子宫下段,边缘接近但不超过子宫颈内口。

胎盘边缘与子宫颈内口的关系随着子宫颈管的消失和子宫颈口的逐渐扩大而改变,原则上以最后一次检查结果为诊断各型前置胎盘的标准,这样有利于制订治疗方案。

(三)临床特点及处理原则

1.临床特点

为妊娠晚期或分娩时,突然发生无诱因无痛性反复阴道出血。

2.防治原则

止血、补充血容量、预防感染,根据具体情况选择继续妊娠或终止妊娠。

二、护理评估

(一)健康史

了解孕妇的健康状况、孕产史、产次及分娩情况。了解有无剖宫产、人工流产、子宫内膜炎、吸烟、吸毒等病史。孕中期特别是孕 28 周后,是否出现无诱因、无痛性、反复阴道流血症状。

(二)身体状况

1.出血特点

妊娠晚期或分娩时,突然发生无诱因无痛性反复阴道出血。出血原因是在妊娠晚期或临产后子宫下段逐渐伸展,位于宫颈内口的胎盘不能相应伸展,导致胎盘自附着处剥离,使血窦破裂而出血。阴道流血发生时间的早晚、反复次数、流血量与前置胎盘的类型有关。完全性前置胎盘初次出血时间往往较早,多于妊娠 28 周左右,出血次数频繁,量较多,有时一次大量出血就可使患者出现休克;边缘性前置胎盘初次出血发生较晚,多在妊娠 37~38 周或临产后,出血量也较少;部分性前置胎盘初次出血的时间和量介于上述两者之间。一般初次出血量不多,剥落处血液凝固后,出血可停止,偶尔也有第一次出血较多的病例。随着妊娠月份增加,子宫下段不断伸展,出血反复发作,出血量也越来越多。患者可出现贫血。贫血程度与失血量成正比。严重出血者可导致休克,胎儿可因缺氧发生宫内窘迫,甚至死亡。

2.腹部检查

子宫大小与停经周数相符,常触及高浮的胎头,因胎先露下降和入盆受阻,可并发胎位异常。有时可在耻骨联合上方听到胎盘杂音。

(三)辅助检查

1.超声检查

对胎盘的定位准确率高达 95% 以上。超声检查可清楚显示子宫壁、胎盘、胎先露部及宫颈的位置,并根据胎盘下缘与宫颈内口的关系确定前置胎盘的类型。

2.产后检查胎盘及胎膜

胎盘娩出后应详细检查,前置部位的胎盘有黑紫色陈旧血块附着。胎膜距胎盘边缘小于7cm,则为前置胎盘。

(四)心理-社会因素

孕妇及家属可因突然阴道流血担心母儿生命安全而感到焦虑和恐惧。

三、护理诊断及相关合作性问题

(一)组织灌注量不足

与无痛性阴道流血有关。

(二)恐惧

与阴道大量流血所致休克,危及母儿生命有关。

(三)有感染的危险

与失血、贫血产妇抵抗力降低,胎盘剥离面接近宫颈口细菌易于侵入有关。

(四)潜在并发症

胎儿窘迫。

四、护理目标

(1)生命体征维持正常,不出现休克症状。

(2)孕妇能叙述前置胎盘的相关知识,恐惧有所缓解。

(3)体温保持在正常范围。

(4)胎儿心率在正常范围,出现异常能及时发现和处理。

五、护理措施

(一)预防措施

1.加强孕期保健指导

对妊娠期出血,不论量多少,均应及时就诊,做到及时诊断和处理。

2.做好计划生育宣教

推广避孕措施,避免多次刮宫、多产等导致的子宫内膜受损或感染。

(二)急救护理

对阴道大量流血者,立即建立静脉通道,及时输血补液,取头低足高位,吸氧、保暖。立即做好剖宫产术前准备,无条件手术时迅速护送转院治疗。

(三)一般护理

1.卧床休息,增加营养

指导孕妇卧床休息,以左侧卧位为宜,吸氧,每日 3 次,每次 1h,以提高胎儿的血氧供应。鼓励孕妇进食高蛋白易消化食品,以增加机体抵抗力。

2.避免各种刺激,以减少出血的机会

医护人员在进行腹部检查时动作要轻柔,禁做阴道检查或肛门检查。

3.保持外阴清洁

勤换月经垫,每日用 1‰的苯扎溴胺擦洗会阴 2 次,保持会阴清洁。

(四)病情监测

1.监测生命体征

严密观察孕妇的脉搏、呼吸、体温和血压。发现异常及时记录并报告医生。

2.监测阴道流血情况

严密观察阴道流血的时间、量,出现变化及时报告医生。

3.监测胎儿情况

及时听取胎心,确定胎儿在宫内情况,出现异常及时报告医生。

(五)治疗配合

1.迅速抢救

对出血性休克的孕妇,遵医嘱采取抢救措施。迅速开通静脉通道,补充血容量。

2.期待疗法

对孕周小于 37 周、胎儿体重低于 2500g、阴道流血不多者,遵医嘱对孕妇采取观察治疗。具体护理如下:①定时测量生命体征,观察阴道流血量,指导孕妇保留用过的会阴垫以便评估出血量。②指导孕妇采取左侧卧位或前置胎盘的同侧卧位。③定时听取胎心音,分析判定胎儿在宫内的情况,必要时做胎儿电子监护。④预防感染:注意观察体温、血常规,出现异常及时报告医生,并遵医嘱用抗生素。⑤对症治疗:必要时遵医嘱给予宫缩抑制药、镇静药、止血药等。⑥选择最佳时机终止妊娠。

3.终止妊娠

①终止妊娠的指征:对反复大量阴道流血甚至休克者无论胎儿成熟与否均应终止妊娠;胎龄达 36 周以上;胎儿成熟度检测提示胎儿肺成熟者;胎龄未达 36 周,出现胎儿窘迫征象者。②终止妊娠方法:剖宫产能迅速结束分娩,达到止血目的,使母儿相对安全,是目前处理前置胎盘的最好方法。护士应做好术前准备和术后护理工作。阴道分娩,适用于出血量不多的边缘性前置胎盘、枕先露、估计短时间内能经阴道分娩者。护士要做好接生和抢救新生儿的准备。胎儿娩出后,及时使用宫缩药,以预防产后出血。

(六)心理护理

鼓励孕妇及家属说出心里的焦虑、担心和恐惧,对其心理状态表示理解。采取多关心、多巡视、多解释、多陪伴的方式为孕妇提供心理支持。向孕妇和家属解释前置胎盘的相关知识,使孕妇和家属能理解和配合治疗,缓解心理压力,增加患者的信心和安全感。

(七)健康指导

(1)产褥期禁止盆浴、性交,保持清洁舒适,防止感染。

(2)对期待疗法有效的孕妇出院后,嘱多休息,避免剧烈活动和性生活。指导孕妇自我监测胎动、胎心,定期产前检查,若再次出现阴道流血、宫缩或胎儿出现异常,应及时到医院就诊。

(3)做好计划生育指导工作;指导产妇产后 42d 到医院检查。

第十一节 胎盘早剥

一、疾病概述

妊娠 20 周后或分娩期,正常位置的胎盘在胎儿娩出前部分或全部与子宫壁剥离,称为胎盘早期剥离,简称胎盘早剥。胎盘早剥为妊娠晚期的一种严重并发症,往往病情急,进展快,如处理不及时,可威胁母儿生命。多见于经产妇,再次妊娠时易再发。

(一)病因

1.影响因素

胎盘早剥的发生可能与以下几种因素有关。

(1)血管病变:从临床观察发现,胎盘早期剥离的孕妇中并发重度妊娠期高血压疾病、慢性高血压及慢性肾脏疾病,尤其已发生全身血管病变者居多。底蜕膜螺旋小动脉痉挛或硬化,可引起远端毛细血管缺血坏死以致破裂出血,血液流到底蜕膜层形成血肿,便引起胎盘与子宫壁剥离。

(2)宫腔压力骤降:羊水过多破膜后大量羊水突然流出,或双胎妊娠第一胎儿娩出过快,均可因宫腔压力骤降、宫腔体积突然缩小而引起胎盘早剥。

(3)外伤:腹部直接受到撞击,或用粗暴的外转胎位术纠正胎位时,亦可造成胎盘早剥。

(4)脐带因素:脐带过短、绕颈、绕肢体,胎儿下降时牵拉而致胎盘早剥。

(二)病理

2.类型及病理

胎盘早剥的主要病理变化是底蜕膜层出血,形成血肿,使胎盘自附着处剥离。如剥离面小,血液很快凝固,临床可无症状。如果胎盘剥离面大,继续出血,则形成胎盘后血肿,使胎盘剥离部分不断扩大,出血逐渐增多,血液冲开胎盘边缘流出。按胎盘剥离时情况不同,分为三种类型。

(1)显性剥离:又称显性出血,胎盘剥离后形成血肿,血液冲开胎盘边缘,沿胎膜与子宫壁之间经子宫颈管向外流出。

(2)隐性剥离:又称隐性出血。胎盘从中央剥离,形成胎盘后血肿,胎盘边缘仍附着于子宫壁上,或胎头固定于骨盆入口,使胎盘后血液不能外流。

(3)混合性剥离:又称混合性出血。由于血液不能外流,胎盘后积血增多,子宫底也随之升高。当内出血过多时,血液仍可冲开胎盘边缘,向宫颈口外流。

胎盘早剥发生内出血时,血液积聚于胎盘与子宫壁之间,压力逐渐增大而使之侵入子宫肌层,引起肌纤维分离,甚至断裂、变性。当血液侵入深达子宫浆膜层时,子宫表面出现紫色瘀斑,尤其在胎盘附着处特别显著,称为子宫胎盘卒中。更严重时,血液可从子宫壁层渗入阔韧带以及输卵管系膜等处,甚至可经输卵管流入腹腔。严重的胎盘早剥往往发生凝血功能障碍,主要是由于从剥离处的胎盘绒毛和蜕膜中释放出大量的组织凝血活酶,进入母体血循环,激活凝血系统而发生弥散性血管内凝血。胎盘早剥持续的时间长,促凝物质陆续不断地进入母体循环内,弥散性血管内凝血在不停地发展,病情即随之加剧。

3.临床特点及处理原则

(1)胎盘早剥的临床特点:妊娠晚期突发的腹部持续性疼痛,伴有或不伴有阴道流血。

(2)治疗原则:积极纠正休克,及时终止妊娠,控制并发症。

二、护理评估

(一)健康史

了解有无慢性高血压、慢性肾脏疾病。了解孕产史和本次妊娠情况。详细了解本次患病过程中腹痛情况,有无阴道流血以及休克情况。了解有无外伤史等。

(二)身体状况

1.轻型胎盘早剥

胎盘剥离面积小于1/3,多为显性出血,腹痛轻或不明显。子宫软,局部有轻压痛,子宫大小与妊娠月份相符,胎位清楚,胎心多正常。

2.重型胎盘早剥

胎盘剥离面积超过胎盘总面积的1/3,表现为持续性腹痛、腰酸、腰痛。以内出血和混合性出血为主,阴道出血可有可无,贫血程度与外出血量不相符,常伴有恶心、呕吐及休克症状。检查子宫底升高,硬如板状,压痛明显,拒按,胎位不清。当胎盘剥离面积大于1/2时,胎儿多因缺氧死亡,胎心消失。严重时可发生子宫胎盘卒中、弥散性血管内凝血、产后出血、急性肾衰竭及羊水栓塞等。

(三)辅助检查

(1)实验室检查

血常规、血小板、出凝血时间及纤维蛋白原检查等,必要时做有关弥散性血管内凝血项目检查。

(2)B超检查

正常胎盘B超图像显示胎盘紧贴子宫壁。若胎盘早剥,B超显示胎盘与子宫壁之间有液性暗区或胎盘增厚。若胎盘后血肿增大,胎盘胎儿面可突向羊膜腔,甚至使子宫内的胎儿偏向对侧。显性剥离未形成胎盘后血肿时无上述表现。

4.心理-社会因素

因剧烈腹痛、大量阴道流血,使孕妇感到自身和胎儿的生命受到威胁,表现出紧张、恐惧。因住院治疗改变了孕妇生活环境,生活不便和治疗费用增加等均给孕妇及家属带来一定的心理压力。

三、护理诊断及相关合作性问题

(一)恐惧

与担心自身与胎儿生命安全有关。

(二)知识缺乏

与对胎盘早剥的认识不足有关。

(三)有胎儿受伤的危险

与胎盘功能障碍和胎盘剥离面积有关。

(四)潜在并发症

失血性休克、弥散性血管内凝血、肾衰竭、子宫胎盘卒中等。

四、护理目标

(1)孕妇及家属了解胎盘早剥知识,恐惧感减轻。

(2)孕妇的出血得到有效控制。

(3)孕妇、胎儿安度妊娠期和分娩期。

五、护理措施

(一)预防措施

1.加强孕期管理

加强产前检查,积极防治妊娠期高血压疾病、慢性肾炎等。

2.避免外伤

妊娠晚期避免长时间仰卧与外伤。行外转胎位术纠正异常胎位时,要严格掌握指征,操作必须轻柔。

3.防止宫内压力骤减

对羊水过多及双胎妊娠分娩者,要避免宫内压力骤减。人工破膜时,应选择在宫缩间歇期,破裂口宜小而靠上,放出羊水速度要缓慢,必要时用纱布包裹的手阻于阴道口,使羊水缓慢流出。行羊膜腔穿刺时,应避开胎盘。双胎分娩时,第一个胎儿娩出速度不可过快。

(二)急救护理

对重型胎盘早剥的孕妇应立即采用以下措施。

(1)迅速建立静脉通道,遵医嘱输血、输液,补充血容量,尽快恢复正常血压。

(2)立即面罩给氧,纠正缺氧状态。

(3)立即做好手术前准备。

(三)一般护理

1.指导孕妇饮食与休息

指导孕妇进食高热量、高蛋白、高维生素、富含铁剂的食物。嘱孕妇绝对卧床休息,取左侧卧位,做好床边护理。

2.保持外阴清洁

定期用1‰的苯扎溴铵清洁外阴,勤更换会阴垫,保持外阴清洁。

(四)病情监测

(1)监测孕妇生命体征,定时测量血压、脉搏、呼吸、尿量,并及时记录。

(2)严密监测子宫高度,孕妇腹痛情况,阴道流血的量、颜色、性状,判断外出血量与失血量是否相符。

(3)监测胎心音是否正常,胎位是否清楚,有无胎儿宫内窘迫情况。

(五)治疗措施

1.协助分娩

在孕妇一般情况好、胎盘剥离面积小、外出血量不多、宫口已开全、胎心正常的情况下,护士做好接生和新生儿抢救准备。若胎盘剥离面积大,外出血量与贫血程度不符,胎儿出现宫内窘迫,或短时间不能经阴道分娩时,均应立即做好剖宫产准备。术后监测患者生命体征,注意观察阴道流血及腹壁手术切口出血情况,遵医嘱给予止血药物等。

2.防止产后出血

胎盘娩出后及时使用宫缩剂,按摩子宫,减少产后出血的发生,必要时做好子宫切除的准备。

(六)心理护理

1.解除恐惧心理

评估恐惧程度,鼓励孕妇说出心理感受,对有关胎盘早剥知识给予解释,尽快解除心理障碍,积极配合治疗与护理。

2.提供心理支持

对失去胎儿或新生儿的孕妇和家属提供心理支持。患者因病情严重可能失去胎儿、新生儿,也可能因出血处理无效行子宫切除手术,要将此患者安排在周围没有新生儿的房间,允许家属陪伴,以减轻患者心理压力。

(七)健康指导

(1)指导母乳喂养:新生儿存活者,正确指导产妇进行母乳喂养;如新生儿死亡,及时指导产妇采用退奶措施,可在分娩后 24h 内尽早服用大剂量雌激素,水煎生麦芽当茶饮,紧束双乳,少进汤类食物。

(2)指导采取合理避孕措施。

(3)进行产褥期卫生知识宣教,要求产后 42d 到产科门诊复查。

第十二节　胎膜早破

一、疾病概述

胎膜早破(Premature Rupture Of Membrane,PROM)是指在临产前胎膜破裂。胎膜早破是分娩期常见的并发症,占分娩总数的 2.7%～17%,是引起早产、脐带脱垂及母儿感染的常见原因之一。

胎膜早破时孕妇多突感较多液体从阴道流出,而无腹痛等其他产兆。对母儿的影响主要是生殖道上行性感染、早产、脐带脱垂、胎儿窘迫及新生儿吸入性肺炎等。治疗要点是预防感染和脐带脱垂等并发症,是否需要终止妊娠取决于胎龄以及是否存在宫内感染、胎儿窘迫等临床征象。

二、护理评估

(一)健康史

导致胎膜早破的病因很多,目前认为主要与生殖道病原微生物上行感染、羊膜腔压力增高、胎膜受力不均、营养缺乏及宫颈内口松弛等有关。

评估时要着重了解妊娠期诱发胎膜早破的病史,如是否有创伤史、妊娠后期性交史、妊娠期羊水过多、多胎妊娠及下生殖道感染的病史等。确定胎膜破裂的时间及妊娠周数、是否存在感染等征象。

(二)身体状况

1.症状

孕妇突感有较多液体从阴道流出,不能控制,可混有胎脂及胎粪,时断时续。当咳嗽、打喷嚏、负重等腹压增加的动作时液体流量可增多。

2.体征

行肛诊检查,触不到前羊膜囊,上推胎先露见阴道流液量增多,有时见流出液中有胎脂或胎粪,羊膜腔感染时则有臭味,且母儿心率增快,子宫有压痛。阴道窥器检查见阴道后穹隆有羊水积聚或有羊水自宫口流出,即可确诊胎膜早破。

3.辅助检查

(1)阴道液 pH 检测:正常阴道液呈弱酸性,pH 为 4.5～5.5,羊水的 pH 为 7.0～7.5。尽早用 pH 试纸检查,若阴道液 pH≥6.5,视为阳性,提示胎膜早破可能性大,准确率可达 90%。若阴道液被血液、尿液、宫颈黏液、精液或细菌污染,可产生假阳性。

(2)阴道液涂片检查:阴道液涂片干燥后,若在显微镜下见到羊齿植物叶状结晶提示为羊水。

(3)羊膜镜检查:可直视胎先露部,看不到前羊膜囊,即可确诊胎膜早破。

(4)胎儿纤维结合蛋白(Fetal Fibronectin,fFN):测定 fFN 是胎膜分泌的细胞外基质蛋白。当宫颈及阴道分泌物内 fFN 含量＞0.05mg/L 时,胎膜抗张能力下降,易发生胎膜破裂。

(5)羊膜腔感染检测:①羊水细菌培养。②羊水涂片革兰染色检查细菌。③羊水白介素 6测定,IL-6≥7.9ng/ml,提示羊膜腔感染。④血 C-反应蛋白＞8mg/L,提示羊膜腔感染。

(6)B 超检查:羊水量减少可以协助诊断。

评估时重点判断阴道流液量多少,阴道流液量过多会导致宫内羊水过少,胎儿脐带受压出现胎儿宫内窘迫;胎膜破裂的时间长短;是否继发感染征象;胎儿宫内有无窘迫。

(三)心理-社会资料

大多数孕妇担心羊水流尽致早产、宫内感染而危及胎儿生命。也有少数孕妇认为只有羊水流出,没有其他产兆出现而不太重视,耽误了治疗。

三、护理诊断/合作性问题

(一)有感染的危险

与胎膜破裂后,下生殖道内病原体上行感染有关。

(二)有受伤的危险(胎儿)

与脐带脱垂和早产儿肺不成熟有关。

(三)焦虑

与未知的妊娠结局有关。

四、护理目标

(1)孕妇无腹痛、发热等感染表现。

(2)不发生脐带脱垂和早产,胎儿平安出生。

(3)孕妇能充分认识到胎膜早破的预后,积极配合治疗和护理。

五、护理措施

(一)一般护理

(1)胎膜已破,胎先露未衔接者应绝对卧床休息,采取左侧卧位,抬高臀部 10cm 以上,防止脐带脱垂。

(2)胎膜破裂后注意预防感染,保持外阴清洁,每日擦洗会阴部 2 次,避免不必要的肛诊及阴道检查。使用吸水性好的消毒会阴垫,勤换会阴垫。

(3)勤听胎心音,了解胎儿宫内情况。

(二)心理护理

注意观察孕妇的情绪变化,加强心理护理,稳定情绪。

(三)病情观察

(1)密切监测胎心变化,若发现胎心异常,有脐带脱垂可能,应立即抬高患者臀部,报告医生进行阴道检查,配合医生进行脐带脱垂抢救。

(2)密切观察感染征象,监测孕妇生命体征,观察羊水性状、颜色、量及气味,及时追踪血常规结果,如果出现母儿心动过速,母体体温升高、羊水有臭味及白细胞升高等提示绒毛膜羊膜炎的发生,应及时报告医生。

(3)严密观察有无腹部阵痛等产兆的发生。

(四)治疗配合

(1)期待治疗:适用于胎膜早破发生在妊娠 28~35 周,且不伴感染、胎儿宫内情况良好、羊水过少的患者。遵医嘱给予预防感染、抑制宫缩、促进胎肺成熟、纠正羊水过少护理。一旦发生绒毛膜羊膜炎,易引起新生儿吸入性肺炎,严重者发生败血症、颅内感染等危及新生儿生命,应及时终止妊娠。

(2)胎膜破裂超过 12h 者应遵医嘱预防性使用抗生素。

(3)若妊娠≥35 周者,可适时终止妊娠。

(五)特殊护理

1.预防脐带脱垂的护理

胎膜早破胎先露未衔接的住院待产妇应绝对卧床,采取左侧卧位,注意抬高臀部(10cm 以上)防止脐带脱垂造成胎儿窘迫。护理时注意进行胎儿监护了解胎心变化,如有异常立即报告医生,协助医生进行阴超或床边 B 超检查确定有无脐带先露,如有脐带先露或脐带脱垂,应尽快结束分娩。

2.预防感染的护理

胎膜具有防止病原体感染宫腔的作用,胎膜破裂后嘱孕妇保持外阴清洁,每日擦洗会阴部 2 次,放置吸水性好的消毒会阴垫于外阴,勤换会阴垫,保持清洁干燥,防止病原体上行感染。注意观察孕妇有无体温升高、羊水有臭味、胎心过快等感染征象。胎膜破裂 12h 未分娩者,遵医嘱使用抗生素预防感染。

六、护理评价

(1)母儿生命安全,未发生感染。

(2)无胎儿窘迫与脐带脱垂等并发症,胎儿平安出生。

(3)孕妇无焦虑,积极参与护理,对胎膜早破的处理感到满意。

七、健康教育

(1)重视孕期保健,注意营养平衡,适量补充维生素 C、钙、锌、铜等微量元素;积极预防和治疗生殖道感染、咳嗽和便秘;妊娠晚期禁止性生活,避免负重和腹部受外力撞击导致胎膜早破;多胎妊娠及羊水过多者妊娠晚期注意减少活动,多休息,避免胎膜早破。

(2)保胎期间指导孕妇自测胎动,出现胎动过频、胎动减少或消失均应及时报告医师。

(3)宫颈内口松弛者应注意卧床休息,遵医嘱于妊娠 14～16 周行宫颈内口环扎术。

(4)指导头盆不称、先露高浮的孕妇在预产期前 2 周住院待产,指导孕妇及家属一旦发生胎膜破裂应立即平卧、抬高臀部,尽快送往医院。

第十三节　产后出血

一、护理评估

(一)健康史

了解有无导致产后出血的原因。

1.产后宫缩乏力

最常见。

(1)全身因素:产妇精神紧张、体弱或有慢性全身性疾病。

(2)局部因素:包括前置胎盘、胎盘早剥、膀胱和直肠充盈、子宫病变等。

2.胎盘因素

胎盘滞留(胎儿娩出后 30min,胎盘尚未娩出者)、粘连、植入、嵌顿、残留等。

3.软产道损伤

可因胎儿过大、娩出速度过快和助产手术不当使会阴、阴道、子宫颈甚至子宫下段裂伤而致出血。软产道损伤多见于初产妇,为产后出血的另一重要原因。

4.凝血功能障碍

相对较少见,如血液病(血小板减少症,白血病,凝血因子Ⅶ、Ⅷ减少,再生障碍性贫血等)、重症肝炎、宫内死胎滞留过久、胎盘早剥、重度妊娠期高血压疾病和羊水栓塞等,引起血凝障碍和止血困难。

(二)身体状况

1.临床表现

产妇可出现面色苍白、心慌、出冷汗、头晕、脉细弱及血压下降等失血性休克表现,不同原因的产后出血表现有所不同。

2.辅助检查

尿常规、血常规、血小板计数、凝血因子时间、纤维蛋白原测定等。

(三)心理-社会状况

产妇一旦发生产后出血,家属及本人会异常惊慌、恐惧,担心产妇生命安危。

(四)处理要点

查找原因,迅速止血,纠正休克,预防感染。

二、护理问题

(一)潜在并发症

失血性休克。

(二)有感染的危险

与失血过多,抵抗力低下,反复检查、操作有关。

三、护理措施

(一)一般护理

(1)保持环境清洁,注意室内通风及消毒。

(2)让产妇取平卧位,保暖、给氧,立即建立静脉通路,按医嘱输液输血、纠正酸中毒,备好急救物品及药品,记录液体出入量等。

(3)监测体温变化,每日测4次体温。

(4)加强外阴部清洁消毒护理。

(二)病情观察

(1)监测产妇生命体征、意识状态、四肢的温度及尿量、宫缩、阴道出血情况,检查宫底高度和硬度、会阴伤口,避免膀胱充盈而影响宫缩,详细记录。

(2)定时送血化验。

(3)及时向医生报告病情。

(三)治疗配合

1.协助医生迅速止血

如下所述。

(1)宫缩乏力性出血:加强宫缩。

1)经腹壁按摩子宫或腹壁—阴道双手压迫按摩子宫,或腹壁—阴道双手压迫按摩子宫。

2)遵医嘱注射宫缩剂。

3)准备手术:结扎盆腔血管,必要时切除子宫。

4)在无输血及手术条件的情况下,可采用宫腔内填塞纱条来压迫止血,24h取出纱布。

(2)胎盘滞留性出血:在无菌条件下,使用取(徒手剥离胎盘)、挤(腹部挤压排胎盘)、刮(刮出小的残留的胎盘)、切(植入性胎盘应做子宫次全切除术)等措施进行相应处理。

(3)软产道撕裂:及时修补缝合止血。

(4)凝血功能障碍:去除病因,纠正休克。

2.失血性休克的护理

如下所述。

(1)及早补充血容量。

(2)让产妇平卧、保暖、给氧,注意宫缩和阴道出血情况。

(3)严密观察产妇生命体征、意识状态,并详细记录。

(四)心理护理

做好产妇和家属的安慰、解释工作。

(五)健康指导

(1)教产妇及家属学会在腹部按摩子宫,观察子宫复旧情况、恶露的变化和学会会阴护理的技巧,发现异常,及时就诊。

(2)告知产妇及家属,鼓励产妇进食易消化,营养丰富,富含铁质、蛋白质、维生素的食物,少量多餐;充分休息、适当活动,促进身体早日康复。

第十四节　羊水栓塞

羊水栓塞是指在分娩过程中羊水突然进入母体血液循环引起急性肺栓塞,过敏性休克,弥散性血管内凝血,肾衰竭或猝死的严重的分娩期并发症。发病率为 4/10 万～6/10 万,是造成产妇死亡的主要原因。

一、病因

(1)子宫收缩过强或强直性子宫收缩。

(2)胎膜破裂(其中 2/3 为胎膜早破,1/3 为胎膜自破)。

(3)宫颈或宫体损伤处有开放的静脉或血窦。

(4)多有胎膜早破或人工破膜史。

二、临床表现

羊水栓塞临床表现病程可分为 3 阶段。

(一)呼吸循环衰竭

根据病情分为暴发型和缓慢型两种。暴发型为前驱症状之后,很快出现呼吸困难、发绀。急性肺水肿时有咳嗽、吐粉红色泡沫痰、心率快、血压下降甚至消失。少数病例仅尖叫一声后心跳呼吸骤停而死亡。缓慢型的呼吸循环系统症状较轻,甚至无明显症状,待至产后出现流血不止、血液不凝时才被诊断。

(二)全身出血倾向

部分羊水栓塞患者经抢救度过了呼吸循环衰竭时期,继而出现 DIC,表现为大量阴道流血为主的全身出血倾向,如黏膜、皮肤、针眼出血及血尿等,且血液不凝。但是部分羊水栓塞病例在临床上缺少呼吸循环系统的症状,起病即以产后不易控制的阴道流血为主要表现,容易被误认为子宫收缩乏力引起产后出血。

(三)多系统脏器损伤

本病全身脏器均受损害,除心脏外肾脏是最常受损害的器官。由于肾脏缺氧,出现尿少、尿闭、血尿、氮质血症,可因肾衰竭而死亡;脑缺氧时患者可发生烦躁、抽搐、昏迷。

三、诊断

(1)床边心、肺摄片,见肺部有弥散性点、片状浸润影,沿肺门周围分布,伴右心扩大及轻度肺不张。

(2)出血期血液检查符合 DIC 表现。

(3)死后心脏穿刺抽取血液或尸体解剖在肺动脉中找到羊水成分中的有形物质,如胎儿脱落的鳞状上皮细胞、胎脂、黏液等。

四、治疗

(一)抗过敏

应用大剂量皮质激素,常选用地塞米松,20～40mg 静脉滴注。

(二)纠正缺氧

应争取行正压持续给氧,至少用面罩给氧或使用人工呼吸机,供氧可减轻肺水肿,改善脑缺氧及其他组织缺氧。

(三)解除肺动脉高压

1.氨茶碱

具有解除肺血管痉挛,扩张冠状动脉及利尿作用,还有解除支气管平滑肌痉挛作用。剂量为 0.25～0.5 g 加入 10％～25％葡萄糖液 20mL,静脉注射。

2.罂粟碱

对冠状血管和肺、脑血管均有扩张作用,是解除肺动脉高压的理想药物。剂量为 30～60mg 加入 25％葡萄糖液 20mL,静脉注射。

3.阿托品

解除肺血管痉挛,还能抑制支气管的分泌功能,改善微循环。剂量为 0.5～1mg,静脉注射,每 10～15min 1 次,至症状好转。

4.酚妥拉明

解除肺血管痉挛,剂量为 20mg 加入 10％葡萄糖液 250mL,静脉滴注。

(四)抗休克

1.扩充血容量

休克时都存在有效血容量不足,应尽早、尽快扩充血容量。扩容液的选择,开始多用右旋糖酐-40 500～1000mL,静脉滴注,伴失血者应补充新鲜血及平衡液。

2.纠正酸中毒

首次可给 5‰碳酸氢钠 100～200mL。最好做动脉血血气及酸碱测定,按失衡情况给药。

3.调整血管紧张度

休克症状急骤而严重或血容量虽已补足但血压仍不稳定者,可选用血管活性药物,常用多巴胺 20～40mg 加入葡萄糖液 500mL 内,静脉滴注,可保证重要脏器血供。

4.肝素使用

羊水栓塞诊断一旦确立,就应开始抗凝治疗,尽早使用肝素,以抑制血管内凝血,保护肾脏功能。首次应用肝素量 1mg/kg(约 50mg),加入生理盐水 100mL 内,静脉滴注,1h 滴完。

(五)预防心力衰竭

可用快速洋地黄制剂,去乙酰毛花苷(西地兰)0.2～0.4mg 稀释于 25‰葡萄糖液 20mL,静脉注射,必要时 4～6h 重复 1 次,总量每日＜1.2mg。另辅以呋塞米 40～80mg,静脉注射,防治心力衰竭,对提高抢救成功率具有重要意义。

(六)产科处理

如子宫颈口未开或未开全者,应行剖宫产术,以解除病因,防止病情恶化;子宫颈口开全,胎先露位于坐骨棘下者,可行产钳助产。术时及产后密切注意子宫出血等情况。如无出血,继续保守治疗;如有难以控制的产后大出血且血液不凝者,应当机立断行子宫切除术,以控制胎盘剥离面血窦出血,并阻断羊水沉渣继续进入血循环,使病情加重。对宫缩剂的使用意见尚不一致,不同意使用者认为加强宫缩,可促使贮留在子宫壁内的羊水进入母血循环,导致病情恶化。

五、护理

(一)严密观察,加强护理

专人护理,保持呼吸道的通畅,留置导尿管,保持导尿管的通畅,观察尿的排出量和性质,防止肾衰竭。定时测量血压、脉搏、呼吸,准确地测定出血量,并观察血凝情况,特别护理应详细记录情况和 24h 的出入量。防感染,在各项操作中严格执行无菌操作,正确使用大剂量抗生素,防止肺部和生殖道感染。做好血小板、凝血酶原时间、纤维蛋白原定量、鱼精蛋白副凝试验、凝血时间测定血样标本。

(二)产科护理

(1)羊水栓塞在胎儿娩出前或刚临产发生时,在改善母体呼吸循环功能,并纠正凝血功能障碍后,尽快结束分娩。

(2)胎儿不能及时娩出,应立即做好剖宫产手术的准备,行剖宫产结束分娩。

(3)宫口已开全或接近开全时发病应及时做好阴道分娩及手术助产,准备娩出胎儿。

(4)产后对无法控制的阴道流血患者,予以子宫切除术,做好腹部全子宫切除手术的前后准备和护理。切除子宫可减少胎盘剥离面大血窦的出血,控制病情不再继续恶化。

第六章　儿科护理

第一节　新生儿呼吸窘迫综合征

新生儿肺透明膜病（Hyaline Membrane disease，HMD）又称新生儿呼吸窘迫综合征（Neonatal Respiratory Distress Syndrome，NRDS），系指出生后不久即出现进行性呼吸困难、青紫、呼气性呻吟、吸气性三凹征和呼吸衰竭。主要见于早产儿，因肺表面活性物质不足导致进行性肺不张。其病理特征为肺泡壁至终末细支气管壁上附有嗜伊红透明膜。

一、病因

本病是因为缺乏由Ⅱ型肺泡细胞产生的表面活性物质（PS）所造成，表面活性物质的80%以上由磷脂（PL）组成，在胎龄20～24周时出现，35周后迅速增加，故本病多见于早产儿，胎龄越小，发病率越高。表面活性物质（PS）缺乏的原因有以下方面。

（一）早产

小于35周的早产儿Ⅱ型细胞发育未成熟，PS生成不足；

（二）缺氧、酸中毒、低温

均能抑制早产儿生后PS的合成；

（三）糖尿病孕妇的胎儿

其胎儿胰岛细胞增生，而胰岛素具有拮抗肾上腺皮质激素的作用，延迟胎肺成熟；

（四）剖宫产

因其缺乏正常子宫收缩所刺激的肾上腺皮质激素增加而促进肺成熟，PS相对较少；

（五）通气失常

可影响PS的合成；

（六）肺部感染

Ⅱ型细胞遭破坏，PS产量减少。

二、临床表现

患儿几乎都是早产儿，足月儿仅约5%。产母病史常示贫血、产前子宫出血、剖宫产、臀位产和多胎儿或妊娠高血压综合征、糖尿病和分娩异常。

出生时心跳、呼吸亦可完全正常。一般出生后立即开始或在6h内逐渐出现呼吸困难、青紫，伴呼气性呻吟、吸气性三凹征，并进行性加重。胸腹呼吸动作不协调，呼吸由快转慢、不规则或呼吸暂停，青紫明显。经急救后呼吸可好转，但过后又复发，常呈原发性发作，程度渐次加重，持续时间延长，发作间隔缩短。体温不稳定，往往不升。死亡多发生在出生后48h内。部分病例经治疗病情渐渐缓解，病程如能超过72h，肺成熟度增加，则多数患儿能逐渐康复。

三、诊断

(一)实验室检查

1.泡沫试验

将患儿胃液(代表羊水)1mL 加 95％酒精 1mL,振荡 15 s,静置 15min 后,如果沿管壁有多层泡沫表明 PS 多,可除外 RDS;如果无泡沫表明 PS 少,可考虑为 RDS;如果介于两者之间,则可能是 RDS。其机理为 PS 利于泡沫形成和稳定,而酒精则起抑制作用。

2.卵磷脂/鞘磷脂值

羊水或患儿气管吸引物中 L/S≥2 提示"肺成熟",1.5～2 可疑,<1.5 肺未成熟,PS 中其他磷脂成分的测定也有助于诊断。

(二)X 线检查

胸片表现较特异,对 RDS 诊断非常重要。

1.毛玻璃样改变

两肺呈普遍性透过度降低,可见弥散性均匀一致的细颗粒(肺泡不张)网状影。见于 RDS 初期或轻型病例。

2.支气管充气征

在普遍性肺泡不张(白色)的背景下,呈树枝状充气之支气管(黑色)清晰显示,RDS 中、晚期或较重病例多见。

3.白肺

整个肺野呈白色,肺肝界及肺心界均消失,见于严重 RDS。动态拍摄 X 线胸片有助于诊断及治疗效果的评估。

四、治疗

(一)一般治疗

1.保温

放置在自控式暖箱内或辐射式抢救台上,保持皮肤温度在 36.5℃。

2.监测

体温、呼吸、心率、血压和血气。

3.保证液体和营养供给

第 1 天 5％或 10％葡萄糖液 65～75mL/(kg.d),以后逐渐增加到 120～150mL/(kg.d)并补充电解质,病情好转后改为经口喂养,热能不足时辅以部分静脉营养。

4.纠正酸中毒

5.关闭动脉导管

应严格限制入液量,并给予利尿剂,如仍不关闭者,可静脉注射消炎痛,剂量为每次 0.2mg/kg,首次用药后 12、36h 做各用 1 次、共 3 次。其机理为:前列腺素 E 是胎儿及生后初期维持动脉导管开放的重要物质,而前列腺素合成酶抑制剂(消炎痛)可减少前列腺素 E 的合成,有助于导管关闭。用药无效时可考虑手术结扎。

6.抗生素

根据肺内继发感染的病原菌(细菌培养和药敏)应用相应抗生素治疗。

(二)氧疗和辅助通气

1.吸氧

根据发绀程度选用鼻导管、面罩或头罩吸氧,因早产儿易发生氧中毒,故以维持 PaO_2 50～70mmHg(6.7～9.3kPa)和 $TcSO_2$ 85%～92%为宜。

2.持续呼吸道正压及常频机械通气

3.其他

近年大样本、多中心的研究表明当常规机械通气(CMV)治疗难以奏效时,改用高频振荡或高频喷射呼吸机,可减少常频呼吸机的负作用,以取得较好的疗效。ECMO 对呼吸机治疗无效的病例有一定疗效。

(三)PS 替代疗法

可明显降低 RDS 病死率及气胸发生率,同时可改善肺顺应性和通换气功能,降低呼吸机参数,PS 目前已常规用于预防或治疗 RDS。

1.PS

包括天然、半合成及人工合成三种。

2.使用方法

一旦确诊应尽早使用(生后 24h 内)经气管插管分别取仰卧位、右侧卧位、左侧卧位和再仰卧位各 1/4 量缓慢注入气道内,每次注入后应用复苏囊加压通气 1～2min,PS 制剂不同,其剂量及间隔给药时间各异,视病情予以 2～4 次。

五、护理

清除分泌物,头侧位以利分泌物流出,经常清除口咽、鼻咽部和气管内的分泌物,如分泌物较黏稠,可先行雾化吸入,待痰液稀释后再吸痰。

(一)氧气疗法

1.一旦出现呼气性呻吟,应及早采取持续鼻塞气道正压呼吸,CPAP 可增加肺功能残气量,防止肺泡萎缩和肺不张,改善通气血流比例失调,使血氧分压上升,及早应用可减少呼吸机的使用。

2.气管插管用氧,如用纯氧 CPAP 后,病情仍无好转者,应及时进行气管插管呼吸机治疗,采用间歇正压通气加呼气末正压通气。

3.协助医生将肺表面活性物质从气管内滴入,滴入前彻底吸净气道分泌物,将患儿头稍后仰,使气道伸直,将药液从气管中滴入时变动体位(仰卧、俯卧、左侧卧位、右侧卧位),使药物均匀进入各肺叶,同时用复苏囊加压吸氧,有利药液更好地弥散。用药后 4～6h 内禁止气道内吸引。

(二)严密观察病情

有条件用监护仪监测生命体征,及时进行评估,认真做好护理记录,与医生密切联系。遵医嘱做好各种医疗操作。保暖,可置婴儿于适中温度的保暖箱内或辐射式红外线保暖床上,保持皮肤温度在 36℃～36.5℃,使体内耗氧量在最低水平。

(三)纠正酸中毒

可用 5%碳酸氢钠每次 3～5mL/kg,以 5%～10%葡萄糖液稀释成等张液,于 30min 内经静脉滴入。

（四）保证营养供给

注意液体进入量和营养，吸吮和吞咽困难者用鼻饲法或补充静脉高营养液。病情好转后改由消化道喂养。

（五）做好隔离和预防工作

保持室内空气新鲜，做好消毒隔离，注意无菌操作，预防感染。

第二节　新生儿颅内出血

新生儿颅内出血（Intracraninal Hemorrhage Of Newborn）是新生儿常见的严重疾病，是常见的一种脑损伤，系由产伤和缺氧引起，也是造成围生新生儿死亡的主要原因之一，部位包括硬膜下出血、蛛网膜下隙出血、脑室周围室管膜下—脑室内出血，小脑出血和脑实质出血。以室管膜下—脑室内出血最常见，预后较差，近年由于产科技术的进步，产伤所致的硬膜下出血明显减少，而早产儿缺氧所致的脑室周围—脑室内出血已成为新生儿颅内出血最常见的类型，新生儿颅内出血病死率高，是新生儿早期死亡的主要原因之一，部分存活的小儿常常有各种神经系统的严重后遗症，如脑积水、脑性瘫痪、癫痫和智力障碍等，应积极防治。

一、病因

（一）缺氧缺血

一切在产前、产程中和产后可以引起胎儿或新生儿缺氧、窒息、缺血的因素，缺氧缺血性脑病常导致缺氧性颅内出血，早产儿多见，胎龄越小发生率越高，可因宫内窘迫、产时和产后窒息、脐绕颈、胎盘早剥等，缺氧缺血时出现代谢性酸中毒，致血管壁通透性增加，血液外溢，多为渗血或点状出血，出血量常不大而出血范围较广和分散，导致室管膜下出血，脑实质点状出血，蛛网膜下隙出血。

（二）产伤

胎儿头部受到挤压是产伤性颅内出血的重要原因，以足月儿、巨大儿多见，可因胎头过大、产道过小、头盆不称、臀位产、产道阻力过大、急产、高位产钳、吸引器助产等，使头部受挤压，牵拉而引起颅内血管撕裂出血，出血部位以硬脑膜下多见。

（三）其他

颅内先天性血管畸形或全身出血性疾病，如某些凝血因子表达减少也可引起颅内出血或加重脑室内出血（IVH），如维生素 K 依赖的凝血因子缺乏，血小板减少等，可引起颅内出血；快速扩容，输入高渗液体，血压波动过大，机械通气不当，吸气峰压或呼气末正压过高等医源性因素也在一定程度上促使颅内出血的发生。

二、临床表现

颅内出血的症状、体征与出血部位及出血量有关，一般生后 1～2d 内出现。常见表现有意识状态改变，如激惹、过度兴奋或淡漠、嗜睡、昏迷等；眼部症状有凝视、斜视、眼球上转困难、眼球震颤等;颅内压增高时,则表现有脑性尖叫、前囟隆起、惊厥等;呼吸系统可见呼吸增快或减慢,呼吸不规则或暂停等;患儿肌张力早期增高,以后减低;瞳孔大小不对称,对光反射差;出现黄疸和贫血。

三、诊断

病史和临床表现仅能提供诊断线索。脑脊液检查如为均匀血性并发现皱缩红细胞,则有助于诊断,但检查正常亦不能排除本病,且病情危重时不宜进行此操作。影像学检查有助确诊,CT 和 B 超扫描可提示出血部位和范围,有助于判断预后。

四、治疗

(一)支持方法

1.供氧

选择适当的给氧方法,保持 $PaO_2 > 6.65 \sim 9.31 kPa(50 \sim 70 mmHg)$、$PaCO2 < 5.32 kPa(40 mmHg)$,但要防止 PaO_2 过高和 $PaCO_2$ 过低。

2.纠正酸中毒

应改善通气以纠正呼吸性酸中毒,在此基础上方可使用碳酸氢钠纠正代谢性酸中毒,严重酸中毒时可用碳酸氢钠以葡萄糖稀释,静脉缓慢推注,或稀释后静脉滴注。

3.纠正低血糖

静脉输注葡萄糖,使血糖 $> 3.36 mmol/L(60 mg/dL)$,但应注意防止高血糖。

4.纠正低血压

输入多巴胺,可合用多巴酚丁胺,应从小剂量开始逐渐增加用量。

5.补液

每日液量控制在 $60 \sim 80 mL/kg$。

(二)控制惊厥

首选苯巴比妥钠,静脉滴入,安定的作用时间短,疗效快,在上药疗效不明显时可加用。

(三)降低颅内压

对伴有颅内高压者可使用地塞米松静脉滴注。如有瞳孔不等大、呼吸节律不整、叹息样呼吸或双吸气时可使用甘露醇,剂量根据病情决定,静脉推注。

(四)止血药

可选择使用维生素 K1、酚磺乙胺(止血敏)、卡巴克络(安络血)和立止血等。

(五)脑代谢激活剂

出血停止后,可给予胞二磷胆碱静脉滴注。

(六)脑硬膜穿刺

用于硬脑膜下出血患儿。

(七)出血后脑积水

可进行脑室穿刺引流,维持 7d 后撤除,如头围继续增大,可考虑脑积水分流术。

五、护理

(一)首先应保持患儿及周围环境绝对安静

护理、治疗要集中,到床边进行一切操作,操作时动作要轻,尽量少搬动患儿。

(二)体位

产伤和缺氧引起的颅内出血易发生脑水肿,所以要抬高床头以减轻其水肿,要使患儿右侧卧位,防止唾液吸入气道发生窒息。部分颅内出血患儿伴有头颅血肿,要注意变换体位,以免发生头部压伤。

第三节　高热惊厥

高热惊厥是指小儿在呼吸道感染或其他感染性疾病早期,体温升高≥39℃时发生的惊厥,并排除颅内感染及其他导致惊厥的器质性或代谢性疾病。主要表现为突然发生的全身或局部肌群的强直性或阵挛性抽搐,双眼球凝视、斜视、发直或上翻,伴意识丧失。高热惊厥分为单纯性高热惊厥和复杂性高热惊厥两种。各年龄期(除新生儿期)小儿均可发生,以 6 个月至 4 岁多见,单纯性高热惊厥预后良好,复杂性高热惊厥预后则较差。

一、病因

热性惊厥与发热性疾病中体温骤然升高、小儿神经系统发育不完善有关,最常见的诱因是呼吸道感染,也可伴发于出疹性疾病、中耳炎等。

二、临床表现

(1)发病年龄多为 6 个月至 4 岁,亦可<6 个月或>4 岁。

(2)发热初期(24 小时内,个别<48 小时),体温升至≥39℃时,突然发生的惊厥。

(3)惊厥为全身性对称或部分性不对称发作,双眼球凝视、斜视、发直或上翻,伴意识丧失。

(4)惊厥持续约数 10 秒至数分钟,个别呈惊厥持续状态(约 30 分钟)。

(5)惊厥过后意识恢复快,无中枢神经系统异常。

(6)脑电图多于惊厥后 2 周恢复正常。

(7)可有遗传因素。

三、诊断

(1)发病年龄多为 6 个月至 4 岁,亦可<6 个月或>4 岁。

(2)惊厥发生于上呼吸道感染或其他感染性疾病早期,体温升高至≥39℃时。

(3)惊厥持续 10 秒至数分钟,极少超过 10 分钟,多发作 1 次。

(4)惊厥为全身性对称发作(幼婴儿可不对称),发作时意识丧失,过后意识恢复快,无中枢神经系统异常。

(5)脑电图于惊厥 2 周后恢复正常。

(6)预后良好。

(7)既往有高热惊厥史,如条件不完全符合前述 6 条依据,而又能排除引起惊厥的其他疾病,可诊断为复杂性高热惊厥。

四、治疗

(1)首选安定静脉注射,控制惊厥后用苯巴比妥钠或其他药物以巩固和维持疗效。安定有抑制呼吸、心跳及降低血压的不良反应,故应准备心肺复苏措施。

(2)异戊巴比妥钠或硫喷妥钠在以上止惊药物无效时才使用,硫喷妥钠可引起喉痉挛,使用时勿搬动头部以防喉痉挛的发生,一旦发生喉痉挛应即将头后仰,托起下颌,防舌根后坠,并肌内注射阿托品解痉。

(3)惊厥呈持续状态而出现颅内高压时,应采用20%甘露醇、呋塞米等降颅压措施。

(4)高热者多行物理降温或/及药物降温。

(5)对不同病因的惊厥给予相应的病因治疗。

第四节 重症肺炎

小儿急性肺炎是小儿最常见的一种呼吸道疾病,四季均易发生,3岁以内的婴幼儿在冬、春季节患肺炎较多。如治疗不彻底,易反复发作、引起多种重症并发症,影响孩子发育。小儿肺炎临床表现为发热、咳嗽、气促、呼吸困难和肺部细湿啰音,也有不发热而咳喘重者。小儿肺炎有典型症状,也有不典型的,新生儿肺炎尤其不典型。由细菌和病毒引起的肺炎最为多见。目前可通过疫苗预防小儿肺炎。常见有安尔宝(B型流感嗜血杆菌结合疫苗)、7价的肺炎球菌疫苗、23价肺炎球菌多糖疫苗。

一、病因

(一)感染

小儿重症肺炎以感染性占绝大多数。

1.病毒感染

近年来随着抗生素的广泛应用,病毒性肺炎发病率逐渐增加,而细菌性肺炎相对减少。其中以腺病毒、呼吸道合胞病毒、流感病毒为主。

2.细菌感染

主要由肺炎球菌、流感杆菌、金黄色葡萄球菌、大肠埃希菌引起。

(二)年龄因素

婴幼儿容易发生重症肺炎,1岁以下婴幼儿免疫力很差,肺炎易于扩散,可迅速恶化。

(三)机体状态

早产儿、佝偻病、先天性心脏病、营养不良患儿及有呼吸系统外并发症者易于发生重症肺炎。患重症感冒、麻疹、百日咳后患肺炎的,亦较易转变为重症肺炎。

二、临床表现

(一)重症肺炎的一般症状

初有发热、咳嗽、流涕等,然后迅速出现严重的中毒症状,如精神萎靡,面色苍白、灰暗,拒食,呕吐,腹胀。

(二)呼吸系统表现

咳嗽、气喘最为突出,可咳出白色黏痰(病毒性)、脓性痰(细菌性)甚至粉红色泡沫痰(肺水肿时)。体检可见呼吸表浅、频速、鼻翼扇动、吸气三凹征、唇周及四肢末端发绀。听诊闻中、小水泡音或有喘鸣音。

(三)肺炎并呼吸衰竭表现

呼吸困难加重,呼吸浅快,重者转为浅慢,节律改变。三凹征明显或反而不明显,口唇发绀,烦躁或嗜睡、昏迷、惊厥,后期可出现脑水肿、脑疝表现。$PaCO_2 \geqslant 6.67kPa(50mmHg)$。

(四)心血管系统表现及心力衰竭表现

重症肺炎往往出现循环系统受累,表现为脉搏微弱、心率加快、心音低钝呈奔马律、发绀加重、肺部啰音增多等。严重者可有肝大、静脉充盈、四肢水肿等心力衰竭表现。出现休克和周围循环衰竭时可见面色苍白、皮肤灰暗湿冷,出现花斑、毛细血管充盈时间延长、血压下降、尿量减少,甚至可有 DIC 合并出现。

(五)神经系统症状

精神萎靡、嗜睡或烦躁、重者意识障碍、视神经盘水肿、昏迷、惊厥、进而可出现脑疝,患儿因中枢性呼吸衰竭而死亡。并发中毒性脑病时可见高热头痛、呕吐、烦躁或嗜睡、惊厥和昏迷。脑脊液压力明显增高而不伴其他变化。

(六)消化系统症状

食欲减退、呕吐、腹泻、腹胀,甚至中毒性肠麻痹。

(七)水、电解质及酸碱平衡紊乱

可有脱水或水钠潴留表现,常有代谢性酸中毒表现,严重者可同时有呼吸性酸中毒。

三、护理

(一)病情观察

患儿有面色青紫、口唇发绀、大汗、烦躁不安等异常表现,考虑痰液阻塞气道,需立即吸痰、吸氧。如患儿心率>180 次/分,呼吸>60 次/分,面色苍白,尿少,颜面及双下肢水肿,颈静脉怒张,肝脏迅速增大,端坐呼吸等提示出现心力衰竭,应立即通知医生,减慢输液速度,吸氧,让患儿端坐位或高枕卧位,并准备强心利尿等药品。如患儿出现头痛、频繁呕吐、颈抵抗、尿便失禁、瞳孔异常改变,提示合并中毒性脑炎,需降颅内压、营养脑细胞等治疗。患儿在输液过程中出现呼吸困难、皮疹等需考虑药物过敏,要立即改换液体。重症肺炎患儿要做到早发现、早诊断、早治疗,把隐患消灭在萌芽状态。

(二)保持环境卫生

每天定时通风,室温保持在 18℃~20℃,相对湿度保持约 60%,空气干燥易使痰液黏稠不易咯出,但湿度过大容易滋生病菌。定时紫外线消毒,患儿痰液需放相应容器中。

(三)畅通呼吸道

根据不同年龄选择合适的吸氧方式,婴幼儿用面罩吸氧,年长儿用鼻导管吸氧,合并呼吸衰竭使用人工呼吸器,持续吸氧可改善患儿缺氧状态。对患儿定时进行雾化、吸痰、拍背,以利于痰液排除,减少窒息的危险性。吸痰时注意动作要轻柔,根据患儿年龄选择适宜的吸引管吸痰,以免损伤气道黏膜。

(四)合理饮食

患儿不适宜进食油性较大、不易消化食物,需多进食蔬菜、水果,尤其富含 VitC 的水果,易消化流质半流质食物,保证优质蛋白质的摄入。如患儿为母乳喂养则鼓励继续母乳喂养。患儿还需多饮水,以促进细菌及毒素排泻,利于减轻病情。

(五)正确合理用药

护士在配药时需仔细查对药品,准确执行医嘱,精确配药剂量,尤其对不良反应大的药物剂量一定要准确。另外,患儿输液时需严格控制输液速度和液体量,一般控在 8～10 滴/min。尽量避免因滴速过快,造成心脏负荷过大而致心力衰竭。

(六)心理疏导

患儿对陌生的环境本能地有不适应感,面对陌生人的检查治疗时会哭闹,甚至拒绝输液。因此,护士对患儿一定要细心、温柔。对年长儿可解释说明输液及抽血检查等对疾病治愈的重要性,增加他们对医务人员的信任感。

第五节　急性喉炎

急性喉炎是指喉黏膜及声带的急性非特异性炎症,病程通常在 1 个月以内,为呼吸道常见的急性感染性疾病之一,占耳鼻咽喉科疾病的 1%～2%。急性喉炎一般是指发生于成人的急性喉炎。常继发于急性鼻炎及急性咽炎。男性发病率高于女性。多发于冬春季节。小儿急性喉炎有其特殊性,严重影响呼吸,病情较严重和病情变化较快。

一、病因

(一)全身因素

烟酒刺激、受凉、疲劳致机体抵抗力降低时,易诱发本病。本病多与感冒相关,通常先有病毒入侵,继发细菌感染。常见的致病病毒包括:流感病毒、副流感病毒、鼻病毒、腺病毒;常见的致病细菌包括溶血性链球菌、肺炎链球菌、流感嗜血杆菌、卡他球菌等。

(二)职业因素

吸入过多的生产性粉尘、有害气体(如氯、氨、硫酸、硝酸等),可引起喉腔黏膜的急性炎症。发声不当或用嗓过度也可以造成急性喉炎,尤其在使用嗓音较多的职业如教师、演员、售货员等。

(三)外伤

喉异物、颈部及咽喉部外伤及检查器械损伤喉部黏膜,也可以造成喉黏膜水肿或黏膜下血肿从而继发急性喉炎。

(四)过敏

特定的食物、气体或药物可引起特异性体质患者喉腔黏膜水肿,造成急性喉炎。

二、临床表现

(一)声音嘶哑

声音嘶哑是急性喉炎的主要症状,是由于声带黏膜充血水肿所致。轻者发声时音质欠圆润和清亮,音调较前变低、变粗;重者声音嘶哑,发声费力,更甚者仅能耳语,或完全失声。

(二)喉部疼痛

患者感喉部不适、干燥、烧灼感、异物感,喉部及气管前可有轻微疼痛,发声时喉痛加重,通常急性喉炎引起的疼痛不影响吞咽。

(三)咳嗽

因喉黏膜发炎时分泌物增多,常有咳嗽,起初干咳无痰,至晚期喉部则有黏脓性分泌物,因较稠厚,常不易咳出。分泌物若黏附于声带表面可加重声音嘶哑。

(四)呼吸困难

少数重症成人急性喉炎由于喉腔黏膜水肿可引起吸气性呼吸困难,此种情况在声门下型急性喉炎中常见,由于声门下区域空间较为狭窄,如果黏膜高度水肿势必造成气道受阻。

(五)全身症状

成人一般全身中毒症状较轻。较重的细菌感染者可伴有发热、畏寒、倦怠、食欲缺乏等全身症状。

(六)邻近器官的感染

由于呼吸道黏膜彼此延续,急性喉炎可为急性鼻炎或急性咽炎的下行感染,故常同时伴有鼻部、咽部的炎性症状。急性喉炎也可伴有气管、支气管、肺等下呼吸道感染症状。

三、诊断

(一)病史

仔细询问病史,患者一般在感冒、劳累或抵抗力下降后,或在上述诱因出现后声音嘶哑,或/和喉部肿痛、咳嗽、喉部分泌物增多,或伴有全身症状,间接喉镜、纤维喉镜或电子喉镜检查可见声带充血、水肿,喉黏膜亦充血肿胀,声带运动好,闭合有隙,急性喉炎的诊断基本成立。

(二)辅助检查

间接喉镜、纤维喉镜或电子喉镜检查可见喉黏膜急性充血、肿胀,特点为双侧对称,呈弥散性,声带运动正常,闭合有隙。黏膜充血肿胀,通常首先出现在声带,逐渐发展导致室带及声门下黏膜充血肿胀,以声带及杓会厌襞最为显著。早期声带黏膜表面呈淡红色,可见充血的血管纹,逐渐变成暗红色,声带边缘圆钝成梭形。喉部黏膜早期分泌少,继而有黏液分泌物附着于声带表面,因加重声带闭合不全而造成声音嘶哑加重;分泌物咳出后,声音嘶哑可有所减轻。

四、治疗

(一)声带休息

急性喉炎最重要的治疗措施是声带休息,不发声或尽量减少发声次数及发声强度,减少由于发音造成的双侧声带运动、互相摩擦引起的声带水肿。应防止以耳语代替平常的发声,因耳语声造成声门下压力增大而并不能达到声带休息的目的。

(二)一般治疗

保持室内空气流通、湿润,避免寒冷及高热气温刺激;保证充足的睡眠和休息,调整身体状态和增强抵抗力;避免口干舌燥,应多喝水,清淡饮食,常食用蔬菜和水果,避免辛辣刺激性饮食,禁烟、禁酒等。避免过敏性食物及刺激性气体。积极治疗上呼吸道感染及邻近病灶如鼻窦炎、咽炎、气管炎等。

(三)抗病毒及抗生素治疗

对于病毒感染引起的急性喉炎在一般治疗的基础上应用抗病毒药物治疗即可,而继发细菌感染的急性喉炎应予以抗生素类药物口服或注射,及时控制炎症。

(四)糖皮质激素治疗

声带明显充血肿胀者可口服或静脉应用糖皮质激素,迅速消除喉部黏膜水肿,减轻声音嘶哑的程度。对于声门下型喉炎者,吸氧和严密观察呼吸情况,及时静脉应用糖皮质激素,以防呼吸困难的加重。

(五)超声雾化吸入治疗

可用含有类固醇激素的抗生素溶液进行经口雾化吸入治疗,可使雾状药物直接作用于喉部,有利于消炎消肿,稀化喉部分泌物,减轻喉部疼痛感。

(六)对症治疗

对于咳嗽严重者应控制咳嗽引起的声带剧烈震动,应用止咳药物。痰液较多者应用黏液促排剂等。咽喉疼痛可适当应用润喉片及局部喷雾治疗。配合中医中药治疗等。

四、护理

(一)一般护理

认真询问病史,全面评估病情,迅速准确判断病情,明确引起呼吸困难的原因;保持一定温度(18℃～20℃)和湿度(相对湿度70%以上),温度、湿度过高或过低易刺激咳嗽而加重呼吸困难;同时向患儿及家属做好说服劝导工作,以免患儿哭闹,肌内注射时宜采取抱坐哺乳位,注意头、颈、胸的位置不可扭转或过度前俯后仰。

(二)严密观察病情

小儿喉腔狭小,声门下区黏膜下组织松弛、黏膜淋巴管丰富、喉软骨弱、咳嗽功能差,不易排出分泌物,发炎后易导致喉痉挛和喉阻塞,若不及时发现与诊治可危及生命;首先应进行初步了解评估,同时记录生命体征,病情要点及时报告医生。备好氧气、吸痰器、气管插管物品、气管切开包及多参数心电监护仪、雾化吸入器等;由于小儿的气管软而细,易受挤压而加重呼吸难。观察患儿有无鼻翼扇动,呼吸困难,发绀及吸气性喉鸣。密切观察患儿的面色、唇色、肤色、意识状态、呼吸频率与节律。当患儿出现缺氧加重、鼻翼煽动、口鼻周围发绀或苍白、指趾端发绀、血氧饱和度下降、出汗、心动过速、烦躁不安、甚至抽搐时,应立即报告医生,迅速实施气管切开及其他解除喉梗阻的紧急措施。

(三)雾化吸入

雾化吸入能够加速喉部炎症及水肿的消退,并能稀释呼吸道分泌物利于咳出。取1%麻黄碱10～20mL,地塞米松2～5mg,庆大霉素$(2～4)×10^4$U,沐舒坦15mg,生理盐水20～30mL加入雾化器中。要调节好雾量,守在患儿床旁,协助患儿吸入。每次吸入时间不超过20min,以免引起肺泡内水肿。向咽喉部直接喷药可解除喉痉挛并起到局部消炎作用,吸入疗法还可稀释上呼吸道痰液,以防下行感染引起其他并发症。

(四)气管切开的护理

需专人护理,定时吸痰、雾化,保持呼吸道通畅,内管1～2h取出清洗1次,每日消毒3次,更换套管处敷料1次。注意观察伤口的情况,有无红、肿、热、痛、渗液等感染表现。经完全堵管 24~48h 以上,患儿呼吸及排痰功能良好可拔管。

(五)生活护理

尽量使患儿安静休息,减少哭闹,以免加重缺氧,要体贴关心患儿,护理时动作轻柔,态度和蔼,以消除其恐惧心理。当出现烦躁不安时要使用镇静药物,但避免选用有抑制呼吸的药物;做好口腔护理,各种监护、治疗仪器要按时消毒,病室每日紫外线消毒 1 次,减少一切感染机会。

第六节 手足口病

手足口病(HFMD)是由肠道病毒引起的传染病,引发手足口病的肠道病毒有 20 多种(型),其中以柯萨奇病毒 A16 型(Cox A16)和肠道病毒 71 型(EV 71)最为常见。多发生于 5 岁以下儿童,表现口痛、厌食、低热,手、足、口腔等部位出现小疱疹或小溃疡,多数患儿一周左右自愈,少数患儿可引起心肌炎、肺水肿、无菌性脑膜脑炎等并发症。个别重症患儿病情发展快,导致死亡。目前缺乏有效治疗药物主要对症治疗。

一、病因

有多种肠道病毒可引起手足口病。最常见的是柯萨奇病毒 A16 型及肠道病毒 71 型。其感染途径包括消化道、呼吸道及接触传播。

二、临床表现

手足口病主要发生在 5 岁以下的儿童,潜伏期多为 2~10d,一般 3~5d。

(一)普通病例表现

急性起病,发热、口痛、厌食、口腔黏膜出现散在疱疹或溃疡,位于舌、颊黏膜及硬腭等处为多,也可波及软腭、牙龈、扁桃体和咽部。手、足、臀部、臂部、腿部出现斑丘疹,后转为疱疹,疱疹周围可有炎性红晕,疱内液体较少。手足部较多,掌背面均有。皮疹数少则几个,多则几十个。消退后不留痕迹,无色素沉着。部分病例仅表现为皮疹或疱疹性咽峡炎。多在一周内痊愈,预后良好。部分病例皮疹表现不典型,如单一部位或仅表现为斑丘疹。

(二)重症病例表现

少数病例(尤其是小于 3 岁者)病情进展迅速,在发病 1~5d 出现脑膜炎、脑炎(以脑干脑炎最为凶险)、脑脊髓炎、肺水肿、循环障碍等,极少数病例病情危重,可致死亡,存活病例可留有后遗症。

1.神经系统表现

并发中枢神经系统疾病时表现:精神差、嗜睡、易惊、头痛、呕吐、谵妄甚至昏迷;肢体抖动、肌阵挛、眼球震颤、共济失调、眼球运动障碍;无力或急性弛缓性麻痹;惊厥。查体可见脑膜刺激征,腱反射减弱或消失,巴氏征阳性。合并有中枢神经系统症状以 2 岁以内患儿多见。

2.呼吸系统表现

并发肺水肿表现:呼吸浅促、呼吸困难或节律改变,口唇发绀,咳嗽,咳白色、粉红色或血性泡沫样痰液；肺部可闻及湿啰音或痰鸣音。

3.循环系统表现

并发心肌炎表现：面色苍灰、皮肤花纹、四肢发凉，指(趾)发绀；出冷汗；毛细血管再充盈时间延长。心率增快或减慢，脉搏浅速或减弱甚至消失；血压升高或下降。

三、诊断

(一)病史

根据临床症状及体征，在大规模流行时，尤其是口腔、手足部位的典型皮疹分布特点，诊断不困难。

(二)辅助检查

常规检查：末梢血白细胞数减低或正常；尿、便一般无异常。可将咽拭子或粪便标本送至实验室检测病毒，但病毒检测需要 2～4 周才能出结果。

四、治疗

(1)首先隔离患儿，接触者应注意消毒隔离，避免交叉感染。

(2)对症治疗，做好口腔护理。口腔内疱疹及溃疡严重者，用康复新液含漱或涂患处，也可将思密达调成糊状于饭后用棉签敷在溃疡面上。

(3)衣服、被褥要清洁，衣着要舒适、柔软，经常更换。

(4)剪短宝宝的指甲，必要时包裹宝宝双手，防止抓破皮疹。

(5)手足部皮疹初期可涂炉甘石洗剂，待有疱疹形成或疱疹破溃时可涂 0.5％碘伏。

(6)臀部有皮疹的宝宝，应随时清理其大小便，保持臀部清洁干燥。

(7)可服用抗病毒药物及清热解毒中草药，补充维生素 B、C 等。

五、护理

(一)口腔的护理

定时让患儿用温水冲漱口腔，多喝水，对口腔有溃疡的患儿给蒙脱石散或西瓜霜喷剂外涂。口腔溃疡严重的患儿可用 2％双氧水清洁口腔。

(二)饮食的护理

进食前用生理盐水冲漱口腔，给予清淡的流质或半流质饮食，如牛奶、鸡蛋汤、粥等。少吃零食，禁食冰冷、辛辣等刺激性食物，以免引起疼痛而拒食。对拒食的患儿要鼓励其多喝水，或喝平时爱喝的饮料，同时要补足液体量，防止脱水。

(三)皮肤的护理

患儿手、足、臀部均有不同程度的疱疹，疱疹易受压、破溃而导致细菌感染，这也是传播病毒的一种途径。因此要保持皮肤清洁，穿宽松、柔软的衣服，穿软底鞋，少走动，勤剪指甲，嘱患儿不要抓挠皮肤和水疱。臀部有皮疹的宝宝，应随时清理他的大小便，保持臀部清洁干燥。皮肤有水疱的患儿，可用炉甘石洗剂外涂止痒；疱疹破溃多的患儿，可用 1/1000 的高锰酸钾液浸泡或湿敷，待干后涂炉甘石洗剂。待有疱疹形成或疱疹破溃时可涂 0.5％碘伏。注意保持皮肤清洁，防止感染。

(四)监测生命体征

监测生命体征和神志的变化，警惕严重并发症的发生。出现下列情况应及时报告医生并

配合抢救:

(1)患儿出现呼吸浅快,可能是肺水肿早期征象。

(2)心率增快,脉搏浅速,尤其心率与升高的体温不成比例时,患儿可能发生了心力衰竭或并发心肌炎。

(3)HFMD危重病例80%有血压升高,这可能与交感神经异常兴奋有关。血压升高预示病情危重。

(4)出现精神萎靡或嗜睡等神经系统症状,提示可能并发了中毒性脑病。

(五)高热时的护理

对体温升高者,要给多喝水,洗温水浴,必要时服用退烧药。对有低热的患儿,晚上睡前洗温水浴可刺激皮肤使血管扩张,易于散热,防止夜间体温过高。对持续高热的患儿要补足液体量,给喝一些淡盐凉开水。体温在37.5℃～38.5℃之间的患儿,给予散热、多喝温水、洗温水浴等物理降温。

第七节　新生儿黄疸

新生儿黄疸亦称新生儿高胆红素血症,是新生儿期因胆红素在体内积聚而出现皮肤、黏膜和巩膜黄染的临床现象。多数成人血清胆红素超过 $34.2\mu mol/L$ 就出现黄疸,而新生儿血清胆红素超过 $85.5\sim119.7\mu mol/L$ 才能看见黄疸。大多数健康足月儿和几乎所有的早产儿出生后都有可能发生黄疸。新生儿黄疸发生率呈逐年升高趋势。出现黄疸的新生儿大多数预后良好,重度黄疸患儿有可能发生胆红素脑病(临床上分为急性和慢性胆红素脑病)。胆红素脑病不是常见病,但它是引起脑性瘫痪(脑瘫)的重要原因之一。与其他原因引起的脑瘫不同,胆红素脑病引起的脑瘫是可以而且最容易预防的新生儿脑损伤。

一、疾病概述

(一)相关概念

1.新生儿高胆红素血症

新生儿出生后的胆红素水平是一个动态变化的过程,因此在诊断高胆红素血症时需考虑其胎龄、日龄和是否存在高危因素。对于胎龄≥35周的新生儿,目前多采用美国Bhutani等所制作的新生儿小时胆红素列线图或AAP推荐的光疗参考曲线作为诊断或干预标准参考。当胆红素水平超过95百分位时定义为高胆红素血症,应予以干预。根据不同的胆红素水平升高程度,胎龄≥35周的新生儿高胆红素血症还可以分为:①重度高胆红素血症:TSB峰值超过 $342\mu mol/L(20mg/dl)$;②极重度高胆红素血症:TSB峰值超过 $427\mu mol/L(25mg/dl)$;③危险性高胆红素血症:TSB峰值超过 $510\mu mol/L(30mg/dl)$ 。

2.急性胆红素脑病

急性胆红素脑病是基于临床的诊断,主要见于 $TSB>342\mu mol/L(20mg/dl)$ 和(或)上升速度 $>8.5\mu mol/L(0.5mg/dl)$ 、 >35 周的新生儿。胆红素神经毒性所致的急性中枢神经系统损害,早期表现为肌张力减低、嗜睡、尖声哭、吸吮差,而后出现肌张力增高,角弓反张,激惹,发热,惊厥,严重者可致死亡。低出生体重儿发生胆红素脑病时通常缺乏典型症状,而表现为呼吸暂停、循环呼吸功能急剧恶化等,不易诊断。通常足月儿发生胆红素脑病的 TSB 峰值在 $427\mu mol/L(25mg/dl)$ 以上,但合并高危因素的新生儿在较低胆红素水平也可能发生,低出生体重儿甚至在 $171\sim239\mu mol/L(10\sim14mg/dl)$ 即可发生。发生胆红素脑病的高危因素除了高胆红素血症以外还包括合并同族免疫性溶血、葡萄糖-6-磷酸脱氢酶(G6PD)缺乏、窒息、败血症、代谢性酸中毒和低清蛋白血症等。胆红素脑病的诊断主要依据患儿高胆红素血症及典型的神经系统临床表现;头颅磁共振成像(MRI)和脑干听觉诱发电位可以辅助诊断,头颅 MRI 表现为急性期基底神经节苍白球 T1WI 高信号,数周后可转变为 T2WI 高信号;脑干听觉诱发电位(BAEP)可见各波潜伏期延长,甚至听力丧失;BAEP 早期改变常呈可逆性。

3.核黄疸

指出生数周以后出现的胆红素神经毒性作用所引起的慢性、永久性损害及后遗症,包括锥体外系运动障碍、感觉神经性听力丧失、眼球运动障碍和牙釉质发育异常。

(二)发生原因

1.生理性黄疸

生理性黄疸通常是由新生儿时期的胆红素生成较多、肝功能不成熟、肠肝循环特殊等胆红素代谢特点决定的。由于新生儿胆红素代谢具有与成人不同的特点,临床数据表明,我国 50% 足月儿及 80% 早产儿可发生新生儿黄疸,可出现暂时性的高胆红素血症。生理性黄疸时患儿一般情况良好,通常不做特殊治疗,预后良好。

2.病理性黄疸

引起新生儿病理性黄疸的因素多种多样,最常见的主要有感染因素、新生儿溶血病、母乳性黄疸。

3.其他因素

①围产期因素;②胎儿娩出经产道时挤压形成的头颅血肿、颅内血肿及广泛皮下出血等,血肿的消散、吸收使胆红素入血;③药物因素。

20 世纪 70 年代以感染因素为主,近年以围产期因素为主,母乳性黄疸也是新生儿黄疸的重要原因之一。

(三)监测方法

1.TSB 的测定

目前在新生儿黄疸的风险评估及处理中均按照 TSB 作为计算值。TSB 是诊断高胆红素血症的金标准。

2.经皮胆红素水平(TcB)的测定

系无创性检查,可动态观察胆红素水平的变化,以减少有创穿刺的次数。理论上,TcB 与 TSB 值应该一致,但是受新生儿接受光疗及皮肤色素等影响时,其结果不一定与 TSB 水平完全一致。另外值得注意的是在胆红素水平较高时测得的 TcB 值可能低于实际 TSB 水平,因此在 TcB 值超过小时胆红素列线图的第 75 百分位时建议测定 TSB。在临床使用中应定期对仪器进行质控。

3.呼出气一氧化碳(ETCOc)含量的测定

血红素在形成胆红素的过程中会释放出 CO。测定呼出气中 CO 的含量可以反映胆红素生成的速度,因此在溶血症患儿中可用以预测发生重度高胆红素血症的可能。若没有条件测定 ETCOc,检测血液中碳氧血红蛋白(COHb)水平也可作为胆红素生成情况的参考。

(四)治疗

1.治疗原则

初生时胆红素产量大于胆红素排泄量,几乎我国所有足月新生儿都会出现暂时性总胆红素增高。当游离胆红素增加过高过快会造成急性胆红素脑病。多数足月健康新生儿黄疸无须干预,但应密切观察。出生后 6～7d,胆红素峰值会逐渐下降。多数足月新生儿黄疸,光照疗法为首选干预方法。要严格掌握换血疗法指征。药物治疗起效慢,起辅助作用。

2.光照疗法

我国多使用的是荧光管(蓝光或白光)作为光源的双面光疗。光照时非结合胆红素结构发生变化后由胆汁和肾脏排出。影响光疗效果的因素为光源性质与强度、单面光源或多面光源、光源—光照对象距离、暴露在光照下的体表面积及光照时间。

(1)辐照度:光照强度以光照对象表面所受到的辐照度计算。辐照度由辐射计量器检测,单位为 $\mu W/(cm^2 \cdot nm)$。

(2)光疗的量效关系:辐照度与光疗时总胆值下降率直接相关。

(3)标准光疗 $8～10\mu W/(cm^2 \cdot nm)$,强光疗 $>30\mu W/(cm^2 \cdot nm)$。

(4)光疗注意事项:①参照《临床技术操作规范—儿科学分册》进行操作;②光疗过程中注意适当增加补液量,保持合适尿量,以防光疗中体液丢失过多;③注意监测体温,光疗特别是荧光灯管光疗时可因环境温度升高引起发热;④光疗中注意保护患儿的双眼和会阴部;⑤密切监测胆红素水平。

(5)光疗效果评价:2001 年"新生儿黄疸干预推荐方案"指出:"光疗失败"是指光疗后 4～6h 血清总胆红素仍上升 $86\mu mol/L/(L \cdot h)[0.5mg/(dl \cdot h)]$,如达到上述标准可视为光疗失败,准备换血。足月儿总胆红素值达到干预标准及给以光疗,光疗后 4～6h 复查总胆红素值,判断光疗效果。根据光疗效果调整干预手段与方法。

3.换血疗法

以血库血液置换出患儿血液达到降低血液及细胞外液中胆红素浓度。

换血疗法的注意事项:①严格按照操作指南进行;②严格掌握换血指征,必须签署换血同意书;③换血后总胆红素值回跳:多数患儿在换血后 6～8h 血总胆红素值会回升,换血后进行连续光疗后再下降。

4.药物治疗

(1)酶诱导剂:苯巴比妥。体外实验证实苯巴比妥具有酶诱导作用,可以促使肝葡萄糖醛酸转移酶活性增高。

(2)静脉注射用丙种球蛋白:循证医学资料表明静脉注射用丙种球蛋白可减少新生溶血症的换血次数,缩短住院天数,缩短需要光疗天数。

(3)清蛋白:清蛋白不能降低血总胆红素值可以减少血液游离胆红素。适用于早产儿低清蛋白血症、胆红素/清蛋白比值增高时。

二、护理

(一)预防类护理

1.重视围产期的护理

新生儿病理性黄疸非感染因素中围产因素占有较高比例。所以做好围产期健康教育很重要。有研究发现:围产期健康教育有利于提高产妇的围产期保健,对降低高危妊娠及围产期并发症的发生率有积极的临床意义。尽量预防早产和难产,做好产程观察,提高接生技术,积极处理宫内窘迫和新生儿窒息,防止或减轻胎儿和新生儿因缺氧使参与胆红素代谢的酶活性降低,导致未结合胆红素增高。

2.预防感染的护理

分娩前对产程长、早破膜、羊水混浊、胎儿窘迫、产妇发热的新生儿,应用抗菌药物预防感染。分娩时及时吸净鼻咽部、口腔分泌物和黏液,预防新生儿窒息。分娩后注意保暖,预防呼吸道感染。保持脐部的清洁干燥,每天用75%的酒精消毒脐带2次或3次。仔细观察脐带有无渗血渗液,做好脐部护理也是预防感染减少并发症的关键。通过以上干预,减少或消除感染因素所致黄疸。新生儿护理是产科护士的一项重要工作,新生儿免疫功能差,预防感染是护理工作的重要环节。

3.新生儿早期喂养的护理

提倡早期喂奶,出生后30min即可哺乳,刺激肠道蠕动,使胎便顺利地排出体外。出生后没有及时哺乳或乳量少不及时喂水,开奶较迟不能刺激肠蠕动,使胎便在体内停留时间过长,减少了胆红素的肝—肠循环,是黄疸发生的重要原因之一。供给新生儿足够的水分和葡萄糖,以保护肝脏,促进胆红素的排出。

(二)早期护理干预类措施

1.中医护理干预类措施

(1)中医穴位按摩:中医学认为,新生儿黄疸的病因是感受湿热、寒湿阻滞、瘀积发黄。通过中医取穴按摩可以达到清热利湿、温中化湿、化瘀、消积的功效。有学者观察中医特殊护理应用在新生儿黄疸中的效果,发现穴位按摩可振奋新生儿阳气,气满则泻,促进了新生儿肠蠕动,加快了胎粪的排出,从而有助于新生儿黄疸消退。

(2)中药浸泡:由茵陈、栀子、黄芩组成的退黄洗剂,可清热利湿、散毒退黄。采取洗澡方式让患儿浸泡在药液中,有促进患儿神经、内分泌、代谢的积极作用,可激发迷走神经活性,减少胆红素的肠肝循环,加速其排泄。有研究表明,茵陈可以促进胆汁中的胆酸与胆红素排出,发挥利湿退黄效果;栀子中的栀子苷会增加胆汁的分泌;黄芩能清利肝胆,护肝降酶。

(3)中药内服:茵栀黄口服液,其组成成分为茵陈提取物12g,栀子提取物6.4g,黄芩苷40g和金银花提取物8g。茵陈和金银花等药物具有清热解毒和利湿退黄的功效,可以减轻黄疸症状并降低谷丙转氨酶。有临床研究分析中西医结合治疗足月新生儿黄疸的临床护理中发现茵栀黄口服液可拮抗丙氨酸转氨酶活性,促进肝细胞修复,提高肝脏胆红素的摄取代谢功能,从而有助于新生儿黄疸消退。

2.西医护理干预类措施

(1)健康教育干预:护理人员一对一向患儿家长介绍新生儿黄疸的有关知识,使家长了解一些简单的疾病知识以及如何观察、判断黄疸程度,注意黄疸出现时间、发展情况、大便颜色,有无发热、拒乳、皮肤或脐带感染情况。有研究通过对新生儿黄疸的护理及对患儿家长实施系统全程的健康教育对新生儿黄疸的诊疗、预防、减少并发症起到了积极作用。

(2)光照疗法干预:光疗是降低血清未结合胆红素最简单而有效的方法。光照疗法通过大小便和汗液的分泌物排出体外,对预防胆红素脑病起到重要作用。研究证明,各种病因所致的未结合高胆红素血症都是光疗的最好适应证。光照疗法患儿裸露在光疗箱中缺乏安全感往往会哭闹,因此护理人员应密切观察病情变化,给予光疗患儿优质舒适护理很重要。

(3)新生儿腹部抚触干预:国内外的许多研究已证实,抚触对婴儿体重的增长、神经精神发育及免疫力提高等方面均有促进作用。在新生儿抚触的研究中发现抚触能促进肠蠕动,加快胎便和结合胆红素的排出,减少肠道对胆红素的重吸收,预防高胆红素血症,降低新生儿黄疸的发生率。另外,分析认为,发现新生儿接受抚触,有利于胃肠蠕动增加胎便排出,减少肠肝循环,减轻胆红素的重吸收,对降低新生儿黄疸有着重要的作用。

(4)新生儿游泳干预:有学者研究认为,新生儿游泳是一项特定阶段的人类水中早期健康保健活动,新生儿游泳能使胃肠蠕动增加,排便多,有利于胎粪的尽早排出,减少胆红素的吸收。在另一项探讨早期护理干预对新生儿黄疸水平的影响研究中,结论是对新生儿进行游泳能加快胎便排出,减轻黄疸程度,减少新生儿高胆红素血症的发生。

(5)新生儿灌肠干预:新生儿灌肠在临床上很常见,主要用于24h未排胎粪或排出胎粪量少、腹胀的新生儿。有研究使用开塞露保留灌肠治疗新生儿黄疸的护理方法发现,开塞露保留灌肠可有效减少肠肝循环,加快胎便排出时间,降低新生儿黄疸发病率,提高其存活质量。

3.治疗与护理进展

针对不同原因采取不同的护理干预措施和配合中医中药治疗护理法是最新的治疗护理研究进展,中医中药的应用、中医穴位按摩与西医保暖、合理喂养、预防感染等一系列护理干预措施相结合。在一项中西医结合治疗新生儿黄疸的护理方法的研究发现,把西医的快速治疗和中医的缓慢调节内环境完美结合,能够取长补短,配合全面的护理干预,能够加快新生儿黄疸的归转,防止胆红素脑病的发生,对提高护理质量,改善新生儿的生存质量具有重要意义。

第八节　新生儿颅内出血

新生儿颅内出血(ICH)是新生儿期最常见的神经系统疾病,其发病率为 $20\%\sim30\%$,由于胎龄和出血类型的不同,其发病率有所不同。主要类型为硬脑膜外出血(EDH)、硬脑膜下出血(SDH)、蛛网膜下隙出血(SAH)、脑室周围—脑室内出血(SEH/IVH)、小脑出血、脑实质出血等。EDH 和 SDH 多见于足月新生儿,常由机械性创伤所致,SEH/IVH 及小脑出血多见于早产儿,原发性的 SAH 及脑实质出血多与窒息密切相关。目前,随着围产技术及新生儿重症监护水平的提高,足月新生儿颅内出血的发病率已明显降低,早产儿颅内出血,特别是SEH/IVH已成为主要类型。严重的颅内出血病情进展快,常表现为急性颅内压增高,脑干功能受累,短时间内病死率高。脑实质出血,出血后脑积水常有不同程度神经系统的后遗症。

一、疾病概述

(一)病因及发病机制

新生儿ICH的发病与围生期窒息缺氧和产伤密切相关。一般认为,由缺氧引起者多见于早产儿,由产伤引起者多见于足月儿和异常分娩儿。

1.SEH/IVH是早产儿常见的颅内出血类型

SEH也称生发基质出血,当室管膜破溃,血液流入脑室则形成IVH。其发生与胎龄、体重密切相关,胎龄、体重越小,脑发育成熟度越低,越容易发生IVH。①发育因素:胎龄小于32周的早产儿,在脑室周围的室管膜下留存胚胎生发基质。生发基质血管丰富,这些血管在解剖学上是一种不成熟的毛细血管网,其血管壁仅有一层内皮细胞,缺少胶原和弹力纤维支撑,当动脉压突然升高时可导致毛细血管破裂引起室管膜下出血,出血向内可穿破室管膜进入脑室内引起IVH,血液外渗可扩散至脑室周围的白质。②血液因素:新生儿的血小板活性明显低于成人,特别在生后3~4天尤为明显,此后直到生后10~14天才接近成人,这与IVH多发生在生后3天内相吻合。③缺氧窒息:缺氧时低氧血症、高碳酸血症可导致压力被动性脑血流量增加,当动脉压力升高时,可因脑血流量增加引起毛细血管破裂出血。④机械通气:机械通气可使早产儿IVH发病率增加,同时也是造成早产儿颅内出血进一步发展的独立因素,胎龄越小发病率越高。⑤其他危险因素:极度早产、出生时紧急复苏、惊厥、气胸、动脉导管未闭(PDA)、多动、低体温、低血压、低血糖、酸中毒、高碳酸血症以及快速扩充血容量和应用高渗性碳酸氢钠导致动脉血压快速升高等。另外,认可的一些早产儿护理操作常规也可能有影响,如:吸痰、腹部检查、腹部操作和滴入扩瞳眼药水。研究证明高频通气并不增加IVH的危险性。

2.SDH主要由机械性创伤所致以颅后窝小脑幕下和幕上出血最为常见

此种出血多见于足月儿,依出血量与部位不同而有不同的临床表现,可出现兴奋、激怒,甚至惊厥,大量出血可有颅内压增高的表现。持续的大量出血可表现为明显的脑干功能受损:呼吸抑制,甚至频繁的呼吸暂停、角弓反张等。临床上对于足月儿的反复呼吸暂停并伴有反应低下应予高度重视。

3.SAH与小脑出血新生儿原发性SAH的发病机制尚不完全清楚,推测多是有窒息史

早产儿与缺氧有关,足月新生儿多有产伤史,出血少者可无临床症状,源于软脑膜动脉的吻合支或桥静脉破裂所致。大量的SAH常有严重窒息史,临床表现凶险。小脑出血常见于早产儿。资料表明,小脑出血的发病率在胎龄<32周或出生体重<1500g中为15%~25%,但实际临床诊断小脑出血的发病率极低。小脑出血的临床特征源于脑干受压,表现为呼吸暂停或呼吸节律不规则,有时有心动过缓;脑脊液受阻时可有前囟膨隆,头围增大;常有颅神经受累,严重小脑出血可在短时间内死亡。

(二)临床表现

早产儿脑室—脑室周围出血的早期临床常见特征是呼吸窘迫,足月儿依据出血时间及程

度不同,与缺氧性脑损伤的神经系统症状、体征也难以截然分开。总体依据出血程度不同在临床上有 3 种类型:①急剧恶化型:发生在严重出血的患儿,较少见。在数分钟至数小时内病情急剧进展,出现呼吸暂停、意识障碍、眼球固定、凝视、光反射消失、肌张力严重低下或周身强直性惊厥、前囟紧张、隆起,以及出现难以纠正的酸中毒,可短时间内死亡。②持续进展型:症状在数小时至数天内持续进展。先表现为大脑皮层兴奋性增高,如烦躁不安、易激惹、脑性尖叫、肌震颤、惊厥、呕吐。继而出现皮质抑制症状,如肌张力低下、运动减少、呼吸异常等。③临床无表现型:此型最为常见,这与患儿孕周、体重、绝大多数颅内出血较轻有关。

(三)诊断与检查

病史的准确与完整对诊断颅内出血非常重要,其中窒息、机械性创伤、反复缺氧、高危妊娠、产伤、早产儿均为导致颅内出血的常见原因,常为鉴别诊断提供重要依据。随着影像医学的进展,影像诊断技术已广泛应用于新生儿领域,显著提高了新生儿颅内病变的检出率,目前诊断颅内出血很少再需要进行脑脊液检查。头颅 B 超、CT 或 MRI 的检查是诊断新生儿颅内出血最常见也是最主要的手段。

1.超声

超声对于诊断 SEH/IVH 和小脑出血敏感性、特异性均较高,并可动态监测出血变化与治疗效果。可在病床旁多次重复检查,费用低、无创、便捷,已作为常规筛查新生儿早期颅内出血的首选手段。

2.CT

CT 适于早期快速诊断颅内出血,在对于 SAH、FDH、SDH 及后颅窝等颅脑边缘部位的出血,以及脑实质点状出血和旁矢状区损伤等病变检出率高。但对于脑室内和室管膜下出血诊断率要差于超声,分辨率不及 MRI,所以对脑实质病变性质不及 MRI。MRI 可准确定位,并可明确有无明显的脑实质受累。对疑似脑血管畸形者还可选择磁共振血管造影,但扫描时间长,不适合早期快速做出诊断。

3.CT 分级法

临床对 SEH/IVH 通常可根据 CT 或超声学检测的出血范围予以分级,多采用 Papile 的CT 分级法:Ⅰ级:室管膜下生发基质出血;Ⅱ级:室管膜下生发基质出血,脑室内少量出血但无脑室扩大;Ⅲ级:脑室内出血伴脑室扩大;Ⅵ级:脑室内出血伴脑实质出血。

4.颅内常见并发症

在对 SEH/IVH 做出诊断的同时,不应忽视对颅内常见并发症的诊断,常见并发症有脑室周围白质损伤、脑室旁梗死、脑室扩张(PHVD)和梗阻性脑积水。据报道,Ⅲ、Ⅳ级 IVH 引起脑积水的发病率分别为 40% 和 70%,常在出血后 15~70 天内发生。其中合并脑室周围白质软化(PVL)的发病率为 15%。

(四)治疗

目前尚无特异治疗方法,一般的治疗往往是保守的,主要为对症治疗,防止继续出血及保护脑细胞。

1.一般护理措施

保暖、保持安静,最大限度地减少对患儿的刺激,包括避免剧烈哭闹、避免反复搬动;维持内环境稳定,纠正凝血功能异常;镇静止惊,降低颅内压,减少脑血流剧烈波动。

2.对症治疗

有凝血障碍时给予维生素 K15～10mg,并输新鲜血或血浆每次 10ml/kg。有惊厥时给予苯巴比妥或安定等镇静剂。有脑水肿症状者可给予地塞米松,首剂 1～2mg 静脉注射,以后每次 0.2～0.4mg/kg 给予,必要时慎用甘露醇。为保持呼吸道通畅,可采用不同形式氧疗,及时纠正缺氧和酸中毒,维持体内代谢平衡。为预防感染,可适当选用抗生素。酌情选用神经营养药物等保护脑细胞。

3.出血后脑积水治疗

(1)连续腰穿治疗:此法尚存在争议,有报道显示早期重复腰穿治疗疗效不明确,易造成感染等并发症。连续腰穿关键在于:早治疗、间隔短、放液量足、疗程足、避免损伤。根据患儿情况,一般于生后 2 周左右进行。若病情严重可酌情提前。每天 1 次,每次 8～10ml,最多可达 14ml。一般维持 1 个月左右,最长 2 个月。

(2)利尿剂:乙酰唑胺和呋塞米可减少脑脊液产生,但近期多中心随机对照试验研究发现,该治疗不能降低死亡及脑室—腹腔(V-P)分流术的发病率。

(3)脑室外引流:该治疗不能改变患儿远期神经功能预后,但对于缓解脑积水进展安全有效。

(4)V-P 分流:该方法为传统治疗脑积水的方法,可明显减少脑室炎、导管堵塞的发病率,不会增加癫痫等并发症的发生。

(5)Ommaya 囊脑室植入术:可持续控制颅压,手术方法简单,术后易于操作,相对有效的控制脑积水,是相对安全方便的治疗措施。能保证充分去除脑脊液,感染发病率低。

(6)内镜下第三脑室造瘘术:该手术在第三脑室底部与脚间池之间造一瘘孔,使脑室内阻塞的脑脊液流入脑脚间池而形成新的脑脊液循环通路,更符合正常脑脊液的生理循环过程,且避免了传统分流术的并发症。但这种手术主要对脑脊液吸收功能正常的脑积水患儿有效,且患儿年龄对于手术成功率影响较大,该措施不适用于小于 2 岁的患儿。

(五)预防

1.产前预防

①首先是避免早产,开展产前转运,将高危产妇在分娩前转至第三级围产医学中心。②资料显示产程活跃可能是早产 IVH 的危险因素,而剖宫产手术具有保护作用,可以降低重度 IVH 的发病率及发展为重度 IVH 的概率。③由于吲哚美辛可增加坏死性小肠结肠炎、IVH、PDA、RDS 和支气管肺发育不良的发病率,因此应尽可能避免在分娩镇痛时使用该药。④产前应用皮质激素。研究已证实,产前应用皮质激素确实可降低颅内出血的发病率,其机制可能是皮质激素增加血管完整性、减少肺透明膜病及改变细胞因子产物等诸多作用的联合效应。

2.产后预防

①避免快速、过度扩容和高涨液体输注。②及时、谨慎应用血管活性药物预防低血压。③纠正酸碱失衡及凝血机制异常。④避免不同步的机械通气。⑤肺表面活性物质治疗可引起脑血流速度及血流量一过性增加、脑电波抑制,但作用一般不明显。目前大多数研究发现,肺表面活性物质对预防 IVH 有积极作用。产前皮质激素和产后肺表面活性物质的联合应用可

能有协同作用。

(六)预后

短期预后与 IVH 的严重程度有关,病死率及出血后脑积水的发病率在轻、中度患儿分别为 5%～10% 和 5%～20%,在重度患儿分别为 20% 和 55%,伴有脑实质受累者分别为 50% 和 80%。主要远期神经系统后遗症主要取决于脑实质受累的范围,出血程度较小的患儿后遗症的发病率为 5%～15%,而严重出血患儿为 30%～40%,脑实质受累者高达 100%。预后不良的标志包括重度 IVH、持续或一过性脑室扩大、持续或一过性脑实质内回声密度增强、囊性脑室周围白质软化、颅中线偏移等。重要运动和认知功能缺陷的发病率在脑实质广泛出血者较局限出血者显著增加。脑室扩大或脑室周围白质软化并累及纹状体和纹状体旁皮质者可有视觉受损。

二、护理

(一)病情观察

1.观察意识

意识改变在新生儿颅内出血的观察中占重要地位。常见表现有:易激惹,过度兴奋或表情淡漠、嗜睡、昏迷等。患儿若早期出现过度兴奋、易激惹、烦躁不安、脑性尖叫,提示出血量少。若病情继续发展,则出现抑制状态,表现嗜睡、昏迷。

2.观察生命体征及瞳孔

定时测体温,注意体温不升。出血轻者呼吸可无改变,重者可出现呼吸不规则、呼吸暂停。观察瞳孔是否等大等圆,对光反应情况等。

3.观察前囟情况

注意观察有无颅内压增高表现,如脑性尖叫,前囟隆起,惊厥等。

4.其他

如面色的观察,出血量多者面色青紫、苍白。观察面部肌肉有无抽筋,有无斜视、凝视、眼球上翻、眼球震颤、肌张力增高、恶心、呕吐等情况。如有心率减慢,呼吸节律不规划,瞳孔不等大等圆,对光反射减弱或消失等,马上通知医生,并做好抢救准备工作。

(二)一般护理

新生儿病室应阳光充足,通风良好,温湿度适宜,保持室内空气新鲜。有条件者宜将患儿放入恒温箱保温,且便于观察及护理。根据新生儿胎龄及体重调节恒温箱的温度。用柔软、浅色、吸水性强的棉布制作衣服,尿布以白色为宜,便于观察大小便的颜色,且应勤换勤洗,保持臀部皮肤清洁干燥,以防红臀。应绝对保持病室安静,患儿应绝对静卧,直至病情稳定。入院 3 天内除臀部护理外,免除一切清洁护理。一切治疗,护理操作要轻、稳、准,尽量集中进行,减少对患儿的搬动、刺激性操作。静脉穿刺选用静脉留置针,避免头皮穿刺输液,减少噪音,以免引起患儿烦躁而加重缺氧和出血。

(三)呼吸的护理

及时清除呼吸道分泌物,维持有效呼吸。频繁呼吸暂停者,应使用呼吸机维持呼吸,做好口腔护理,防止分泌物吸入,分泌物多时及时吸痰。使用呼吸机的护理:①加强病情观察观察患儿的反应和呼吸变化。若患儿出现烦躁不安,发绀、鼻翼扇动等多为缺氧、二氧化碳潴留所致。听诊双肺呼吸可判断有无气管插管移位、气胸、肺不张、肺炎等。胸廓及腹部呼吸运动幅度是肺扩张程度、肺通气量的重要标志。若幅度降低或消失,常提示呼吸道阻塞和呼吸机故障。②监测血气分析一般每 0.5~1h 做一次血气分析,根据患儿血气分析结果调节呼吸机参数。③监测气道峰值压(pAp)若 pAp 增高,则提示除疾病外,可能有呼吸道分泌物过多,气管插管或呼吸机管理阻塞或扭曲等,气管插管的斜面贴壁或偏向一侧支气管,若 pAp 下降,则提示呼吸机管道与气管插管连接处气管导管气囊或呼吸机管道漏气。④观察呼吸机与患儿呼吸的同步性,及时查找不同步的原因并处理。

(四)镇静

患儿有抽搐或持续性惊厥时,应给予镇静剂。最常用的药有安定、苯巴比妥、水合氯醛等。用药同时认真记录用药时间、剂量及效果,若用药 0.5h 后不佳,可重复用药或交替使用,以达到镇静的目的。应用镇静剂抗惊厥时,应控制剂量防止中毒,应注意监测肝肾功能。

(五)降颅内压

有脑水肿者可给予地塞米松,首次剂量 1~2mg,以后每次按 0.2~0.4mg/kg 给予,或给予呋塞米 1mg/kg~2mg/kg。因甘露醇为强脱水剂,颅内出血早期有继续出血的可能,此时使用可能会加重出血,故应慎用。一般在患儿青紫经治疗或吸痰后得不到改善,前囟持续紧张而病情进行性加重时可给予 20% 甘露醇 0.5~1.0g/kg。

(六)合理用氧

避免低氧血症所致的脑血管自主调节功能受损和毛细血管破裂,减轻脑出血程度和脑水肿。氧气吸入 1~2L/min。来自壁式压缩氧源或氧气筒的氧又冷又干,为了防止热量散失和呼吸黏膜过于干燥,长期输送给新生儿的氧,应当加温湿化。氧疗时应加强监测,严密观察患儿面色,发绀程度,反应,呼吸幅度和节律,注意有无呼吸抑制现象,防止交叉感染。

(七)饮食护理

合理喂养。母乳是新生儿的最佳食品,应尽量母乳喂养。病重者可适当推迟喂乳时间或采取滴管喂养,少量多次,由稀到稠。吞咽困难者给予鼻饲,保证热量及营养的供给。准确记录 24h 出入量。

(八)预防并发症

由于新生儿的体温中枢发育不完善,调节能力差,皮下脂肪薄,体表面积相对较大,体温易随外界温度而变化,应注意保温。新生儿的特异性和非特异性免疫能力均不够成熟;皮肤黏膜薄,易被擦伤;脐部为开放性伤口,细菌容易繁殖,并进入血液;血中补体含量低,缺乏趋化因子,白细胞吞噬能力差,容易引起外源性感染。应建立消毒隔离制度,完善清洁设施,入室时应更换衣鞋,接触新生儿前后应洗手,进行治疗护理时,动作应轻柔,避免擦伤皮肤。每日用紫外线进行空气消毒 1 次,每次 30~60min,每月做空气培养 1 次。

(九)健康教育

安慰家长,耐心细致的解答病情,介绍有关的医学基础知识,向家长讲解颅内出血的严重性,可能会出现的后遗症,取得家长的理解,减轻家长的恐惧心理,得到家长的最佳配合。鼓励家长坚持治疗和随诊,发现有后遗症时,尽早带患儿进行功能训练和智力开发,减轻脑损伤的影响,增强战胜疾病的信心。

第九节　新生儿败血症

新生儿败血症指新生儿期细菌侵入血循环,并在其中生长、繁殖、产生毒素所造成的全身性感染。常见的病原体为细菌,也可为霉菌、病毒或原虫等。我们通常所说的败血症一般指细菌性败血症。

一、疾病概述

(一)病因及发病机制

1.病原菌

我国以葡萄球菌和大肠埃希菌为主,凝固酶阴性葡萄球菌(CNS)主要见于早产儿,尤其是长期动静脉置管者;金黄色葡萄球菌主要见于皮肤化脓性感染;产前或产时感染以大肠埃希菌为主的革兰阴性(G-)菌较常见。气管插管机械通气患儿以 G-菌如绿脓杆菌、肺炎克雷伯杆菌、沙雷菌等多见。

2.易感因素

(1)母亲的病史:母亲妊娠及产时的感染史(如泌尿道感染、绒毛膜羊膜炎等),母亲产道特殊细菌的定植,如 B 组溶血性链球菌(GBS)、淋球菌等。

(2)产科因素:胎膜早破,产程延长,羊水混浊或发臭,分娩环境不清洁或接生时消毒不严,产前、产时侵入性检查等。

(3)胎儿或新生儿因素:多胎,宫内窘迫,早产儿、小于胎龄儿,长期动静脉置管,气管插管,外科手术,对新生儿的不良行为如挑"马牙"、挤乳房、挤痈疖等,新生儿皮肤感染如脓疱病、尿布性皮炎及脐部、肺部感染等也是常见病因。

(二)临床表现

1.全身表现

(1)体温改变:可有发热或低体温。

(2)少吃、少哭、少动、面色欠佳、四肢凉、体重不增或增长缓慢。

(3)黄疸:有时是败血症的唯一表现,严重时可发展为胆红素脑病。

(4)休克表现:四肢冰凉,伴花斑,股动脉搏动减弱,毛细血管充盈时间延长,血压降低,严重时可有弥散性血管内凝血(DIC)。

2.各系统表现

(1)皮肤、黏膜:硬肿症,皮下坏疽,脓疱疮,脐周或其他部位蜂窝织炎,甲床感染,皮肤烧灼伤,瘀斑、瘀点,口腔黏膜有挑割损伤。

(2)消化系统:厌食、腹胀、呕吐、腹泻,严重时可出现中毒性肠麻痹或坏死性小肠结肠炎(NEC),后期可出现肝大和脾大。

(3)呼吸系统:气促、发绀、呼吸不规则或呼吸暂停。

(4)中枢神经系统:易合并化脓性脑膜炎。表现为嗜睡、激惹、惊厥、前囟张力及四肢肌张力增高等。

(5)心血管系统:感染性心内膜炎、感染性休克。

(6)血液系统:可合并血小板减少、出血倾向。

(7)泌尿系统感染。

(8)其他:骨关节化脓性炎症、骨髓炎及深部脓肿等。

(三)诊断与检查

1.临床诊断

(1)确定诊断:具有临床表现并符合下列任一条。①血培养或无菌体腔内培养出致病菌;②如果血培养标本培养出条件致病菌,则必须与另次(份)血、或无菌体腔内、或导管头培养出同种细菌。

(2)临床诊断:具有临床表现且具备以下任一条。①非特异性检查≥2条。②血标本病原菌抗原或 DNA 检测阳性。

2.辅助检查

(1)细菌学检查:①细菌培养:尽量在应用抗生素前严格消毒下采血做血培养,疑为肠源性感染者应同时作厌氧菌培养,有较长时间用青霉素类和头孢类抗生素者应做 L 型细菌培养。怀疑产前感染者,生后 1h 内取胃液及外耳道分泌物培养,或涂片革兰染色找多核细胞和胞内细菌。必要时可取清洁尿培养。脑脊液、感染的脐部、浆膜腔液以及所有拔除的导管头均应送培养。②病原菌抗原及 DNA 检测:用已知抗体测体液中未知的抗原,对 GBS 和大肠埃希菌 K1 抗原可采用对流免疫电泳,乳胶凝集试验及酶链免疫吸附试验(ELISA)等方法,对已使用抗生素者更有诊断价值;采用 16SrRNA 基因的聚合酶链反应(PCR)分型、DNA 探针等分子生物学技术,以协助早期诊断。

(2)非特异性检查:①白细胞(WBC)计数:出生 12h 以后采血结果较为可靠。WBC 减少($<5\times10^9$/L),或 WBC 增多(≤3d 者 WBC$>25\times10^9$/L;$>$3d 者 WBC$>20\times10^9$/L)。②白细胞分类:杆状核细胞/中性粒细胞(I/T)≥0.16。③C 反应蛋白(CRP):为急相蛋白中较为普遍开展且比较灵敏的项目,炎症发生 6～8h 后即可升高,≥8μg/ml(末梢血方法)。有条件的单位可作血清前降钙素(PCT)或白细胞介素 6(IL6)测定。④血小板≤100×10^9/L。⑤微量血沉≥15mm/1h。

(四)治疗

1.抗菌药物应用

(1)治疗原则:①临床诊断:败血症,在使用抗生素前收集各种标本,不需等待细菌学检查结果,即应及时使用抗生素。②病原菌种初步判断:根据病原菌可能来源初步判断病原菌种,病原菌未明确前可选择既针对革兰阳性(G＋)菌又针对革兰阴性(G-)菌的抗生素,可先用两种抗生素,但应掌握不同地区、不同时期有不同优势致病菌及耐药谱,经验性地选用抗生素。③调整治疗方案:一旦有药敏结果,应作相应调整,尽量选用一种针对性强的抗生素;如临床疗效好,虽药敏结果不敏感,亦可暂不换药。④给药方式:一般采用静脉注射,疗程 10～14d。合并 GBS 及 G-菌所致化脓性脑膜炎(简称"化脑")者,疗程 14～21d。

(2)主要针对 G＋菌的抗生素:①青霉素与青霉素类,如为链球菌属(包括 GBS、肺炎链球菌、D 组链球菌如粪链球菌等)感染,首选青霉素 G。对葡萄球菌属包括金黄色葡萄球菌和

CNS,青霉素普遍耐药,宜用耐酶青霉素如苯唑西林、氯唑西林(氯唑西林)等。②第一、二代头孢菌素:头孢唑啉为第一代头孢中较好的品种,主要针对G+菌,对G-菌有部分作用,但不易进入脑脊液;头孢拉定对G+和G-球菌作用好,对G-杆菌作用较弱。第二代中常用头孢呋辛,对G+菌比第一代稍弱,但对G-及β内酰胺酶稳定性强,故对G-菌更有效。③万古霉素:作为二线抗G+菌抗生素,主要针对耐甲氧西林葡萄球菌(MRS)。

(3)主要针对G-菌的抗生素:①第三代头孢菌素:优点是对肠道杆菌最低抑菌浓度低,极易进入脑脊液,常用于G-菌引起的败血症和化脑,但不宜经验性地单用该类抗生素,因为对金葡菌、李斯特杆菌作用较弱,对肠球菌完全耐药。常用:头孢噻肟、头孢哌酮(不易进入脑脊液)、头孢他啶(常用于绿脓杆菌败血症并发的化脑)、头孢曲松(可作为化脑的首选抗生素,但新生儿黄疸时慎用)。②哌拉西林:对G-菌及GBS均敏感,易进入脑脊液。③氨苄西林:虽为广谱青霉素,但因对大肠埃希菌耐药率太高,建议对该菌选用其他抗生素。④氨基糖苷类:主要针对G-菌,对葡萄球菌灭菌作用亦较好,但进入脑脊液较差。阿米卡星因对新生儿易造成耳毒性、肾毒性,如有药敏试验的依据且有条件监测其血药浓度的单位可以慎用,不作为首选,并注意临床监护。奈替米星的耳肾毒性较小。⑤氨曲南:为单环β内酰胺类抗生素,对G-菌的作用强,β内酰胺酶稳定,不良反应少。

(4)针对厌氧菌,用甲硝唑。

(5)其他广谱抗生素:①亚胺培南+西司他丁:为新型β内酰胺类抗生素(碳青霉烯类),对绝大多数G+及G-需氧和厌氧菌有强大杀菌作用,对产超广谱β内酰胺酶的细菌有较强的抗菌活性,常作为第二、三线抗生素。但不易通过血脑屏障,且有引起惊厥的不良反应,故不推荐用于化脓性脑膜炎。②帕尼培南+倍他米隆:为另一种新型碳青霉烯类抗生素,抗菌谱与亚胺培南+西司他丁相同。③环丙沙星:作为第三代喹诺酮药物,对G-杆菌作用超过第三代头孢和氨基糖苷类抗生素,对MRS、支原体、厌氧菌均有抗菌活性,是作为同类药物的首选。当其他药物无效并有药敏依据时可用该药。④头孢吡肟:为第四代头孢菌素,抗菌谱广,对G+及G-均敏感,对β内酰胺酶稳定,且不易发生耐药基因突变,但对MRS不敏感。

2.清除感染灶

脐炎局部用3%过氧化氢、2%碘酒及75%酒精消毒,每日2~3次,皮肤感染灶可涂抗菌软膏。口腔黏膜亦可用3%过氧化氢或0.1%~0.3%雷佛尔液洗口腔,每日2次。

3.保持机体内、外环境的稳定

如注意保暖、供氧、纠正酸碱平衡失调,维持营养、电解质平衡及血循环稳定等。

4.增加免疫功能及其他疗法

早产儿及严重感染者可用静脉注射免疫球蛋白(IVIg)200~600mg/kg,每日1次,3~5天。严重感染者尚可行换血疗法。

二、护理

(一)观察病情变化

加强病情巡视,发现异常及时报告医生,给予对症处理。

1.注意体温变化

大部分患儿表现为体温不稳定、体温在38℃左右,甚至达40℃,还有的长期低热,体温在

37～38℃。当病情严重、机体反应低下时,常表现为体温不升、四肢冰凉。

2.并发症的观察

重症患儿容易并发化脓性脑膜炎、肺炎。注意观察患儿的反应、神志、肌张力、面色、呼吸。患儿可出现呼吸不规则、气促、呼吸困难,应注意保持呼吸道通畅。部分患儿可能发生心力衰竭或休克,应立即通知医生,及时抢救。病理性黄疸是本病的主要症状之一,要注意预防核黄疸的发生。

3.皮肤黏膜的改变

新生儿败血症最多的感染途径是皮肤感染和脐炎。如全身皮肤有无脓疱疹、红斑,脐部有无红肿、渗液等。

4.消化系统的改变

表现为食欲减退、吸吮无力,并有呕吐、腹胀、腹泻等症状。

5.注意出血倾向

感染严重者会出现皮肤瘀斑、瘀点,甚至出现弥散性血管内凝血。应注意观察出血部位、出血量。

(二)维持体温的稳定

患儿的体温容易受外界环境因素及感染的影响,当患儿体温偏低或不升时,要及时给予保暖措施。当体温过高时,给予物理降温,多饮水。在新生儿高热时要采取缓和的降温措施,密切观察体温变化,降温的同时要考虑保暖,决不能使体温下降过低而造成体温不升,危及患儿的生命。

(三)保证抗生素有效输注

按需执行医嘱,在应用万古霉素时。注意药物稀释的浓度,输注的时间必须大于 1h,观察输注的部位有无红肿或"人字形"的反应。注意更换输注部位,定期检查肾功能。

(四)保证营养的供给

除经口喂养外,遵医嘱结合患儿的病情、感染的不同阶段采取合适的营养支持。在并发感染伴休克、多脏器功能障碍时,以维持营养状态为主,感染的恢复期以改善患儿的营养状态为主,应逐渐减少肠外营养,增加肠内营养,满足患儿生长发育需要。在严重感染病情不稳定的早期,过多的营养支持会加重肝肾负担,只能采取合适的营养支持,以达到保存器官结构功能的目的。

(五)加强基础护理

由于新生儿免疫功能差,皮肤黏膜薄,屏障功能差,特别是口腔黏膜、脐部、臀部、皮肤皱褶部位容易感染。应注意加强护理。

(六)减少机会菌的感染

机会菌的感染是近年来导致新生儿败血症的主要原因,表皮葡萄球菌是最常见的机会菌。原发病中脐炎、脓疱疹与机会菌的感染率有关,故应做好新生儿的皮肤护理,护理前的洗手是减少机会菌感染的有效方法。

(七)家属的心理护理

向家属讲解与败血症相关的护理知识,如接触患儿前洗手,保持皮肤清洁卫生及做好患儿脐部护理等。

(八)预防措施

针对新生儿败血症的特有感染途径,采取有效的预防措施,完全可以预防本病的发生。具体措施:做好产前保健,及时治疗孕妇感染,加强产科质量,产时做到无菌操作。护理新生儿时注意清洁,做好脐部皮肤黏膜护理,加强卫生宣教。护理人员要注意手的清洁、消毒,监护室如有感染患儿应隔离,母亲患感染性疾病应暂停母乳喂养,对使用的医疗器械及时消毒处理。提倡母乳喂养,因初乳中含有多种抗体,能减少因肠道感染而致的败血症。

第十节　新生儿溶血病

新生儿溶血病(HDW)指母婴血型不合引起的同族免疫性溶血,有报道 ABO 溶血病占新生儿溶血 85.3%,Rh 溶血病占 14.6%,MN 溶血病占 0.1%。ABO 血型不合中约 1/5 发病,Rh 血型不合者约 1/20 发病。

一、疾病概述

(一)病因及发病机制

1.ABO 溶血病

母亲不具有的胎儿显性红细胞 A 或 B 血型抗原(由父亲遗传)通过胎盘进入母体(分娩时),刺激母体产生相应抗体,当再次怀孕(其胎儿 ABO 血型与上一胎相同),不完全抗体(IgG)进入胎儿血循环,与红细胞相应抗原结合,形成致敏红细胞,被单一吞噬细胞系统破坏引起溶血。由于自然界存在 A 或 B 血型物质,O 型母亲在第一次妊娠前,已接受过 A 或 B 血型物质的刺激,血中抗 A 或抗 B(IgG)效价较高,因此怀孕第一胎时抗体即可进入胎儿血循环引起溶血。

2.Rh 溶血病

因胎儿红细胞的 Rh 血型与母亲不合,若胎儿红细胞所共有的抗原恰为母体所缺少,当胎儿红细胞进入母体循环,因抗原性不同使母体产生相应的血型抗体,此抗体又经胎盘进入胎儿的血循环作用于胎儿红细胞并导致溶血。由于自然界无 Rh 血型物质,Rh 溶血病一般不发生在第一胎。

(二)临床表现

ABO 溶血病不发生在母亲 AB 型或婴儿 O 型,主要发生在母亲 O 型而胎儿 A 型或 B 型;第一胎可发病,临床表现较轻。Rh 溶血病一般发生在第二胎。第一次怀孕前已致敏者其第一胎可发病,临床表现较重,严重者甚至导致死胎。

1.黄疸

多数 ABO 溶血病的黄疸在生后第 2~3 天出现,而 Rh 溶血病一般在 24 小时内出现并迅速加重。以未结合胆红素增高为主。

2.贫血

程度不一。重度 Rh 溶血后即有严重贫血或伴心力衰竭。部分患儿因其抗体持续存在，贫血可持续 3～6 周。

3.肝大和脾大

Rh 溶血病患儿有不同程度的肝脾增大，ABO 溶血病很少发生。

4.胎儿水肿

多见于病情重者，患儿全身水肿，苍白，皮肤瘀斑，胸腔积液，腹腔积液，心音低，心率快，呼吸困难，肝大和脾大，活产水肿儿多数为早产。如不及时治疗常于生后不久即死亡。不少胎儿水肿者为死胎。

(三)诊断与检查

(1)母亲有流产、死胎、输血史，或兄姐患过新生儿溶血病者，母婴血型不合，尤其母血型为 O 型者。

(2)新生儿先天性水肿，面色苍白，生后数小时至 36 小时内出现黄疸，呈进行性加重，呼吸急促，心跳增快，肝脾大。

(3)黄疸严重者可出现嗜睡、尖叫、反应差、角弓反张、惊厥等核黄疸症状。

(4)轻到重度贫血，血红蛋白<145g/L，重型者有核红细胞>10%，网织红细胞增加。

(5)胆红素>205μmol/L，(>12mg/dL)，以未结合胆红素为主。

(6)母婴血型不合，抗人球蛋白试验或三项试验(改良直接法、抗体释放法、游离抗体试验)阳性可确诊。

(四)治疗

1.产前治疗

(1)血浆置换：对血 Rh 抗体效价明显增高，但又不宜提前分娩的孕妇，进行血浆置换，换出抗体，减少胎儿溶血。

(2)宫内输血：对胎儿水肿或胎儿 Hb<80g/L，而肺尚未成熟者，可直接将孕妇血清不凝集的浓缩红细胞在 B 超下注入脐血管或胎儿腹腔内，以纠正贫血。

(3)酶诱导剂：孕妇于预产期前 1～2 周口服苯巴比妥，以诱导胎儿 VDPGT 产生增加，减轻新生儿黄疸。

(4)提前分娩：既往有输血、死胎、流产和分娩史 Rh 阴性孕妇，本次妊娠 Rh 抗体效价逐渐升至 1∶32 或 1∶64 以上，羊水胆红素增高，且羊水 I/S>2 者，提示胎儿肺已成熟，可考虑提前分娩。

2.新生儿治疗

(1)光照疗法：简称光疗，是降低血清未结合胆红素简单而有效的方法。

光疗指征：①一般患儿血清总胆红素>205μmol/L(12mg/dl)，ELBW>85μmol/L(5mg/dl)，ULBW>103μmol/L(6mg/dl)。②新生儿溶血病患儿，生后血清总胆红素>85μmol/L(5mg/dl)。

(2)药物治疗：①清蛋白：输血浆每次 10～20ml/kg 或清蛋白 1g/kg，以增加其与未结合胆红素联结，减少胆红素脑病的发生。②纠正代谢性酸中毒：应用 5%碳酸氢钠提高血 pH，以利于未结合胆红素与清蛋白联结。③肝酶诱导剂：常用苯巴比妥，每日 5mg/kg，分 2～3 次口服或一次静脉滴注。共 4～5 日，可增加 UDPGT 的生成和肝脏摄取未结合胆红素能力。(4)静脉用免疫球蛋白。用法为 1g/kg，于 6～8 小时内静脉滴入，早期应用效果好，可抑制吞噬细胞破坏致敏红细胞。

(3)换血疗法：换血疗法是治疗重症新生儿高未结合胆红素的重要技术之一，也是最迅速、最有效的方法。

换血指征：大部分 Rh 溶血病和个别 ABO 溶血病有下列任一指征者即应换血。①产前已明确诊断，出生时脐血总胆红素＞68μmol/L(4mg/dl)，血红蛋白低于 120g/L，伴水肿，肝脾大和心力衰竭者；②生后 12 小时内胆红素每小时上升＞12μmol/L(0.7mg/dl)者；③总胆红素已达到 342μmol/L(20mg/dl)者；④不论血清胆红素水平高低，已有胆红素脑病的早期表现者。小早产儿，合并缺氧和酸中毒者或上一胎溶血严重者，应适当放宽指征。

方法：①血源：Rh 溶血病应选用 Rh 系统与母亲同型，ABO 系统与患儿同型的血液；母 O型、子 A 或 B 型的 ABO 溶血病，最好用 AB 型血浆和 O 型红细胞的混合血，也可用抗 A 或抗 B 效价不高的 O 型血或患儿同型血；有明显贫血和心力衰竭者，可用血浆减半的浓缩血。②换血量：一般为患儿血量的 2 倍(约 150～180ml/kg)。③途径：一般选用脐静脉或其他较大静脉进行换血，最好选用动、静脉同步换血。

二、护理

(一)一般护理

注意患儿的保暖和喂养，皮肤、口腔清洁，保持输液通畅，维持水、电解质平衡。避免低体温、低血糖、酸中毒。

(二)光疗护理

1.光疗前的准备

光疗前的准备，包括：①光疗箱的准备：光疗前清洁光疗箱，清洁灯管及反射，灰尘会影响照射效果。灯管定时更换，登记灯管累计照射时间。蓝光灯管使用 300h 后其能量输出减弱20%，900h 后减弱 35%，因此灯管使用 1000h 后必须更换。暖箱上勿放置任何东西，以免影响照射效果。水箱内加蒸馏水，提前 2h 开保暖箱，根据患儿体重、出生时间调节箱温。湿度为55%～65%。②光疗前患儿的准备：光疗前测量体温、脉搏、呼吸。脱去衣服，清洁皮肤，禁忌在皮肤上涂粉和油类。用一次性的护眼罩遮住双眼，并固定好，防止脱落。生殖器用尿布保护好，特别是男婴，要注意保护睾丸。剪短指甲或戴婴儿手套，防止抓伤皮肤。

2.观察及护理

(1)严密观察体温及箱温的变化：光照治疗中患儿体温要控制在 36.7～37.3℃ 的中性温度。每 4h 测体温 1 次，根据体温调节箱温，并做好记录。发热是光疗最常见的不良反应之一。当患儿在光疗过程中体温超过 38℃ 或低于 35℃，应暂时停止光疗，待体温正常后再继续光疗。可以打开保暖箱工作窗，调节箱温。本组中有 7 例发热，体温高于 38℃ 予以暂停光疗，温水擦浴，打开工作窗，半小时后体温降至正常。

(2)加强皮肤护理，预防红臀：在光疗中，分解产物经肠道排出，刺激肠壁，引起稀便及排便次数增多，对患儿皮肤刺激较大，易引起红臀发生。故光疗期间应勤换尿布，并清洁臀部，臀部涂以凡士林,形成一层保护膜,能防止粪便对患儿臀部皮肤的刺激,有效预防红臀发生。保持暖箱床垫清洁干燥,如有污物应及时更换。定时翻身,既可防止皮肤长期受压破损,又可增加照射面积。患儿哭闹时,易引起出汗,应及时擦干,保持皮肤清洁干燥。

(3)水分的补充:由于在光照治疗下患儿进入一个较封闭的环境,易哭闹、出汗、不显性失水增加约40%,而且由于光疗分解产物经肠道排出,刺激肠壁,引起稀便,使水分丢失更多,故在2次喂奶之间应喂1次水。如禁食或进食不佳的患儿,应静脉补液,以保证水分供给。同时正确记录出入量及大小便次数、颜色与形状,必要时正确及时留取标本送检。

(4)观察黄疸程度,预防核黄疸的发生:密切观察黄疸消退程度,有无加深现象。密切观察患儿神志、反应、哭声、吸吮以及肌张力情况。警惕核黄疸早期症状,如嗜睡、肌张力减退、吸吮力差等,做好抢救准备。

(5)皮疹的观察:光疗时要注意皮疹的量、大小以及患儿有无哭吵不安。皮疹为斑点状、大小不等,如皮疹较多,患儿烦躁不安,可先暂停光疗。本组有4例出现皮疹,皮疹较少,光疗结束都自行消退。

(6)预防感染:新生儿免疫力低下,易受细菌感染,因此在光疗时预防感染工作十分重要。首先,护理人员在接触患儿前后要洗手,戴口罩。加强脐部护理,保持脐部清洁干燥,防止皮肤破损后细菌侵入引起感染。

(7)光疗结束的护理:光疗结束,取下眼罩,用生理盐水清洁双眼,因为戴着眼罩,有时眼部分泌物较多。每天清洁光疗箱,用0.5%84消毒液擦拭,更换床垫,将水箱内的水放干。疗程结束做好消毒工作。

(三)换血治疗护理

1.术前护理

(1)患儿的护理:①密切观察生命体征及皮肤黄染进展程度,注意神经系统症状,及早发现核黄疸的早期表现。②遵医嘱抽血化验胆红素,急送检。③做好蓝光治疗的护理及用药护理,遵医嘱静脉输入碱性液,换血前1h静脉给予清蛋白1g每公斤体重。④换血前3h开始禁食,避免换血时呕吐窒息;术前30min鼻饲10%水合氯醛0.1～0.3ml每公斤体重,保持患儿安静。⑤向血库紧急预约同型新鲜血:ABO溶血选择O型红细胞和AB型血浆,Rh溶血选择Rh血型同母亲和ABO血型同患儿血型的血液,按150～180ml每公斤体重计算总量。具体配制方法是每200ml红细胞悬液加入50ml血浆或者浓缩红细胞每200ml加入血浆100ml。⑥换血室紫外线消毒30min。⑦准备好一切抢救物品及换血用物。

(2)家长的心理护理:当确定患儿血胆红素达到换血标准时,医生、护士应做好家长的心理工作,告知换血疗法的原理及不良后果。如同意换血,嘱其在换血同意书上签字,并在手术室外等待。

2.术中护理

在清洁、消毒的换血室内,将患儿置于预热好的辐射台上,予心电监护、动脉置管。术中严格无菌操作,使用一次性物品;密切观察生命体征并做好记录,心电监护下,心率应维持在120～140次/min,血压无明显波动;保证外周静脉入血速度、量与桡动脉或肱动脉放血的速度、量均衡。

3.术后护理

(1)观察黄疸程度和核黄疸症状:因换血后组织内的胆红素可回入血浆,加上骨髓或脾脏中的致敏红细胞分解以及换入红细胞的衰老破坏,均可使血清中胆红素再次升高或超过换血前浓度。因此,术后每4h测胆红素值1次;密切观察患儿黄疸程度,有无核黄疸的早期表现,如嗜睡、肌张力低下、吸吮反射减弱等,以便早期发现,及时抢救。

(2)密切观察心率、呼吸、血压变化:换血过程中可因换血速度的快慢、出入量与液体量的差异而导致心功能不全,故术后应密切观察心率、呼吸、血压变化,每1h测心率、呼吸1次,每2h测血压1次,稳定后可改为每4h测1次。

(3)观察体温变化:由于新生儿体温调节中枢发育不完善,产热少、散热快,加上患儿术中皮肤的消毒、暴露,大量血换入及手术创伤等,均可使患儿体温降低。体温过低时可引起代谢性酸中毒,从而使胆红素与清蛋白结合程度差;同时低温时体内自由脂肪酸增加,与胆红素竞争与清蛋白的结合,这些都不利于血清胆红素的降低。因此,术后的体温监测非常重要,应每1h测体温1次,并注意保暖,室温宜维持在24℃～26℃,调节好光疗箱的温度,做各种操作时避免受凉,使新生儿的体温维持在正常范围。

(4)观察大小便颜色、性质和次数:换血过程中推注血液过快时,门静脉产生反压,会减少血流至肠道,引起肠道缺血和坏死。因此,术后应注意观察腹部体征,大小便颜色、性质及量,特别是小便的颜色,如呈浓茶色,预示患儿有继续溶血的可能。

(5)观察有无水肿:因红细胞大量破坏,术后易引起低蛋白血症而出现水肿,应仔细观察并做出相应处理,必要时输入血浆和清蛋白。

(6)观察动脉置管处有无出血:换血结束后拔掉动脉留置针,用无菌纱布加压止血。如有出血,应立即报告医生,及时处理。

(7)血生化的监测:由于血源为库存血,大量的换入极易引起高血钾、低血钙。因此,术后应常规查血生化,注意观察有无高血钾、低血钙症状。如高血钾时可引起心律紊乱,严重时致心脏停搏;低血钙时心动过缓、抽搐、喉痉挛、发绀等,应予以心电监护,密切观察病情,换血结束后静脉缓推注10%葡萄糖酸钙1ml(等量稀释),在静脉补钙时应注意速度不能太快,药液不能外渗。

(8)预防感染:新生儿免疫机能差,动静脉置管又增加了感染的机会,因此,术后应置高危新生儿室,减少探视,严格消毒隔离制度,集中护理操作。

(四)健康宣教

1.健康教育

由于患儿家长对该病缺乏认识,应多与家属沟通,让家属初步了解病情、该病的发生发展、蓝光治疗原理及护理过程,减轻恐惧和紧张心理,取得家属的理解和支持,配合治疗。

2.出院指导

出院时向患儿家长介绍本病的病因、预后和可能的后遗症,并予心理上的安慰,减轻其紧张及恐惧心理。对有听力障碍及其他后遗症者,鼓励并指导患儿家长做好患儿的智力训练,并嘱其定时随访。

第十一节　先天性心脏病

先天性心脏病简称"先心病",是胎儿时期心脏血管发育异常而致的畸形,是小儿时期最常见的心脏病。根据左右心腔或大血管间有无直接分流和临床有无青紫,可将先心病分为三大类。

左向右分流型(潜伏青紫型):常见有室间隔缺损、房间隔缺损、动脉导管未闭。右向左分流型(青紫型):常见有法洛四联症和大动脉错位。无分流型(无青紫型):常见有主动脉缩窄和肺动脉狭窄。

小儿先天性心脏病中最常见的是室间隔缺损、房间隔缺损、动脉导管未闭、肺动脉狭窄、法洛四联症和大动脉错位。

一、临床特点

(一)室间隔缺损

室间隔缺损为小儿最常见的先天性心脏病,缺损可单独存在,亦可为其他畸形的一部分。按缺损部位可分为室上嵴上方、室上嵴下方、三尖瓣后方、室间隔肌部四种类型。临床症状与缺损大小及肺血管阻力有关。大型 VSD(缺损 1～3cm 者)可继发肺动脉高压,当肺动脉压超过主动脉压时,造成右向左分流而产生发绀,称为艾森曼格综合征。

1.症状

小型室间隔缺损可无症状;中型室间隔缺损易患呼吸道感染,或在剧烈运动时发生呼吸急促,生长发育多为正常,偶有心力衰竭;大型室间隔缺损在婴幼儿时期由于缺损较大,左向右分流量多超过肺循环量的 50%,使体循环内血量显著减少,而肺循环内明显充血,可于生后 1～3 个月即发生充血性心力衰竭,平时反复呼吸道感染、肺炎、哭声嘶哑、喂养困难、乏力、多汗等,并有生长发育迟缓。

2.体征

心前区隆起;胸骨左缘 3～4 肋间可闻及 Ⅲ～Ⅳ/Ⅵ 级全收缩期杂音,在心前区广泛传导;肺动脉第二心音显著增强或亢进。

3.辅助检查

如下所述。

(1)X 线检查:肺充血,心脏左室或左右室大;肺动脉段突出,主动脉结缩小。

(2)心电图:小型室间隔缺损,心电图多数正常;中等大小室间隔缺损示左心室增大或左右心室增大;大型室间隔缺损或有肺动脉高压时,心电图示左右心室增大。

(3)超声心动图:室间隔回声中断征象,左右心室增大。

(二)房间隔缺损

房间隔缺损按病理解剖分为继发孔(第二孔)缺损和原发孔(第一孔)缺损,以继发孔缺损为多见。继发孔缺损为较常见的先天性心脏病之一,以女性较多见,缺损位于房间隔中部卵圆窝处,血流动力学特点为右心室舒张期负荷过重。原发孔缺损位于房间隔下端,是心内膜垫发育障碍未能与第一房间隔融合,常并发二尖瓣裂缺。

1.症状

在出生后及婴儿期大多无症状,偶有暂时性青紫。年龄稍大,症状渐渐明显,患儿发育迟缓,体格瘦小,易反复呼吸道感染,活动耐力减低,有劳累后气促、咳嗽等症状。左胸部常隆起,一般无青紫或杵状指(趾)。

2.体征

胸骨左缘第 2~3 肋间闻及柔和的喷射性收缩期杂音,肺动脉瓣区第二心音可增强或亢进、固定分裂。

3.辅助检查

如下所述。

(1)X 线检查:右心房、右心室扩大,主动脉结缩小,肺动脉段突出,肺血管纹理增多,肺门舞蹈。

(2)心电图:电轴右偏,完全性或不完全性右束支传导阻滞,右心房、右心室增大;原发孔 ASD 常见电轴左偏及心室肥大。

(3)超声心动图:右心房右心室增大,右心室流出道增宽,室间隔与左心室后壁呈同向运动。二维切面可显示房间隔缺损的位置及大小。

(三)动脉导管未闭

动脉导管未闭是临床较常见的先天性心脏病,女性多于男性。开放的动脉导管位于肺总动脉分叉与主动脉之间,有管型、漏斗型和窗型,以漏斗型为多见。

1.症状

导管较细时,临床无症状。导管较粗时临床表现为反复呼吸道感染、肺炎,发育迟缓,早期即可发生心力衰竭。重症病例常有呼吸急促、心悸。临床无青紫,但若并发肺动脉高压,即出现青紫。

2.体征

胸骨左缘第 2 肋间可闻及粗糙、响亮、机器样的连续性杂音,向心前区、颈部及左肩部传导,肺动脉第二音亢进。脉压增宽,出现股动脉枪击音、毛细血管搏动和水冲脉。

3.辅助检查

如下所述。

(1)X 线检查:分流量小者,心影正常;分流量大者,多见左心房、左心室增大,主动脉结增宽,可有漏斗征,肺动脉段突出,肺血增多,重症病例左右心室均肥大。

(2)心电图:左心房、左心室增大或双心室肥大。

(3)超声心动图:左心房、左心室大,肺动脉与降主动脉之间有交通。

(四)法洛四联症

法洛四联症是临床上最常见的发绀型先天性心脏病,病变包括肺动脉狭窄、室间隔缺损、主动脉骑跨及右心室肥大,其中肺动脉狭窄程度是决定病情严重程度的主要因素。主动脉骑跨及室间隔缺损存在使体循环血液中混有静脉血,临床上出现发绀与缺氧,并代偿性引起红细胞增多现象。

1.症状

发绀是主要症状,它出现的时间早、晚和程度与肺动脉狭窄程度有关,多见于毛细血管丰富的浅表部位,如唇、指(趾)甲床、球结膜等。患儿活动后有气促、易疲劳、蹲踞等;并常有缺氧发作,表现为呼吸加快、加深,烦躁不安,发绀加重,持续数分钟至数小时,严重者可表现为神志不清,惊厥或偏瘫,死亡。发作多在清晨、哭闹、吸乳或用力后诱发,发绀严重者常有鼻出血和咯血。

2.体征

生长发育落后,全身发绀,眼结膜充血,杵状指(趾);多有行走不远自动蹲踞姿势或膝胸位。胸骨左缘第 2～4 肋间闻及粗糙收缩期杂音;肺动脉第二心音减弱。

3.辅助检查

如下所述。

(1)X 线检查:心影呈靴形,上纵隔增宽,肺动脉段凹陷,心尖上翘,肺纹理减少,右心房、右心室肥厚。

(2)心电图:电轴右偏,右心房、右心室肥大。

(3)超声心动图:显示主动脉骑跨及室间隔缺损,右心室流出道、肺动脉狭窄,右心室内径增大,左心室内径缩小。

(4)血常规:血红细胞增多,一般在$(5.0～9.0)×1012/L$,血红蛋白 170～200g/L,红细胞容积 60%～80%。当有相对性贫血时,血红蛋白低于 150g/L。

二、护理评估

(一)健康史

了解母亲妊娠史,在孕期最初 3 个月内有无病毒感染、放射线接触和服用过影响胎儿发育的药物,孕母是否有代谢性疾病。患儿出生有无缺氧、心脏杂音,出生后各阶段的生长发育状况。是否有下列常见表现:喂养困难,哭声嘶哑,易气促、咳嗽,青紫,蹲踞现象,突发性晕厥。

(二)症状、体征

评估患儿的一般情况,生长发育是否正常,皮肤发绀程度,有无气急、缺氧、杵状指(趾),有无哭声嘶哑,有无蹲踞现象,胸廓有无畸形。听诊心脏杂音位置、性质、程度,尤其要注意肺动脉第二心音的变化。评估有无肺部啰音及心力衰竭的表现。

(三)社会、心理

评估家长对疾病的认知程度和对治疗的信心。

(四)辅助检查

了解并分析 X 线、心电图、超声心动图、血液等检查结果。较复杂的畸形者还应了解心导管检查和心血管造影的结果。

三、常见护理问题

(一)活动无耐力

与氧的供需失调有关。

(二)有感染的危险

与机体免疫力低下有关。

(三)营养失调:低于机体需要量

与缺氧使胃肠功能障碍、喂养困难有关。

(四)焦虑

与疾病严重,花费大,预后难以估计有关。

(五)合作性问题

脑血栓、脑脓肿、心力衰竭、感染性心内膜炎、晕厥。

四、护理措施

(一)休息

制订适合患儿活动的生活制度,轻症无症状者与正常儿童一样生活,但要避免剧烈活动;有症状患儿应限制活动,避免情绪激动和剧烈哭闹;重症患儿应卧床休息,给予妥善的生活照顾。

(二)饮食护理

给予高蛋白、高热量、高维生素饮食,适当限制食盐摄入,并给予适量的蔬菜类粗纤维食品,以保证大便通畅。重症患儿喂养困难,应有耐心,少量多餐,以免导致呛咳、气促、呼吸困难等,必要时从静脉补充营养。

(三)预防感染

病室空气清新,穿着衣服冷热要适中,防止受凉,应避免与感染性疾病患儿接触。

(四)青紫型先天性心脏病患儿

由于血液黏稠度高,暑天、发热、吐泻时体液量减少,加重血液浓缩,易形成血栓,有造成重要器官栓塞的危险,因此应注意多饮水,必要时静脉输液。

(五)做好心理护理

关心患儿,建立良好护患关系,充分理解家长及患儿对检查、治疗、预后的期望心理,介绍疾病的有关知识、诊疗计划、检查过程、病室环境,消除恐惧心理。

(六)健康教育

如下所述。

(1)向家长讲述疾病的相关护理知识和各种检查的必要性,以取得配合。

(2)指导患儿及家长掌握活动种类和强度。

(3)告知家长如何观察病情变化,一旦发现异常(婴儿哭声无力,呕吐,不肯进食,手脚发软,皮肤出现花纹,较大患儿自诉头晕等),应立即呼叫。

(4)向患儿及家长讲述重要药物如地高辛的作用及注意事项。

五、出院指导

(一)饮食

宜高营养、易消化、少量多餐。人工喂养儿用柔软的奶头孔稍大的奶嘴,每次喂奶时间不宜过长。

(二)休息

根据耐受力确立适宜的活动,以不出现乏力、气短为度,重者应卧床休息。

(三)避免感染

居室空气新鲜,经常通风,不去公共场所、人群集中的地方。注意气候变化及时添减衣服,预防感冒。按时预防接种。

(四)补液

发热、出汗时要给足水分,呕吐、腹泻时应到医院就诊补液,以免血液黏稠而发生脑血栓。

(五)保证休息,避免哭闹

减少外界刺激以预防晕厥的发生。当患儿在吃奶、哭闹或活动后出现气急、青紫加重或年长儿诉头痛、头晕时应立即将患儿取胸膝卧位并送医院。

第十二节　急性心力衰竭

急性心力衰竭是指由于多种原因,心肌收缩力短期内明显降低和(或)心室负荷明显增加,导致心排出量急剧下降甚至丧失排血功能,体循环或肺循环压力急剧上升,临床出现血循环急性淤血的临床综合征。一般为原代偿阶段的心脏由某种诱发因素突然诱发形成,以左心衰竭为主。

一、病因及因素

(一)病因

1.原发性心肌舒缩功能障碍

如下所述。

(1)心肌病变:主要见于心肌病、心肌炎、心内膜弹力纤维增生症等。

(2)心肌代谢障碍:见于高原病、休克、严重贫血,新生儿重度窒息和呼吸窘迫综合征等。

2.心脏负荷过重

如下所述。

(1)压力负荷过重:又称后负荷过重,指心脏在收缩时承受的阻抗负荷增加。

造成左心室压力负荷过重的原因有:主动脉流出道梗阻、主动脉瓣狭窄、主动脉缩窄、左心发育不良综合征、高血压等。

造成右心室压力负荷过重的原因有:肺动脉瓣狭窄、肺动脉高压、新生儿持续性肺动脉高压等。

(2)容量负荷过重:又称前负荷过重。

左心室容量负荷过重见于:动脉导管未闭、室间隔缺损、主动脉瓣或二尖瓣关闭不全等。

右心室容量负荷过重见于:房间隔缺损、完全性肺静脉异位引流、三尖瓣或肺动脉瓣关闭不全等。严重贫血、甲状腺功能亢进、肾脏疾病等常引起双心室容量负荷过重。

3.心脏舒张受限

常见于心室舒张期顺应性降低:肥厚型心肌病、限制型心肌病、心包疾病(缩窄或填塞)。二尖瓣狭窄和三尖瓣狭窄可使心室充盈受限,导致心房衰竭。

但新生儿和婴儿心力衰竭的病因与年长儿不同。

(二)诱发因素

(1)感染:感染是诱发心力衰竭的常见诱因,其中以呼吸道感染占首位,其次为风湿热。

(2)心律失常:尤其是快速型心律失常,既可诱发心力衰竭又可加重心力衰竭。心动过缓虽然每搏量减少,但可使心排出量降低,也可诱发心力衰竭。

(3)输血或输液:输血或输液过多或过快。

(4)出血与贫血。

(5)活动过多。

(6)电解质紊乱和酸碱平衡失调:酸中毒是诱发心力衰竭的常见诱因。电解质紊乱诱发心力衰竭常见于低血钾、低血镁和低血钙。

二、发病机制和临床表现

(一)发病机制

1.心脏代偿机制

在心力衰竭发生前或发生过程中,心功能由心肌纤维伸长、心肌肥厚及心率增快等机制进行代偿。

(1)心肌纤维伸长:心肌纤维的收缩力和收缩速度在一定范围内随着心肌纤维的伸长而增强和变快,但超出此范围,心肌收缩反而减弱、减慢。

(2)心肌肥厚:心肌肥厚随心肌纤维伸长而发生,这需要较长时间。心肌纤维不能增生,只能靠肥厚来增加其收缩力,但若心肌肥厚超过一定范围,即可出现心力衰竭。

(3)心率增快:心房张力增高产生交感神经反射使心率增快,以代偿性地增加每分钟排出量。但心率增快可增加心肌耗氧量,且当心率超过 160 次/分时,心脏舒张期缩短,心室充盈量减少,心排出量反而下降,从而加重心力衰竭。

2.体循环的反应

心力衰竭时体循环的反应主要是由低心排出量所引起的一系列反应,主要表现为心排出量及心排血指数下降,动静脉血氧阶差增加,血液在脑、肾和肝等器官内的血流量减少,但冠状循环的流量变化不大。

3.肺循环的反应

在心力衰竭时,随着心肌收缩力的减弱、心室容量的增加和心肌纤维伸长度的受限,左室舒张期末压升高,左房压肺静脉压力亦随之升高,导致肺充血。

4.内分泌反应

主要有交感神经的应急反应,尿钠排泄系统的激活以及继发尿钠排泄因子的刺激反应。

(二)临床表现

临床上根据病变的心腔和淤血部位,可分为左心、右心和全心力衰竭,其中以左心衰竭开始较多见,以后再发展为右心力衰竭。

1.左心衰竭

主要表现为肺淤血。患儿在起初活动后才有气急,以后休息时也有气急。婴幼儿表现为呼吸浅速。其他症状有干咳、苍白多汗、四肢厥冷、喂养困难等。急性左心衰竭最严重的表现为急性肺水肿,患儿出现极度呼吸困难、端坐呼吸、烦躁不安、皮肤湿冷,并有喘鸣音。年长儿可咳出粉红色泡沫痰,并可出现发绀。肺部可听到湿啰音和哮鸣音,心脏听诊可有舒张期奔马律。

2.右心力衰竭

主要由体循环静脉回流障碍导致器官淤血、功能障碍引起。临床体征为肝肿大和颈静脉饱满。婴儿因颈静脉不易观察,故肝脏大成了右心力衰竭的首要表现,很少引起下肢凹陷性水肿。年长儿右心力衰竭的表现与成人相同,肝肿大和水肿为突出表现。水肿多见于下肢、面部等,随体位而定,颈静脉可见明显饱胀。

3.全心力衰竭

患儿同时具有左、右心力衰竭的临床表现,或以某一侧心力衰竭表现为主。当左心衰竭逐渐发展而导致右心也发生衰竭时,右心力衰竭的出现常使左心衰竭的肺淤血表现得以减轻。

三、诊断和辅助检查

(一)诊断

1.心功能分级

为了评价患儿的心功能状况,美国纽约心脏病协会制订了心功能分级标准,它将心功能分为以下四级。

Ⅰ级:仅有心脏病体征(如杂音),但体力活动不受限。

Ⅱ级:一般体力活动无症状,但较重的劳动后可引起易疲劳、心悸及呼吸急促。

Ⅲ级:能耐受较轻的体力活动,仅能短程行走,当步行时间稍长、快步或登楼时有呼吸困难、心悸等。

Ⅳ级:体力活动能力完全丧失,休息时仍有心力衰竭的症状和体征,如呼吸困难、水肿及肝大等,活动时症状加剧。

婴儿的心功能分级,拟定如下:

Ⅰ级:无症状,吮乳和活动与正常儿无异。

Ⅱ级:婴幼儿吮乳时有轻度呼吸急促或多汗,年长儿活动时有气促,但生长发育正常。

Ⅲ级:吮乳和活动有明显呼吸急促,吃奶时间延长,生长发育落后。

Ⅳ级:休息时亦有症状,呼吸急促,有三凹征、呻吟和多汗。

2.心力衰竭的诊断标准

具备以下 4 项考虑心力衰竭。

(1)呼吸急促:婴儿>60 次/分,幼儿>50 次/分,儿童>40 次/分。

(2)心动过速:婴儿>160 次/分,儿童>120 次/分。

(3)心脏扩大:体格检查、X 线检查和超声心动图检查证实心脏扩大。

(4)烦躁、喂养困难、体重增长过速、尿少、水肿、多汗、发绀、喘咳、阵发性呼吸困难。

上述四项加下列一项或上述两项可确诊:①肝大,婴幼儿肋下≥3cm,儿童>1cm,进行性肝肿大或伴触痛更有意义。②肺水肿。③奔马律。

(二)辅助检查

1.X 线检查

心力衰竭患儿可出现左心、右心心影增大,左心衰竭患儿有肺门阴影增大、肺纹理增粗的表现。

2.实验室检查

①临床常用测量中心静脉压的升高来判断病情。②血清胆红素和谷丙转氨酶可略增高。③尿液检查发生改变。

3.心电图检查

可提示左、右心室的肥厚、扩大。

4.超声心动图检查

对心力衰竭的病因诊断及心力衰竭的严重程度的判断有重要价值。

5.其他

有创血流动力学监测、放射性核素扫描和收缩时间间期测定等方法。

四、治疗要点和预后

(一)治疗

1.病因治疗

是解除心力衰竭原因的重要措施。

2.一般治疗

如下所述。

(1)卧床休息,保持安静。

(2)吸氧:对气急和发绀的患儿应及时给予吸氧,1～2L/min 低流量持续吸氧可增加血氧饱和度。

(3)镇静:烦躁、哭闹可增加新陈代谢和耗氧量,使心力衰竭加重,可适当给予镇静剂。

(4)纠正代谢紊乱:心力衰竭时易发生酸中毒、低血糖和电解质紊乱,必须及时纠正。

(5)限制钠盐和液体入量。

3.药物治疗

如下所述。

(1)洋地黄制剂的应用:洋地黄能增加心肌的收缩力、减慢心率,从而增加心排出量,改善体、肺循环。小儿一般用地高辛,其作用时间与排泄速度均较快,口服 1h 后浓度达最高水平,5～6h 后心肌组织和血清内地高辛浓度呈恒定比例关系。急性心力衰竭也可静脉注射毛花苷C(西地兰),每次剂量 0.01～0.015mg/kg,必要时隔 3～4h 重复,一般应用 1～2 次后改用地高辛在 24h 内洋地黄化。

小儿心力衰竭多急而重,故多采用首先达到洋地黄化的方法,然后根据病情需要继续用维持量。病情较重或不能口服者可选择地高辛静脉注射,首次给洋地黄化总量的 1/2,余量分 2～3次,每隔 6～8h 静脉注射 1 次,多数患儿可于 12～24h 内达到洋地黄化。能口服的患儿,开始给予口服地高辛,首次给洋地黄化总量的 1/3 或 1/2,余量分为 2 次,每隔 6～8h 给予。洋地黄化后 12h 可开始给予维持量。维持量每天为洋地黄化总量的 1/5,分 2 次给予。

（2）利尿剂的应用：利尿剂能使潴留的水、钠排出，减轻心脏负荷，以利心功能的改善。对心力衰竭急重病例或肺水肿患儿，可选用快速强力利尿剂，一般应用呋塞米（速尿）。

（3）其他药物治疗：小动脉和静脉的扩张可使心室前后负荷降低，从而增加心搏出量，使心室充盈量下降、肺部充血的症状得到缓解。常用药物有硝普钠等。

（二）预后

心力衰竭是一个进行性发展的疾病，明确哪些是影响心力衰竭预后的因素，有助于减少心力衰竭的发生、恶化和死亡。心力衰竭的预防，比治疗更重要。

五、护理诊断及护理措施

（一）护理诊断

1.心排出量减少

与心肌收缩力降低有关。

2.活动无耐力

与心排出量减少致组织缺氧有关。

3.体液过多

与心功能下降、微循环淤血、肾灌注不足、排尿减少有关。

4.气体交换受损

与肺循环淤血有关。

5.潜在并发症

药物不良反应、肺水肿。

6.知识缺乏

患儿家长缺乏有关急性心力衰竭的护理及预防知识。

7.焦虑

与疾病的痛苦、危重程度及住院环境改变有关。

（二）护理措施

1.减轻心脏负担,增强心肌功能

如下所述。

（1）休息：患儿可取半卧位，各项护理操作应集中，减少刺激，避免引起婴幼儿哭闹，鼓励年长患儿保持情绪稳定。根据心力衰竭的不同程度安排不同的休息，心功能不全Ⅰ度，应增加休息时间，但可起床，并在室内做轻微体力活动；Ⅱ度心功能不全应限制活动，增加卧床时间；Ⅲ度心功能不全应绝对卧床休息。随着心功能的恢复，逐步增加活动量。

（2）保持大便通畅，避免排便用力。鼓励患儿食用纤维较多的蔬菜、水果等。必要时给予甘油栓或开塞露通便。

（3）控制水、盐摄入：心力衰竭伴水肿的患儿应限制钠盐和水分的摄入，饮食宜清淡，宜用低钠、低脂肪、富含维生素、易于消化的低热量饮食，以降低基础代谢率，减轻心脏负担。婴儿喂奶也要少量多次，所用奶头孔宜稍大，但需注意防止呛咳。吸吮困难者采用滴管，必要时可用鼻饲。水肿严重时应限制入量，静脉补液时滴速不可过快，以防加重心力衰竭。

2．氧疗

患儿呼吸困难和有发绀时应给予氧气吸入，有急性肺水肿如咳粉红色泡沫痰时，可用20％～30％酒精湿化氧气，以降低肺泡内泡沫的表面张力使之破裂，增加气体与肺泡壁的接触面积，改善气体交换。

3．密切观察病情

注意观察生命体征，对患儿进行有效心电监护，详细记录出入量，定时测量体重，了解水肿增减情况。

4．合理用药

观察药物作用。

（1）应用洋地黄制剂时要注意给药方法，仔细核对剂量、密切观察洋地黄的中毒症状。

1）每次注射前应测量脉搏，必要时听心率，须测 1min。婴儿脉率＜90 次/分，年长儿＜70次/分时或脉律不齐，应及时与医生联系决定是否继续用药。

2）注意按时按量服药。为了保证洋地黄剂量准确，应单独服用，勿与其他药物同时应用。如患儿服药后呕吐，要与医生联系，及时补服或从其他途径给药。

3）患儿如出现心率过慢、心律失常、恶心呕吐、食欲减退；色视、视力模糊、嗜睡、头晕等毒性反应，应先停服洋地黄，并与医生联系及时采取相应措施。

（2）应用利尿剂时注意用药时间和剂量、开始利尿的时间和尿量，以及患儿的反应等。用药期间须给患儿进食含钾丰富的食物，如牛奶、香蕉、橘子等，或按医嘱给氯化钾溶液，以免出现低血钾症和增加洋地黄的毒性反应，同时应观察低钾表现，如四肢无力、腹胀、心音低钝、心律失常等，一经发现，应及时处理。

（3）应用血管扩张剂时，应密切观察心率和血压的变化，避免血压过度下降，给药时避免药液外渗，以防局部组织坏死。硝普钠遇光可降解，故使用或保存时应避光，药要随时随配，防止溶液变色。

六、健康教育

（1）向患儿及家属介绍心力衰竭的病因、诱因、护理要点及防治措施，根据病情指导并制订合理的生活作息制度和饮食方案，避免不良刺激。

（2）示范日常生活护理操作，特别强调不能让患儿用力，如翻身、进食及大便时要给予及时的帮助，以免加重心脏负担。病情好转后酌情指导患儿逐渐增加活动量，不能过度劳累。

（3）教会年长儿自我检测脉搏的方法，教会家长掌握出院后的一般用药和家庭护理的方法。

第十三节　支气管哮喘

支气管哮喘简称哮喘，是由多种炎症细胞（如嗜酸性粒细胞、肥大细胞、T 淋巴细胞、嗜中性粒细胞、气道上皮细胞等）和细胞组分参与的气道慢性炎症性疾病。这种慢性炎症导致气道高反应性的增加,并引起反复发作性的喘息、气急、胸闷或咳嗽等症状,常在夜间和(或)清晨发作、加剧,通常出现广泛多变的可逆性气流受限,多数患儿可自行缓解或经治疗缓解。哮喘是当今世界威胁公共健康最常见的慢性肺部疾病。

一、临床特点及辅助检查

(一)临床特点

1.症状

如下所述。

(1)起病较急,反复发作咳嗽和喘息,有过敏性鼻炎者发作前可先有鼻痒、打喷嚏、干咳,然后出现喘憋、气急、胸闷。

(2)根据临床表现哮喘可分为急性发作期、慢性持续期和临床缓解期。

1)哮喘急性发作期:喘息、气促、咳嗽、胸闷等症状突然发生,或原有症状急剧加重,常有呼吸困难,常因接触变应原、刺激物或呼吸道感染诱发。其程度轻重不一,病情加重可在数小时或数天内出现,偶尔可在数分钟内即危及生命。

2)慢性持续期:每周不同频度和(或)不同程度地出现症状(喘息、气急、胸闷、咳嗽等)。

3)临床缓解期:症状、体征消失,肺功能恢复到急性发作前水平,并维持3个月以上。

(3)哮喘发作以夜间更为严重,一般可自行或用平喘药物后缓解。若哮喘急性严重发作,经合理应用拟交感神经药物仍不能缓解,称作哮喘持续状态。

(4)患儿在呼吸极度困难时,哮喘最主要体征——喘息可以不存在。年幼儿常伴有腹痛。

2.体征

如下所述。

(1)中重度哮喘发作时胸廓饱满呈吸气状,颈静脉怒张。严重呼吸困难时呼吸音反而减弱,哮鸣音消失。叩诊两肺呈鼓音,心浊音界缩小,提示已发生肺气肿,并有膈下移,致使可触及肝脾。

(2)听诊全肺布满哮鸣音,可闻及干啰音。

(3)严重持续哮喘气道阻塞可出现桶状胸。无并发症时较少有杵状指。

3.分类

根据1998年全国儿科哮喘协作组制订的儿童哮喘防治常规将儿童哮喘分为婴幼儿哮喘和儿童哮喘、咳嗽变异性哮喘。

(1)儿童哮喘:3岁以上哮喘反复发作,平喘药有明显疗效,发作时肺部闻及哮鸣音。

(2)婴幼儿哮喘:3岁以下,有其他过敏史,哮喘发作≥3次,发作时肺部闻及哮鸣音,父母有哮喘病史。

(3)咳嗽变异性哮喘:又称隐性哮喘。咳嗽反复或持续一个月以上,常在夜间和(或)清晨发作,运动后加重,痰少,临床无感染征象,或经长期抗生素治疗无效而平喘药可使咳嗽发作缓解,有个人或家族过敏史,变态原测试阳性。

(二)辅助检查

如下所述。

(1)痰液嗜酸性粒细胞(EOS)上升,血清免疫球蛋白IgE上升。

(2)胸部 X 线检查多数患儿在发病期呈单纯过度充气及血管阴影增加。

(3)支气管舒张试验阳性,可助哮喘诊断。

二、护理评估

(一)健康史

询问发病史,有无过敏源接触史,有无呼吸道感染现象,家庭成员有无呼吸道疾病,一、二级亲属中有无过敏性鼻炎、荨麻疹、哮喘等变态反应疾病史,以及患儿的以往发病史(有无湿疹史)。

(二)症状、体征

检查患儿,评估呼吸困难的症状、体征和严重程度。

(三)社会、心理

评估患儿及家长对本病的认识程度及有无焦虑和恐惧,评估家庭社会支持系统。

(四)辅助检查

了解外周血白细胞、血气分析、肺功能、过敏源测定等检查结果。

三、护理问题及护理措施

(一)护理问题

1.低效性呼吸形态

与气道狭窄、阻力增加有关。

2.清理呼吸道无效

与气道水分丢失、分泌物黏稠有关。

3.焦虑、恐惧

与疾病的痛苦、环境的改变有关。

4.有体液失衡的危险

与进食少、出汗多、呼吸快有关。

5.合作性问题

呼吸衰竭。

(二)护理措施

1.消除呼吸窘迫,维持气道通畅

如下所述。

(1)用药护理:支气管扩张剂(如拟肾上腺素类,茶碱类及抗胆碱药物)可采用吸入疗法、口服、皮下注射或静脉滴注等方式给药,其中吸入治疗具有用量少、起效快、不良反应小等优点,是首选的药物治疗方法。使用吸入疗法时可嘱患儿在按压喷药于咽喉部的同时深吸气,然后屏气 10 秒钟。目前常用的拟肾上腺素类药物有硫酸沙丁胺醇气雾剂、硫酸特布他林气雾剂等。拟肾上腺素类药物的不良反应主要是心动过速、血压升高、虚弱、恶心、过敏反应及反常的支气管痉挛,每周用药不能超过 10ml。常用茶碱类药物有氨茶碱,注射剂一般用于哮喘发作严重时,每日用量不超过 $1.2\sim1.5g$ 为宜,一般不静脉推注,以免引起心律失常,其不良反应主要有胃部不适、恶心、呕吐、头晕、头痛、心悸及心律不齐等。另外由于氨茶碱的有效浓度与中毒浓度很接近,故宜做血药浓度监测,使之维持在 $10\sim15\mu g/ml$ 的最佳血药浓度。如和拟肾上腺素类药物联合应用时,两药均应适当减量,因两药合用易诱发心律失常。发热、患有肝脏疾病、心脏功能或肾功能障碍及甲状腺功能亢进者尤需慎用。合用西咪替丁、喹诺酮、大环内酯类药物等可影响氨茶碱代谢而排泄缓慢,应减少用量。正确使用糖皮质激素。布地奈德是一种非卤代化糖皮质激素,它具有很强的局部抗感染作用,雾化吸入后可以以较高浓度快速到达靶器官,直接作用于支气管的固有细胞,如上皮细胞、内皮细胞、平滑肌细胞和分泌腺细胞等,以及局部炎性细胞,抑制炎症损伤,从而降低气道高反应性,减少腺体分泌,改善呼吸功能,缓解哮喘症状。

(2)吸氧:哮喘时大多有缺氧现象,故应给予氧气,以减少无氧代谢,预防酸中毒。氧气浓度以 40% 为宜。哮喘严重时常并发呼吸性酸中毒,应给予持续低流量吸氧,同时密切观察患儿呼吸频率、节律、深浅度的变化及缺氧改善情况和生命体征、神志变化,并密切监测动脉血气分析值。严重呼吸困难、呼吸音降低甚至哮鸣音消失,吸氧后仍有发绀,血气分析 $PaCO_2$ 大于 8.65kPa(65mmHg)应考虑机械通气。

(3)体位:采取使肺部扩张的体位,可取半坐卧位或坐位。

(4)呼吸道护理:补充足够的水分,定时翻身拍背,雾化吸入,湿化气道,稀释痰液,防止痰栓形成,病情许可时采用体位引流,痰多、无力咳嗽者及时吸痰。

2.保证休息

过度的呼吸运动、低氧血症使患儿感到极度的疲倦,给患儿提供一个安静、舒适的环境利于休息,病房内空气流通、新鲜,无灰尘、煤气、油雾、油漆味及其他一切刺激性物质及花鸟等过敏源。护理操作应尽可能地集中进行。采取措施缓解恐惧心理,确保安全,促使患儿放松。

3.心理护理

进行耐心的解释,指出哮喘是完全可以控制的,同时请哮喘控制较好的患儿现身说法,树立战胜疾病的信心。对容易接受消极暗示的人,应给予积极暗示,保持情绪稳定、心情愉快,必要时可帮助患儿转移注意力。家庭成员应尽力创造和谐、温馨的环境,不要过于关心或疏忽患儿。

4.提高活动耐力

协助日常生活,指导患儿活动,尽量避免情绪激动及紧张的活动。活动前后,监测其呼吸和心率情况,活动时如有气促、心率加快可给予吸氧并给予休息。依病情而定,逐渐增加活动量。

5.密切监测病情

观察哮喘发作情况,当呼吸困难加重时有无呼吸音及哮鸣音的减弱或消失、心率加快等。另外应密切监测患儿是否有烦躁不安、气喘加剧、心率加快、神志模糊等情况。警惕呼吸衰竭及呼吸骤停等并发症的发生,同时还应警惕哮喘持续状态的发生。

6.哮喘持续状态的护理

如下所述。

(1)给予半坐卧位或端坐卧位:保持病室安静,避免有害气体及强光刺激。

(2)改善缺氧,保持呼吸道通畅:温湿化面罩给氧,浓度以 40% 为宜,流量约 4～5L/min,使 PaO_2 保持在 70mmHg(9.3kPa)以上,及时清除呼吸道分泌物,必要时做好机械通气准备。

（3）遵医嘱应用支气管扩张剂和抗感染药物，并观察药物疗效。

（4）镇静：极度烦躁时酌情应用镇静剂，如10%水合氯醛灌肠。禁用吗啡与盐酸哌替啶（度冷丁）和氯丙嗪（冬眠灵）。

（5）守护并安抚患儿，教会患儿作深而慢的呼吸运动。

（6）维持水和电解质平衡，保持静脉通路。

7.健康教育

如下所述。

（1）饮食指导：尽量避免食入会激发哮喘发作的食物如蛋、牛奶、肉、鲜鱼、虾、蟹。但也不要过分小心谨慎，在忌食方面，婴幼儿应警惕异体蛋白，儿童应少吃生痰的食物，如鸡蛋、肥肉、花生、油腻食品等。在哮喘发作期，应注意多补充水分，进清淡流质，避免脱水或痰稠难以咳出而加重呼吸困难。

（2）指导呼吸运动：呼吸运动可以强化横膈肌，在进行呼吸运动前，应先清除患儿鼻通道的分泌物。避免在寒冷干湿的环境中运动。

1）腹部呼吸：①平躺，双手平放在身体两侧，膝弯曲，脚平放。②用鼻连续吸气，但胸部不扩张。③缩紧双唇，慢慢吐气直到吐完，重复以上动作10次。

2）向前弯曲运动：①坐在椅上，背伸直，头前倾，双手放在膝上。②由鼻吸气，扩张上腹部，胸部保持直立不动，由口将气慢慢吹出。

3）侧扩张运动：①坐在椅上，将手掌放在左右两侧的最下肋骨上。②吸气，扩张下肋骨，然后由嘴吐气，收缩上胸部和下肋骨。③用手掌下压肋骨，可将肺底部的空气排出。

4）重复以上动作10次。

（3）介绍有关用药及防病知识告诫患儿必须严格遵守医嘱用药，不能突然停药，以免引起疾病复发。

五、出院指导

（1）协助患儿及家长确认导致哮喘发作的因素，评估家庭及生活环境中的变态原，避免接触变态原，去除各种诱发因素，如避免患儿暴露在寒冷空气中，避免与呼吸道感染的人接触，不养宠物，不种花草，不接触烟尘，被褥保持清洁干燥，禁用阿司匹林、普萘洛尔、吲哚美辛等药物。

（2）使患儿及家长能辨认哮喘发作的早期征象（如鼻痒、咳嗽、打喷嚏等）及适当的处理方法。

（3）提供出院后用药资料，不能自行停药或减药。

（4）教会患儿在运动前使用支气管扩张剂（预防性药物）预防哮喘发作。

（5）介绍呼吸治疗仪的使用和清洁。

（6）出院后适当参加体育锻炼，多晒太阳，增强机体抗病能力。

（7）指导心理卫生，保持良好的心境，正确对待疾病，不宜过分的轻视或重视，并积极与其交流沟通。避免过度劳累和情绪激动，消除不良刺激。

第七章　老年护理

第一节　老年人肺炎

老年人肺炎(elderly pneumonia)是指发生于老年人终末气道、肺泡和间质的炎症,是老年人的常见病,其发病率随年龄的增长而升高。因老年肺炎患者肺功能基础差,常合并多种基础疾病,易出现多器官功能损害,病死率高。老年人肺炎的临床表现常不典型,起病急骤,发展迅速,常有受凉淋雨、劳累、病毒感染等诱因,开始可无发热、咳嗽、咳痰、胸痛、寒战等一般肺炎常见症状,而是以恶心、呕吐、食欲缺乏、腹泻、乏力、意识状态改变等消化系统和神经系统症状出现,因此易于漏诊而延误治疗。

一、护理评估

(一)病史评估

1.病因和既往史

老年肺炎绝大多数由感染所致,细菌是主要病原体。相关病因主要有:①年龄＞65岁:随着年龄的增长,老年人肺脏的结构、功能和横膈位置会发生变化,气道净化能力下降,影响肺的天然防御机制。②合并基础疾病:慢性基础疾病是老年肺炎最重要的危险因素,如合并慢性阻塞性肺疾病(COPD)、糖尿病、充血性心力衰竭、恶性肿瘤、神经系统疾病等。③隐性吸入咽喉部的寄植菌:隐性吸入在老年人尤其是存在中枢神经系统疾病的老年人中很常见,发生原因主要是咽喉功能减退或受抑制,表现为咳嗽和吞咽反射障碍,当进食和睡眠时将咽喉部的寄植菌吸入下气道而导致肺炎发生。④其他,如纤毛黏液系统功能下降、宿主防御功能减退、营养不良、集体居住、近期住院、气管插管或留置胃管、健康状态较差、吸烟和近期手术等。

2.环境评估

按肺炎患病的环境分成两类:①社区获得性肺炎(Community Acquired Pneumonia,CAP)是指在医院外罹患的感染性肺实质炎症,包括具有明确潜伏期的病原体感染而在入院后平均潜伏期内发病的肺炎。传播途径为吸入飞沫、空气或血源传播,耐药菌普遍。②医院获得性肺炎(Hospital Acquired Pneumonia,HAP)指患者在入院时既不存在、也不处于潜伏期,而在入院48小时以后发生的肺部感染,也包括出院后48小时内发生的肺炎。其中以呼吸机相关性肺炎最为多见,治疗和预防较困难。除了在医院,在老年护理院生活的人群肺炎易感性亦高,临床特征和病因学分布介入CAP和HAP之间,可按HAP处理。

3.病原菌评估

社区获得性肺炎(Community Acquired Pneumonia,CAP)中以肺炎链球菌为最主要的致病菌。医院获得性肺炎(Hospital Acquired Pneumonia,HAP)中以革兰阴性杆菌最常见,其中以克雷伯杆菌及铜绿假单胞菌最常见,金黄色葡萄球菌、肺炎链球菌和厌氧菌也多见。

(二)身体状况评估

1.一般评估

评估患者精神状态,有无急性病容,有无面颊绯红、口唇发绀、皮肤黏膜出血、浅表淋巴结肿大等,有无食欲减退、乏力、精神萎靡、恶心、呕吐。

2.生命体征与意识状况评估

评估有无生命体征异常,如呼吸频率加快和节律异常、心动过速、血压下降、体温升高或下降等;判断患者意识是否清楚,有无烦躁、嗜睡、惊厥和表情淡漠等意识障碍。

3.咳嗽和吞咽功能评估

评估患者有无咳嗽和吞咽反射障碍。可采用洼田饮水实验量表进行评估。患者端坐,喝下 30ml 温开水,观察喝水所需时间及呛咳情况。

4.临床表现

起病缓慢,多数患者无高热、咳嗽、咳痰、胸痛等典型呼吸道症状,首发症状常表现为呼吸加快及呼吸困难。与呼吸道症状轻微或阙如相反,老年肺炎患者全身中毒症状常表现明显,主要有食欲减退、乏力、精神萎靡、恶心呕吐、心率增快、心律失常、谵妄、意识模糊、重症血压下降,甚至昏迷。因可能有潜在的器官功能不全,易并发呼吸衰竭、心力衰竭、休克、弥散性血管内凝血(disseminated intravascular coagulation,DIC)、电解质紊乱和酸碱平衡紊乱等严重并发症。体征上可出现脉速、呼吸快,胸部听诊可闻及湿性啰音,或伴有呼吸音减弱及支气管肺泡呼吸音。

5.日常自理能力评估

采用生活自理能力评估表(Barthel)评估患者生活自理情况,对中、重度依赖患者及时提供日常生活帮助。

(三)实验室及其他检查

1.炎症标志物

外周血白细胞和中性粒细胞升高不明显,需要借助其他血液炎症指标如 C 反应蛋白、血沉、降钙素原等进行综合判断。

2.影像学检查

胸部影像异常是诊断肺炎的重要标志。胸部 X 线检查显示片状、斑片状浸润性阴影或间质性改变,伴或不伴胸腔积液。胸部 CT 检查出现新的或进展性肺部浸润影。

3.痰标本检测

最常见的病原学检查方法是痰涂片镜检及痰培养,具有简便、无创等优点,但由于口咽部存在大量定植菌,经口中咳出的痰标本易受污染,必要时可经人工气道吸引或经纤维支气管镜通过防污染样本毛刷获取标本。

(四)心理-社会状况

老年肺炎患者因病程长而可能引起烦躁或抑郁等负性情绪,应注意评估家属对患者病情和预后的态度,以及家庭的照顾和支持能力。

二、护理目标与评价

(1)能掌握相关疾病的诱因及预防要点。

（2）能掌握有效咳嗽、咳痰的方法，做好痰液性状的观察。

（3）能掌握营养摄入及功能锻炼的相关知识。

（4）用药科学、规范，抗生素按时输注。

（5）口腔护理切实、到位，防止因广谱抗生素应用而导致的二重感染。

（6）无不良事件及相关并发症发生。

（7）做好气道管理及呼吸支持。

三、护理措施

（一）一般护理

1.环境与休息

保持室内空气新鲜，温度控制在 18～25℃为宜。住院早期应卧床休息，如并发休克者取仰卧中凹位，头胸部抬高约 20°，下肢抬高约 30°，以利于呼吸和静脉血回流。同时给予高流量吸氧，协助患者翻身拍背，必要时予机械吸痰。

2.饮食护理

提供足够热量、蛋白质和维生素的流质或半流质食物，以补充高热引起的营养物质消耗，饮食宜清淡易消化。鼓励患者多饮水，每日 1500～2000ml，以保证足够的摄入量并利于稀释痰液。忌烟酒，少食辛辣刺激性食物，以免产生过度咳嗽。可多食雪梨、百合、银耳等润肺食物。

（二）病情观察

1.意识与生命体征观察

观察患者精神和意识状态，有无精神萎靡、表情淡漠、烦躁不安、神志模糊等。老年肺炎并发症严重，应严密观察患者的神志、呼吸、血压、心率及心律等变化，有无心率加快、脉搏细速、血压下降、脉压变小、体温不升或高热、呼吸困难等，警惕呼吸衰竭、心力衰竭、休克等并发症的发生，必要时予以心电监护。

2.血氧饱和度观察

观察有无血氧饱和度的下降、血气分析有无 PaO_2 减低和（或）$PaCO_2$ 升高。

3.水电解质及出入量的观察

观察有无水电解质紊乱、酸碱失衡及出入量不平衡以及少尿无尿的发生。

4.痰液的观察

观察痰液的性状、黏稠度，有无特殊的气味。

（三）用药护理

遵医嘱使用抗生素，观察疗效和不良反应。应用头孢唑林钠（先锋Ⅴ）可出现发热、皮疹、胃肠道不适等不良反应；喹诺酮类药物（氧氟沙星、环丙沙星）偶见皮疹、恶心等不良反应；氨基糖苷类抗生素有肾、耳毒性，老年人或肾功能减退者应特别注意有无耳鸣、头晕、唇舌发麻等不良反应，患者一旦出现严重不良反应，应及时与医生沟通并作相应处理。

（四）基础与生活护理

1.做好口腔、会阴护理

鼓励患者经常漱口，口唇疱疹者局部涂抗病毒软膏，防止继发感染。生活不能自理者做好口腔护理。留置导尿者加强会阴护理,及时留取中段尿培养。

2.卧床休息,注意保暖

高热患者应卧床休息,以减少氧耗量,缓解头痛、肌肉酸痛等症状。病室应尽可能保持安静并维持适宜的温、湿度。

3.床头抬高,防止发生误吸

保持呼吸道通畅,床头抬高。鼓励患者自主咳嗽,咳出痰液,并给予祛痰药。经常改变体位、叩背排痰,必要时雾化吸入稀释痰液的药物以利排痰。除非干咳剧烈者,一般不用镇静药和少用止咳剂。

4.做好高热护理

可采用温水擦浴、冰袋冰帽等物理降温措施,以逐渐降温为宜,防虚脱发生。患者大汗时需及时协助擦拭和更换衣裤,避免受凉。必要时遵医嘱使用退烧药,静脉补充因发热而丢失的水分和盐,加快毒素排出和热量散发。控制补液速度,避免速度过快导致急性肺水肿发生。

(五)专科护理

1.氧疗护理

低流量吸氧流量是 $1\sim2$ L/min、中流量吸氧流量是 $2\sim4$ L/min、高流量吸氧流量是 $4\sim6$ L/min,对急性期患者给予中高流量吸氧,维持 $PaO_2 > 60mmHg$,氧饱和度 $> 90\%$,及时添加湿化水并做好吸氧装置的消毒。

2.气道护理

指导患者进行有效咳嗽、协助叩背以促进痰液排出。无效者可以采用负压吸引器吸痰。痰液黏稠者可以予以雾化吸入稀释痰液。机械通气患者吸痰严格无菌操作,评估痰液黏稠度,按需湿化。

3.抗生素使用护理

老年肺炎患者使用抗生素时间一般较长,用药品种多,不良反应发生率高,要重视长期使用广谱抗生素而导致的二重感染,观察患者口腔黏膜有无霉菌生长、有无腹泻发生,及时留取大便培养。

4.痰液标本采集

痰标本采集方法主要有两种:①自然咳痰法:最常用,留取方法简便。其要点是:患者晨起后首先以清水漱口数次,以减少口腔杂菌污染;之后用力咳出深部第一口痰,并留于加盖的无菌容器中;标本留好后尽快送检,一般不超过 2 小时;若患者无痰,可用高渗盐水(3%~10%)雾化吸入导痰。②经环甲膜穿刺气管吸引或经纤维支气管镜防污染双套管毛刷留取痰标本:可防止咽喉部定植菌污染痰液标本,对肺部感染的病因判断和药物选用有重要价值。

(六)心理护理

关心、安慰患者、认真倾听主诉,耐心细致解释治疗情况及取得的成效,及时采取措施缓解患者不适,使患者能够积极配合治疗。

(七)康复护理

1.肺功能训练

(1)缩唇呼吸:通过缩唇形成的微弱阻力来延长呼气时间,增加气道压力,延缓气道塌陷。

操作要领:闭嘴经鼻吸气,然后通过缩唇(吹口哨样)缓慢呼气,同时收缩腹部。吸气与呼气时间比为1:2或1:3。缩唇的程度与呼气流量:以能使距口唇15~20 cm处、与口唇等高水平的蜡烛火焰随气流倾斜又不至于熄灭为宜。

(2)膈式或腹式呼吸:患者可取立位、平卧位或半卧位,两手分别放于前胸部和上腹部。用鼻缓慢吸气时,膈肌最大程度下降,腹肌松弛,腹部凸出,手感到腹部向上抬起。呼气时经口呼出,腹肌收缩,膈肌松弛,膈肌随腹腔内压增加而上抬,推动肺部气体排出,手感到腹部下降。另外,可以在腹部放置小枕头、杂志或书帮助训练腹式呼吸。如果吸气时物体上升,证明是腹式呼吸。缩唇呼吸和腹式呼吸每天训练3~4次,每次重复8~10次。

2.其他运动训练

如有氧运动、配合步行、登楼梯、体操等全身运动,以提高通气功能。

三、出院指导

(一)疾病指导

避免上呼吸道感染、淋雨受寒、过度疲劳、醉酒等诱因。加强体育锻炼,增加营养。长期卧床者应注意经常改变体位、翻身叩背,随时咳出气道内痰液。易感人群如年老体弱者、慢性病患者可接种流感疫苗、肺炎疫苗等,以预防发病。

(二)用药指导

指导患者遵医嘱、按疗程用药,出院后定期随访。出现高热、心率增快、咳嗽、咳痰、胸痛等症状及时就诊。

(三)饮食指导

饮食宜清淡、易消化,含高热量、高蛋白、高维生素的流质或半流质饮食,注意少量多餐,补充足够的水分。

(四)运动训练指导

指导老人坚持有氧运动、配合步行、登楼梯、体操等全身运动,以提高通气功能。

(五)健康行为指导

饮食营养均衡、戒烟忌酒、加强体育锻炼,增强体质,提高机体抵抗力。

第二节　慢性阻塞性肺疾病

慢性阻塞性肺疾病(Chronic Obstructive Pulmonary Disease,COPD)是指由于慢性气道阻塞引起肺通气功能障碍的一组疾病。是严重危害老年人健康的常见病、多发病,据预测到2020年COPD将成为全球第三大致死病因,位居疾病经济负担的第5位。在中国,COPD患病率40岁以上人群为8.2%,且男性多于女性,给患者及其家庭、社会带来沉重的经济负担。慢性支气管炎和肺气肿是导致COPD的最常见疾病。

一、护理评估

(一)病史评估

1.病因和既往史

确切的病因不清楚,目前认为与肺部对香烟、烟雾等有害气体或有害颗粒的异常炎症反应有关。COPD 多由慢性支气管炎(简称慢支)和慢性阻塞性肺气肿(简称肺气肿)发展而来。当慢支或肺气肿患者病情严重到一定程度,肺功能检查出现气流受限,并且气流受限不能完全可逆时,则诊断 COPD。慢支是指支气管壁的慢性非特异性炎症,其诊断标准是每年咳嗽、咳痰(或伴喘息)至少 3 个月,并连续 2 年或更长,除外其他原因引起的慢性咳嗽。肺气肿系指终末细支气管远端气腔出现异常持久的扩张,并伴有肺泡壁和细支气管壁的破坏而无明显肺纤维化。肺气肿典型的临床表现是逐渐加重的呼吸困难和肺气肿体征。

2.危险因素评估

COPD 发病是遗传因素与环境因素共同作用的结果。

(1)遗传因素:某些遗传因素可增加 COPD 发病的危险性,已知的遗传因素为 α1-抗胰蛋白酶(α1-AT)缺乏。蛋白水解酶对组织有损伤、破坏作用,能分解弹力纤维,引起肺气肿病变。抗胰蛋白酶对弹性蛋白等多种蛋白酶有抑制作用,其中 α1-抗胰蛋白酶是功能最强的一种。蛋白酶和抗蛋白酶维持平衡是保证肺组织正常结构免受损伤和破坏的主要因素。蛋白酶增多或抗蛋白酶不足均可导致肺气肿。

(2)环境因素:①吸烟和被动吸烟:吸烟是发生 COPD 最常见的危险因素。吸烟者呼吸道症状、肺功能受损程度以及患病后病死率均明显高于非吸烟者。吸烟时间愈长,吸烟量愈大,患病率愈高,戒烟后可使病情减轻。②职业性粉尘和化学物质:当吸入各种粉尘和其他有害烟雾,浓度过大或接触时间过长可引起 COPD 的发生。③室内外空气污染:刺激性烟雾、粉尘、大气污染的慢性刺激,常为本病的诱发因素之一。室内生物燃料烹饪和取暖所致的室内空气污染是 COPD 发生的危险因素之一。④感染:病毒和细菌感染也是 COPD 急性加重、发生、发展的重要原因之一,儿童期严重的下呼吸道感染与成年后肺功能的下降及呼吸道症状有关。

3.病原菌评估

病毒、支原体、细菌等感染是慢性支气管炎发生发展的重要原因之一。病毒感染以流感病情、鼻病毒、腺病毒和呼吸道合胞病毒为常见。细菌感染常继发于病毒感染,常见病原体为肺炎链球菌、流感嗜血杆菌、卡他莫拉菌和葡萄球菌等。

(二)身体状况评估

1.生命体征及意识状态评估

做好生命体征监测,发热时定时测量体温。观察评估患者有无缺氧及二氧化碳潴留的相关症状和体征:有无气短、气喘及呼吸费力;有无烦躁不安、神志恍惚、谵妄或昏迷等意识状态的改变以及咳嗽、咳痰情况,痰液的性质及量。

2.呼吸困难程度评估

采用改良版英国医学研究委员会呼吸问卷(Breathlessness Measurementusing The Modified British Medical Research Council),对呼吸困难严重程度进行评估。

3.心肺功能评估

根据 FEV1(第一秒用力呼气容积)/FVC(用力肺活量)、预计值下降的幅度对 COPD 的严重程度分级。6 分钟步行距离测试,行走距离<150m 提示重度心功能不全。

4.营养状况评估

当 BMI 指数(即身体质量指数,Bodymass Index,简称 BMI)<21 kg/m^2 时患者的病死率增加。虽然 FEV1 占预计值的百分数对反映 COPD 严重程度、健康状况及病死率有一定价值,但不能完全反映 COPD 复杂的严重情况。研究证明体重指数(BMI)和呼吸困难分级对 COPD 的生存率具有较好的预测价值。

因此,目前认为将 FEV1、呼吸困难分级、BMI 和 6 分钟步行距离组成一个综合的多因素分级系统,分别从气流受限程度、症状、患者的营养状况和运动耐力 4 个方面对 COPD 的严重程度进行综合评价,比单纯 FEV1 能更好地反映 COPD 的预后。

(三)实验室及其他检查

1.肺功能检查

是判断气流受限的主要客观指标,对 COPD 诊断、严重程度评价、疾病进展、预后及治疗反应等有重要意义。

(1)/FEV1(第一秒用力呼气容积)/FVC(用力肺活量)占预计值的百分数:分别为评价气流受限的敏感指标和评估 COPD 严重程度的良好指标,吸入支气管舒张药后 FEV1/FVC<70% 及 FEV1<80%预计值者,可确定为患者存在不能完全可逆的气流受限。

(2)肺总量(TLC)、功能残气量(FRC)和残气量(RV)增高,肺活量(VC)减低,表明肺过度充气,有参考价值。

(3)一氧化碳弥散量(DLCO)及其肺泡通气量(VA)比值下降,对诊断有参考价值。

2.X 线检查

X 线片改变对 COPD 诊断特性不高,主要用于确定肺部并发症及其他肺疾病鉴别之用。患者早期胸片可无变化,以后可出现肺纹理增粗、紊乱等非特异性改变,也可出现肺气肿改变。

3.痰标本检测

痰培养可能检出病原菌。常见病原菌为肺炎链球菌、流感嗜血杆菌、卡他莫拉菌、肺炎克雷伯杆菌等。

4.其他

COPD 并发细菌感染时,外周血白细胞增高,核左移。中性粒细胞增多,血红蛋白、红细胞计数和血细胞比容可增高。血气分析 PaO_2<60mmHg,伴或不伴有 $PaCO_2$>50mmHg,提示呼吸衰竭。如 pH<7.30,PaO_2<50mmHg,$PaCO_2$>70mmHg,提示病情危重。

(四)心理-社会状况

有无焦虑、孤独、失眠及忧郁等,评估家庭成员及社会对患者的照顾能力和支持以及经济状况。

二、护理目标与评价

(1)能掌握相关的诱发因素及预防要点。

（2）能叙述急性发作期的相关临床表现，做好自我观察及评估。

（3）能有效咳嗽、咳痰，腹式呼吸、缩唇式呼吸。

（4）正确使用各类吸入性平喘药物。

（5）能掌握肺康复锻炼的相关知识并有效实施。

（6）掌握家庭氧疗的相关知识和注意事项。

（7）吸烟者自觉配合戒烟。

（8）掌握营养摄入的相关知识。

（9）用药科学、规范，抗生素按时输注，做好糖皮质激素使用不良反应观察。

（10）无不良事件及相关并发症发生。

（11）做好气道管理及呼吸支持。

三、护理措施

（一）一般护理

1.环境与休息

（1）环境：COPD患者居住的房间室温保持18～24℃，相对湿度50％～70％为宜。房间通风良好、阳光充足，避免或防止粉尘、烟雾及有害气体。

（2）休息与活动：病情较轻者可适当活动，循序渐进增加活动量，以活动后不感到明显的胸闷气急为宜，重症者应卧床休息。

2.卧位护理

协助患者采取舒适体位。中度以上COPD急性加重期患者应卧床休息，对于因呼吸困难不能平卧者采取半卧位或坐位，身体前倾，并使用枕头、靠背架或床边桌等支撑物增加患者舒适度。

3.饮食护理

应制订高热量、高蛋白质、高维生素的饮食计划。正餐进食量不足时，应安排少量多餐，避免在餐前和进餐时过多饮水。腹胀患者应进软食，避免进食产气食物，如汽水、啤酒、豆类、马铃薯和胡萝卜等；避免易引起便秘的食物，如油煎食物、干果、坚果等。

（二）病情观察

1.意识及生命体征观察

定期监测动脉血气，密切观察患者有无头痛、烦躁不安、表情淡漠、神志恍惚、精神错乱、嗜睡和昏迷等表现，判断呼吸困难类型并动态评估患者呼吸困难的严重程度。

2.缺氧的观察

轻度缺氧主要表现为气短加重，伴有喘息、胸闷、咳嗽加剧、痰量增加、痰呈脓性，以及有发热等，也可伴有全身不适症状。中重度缺氧可以出现静息状态下呼吸困难，新出现发绀、外周水肿、咳嗽、咳痰、呼吸困难症状加重，可以出现慢性心力衰竭等比较严重的症状。动脉血气分析对确定低氧血症、高碳酸血症和酸碱失衡，判断呼吸衰竭的类型有重要价值。

3.电解质及出入量观察

严密观察有无水电紊乱、酸碱失衡，有无出入量不平衡，少尿无尿的发生。

4.活动耐力观察

早期在劳力时出现气短或呼吸困难，以后逐渐加重，以致在日常活动甚至休息时也感气短。慢支患者如在慢性咳嗽、咳痰基础上出现了逐渐加重的呼吸困难常提示已发生了肺气肿。

5.痰液观察

患者平时痰液多为白色黏液或浆液性泡沫痰，合并感染时，痰量增多，转为黏液脓性痰，偶有血丝痰。

(三)用药护理

1.平喘药使用护理

短期按需应用以缓解症状，长期规律应用以减轻症状。

(1)β_2肾上腺素受体激动剂：可通过吸入或口服应用。沙丁胺醇气雾剂，每次 $100\sim200\ \mu g$（$1\sim2$ 喷），定量吸入，疗效持续 $4\sim5$ 小时。长效制剂如沙美特罗等，每天仅需吸入 2 次。

(2)抗胆碱能药：异丙托溴铵气雾剂，定量吸入，每次 $40\sim80\ \mu g$（$2\sim4$ 喷），每天 $3\sim4$ 次。

(3)茶碱类：茶碱缓(控)释片 0.2 g，每 12 小时 1 次；氨茶碱 0.1 g，每天 3 次。

教会患者正确吸入平喘药物：打开盖子，均匀摇晃药液；深呼气至不能再呼出时张口将吸入器喷嘴置于口中，双唇包住咬口，以深而慢的方式进行吸气，吸气同时以手指按压喷药；吸气末屏气 $10\sim15$ 秒，然后缓慢呼气；休息 3 分钟后可重复使用一次。如吸入药物中含有糖皮质激素，一定要充分漱口。观察患者有无心悸、骨骼肌震颤、低血钾等不良反应。

2.糖皮质激素使用护理

目前认为 FEV1＜50％预计值并有并发症或反复加重的 COPD 患者可规律性吸入糖皮质激素治疗，有助于减少急性发作频率，提高生活质量。吸入糖皮质激素药物治疗的全身反应小，少数患者可出现声音嘶哑、咽部不适和口腔念珠菌感染，指导患者吸药后及时用清水充分漱口。口服用药宜在饭后服用，以减少对胃肠道黏膜的刺激。静脉使用糖皮质激素需注意观察有无消化道出血等相关并发症的发生。

3.镇静止咳药使用护理

止咳药物可选择复方甘草合剂 10ml，每天 3 次；宜放在其他药物之后服用，服用后短时间内勿饮水。高血压、糖尿病、心脏病及消化性溃疡患者慎用。喷托维林是非麻醉性中枢镇咳药，注意观察有无口干、恶心、腹胀等不良反应。对二氧化碳潴留、呼吸道分泌物多的重症患者要慎用镇静类药物，如需使用一定要加强观察是否有呼吸抑制和咳嗽反射减弱情况发生。

4.抗生素使用护理

COPD 症状加重，特别是痰量增加并呈脓性时应给予抗生素治疗。抗生素的选用需依据患者所在地常见病原菌类型及药敏情况决定，给予 β 内酰胺类抗生素、大环内酯类或喹诺酮类抗生素治疗。β 内酰胺类抗生素包括临床最常用的青霉素与头孢菌素，此类抗生素具有杀菌活性强、毒性低、适应证广及临床疗效好的优点。使用青霉素类药物一定要认真询问患者用药史、本人是否有相关药物过敏史和家族是否有相关药物过敏史，并进行青霉素皮试，皮试时备好青霉素急救盒，一旦发生过敏反应及时救治。大环内酯类抗生素使用时注意观察患者有无腹胀、腹痛、恶心、呕吐及腹泻等消化系统不良反应发生。因其对胃肠道刺激较大，需指导患者放在饭后服用。定期复查肝功能，注意有无肝功能的改变。观察有无药物性皮疹及药物热等变态反应发生。喹诺酮类抗生素药物使用时要注意观察有无恶心、呕吐等胃肠道反应;头痛、头晕、睡眠不良等中枢神经系统反应;大剂量或长期应用该类药物需定期复查肝功能,防止肝功能损坏的发生。在使用抗生素的过程中,要注意观察药物疗效及有无口腔内真菌感染、腹泻等菌群失调的发生。

5.祛痰药使用护理

祛痰药物可选择溴己新 8~16mg,每天 3 次;该药物服用偶有恶心、胃部不适,减药或停药后症状可消失。该药物宜在饭后服用,有胃溃疡的患者慎用。盐酸氨溴索 30mg,每天 3 次;桃金娘油 0.3 g,每天 3 次;盐酸氨溴索及桃金娘油不良反应较少,偶有轻微的胃部不适。

6.呼吸兴奋剂使用护理

常用药物有尼可刹米、洛贝林等,通过刺激呼吸中枢或外周化学感受器,增加呼吸频率和潮气量,改善通气,以尼可刹米最常用,常规 0.375~0.75 g 静脉注射。使用原则:①必须在保持气道通畅的前提下使用,否则会促发呼吸肌疲劳,并进而加重 CO_2 潴留;②脑缺氧、脑水肿未纠正而出现频繁抽搐者慎用;③患者的呼吸肌功能应基本正常;④不可突然停药。呼吸兴奋剂主要用于以中枢抑制为主所致的呼吸衰竭,不宜用于以换气功能障碍为主所致的呼吸衰竭。

(四)基础与生活护理

(1)做好口腔、会阴护理。

(2)评估自理能力、协助生活护理、提高自护能力。

(3)床头抬高、减轻呼吸困难。

(4)加强皮肤护理:保持床单位清洁整齐,督促协助翻身,骨隆突处予以保护。

(五)专科护理

1.氧疗护理

持续低浓度吸氧,氧疗的指征是 $PaO_2 < 60mmHg$,常用鼻导管或文丘里面罩吸氧。一般吸氧浓度为 25%~35%,应避免吸入氧浓度过高加重 CO_2 潴留。氧疗的目标为 PaO_2 在 60~65mmHg,并且 CO_2 潴留无明显加重。

2.气道护理

及时清除呼吸道分泌物,保持呼吸道通畅,是改善通气、防止和纠正缺氧与二氧化碳潴留的前提。根据患者的情况选择适合排痰的护理措施,必要时协助医生建立人工气道。

(1)深呼吸和咳嗽:患者取坐位,双肩放松,上体稍前倾,双臂可以支撑在膝上。卧床患者则应抬高床头,双膝屈曲,双肢支撑在床上。护士指导患者进行数次随意的深呼吸(腹式呼吸),吸气终了屏气片刻,然后进行咳嗽、咳痰。

(2)胸部叩击方法:患者取坐位或侧卧位,护士站在患者的后方或侧后方,两手手指并拢拱成杯状,用手腕的力量自下而上,由外向内,力量均匀地叩击胸背部,叩击时发出空而深的叩击音表示叩击手法正确。

(3)机械吸痰:适用于痰液黏稠无力咳出、咳嗽反射减弱或消失及意识不清的患者。可经鼻、气管插管或气管切开处进行负压吸引。

(4)气道的湿化和雾化:适用于痰液黏稠不易咳出者。湿化治疗法是通过湿化装置,将水或溶液蒸发成水蒸气或小液滴,以提高吸入气体的湿度,达到湿润气道黏膜、稀释痰液的目的。

雾化治疗又称气溶液吸入疗法,应用特制的气溶液装置将水分和药物形成气溶胶的液体微滴或固体颗粒,被吸入并沉积于呼吸道和肺泡靶器官,达到治疗疾病,改善症状的目的。并且吸入同时也具有一定的湿化稀释气道分泌物的作用。注意事项:①防止窒息:干结的分泌物湿化后膨胀易阻塞支气管,操作后应帮助患者翻身拍背,及时排痰,尤其是体弱、无力咳嗽者。②避免湿化过度:过度湿化可引起黏膜水肿、气道狭窄,呼吸道阻力增加,甚至诱发支气管痉挛;还可导致体内水潴留,加重心脏负荷。因而,湿化时间不宜过长,一般以 10～20 分钟为宜。③控制湿化温度:温度过高可引起呼吸道灼伤;温度过低可诱发哮喘、寒战反应,一般应控制湿化温度在 35～37℃。④防止感染:定期进行吸入装置、病房环境消毒,注意无菌操作,加强口腔护理。

3.功能训练护理

鼓励 COPD 患者进行腹式呼吸和缩唇呼气,即做缓慢的深吸气动作,胸腹动作要协调,深呼气时要缩唇,以提高呼气相支气管内压,防止小气道过早陷闭,利于肺内气体排出。

(六)并发症的护理

1.自发性气胸

为肺大疱破裂所致。患者表现为呼吸困难突然加剧并伴有一侧剧烈胸痛。当患者出现原因不明的气急、发绀加剧,亦应警惕气胸的发生。体征为一侧呼吸音显著降低。需予以 X 线检查明确诊断及肺压缩程度,当肺压缩低于 30%,予以卧床休息,持续中流量吸氧。压缩大于30%,需予以胸腔穿刺抽气。

2.慢性肺源性心脏病

主要由于患者存在着支气管阻塞和肺实质破坏,从而继发肺气肿及肺纤维化,侵犯肺血管,使肺循环阻力增加,最终导致肺动脉高压及右心室肥厚。功能失代偿期患者出现呼吸衰竭及右心衰竭的相关临床表现。呼吸衰竭患者主要表现为气短、胸闷、心悸、乏力,在 PaO_2 低于40mmHg 或 SPO_2 低于 75% 时,患者可出现明显发绀。严重时由于脑细胞缺氧及水肿,可表现为头痛、烦躁不安,无意识动作,甚至谵妄、抽搐、昏迷等肺心脑病症状,需加强病情观察。右心衰竭时患者主要表现为气急、发绀、心慌、尿少、上腹胀满。体检可见颈静脉怒张、剑突下有明显心尖搏动、心率加速、面部及双下肢凹陷性水肿。肺心病患者一般在感染控制后其心力衰竭症状可缓解,如未缓解,可遵医嘱适当选用小剂量的强心、利尿及血管扩张剂。

(七)心理护理

患者因患病时间长,无法预知病情的发展及预后情况、担忧医疗经费来源,易产生焦虑、抑郁、恐惧、绝望等负面情绪,应根据患者心理特点给予帮助和支持。①正确理解病情,保持良好心态;②加强急性加重期患者的心理疏导;③推荐日常松弛的方法,建议多种渠道参与社交活动,协调家庭、朋友、医患间的和谐关系,以获得更多的理解和支持。④指导患者或家属各种宣泄坏情绪的途径和方法。鼓励患者多与外界交流、沟通,防焦虑、抑郁、失眠等;鼓励患者从事适当的自我照顾,提升个人成就感。

(八)康复护理

制订个体化的训练计划,加强呼吸功能及肢体运动训练。指导患者进行缩唇呼吸、膈式或腹式呼吸、呼吸阻力器的使用等呼吸训练以加强胸、膈呼吸肌的肌力和耐力,改善呼吸功能,以及步行、慢跑、气功等体育锻炼,以逐步提高肺活量和活动耐力。使患者理解康复锻炼的意义,发挥患者的主观能动性。

四、出院指导

(一)疾病指导

本病虽然难以治愈,但如积极参与 COPD 的长期管理可减少急性发作,及时控制症状,延缓疾病进程,提高生活质量。教会患者和家属依据呼吸困难与活动之间的关系,判断呼吸困难的严重程度,以便合理安排工作和生活。指导患者识别使病情恶化的因素,吸烟者戒烟能有效延缓肺功能出现进行性下降。在呼吸道传染病流行期间,尽量避免到人群密集的公共场所。潮湿、大风、严寒气候时避免室外活动,根据气候变化及时增减衣物,避免受凉感冒。指导患者或家属做好吸氧日记、指导患者自我监测病情变化,嘱患者每月或 3 个月到门诊随访 1 次,根据其肺功能和动脉血气等指标判断氧疗的效果,并结合血氧饱和度情况,指导患者调整吸氧流量和时间。

(二)用药指导

注意观察药物疗效和不良反应。①止咳药:喷托维林是非麻醉性中枢镇咳药,不良反应有口干、恶心、腹胀、头痛等。②祛痰药:溴己新偶见恶心、转氨酶增高,消化性溃疡者慎用。盐酸氨溴索是润滑性祛痰药,不良反应较轻。

(三)饮食指导

宜高热量、高蛋白、高维生素、易消化饮食,少食多餐,避免辛辣刺激、产气食物,如汽水、啤酒、豆类、马铃薯和胡萝卜等,避免易引起便秘的食物,如油煎食物、干果、坚果等。

(四)训练指导

1.腹式呼吸

要领为胸廓保持不动,用腹部的起落显示,即吸气时腹部隆起、呼气时腹部下陷。

注意事项:①训练时用鼻吸气、用嘴呼气;呼吸慢而深;吸气时间短、呼气时间长。②选用何种体位进行呼吸练习,须请示医生根据病情而定。训练时呼吸次数应控制在 8 次/分左右。③每次训练以 5~7 次为宜,休息后再练。

2.缩唇呼吸

又称噘嘴呼吸。技巧是通过缩唇形成的微弱阻力来延长呼气时间,增加气道压力,延缓气道塌陷。患者闭嘴经鼻吸气,然后通过缩唇缓慢呼气,同时收缩腹部。吸呼时间比为 1∶2 或 1∶3。缩唇的程度与呼气流量:以能使距口唇 15~20 cm 处、与口唇等高水平的蜡烛火焰顺气流倾斜又不至于熄灭为宜。

注意事项:①训练时用鼻吸气,同时关闭嘴;强调缩唇时呼气;吸呼比率为 1∶(2~3);呼吸频率<20 次/分。②训练的重点在于缓慢,即通过延长呼气时间、改善呼吸的深度,使二氧化碳有效地呼出体外。③去除呼吸道分泌物技术:深呼吸和有效咳嗽,有助于气道远端分泌物的排出,保持呼吸道通畅。先是深吸气,然后屏住呼吸数秒,在呼气时咳嗽。具体步骤为深吸气、暂停、放松呼气;重复以上程度;深吸气、腹肌收缩、连续两次咳嗽;结束。可重复多次,直到将痰排出。

3.居家松弛运动与体能锻炼指导

①松弛运动:松弛运动可以减低患者的肌肉紧张程度,肌肉松弛后减少耗氧量、二氧化碳以及呼吸速率。②体能锻炼:患者长期不活动使肌肉不同程度地萎缩,因此要逐渐恢复活动项目。可开始下床活动,逐渐在家中走动,以后上下楼梯,最后到户外活动。

耐力训练又称有氧训练法,如行走、健身跑、自行车、游泳、划船等。开始进行 5 分钟活动,休息适应后逐渐增加活动时间,当患者能耐受 20 分/次活动后即可增加活动。提高上肢活动能力的训练:可用体操棒做高度超高肩部的各个方向的练习或高过头的上肢套圈练习,还可手持重物(0.5~3 kg)作高于肩部的活动,每活动 1~2 分钟,休息 2~3 分钟,每日 2 次。

(五)戒烟控酒指导

戒烟是预防 COPD 的重要措施,吸烟患者戒烟能有效延缓肺功能进行性下降。对吸烟者采取多种宣教措施戒烟。避免或减少有害粉尘、烟雾或气体的吸入。避免过度饮酒。

(六)居家氧疗指导

COPD 患者家庭氧疗的原则:①低流量持续给氧,氧流量在 1.5~2.5 L/min,低浓度(<30%)。②长期持续氧疗,即每天>15 小时,对于 COPD 患者,特别是慢性Ⅱ型呼吸衰竭伴有肺心病者,必须长期持续氧疗,包括夜间,有利于降低肺动脉压,减轻右心负荷,切不可根据症状自行缩短吸氧时间。

第三节　慢性支气管炎

慢性支气管炎(Chronic Bronchitis)简称慢支,是气管、支气管黏膜及其周围组织的慢性非特异性炎症。是老年人的常见病,临床上以咳嗽、咳痰为主要症状,每年发病累积达 3 个月或以上,连续 2 年或 2 年以上,排除具有咳嗽、咳痰、喘息症状的其他疾病。我国已经进入老龄化社会,在全国庞大的老年人口基数中,慢性支气管炎的患病率始终居高不下,这也与近年来工业发展过快有关,大量的工业废气也加重了慢性呼吸系统疾病的发病率。其病程分为急性加重期和缓解期,如急性加重期不能得到有效控制、反复发作,可发展成阻塞性肺疾病病,甚至肺心病,预后不良。对于老年人来说,长久的疾病困扰给生活带来了极大的负担。

一、护理评估

(一)病史评估

1.病因和既往史

目前病因尚不清楚,可能是多种因素长期相互作用的结果。相关病因:①有害气体和有害颗粒:如香烟、烟雾、粉尘、刺激性气体(二氧化硫、二氧化氮、氯气、臭氧等)。②感染因素:病毒、支原体、细菌等感染是慢性支气管炎发生发展的重要原因之一,造成气管、支气管黏膜的损伤和慢性炎症。病毒感染以流感病毒、鼻病毒、腺病毒和呼吸道合胞病毒为常见。细菌感染常继发于病毒感染,常见病原体为肺炎链球菌、流感嗜血杆菌、卡他莫拉菌和葡萄球菌等。③其他因素:免疫、年龄和气候等因素均与慢性支气管炎有关。老年人肾上腺皮质功能减退,细胞免疫功能下降,溶菌酶活性降低,从而容易造成呼吸道的反复感染。

2.发病情况

发病的起始时间,咳嗽、咳痰的持续时间,连续的时间情况。

3.用药史

既往发病的用药情况,服药的种类和时间,用药后疾病控制的情况。

(二)身体状况评估

1.一般评估

评估患者精神状态,有无急性病容,有无面颊绯红、口唇发绀、皮肤黏膜出血、食欲减退、乏力、精神萎靡、恶心呕吐等情况。评估患者睡眠、食欲、大小便情况。

2.生命体征与意识状况评估

评估体温、脉搏、呼吸、血压和疼痛。评估有无生命体征异常,如呼吸频率加快、心率快及节律异常、血压下降、体温升高等;判断患者意识是否清楚,有无烦躁、嗜睡和表情淡漠等意识障碍。

3.体格检查

早期多无异常体征。急性发作期有异常。听诊:背部或双肺底听到干、湿啰音,痰液咳出后啰音减少或消失,如合并哮喘可闻及哮鸣音。

4.咳嗽咳痰评估

(1)咳嗽积分表:是一种分栏式评分法,该量表根据咳嗽发生时间分为日间和夜间两部分,每部分均按照不同的严重程度划分为 0~3 分,4 个等级。

(2)视觉模拟量表:是由一条长度 100mm 的直线构成,0mm 表示从不咳嗽,100mm 表示最严重的咳嗽。先由患者根据自我感觉的咳嗽严重程度在线上相应位置标记,再测出直线起始点至标记点的距离即为评分数值。不仅主观性强,在体现变化方面也很灵敏,因而常用作疗效对比研究的指标。患者完成本量表时不受语言措辞影响,但要求一定的抽象概念理解能力。

(3)痰液的评估:评估痰液的色、质、量,判断病情的严重程度及好转情况。

5.临床表现

起病缓慢,因老年人免疫力下降等原因,病程长,反复急性发作而病情加重。

(1)咳嗽:一般晨间咳嗽为主,睡眠时有阵咳或排痰。

(2)咳痰:一般为白色黏液和浆液泡沫性痰,偶见痰中带血。清晨排痰较多,起床或体位变动可刺激排痰。

(3)喘息或气急:喘息症状明显者称为喘息性支气管炎,部分可能合并支气管哮喘。若伴有肺气肿,则表现为劳动或活动后气急症状明显加重。

(4)并发症观察:观察有无阻塞性肺气肿、支气管肺炎、支气管扩张症等症状。

(三)实验室及其他检查

1.炎症标志物

细菌感染时外周血白细胞和中性粒细胞升高,其他血液炎症指标如 C 反应蛋白、血沉、血清降钙素原等可予以综合判断。

2.影像学检查

胸部 X 线检查早期无异常。反复发作可引起支气管壁增厚,细支气管或肺泡间质炎症细胞浸润或纤维化,表现为肺纹理增粗、紊乱,呈网状或条索状、斑点状阴影,以双下肺野明显。

3.痰标本检测

最常见的病原学检查方法是痰涂片镜检及痰培养,但由于口咽部存在大量定植菌,经口中咳出的痰标本易受污染,必要时可经人工气道吸引或经纤维支气管镜通过防污染样本毛刷获取标本。

4.呼吸功能检查

早期无异常。如有小气道阻塞时,最大呼气流速—容量曲线在 75％和 50％肺容量时,流量明显降低。

(四)心理-社会状况

患者因病程长而可能引起焦虑、恐惧、抑郁等负性情绪,应注意评估患者的心理状况,了解家属对患者病情和预后的态度,以及家庭的照顾和支持能力。

二、护理目标与评价

(一)护理目标

(1)患者咳嗽、咳痰、喘息等症状好转。

(2)及时预防及处理相关并发症,无不良事件发生。

(3)患者能够掌握疾病预防及治疗的相关知识。

(4)患者能够掌握自我观察和评估的方法。

(5)患者能够掌握营养摄入及功能锻炼的相关知识。

(6)用药科学、规范,患者按时服药。

(二)护理评价

(1)护士是否让患者正确认识慢性支气管炎的病因、症状及预防要点。

(2)患者是否了解慢性支气管炎的治疗方法及预防要点,并能够积极配合医护人员完成疾病治疗。

(3)患者经过治疗护理,是否能够达到生理、心理、社会的全面健康状态。

三、护理措施

(一)一般护理

1.环境与休息

保持室内空气新鲜,温度控制在 18～25℃为宜。急性发作期多卧床休息,根据自身情况适当活动,量力而行,可增加耐寒训练,如冷水洗脸、冬泳等,增加肺功能,从而减少发病频率。

2.饮食护理

提供高热量、高蛋白和高维生素的饮食,以补充高热引起的营养物质消耗,饮食宜清淡易消化。鼓励患者多饮水,每日 1500 2000ml,以保证足够的摄入量并利于稀释痰液。忌烟酒,少食辛辣刺激性食物,少食高糖的食物,以免产生过度咳嗽。

(二)病情观察

1.意识与生命体征观察

观察患者精神和意识状态、体温、呼吸、血压、心率及心律等变化,有无心率加快、脉搏细速、血压下降、脉压变小、体温不升或高热、呼吸困难等。

2.咳嗽咳痰的观察

观察咳嗽的严重程度,观察痰液的色、质、量。

3.并发症的观察

有无呼吸困难、胸闷气急加重、咯血等症状,观察血氧饱和度情况及血气分析结果。

(三)用药护理

1.抗生素

遵医嘱使用抗生素,观察疗效和不良反应。可选用喹诺酮类、大环内酯类、β内酰胺类或磺胺类。应用喹诺酮类药物(氧氟沙星、环丙沙星等)偶见皮疹、恶心、头晕、头痛等不良反应;大环内酯类(红霉素、阿奇霉素等)可出现腹痛、腹胀、皮疹、心律失常等不良反应;β内酰胺类有过敏反应、恶心呕吐等胃肠道反应等;磺胺类药物有皮疹等过敏反应、肝损伤、贫血等不良反应,老年人或肝功能减退者应慎用。患者一旦出现严重不良反应,应及时与医生沟通并作相应处理。

2.祛痰止咳药

止咳药物可选择复方甘草合剂 10ml,每天 3 次;宜放在其他药物之后服用,服用后短时间内勿饮水,高血压、糖尿病、心脏病及消化性溃疡患者慎用。咳嗽严重者可选择阿桔片,注意观察有无眩晕、嗜睡、表情淡漠、注意力分散、思维减弱、视力减退、呼吸减慢、恶心、呕吐、便秘、排尿困难等不良反应,遵医嘱用量,避免过量,引起急性中毒。喷托维林是非麻醉性中枢止咳药,注意观察有无口干、恶心、腹胀等不良反应。对二氧化碳潴留、呼吸道分泌物多的重症患者要慎用镇静类药物,如需使用一定要加强观察是否有呼吸抑制和咳嗽反射减弱情况发生。祛痰药物可选择溴己新 8~16mg,每天 3 次;该药物服用偶有恶心、胃部不适,减药或停药后症状可消失。该药物宜在饭后服用,有胃溃疡的患者慎用。盐酸氨溴索 30mg,每天 3 次;桃金娘油 0.3 g,每天 3 次;盐酸氨溴索及桃金娘油不良反应较少,偶有轻微的胃部不适。

3.平喘药

有气喘者可加用解痉平喘药,如氨茶碱 0.1 g,每日 3 次;或用茶碱控释剂;或长效 β_2 肾上腺素受体激动剂如糖皮质激素。

(四)基础与生活护理

(1)鼓励患者经常漱口,保持口腔卫生,防止继发感染。生活不能自理者做好口腔护理。留置导尿者加强会阴护理,及时留取中段尿培养。

(2)评估自理能力、协助生活护理、提高自护能力。

(3)加强皮肤护理,保持床单位清洁整齐,督促协助翻身,骨隆突处予以保护。

(五)专科护理

1.氧疗护理

对急性期喘息、气急明显的患者根据氧饱和度、血气结果情况给予合适的流量的吸氧,可分为低流量、中流量、高流量吸氧,低流量吸氧流量是 $1\sim2$ L/min、中流量吸氧流量是 $2\sim4$ L/min、高流量吸氧流量是 $4\sim6$ L/min,一般情况下,患者氧饱和度在 90% 以上,氧分压在 70mmHg 以上予低流量吸氧;氧饱和度在 $85\%\sim90\%$,氧分压在 $60\sim70$mmHg 予中流量吸氧;氧饱和度低于 85%,氧分压低于 60mmHg 予高流量吸氧,特殊情况还需要结合其他情况具体处理,尽可能维持 $PaO_2>60$mmHg,氧饱和度 $>90\%$。注意做好家属和患者的宣教,不随意调节氧流量,不使用明火,做好用氧安全;鼻导管消毒每日 2 次;及时添加湿化水;观察生命体征及血气结果变化;观察鼻腔黏膜的情况,有无破溃。

2.气道护理

及时评估患者的气道状况,指导患者进行有效咳嗽、协助叩背以促进痰液排出。痰液黏稠、排痰无效的患者可以予以雾化吸入稀释痰液,或采用吸引器辅助吸痰。具体方法:①深呼吸和咳嗽:患者取坐位,双肩放松,上体稍前倾,双臂可以支撑在膝上。卧床患者则应抬高床头,双膝屈曲,双肢支撑在床上。护士指导患者进行数次随意的深呼吸(腹式呼吸),吸气终了屏气片刻,然后进行咳嗽、咳痰。②胸部叩击方法:患者取坐位或侧卧位,护士站在患者的后方或侧后方,两手手指并拢拱成杯状,用手腕的力量自下而上,由外向内,力量均匀地叩击胸背部,叩击时发出空而深的拍击音表示叩击手法正确。

(六)心理护理

关心、安慰患者、认真倾听主诉,耐心致沟通,及时、有效、针对性的健康宣教,增加患者治疗的信心,缓解焦虑、恐惧、抑郁的心理,与家属有效沟通,取得支持。

第四节 呼吸衰竭

呼吸衰竭(respiratory failure)简称呼衰,指各种原因引起的肺通气和(或)换气功能障碍,以致在静息状态下亦不能维持足够的气体交换,导致低氧血症伴(或不伴)高碳酸血症,进而引起一系列病理生理改变和相应临床表现的综合征。由于临床表现缺乏特异性,明确诊断需依据动脉血气分析,若在海平面、静息状态、呼吸空气条件下,动脉血氧分压(PaO_2)<60mmHg,伴或不伴二氧化碳分压($PaCO_2$)>50mmHg,并排除心内解剖分流和原发于心排出量降低等因素所致的低氧血症,即可诊断为呼吸衰竭。

一、护理评估

(一)病史评估

引起呼吸衰竭的病因很多,参与肺通气和肺换气的任何一个环节的严重病变都可导致呼吸衰竭,包括:①气道阻塞性病变如慢性阻塞性肺疾病、重症哮喘等,引起气道阻塞和肺通气不足,导致缺氧和 CO_2 潴留,发生呼吸衰竭;②肺组织病变如严重肺炎、肺气肿、肺水肿等,均可导致有效弥散面积减少、肺顺应性减低、通气/血流比例失调,造成缺氧或合并 CO_2 潴留;③肺血管疾病如肺栓塞可引起通气/血流比例失调,导致呼吸衰竭;④胸廓与胸膜病变如胸外伤造成的连枷胸、胸廓畸形、广泛胸膜增厚、气胸等,造成通气减少和吸入气体分布不均,导致呼吸衰竭;⑤神经肌肉病变如脑血管疾病、脊髓颈段或高位胸段损伤、重症肌无力等均可累及呼吸肌,造成呼吸肌无力或麻痹,导致呼吸衰竭。

(二)身体状况评估

1.生命体征及意识状态评估

做好生命体征监测,体温(T)、血压(BP)、脉搏(P)、呼吸(R)、氧饱和度(SPO$_2$)、疼痛(P)。评估患者有无缺氧及二氧化碳潴留的相关症状和体征:氧饱和度的变化;有无气短、气喘及呼吸费力;有无烦躁不安、神志恍惚、谵妄或昏迷等意识状态的改变以及咳嗽、咳痰情况,痰液的性质及量。多数患者出现心动过速。严重缺氧和酸中毒时,可引起周围循环衰竭、血压下降、心肌损伤、心律失常甚至心搏骤停,因而需监测心率、心律的变化。

2.临床表现评估

(1)呼吸困难:运用"慢性阻塞性肺疾病""改良版英国医学研究委员会呼吸问卷"进行评估。

(2)发绀:是缺氧的典型表现,当SPO$_2$低于90%,出现口唇、指甲和舌发绀,另外发绀程度与还原型血红蛋白含量相关。及时评估口唇、指甲和舌的颜色情况,皮肤发绀的情况,了解缺氧和二氧化碳潴留改善情况,因此红细胞增多者发绀明显,贫血患者则不明显。

(3)精神—神经症状:急性呼吸衰竭可迅速出现精神紊乱、昏迷、抽搐等症状。慢性呼吸衰竭出现先兴奋后抑制症状。

(4)循环系统表现:多数患者出现心动过速,严重缺氧和酸中毒时,可引起周围循环衰竭、血压下降、心肌损害甚至心搏骤停。

(5)消化和泌尿系统表现:严重呼吸衰竭时可损害肝、肾功能,并发肺心病时出现尿量减少。

(三)气道评估

气管切开套管是否固定妥当,松紧适宜;气囊压力是否合适,气囊压力正常值在 $20\sim30$ cmH$_2$O;呼吸机管路是否有冷凝水;积水杯内冷凝水是否需要倾倒;湿化水是否充足;湿化大小是否合适;机器参数是否合适;机器是否正常运作。

(四)实验室及其他检查

1.血气分析

监测血气结果,氧分压、二氧化碳分压、标准碳酸氢盐、实际碳酸氢盐、pH 等,评估患者缺氧情况及是否有酸碱失衡。静息状态吸空气时动脉血氧分压(PaO$_2$)<8.0 kPa(60mmHg)动脉血二氧化碳分压(PaCO$_2$)>6.7 kPa(50mmHg)为Ⅱ型呼吸衰竭,单纯氧分压降低则为Ⅰ型呼吸衰竭。

2.电解质检查

呼吸性酸中毒合并代谢性酸中毒时,常伴有高钾血症;呼吸性酸中毒合并代谢性碱中毒时,常有低钾和低氯血症。

3.痰液检查

痰涂片与细菌培养的检查结果,提示感染的情况,有利于指导用药。

4.其他检查

如肺功能检查、胸部影像学检查等根据原发病的不同而有相应的发现。可以发现有无慢性阻塞性肺疾病、肺部感染等基础疾病。对呼吸衰竭疾病的治疗提供方向。

(五)心理-社会状况

有无焦虑、孤独、失眠及忧郁等,评估家庭成员及社会对患者的照顾能力和支持及经济状况。

二、护理目标与评价

(一)护理目标

(1)患者呼吸困难、发绀等症状缓解,病情平稳,好转趋势。

(2)无不良事件及并发症出现。

(3)能够掌握疾病预防及疾病相关知识。

(4)能够掌握自我观察和评估的方法。

(二)护理评价

(1)护士是否让患者正确认识呼吸衰竭的病因、症状及预防要点。

(2)患者是否了解呼吸衰竭的治疗方法,并能够积极配合医护人员完成疾病的治疗。

(3)患者经过治疗护理,是否能够达到病情稳定,康复趋势。

三、护理措施

(一)痰液观察

评估痰液的色、质、量,痰液的黏稠度,可以判断出呼吸道情况以及气道湿化的情况。平时痰液多为白色黏液或浆液性泡沫痰,合并感染时,痰量增多,转为黏液脓性痰,偶有血丝痰。

(二)用药护理

1.呼吸兴奋剂使用护理

常用药物有尼可刹米、洛贝林等,通过刺激呼吸中枢或外周化学感受器,增加呼吸频率和潮气量,改善通气,以尼可刹米最常用,常规 $0.375\sim0.75\,g$ 静脉注射。使用原则:①必须在保持气道通畅的前提下使用,否则会促发呼吸肌疲劳,并进而加重 CO_2 潴留;②脑缺氧、脑水肿未纠正而出现频繁抽搐者慎用;③患者的呼吸肌功能应基本正常;④不可突然停药。呼吸兴奋剂主要用于以中枢抑制为主所致的呼吸衰竭,不宜用于以换气功能障碍为主所致的呼吸衰竭。

2.抗生素使用护理

感染症状加重,特别是痰量增加并呈脓性时应给予抗生素治疗。抗生素的选用需依据患者所在地常见病原菌类型及药敏情况决定,按医嘱正确使用抗生素,以控制肺部感染,密切观察药物的疗效及不良反应。

3.祛痰药使用护理

祛痰药物可选择溴己新 $8\sim16mg$,每天 3 次;该药物服用偶有恶心、胃部不适,减药或停药后症状可消失。该药物宜在饭后服用,有胃溃疡的患者慎用。盐酸氨溴索 $30mg$,每天 3 次;桃金娘油 $0.3\,g$,每天 3 次;盐酸氨溴索及桃金娘油不良反应较少,偶有轻微的胃部不适。

(三)基础与生活护理

(1)加强口腔护理,观察有无口腔溃疡及真菌感染;留置导尿患者做好会阴护理,呼吸衰竭严重行机械通气患者增加口腔护理频次,6小时一次。

(2)评估自理能力、协助生活护理、提高自护能力。

(3)加强皮肤护理:保持床单位清洁整齐,卧气垫床,督促协助翻身,骨隆突处予以保护。

(四)专科护理

1.氧疗护理

氧疗能提高肺泡内氧分压,从而减轻组织损伤,恢复脏器功能;减轻呼吸做工,减少耗氧量;降低缺氧性肺动脉高压,减轻右心负荷。因此,氧疗时低氧血者患者的重要处理措施,因根据患者病情、基础疾病、呼吸衰竭的类型和缺氧的严重程度选择合适的给氧方式和给氧浓度、吸入氧分数。Ⅰ型呼吸衰竭患者需吸入高浓度(50%~100%)氧气;Ⅱ型呼吸衰竭患者应予低浓度(21%~29%)氧气,以防因缺氧完全纠正,使外周化学感受器失去低氧血症的刺激而导致呼吸抑制,反而会导致呼吸频率和幅度降低,加重缺氧和二氧化碳潴留。给氧方式:给氧方式有鼻导管、面罩、高流量呼吸湿化仪、无创呼吸机及有创呼吸机给氧。鼻导管给氧分为单侧鼻导管和双侧鼻导管吸氧,简便易行,双侧鼻导管更常见,不影响患者咳痰和进食,但吸入氧流量有限,氧浓度控制不精准,且高流量时对局部黏膜刺激大,仅用于轻度呼吸衰竭的患者。面罩包括普通面罩、高浓度面罩和文丘里面罩。使用普通面罩以 5~8 L/min 的氧流量给氧时,氧浓度可达到 40%~60%,用于低氧血症比较严重的Ⅰ型呼吸衰竭。高浓度面罩予高流量吸入时,可达氧浓度 90% 以上,常用于严重的低氧血症、呼吸状态极不稳定的Ⅰ型呼吸衰竭。文丘里面罩能够提供准确的吸入氧分数,对于慢性阻塞性肺疾病引起的呼吸衰竭尤其适合。

2.人工气道护理

(1)气管插管。

1)气管插管成功后立即听诊,确认两侧呼吸音是否对称,妥善固定并记录插管深度。

2)随时检查并班班交接插管的深度,及时发现导管有无滑入一侧支气管或滑出。

3)病情允许情况下,常规给予半卧位,床头抬高 30°~45°,头部稍微后仰。

4)经口气管插管者选用合适的牙垫,以免导管被咬扁,固定插管的胶布应每日更换,发现松动及时更换。

5)采用 0.05% 醋酸氯己定溶液行口腔护理至少 6 小时一次;经口插管者可用 3% 过氧化氢或清水或 0.05% 醋酸氯己定溶液作口腔冲洗,冲洗方法:两人配合,先取出牙垫,然后冲洗,吸净后再放入牙垫重新固定。

6)床旁备吸痰盘,按需吸痰,注意气管、口腔吸痰要彻底,吸痰注意要先吸气管后吸口腔,注意无菌原则,必要时予气管镜下吸痰,遵医嘱给予祛痰和气道湿化药物。

7)气囊上方分泌物清理至少每天一次,有条件时尽可能使用带有侧孔的可吸引式气管导管,声门下吸引至少每班一次,具体频率根据患者痰液的量决定,有条件者可以使用球囊式负压引流装置持续声门下吸引,保证吸引有效,以减少 VAP 发生率;气囊压力监测,至少 4 小时一次,操作后、翻身后、交班时检查压力情况,气囊压力正常值为 20~30 cmH$_2$O。

8)加强翻身、叩背,促使痰液排出。

9)评估拔管指征:①足够的氧合(如:氧分压≥60mmHg)。②稳定的心血管系统(如:心率不超过 140 次/分;血压稳定;不需或最小限度的血管活性药)。③没有高热。④没有明显的呼吸性酸中毒。⑤良好的精神活动。⑥稳定的代谢状态(如可接受的电解质水平)。满足以上条件的患者可拔出插管,拔管后继续给予鼻导管或面罩吸氧,密切观察患者呼吸、SpO_2、血气结果变化,注意有无喉痉挛、喉头水肿等并发症发生。

10)加强基础、生活和心理护理,运用非语言技巧与患者沟通。

(2)气管切开。

1)病情允许,患者取半卧位;行口腔护理及口腔冲洗,具体要求同气管插管;加强翻身、叩背,促使痰液排出;加强基础、生活和心理护理,运用非语言技巧与患者沟通;根据病情,鼓励患者进食。

2)妥善固定,固定带应打死结,松紧以固定带与皮肤间伸进 1 指为宜,每日更换及污染时及时更换。

3)切口周围纱布每 4 小时更换一次,保持清洁干燥,如有污染及时更换,经常检查伤口及周围皮肤有无出血、感染等。

4)床旁备吸痰盘,按需吸痰,注意气管、口腔吸痰要彻底,必要时气管镜下吸痰,遵医嘱给予祛痰和气道湿化药物。

5)气囊上方分泌物的护理同气管插管。

6)密切观察患者有无气管切口术后常见并发症(如出血、皮下气肿、气胸及感染等),一旦发现及时通知医师,必要时给予处理。

7)对于应用金属气管套管者,套管口处覆盖 1~2 层潮湿纱布,每隔 4 小时取出内套管清洗煮沸消毒 30 分钟。

8)对于应用一次性气管套管的自主呼吸患者,宜采用人工鼻湿化法。

9)气管切开套管拔管前应尝试堵管 24 小时,其间密切观察患者的呼吸、SpO_2 及血气分析结果变化。

10)气管切开套管拔除后应注意窦道分泌物的清除,经常更换纱布直至窦道愈合。

3.机械通气护理

(1)呼吸机准备。

1)接到医师通知后根据患者年龄、病情选择相应呼吸机并安装呼吸回路与模拟肺。

2)接通电源、气源后试机,进行气密性、稳定性及参数设置检查,确认呼吸机性能完好。

(2)呼吸机连接。

1)呼吸回路与人工气道应紧密连接,确认无漏气,管道支撑妥当,冷凝水收集瓶注意处于低位。

2)观察并记录医师设定的机械通气模式与参数。

3)通过监护仪,持续监测呼吸频率、SPO_2 和呼吸末二氧化碳($ETCO_2$)等指标。

4)设定并开启呼吸机湿化器,湿化器内按要求装入蒸馏水,温度(35~37℃)。

(3)呼吸机使用期间护理。

1)观察呼吸机运转情况,及时排除故障。

2)严密观察模式及参数,根据病情和血气结果,遵医嘱及时调整参数,发现报警及时处理,及时汇报医师。

3）监测 SPO_2 和 $ETCO_2$，密切观察生命体征，处理异常情况，必要时行血气分析。

4）及时添加呼吸机湿化器内湿化水，根据痰液的黏稠度调整湿化器的大小，必要时遵医嘱行呼吸机同步雾化吸入。

5）按人工气道护理。

6）遵医嘱使用镇静药物，按镇静护理。

7）呼吸机表面每日用一次性消毒湿巾擦拭，过滤网每天清洗。

8）长期使用呼吸机患者的呼吸回路每周更换 1 次，有分泌物污染时及时更换。

（4）呼吸机使用后护理。

1）根据病情继续吸氧，观察自主呼吸情况，持续监测 SpO_2，必要时行血气分析。

2）呼吸机行终末消毒，用含氯消毒液擦拭呼吸机外壳，用 95％酒精擦拭显示屏。

3）监测 $ETCO_2$ 的传感探头用 75％酒精浸泡消毒后，晾干备用。

（5）镇静护理。

1）对于烦躁、谵妄、使用呼吸机等患者，分析原因遵医嘱使用镇静药物。

2）适当约束四肢，观察并记录约束远端肢体血运状况，告知家属约束的目的及风险。

3）根据患者的反应及配合程度，遵医嘱调整镇静药物用量，确保"适度"镇静，及时评估镇痛评分，可选用 Riker 镇静—激动（SAS）评分，对于因疼痛导致烦躁的患者先给予镇痛药物。

4）评估镇静药物使用效果，遵医嘱做好镇静评分与记录。

5）遵医嘱使用镇静药，观察镇静药物不良反应：低血压、呼吸抑制、舌后坠、CO_2 蓄积与恶心呕吐等。

6）维持镇静状态的患者，宜每日暂停镇静药物以行"唤醒试验"，一般采取捏患者耳垂、拍打背部、脸部等方式，以评估患者意识状态，唤醒期间注意加强安全护理。

7）保持环境安静舒适，避免强光、噪音等不良刺激。

8）加强被动训练，按特护要求落实基础、生活护理。

4.功能训练护理

鼓励患者进行适当的功能锻炼方法，如腹式呼吸和缩唇呼气，有效呼吸及咳嗽咳痰技术，以提高呼气相支气管内压，防止小气道过早陷闭，利于肺内气体排出；床上四肢活动运动。

5.痰液标本采集

痰标本采集方法主要有两种：①自然咳痰法：最常用，留取方法简便。其要点是：患者晨起后首先以清水漱口数次，以减少口腔杂菌污染；之后用力咳出深部第一口痰，并留于加盖的无菌容器中；标本留好后尽快送检，一般不超过 2 小时；若患者无痰，可用高渗盐水（3％～10％）雾化吸入导痰。②经环甲膜穿刺气管吸引或经纤维支气管镜防污染双套管毛刷留取痰标本：可防止咽喉部定植菌污染痰液标本，对肺部感染的病因判断和药物选用有重要价值。

（六）心理护理

患者因患病时间长、无法预知病情的发展及预后情况、担忧医疗经费来源，易产生焦虑、抑郁、恐惧、绝望等负面情绪，应根据患者心理特点给予帮助和支持，指导患者应用放松、分散注意力和引导性想象技术，以缓解紧张和焦虑等不良心理。

（七）康复护理

制订个体化的训练计划，加强呼吸功能及肢体运动训练。指导患者进行缩唇呼吸、膈式或腹式呼吸、呼吸阻力器的使用等呼吸训练以加强胸、膈呼吸肌的肌力和耐力，改善呼吸功能，以及步行、慢跑、气功等体育锻炼，以逐步提高肺活量和活动耐力，使患者理解康复锻炼的意义，发挥患者的主观能动性。

四、出院指导

（一）疾病指导

向患者及家属讲解疾病的发生、发展及转归。教会患者和家属依据呼吸困难与活动之间的关系，判断呼吸困难的严重程度，以便合理安排工作和生活。指导患者识别使病情恶化的因素，吸烟者戒烟能有效延缓肺功能出现进行性下降。在呼吸道传染病流行期间，尽量避免到人群密集的公共场所。潮湿、大风、严寒气候时避免室外活动，根据气候变化及时增减衣物，避免受凉感冒。指导患者或家属做好吸氧日记，指导患者自我监测病情变化，嘱患者每月或3个月到门诊随访1次，根据其肺功能和动脉血气等指标判断氧疗的效果，并结合血氧饱和度情况，指导患者调整吸氧流量和时间。

（二）用药指导与病情监测

出院时应将患者使用的药物、剂量、用法和注意事项告诉患者，并给予书面宣教单。告知患者如有气急、呼吸困难、发绀加重等变化，应及早就医。

（三）饮食指导

宜高热量、高蛋白质、高维生素、易消化饮食，少食多餐，避免辛辣刺激、产气食物，如汽水、啤酒、豆类、马铃薯和胡萝卜等，避免易引起便秘的食物，如油煎食物、干果、坚果等。

（四）训练指导

1.腹式呼吸训练

胸廓保持不动，用腹部的起落显示，即吸气时腹部隆起、呼气时腹部下陷。

注意事项：①训练时用鼻吸气、用嘴呼气；呼吸慢而深；吸气时间短、呼气时间长。②选用何种体位进行呼吸练习，须请示医生根据病情而定。训练时呼吸次数应控制在8次/分左右。③每次训练以5～7次为宜，休息后再练。

2.缩唇呼气

又称噘嘴呼吸，技巧是通过缩唇形成的微弱阻力来延长呼气时间，增加气道压力，延缓气道塌陷。患者闭嘴经鼻吸气，然后通过缩唇缓慢呼气，同时收缩腹部。吸呼时间比为1：2或1：3。缩唇的程度与呼气流量：以能使距口唇15～20 cm处、与口唇等高水平的蜡烛火焰顺气流倾斜又不至于熄灭为宜。

注意事项：①训练时用鼻吸气，同时关闭嘴；强调缩唇时呼气；吸呼比率为1：（2～3）；呼吸频率<20次/分。②训练的重点在于缓慢，即通过延长呼气时间、改善呼吸的深度，使二氧化碳有效地呼出体外。③去除呼吸道分泌物技术：深呼吸和有效咳嗽，有助于气道远端分泌物的排出，保持呼吸道通畅。先是深吸气，然后屏住呼吸数秒，在呼气时咳嗽。具体步骤为深吸气、暂停、放松呼气；重复以上程度；深吸气、腹肌收缩、连续两次咳嗽；结束。可重复多次，直到将痰排出。

3.居家松弛运动与体能锻炼指导

①松弛运动:松弛运动可以减低患者的肌肉紧张程度,肌肉松弛后减少耗氧量、二氧化碳以及呼吸速率。②体能锻炼:患者长期不活动使肌肉不同程度地萎缩,因此要逐渐恢复活动项目。可开始下床活动,逐渐在家中走动,以后上下楼梯,最后到户外活动。

(五)戒烟控酒指导

吸烟患者戒烟能有效延缓肺功能进行性下降。对吸烟者采取多种宣教措施戒烟。避免或减少有害粉尘、烟雾或气体的吸入。避免过度饮酒。

(六)居家氧疗指导

家庭氧疗的原则:①低流量持续给氧,氧流量在 $1.5 \sim 2.5$ L/min,低浓度(<30%)。②长期持续氧疗,即每天>15 小时,特别是慢性 II 型呼吸衰竭伴有肺心病者,必须长期持续氧疗,包括夜间,有利于降低肺动脉压,减轻右心负荷,切不可根据症状自行缩短吸氧时间。

第五节 尿路感染

尿路感染(Urinary Tract Infection,UTI)是指病原体侵犯尿路黏膜或组织引起的尿路炎症。尿路感染的发生率为老年人感染性疾病的第二位。65 岁以上老年人尿路感染发病率高达 10%,且随年龄增加而增长,其中因女性较男性尿道短、直、粗的原因,女性尿道逆行感染发病率较男性更高。

尿路感染按不同分类依据分类如下。

根据感染发生的部位:上尿路感染(肾盂肾炎)和下尿路感染(膀胱炎和尿道炎)。本文将重点介绍肾盂肾炎和膀胱炎。

根据有无尿路功能或结构异常:复杂性尿路感染和单纯性尿路感染。复杂性尿路感染指伴有尿路引流不畅、结石、畸形、膀胱输尿管反流等结构或功能异常,或在慢性肾实质性疾病如慢性间质性肾炎的基础上发生的尿路感染;其余的则称单纯性尿路感染。

根据有无症状:有症状尿路感染和无症状尿路感染。前者常伴有尿频(单位时间内排尿次数增多)、尿急(一有尿意即需迅速排出)、尿痛(排尿时尿道口或下腹部疼痛或烧灼感)等症状,同时尿菌检查示菌落计数≥105 CFU/ml。后者无临床症状,但两次尿菌检查示菌落计数≥105 CFU/ml,且为相同菌株,多见于老年女性。

根据是否初发:初发性尿路感染和再发性尿路感染。前者指首次发作的尿路感染,后者指6 个月内发作≥2 次或一年内≥3 次者,包括重新感染与复发。

一、护理评估

(一)病史评估

1.病因与高危因素

(1)主要原因。

1)细菌感染:任何细菌都能引起,其中女性多为大肠埃希菌感染,男性多为变形杆菌感染。

2)机体抵抗力下降：老年人尿路上皮细胞阻止细菌黏附能力下降，局部抵抗力下降；老年女性雌激素减少，尿路黏膜退行性改变，阴道 pH 相对升高，局部细菌生长难以抑制。

3)排尿不畅：老年人由于神经、肌肉功能减退，排尿反射不敏感，排尿无力，或由于前列腺增生、尿路结石、泌尿系统肿瘤等导致尿路梗阻，使得排尿不畅，膀胱 B 超显示残余尿增多，细菌容易生长繁殖。

4)老年人生理性渴感减退，常饮水不足，尿量减少，尿液对尿路的冲洗作用减弱，导致细菌繁殖。

(2)高危因素：文献报道不尽相同，老年女性、糖尿病、功能性残疾、尿路手术史、尿潴留及尿失禁等均可能是尿路感染的高危因素，而尿潴留及超广谱 β-内酰胺酶阳性还是老年人频繁再发性尿路感染的高危因素。

2.既往史

(1)有无尿结石、前列腺增生、尿道狭窄等引起尿液不畅、尿路梗阻、尿路畸形等疾病，引起尿路黏膜防御能力下降、排尿不畅失去了尿液冲洗的作用等因素造成尿路感染。

(2)是否有糖尿病等全身性疾病或应用免疫抑制剂致使机体免疫力下降。

(3)近期是否进行过尿道的器械检查致使尿路黏膜屏障受损、细菌入侵尿路。

(4)老年妇女是否存在外阴瘙痒（常由老年性阴道炎等疾病引起），因女性尿道口与阴道口过于靠近，易被污染。

(5)既往是否有尿路感染反复发作的病史。

3.生活方式与饮食习惯

(1)询问患者居住地环境卫生、个人卫生习惯等。

(2)有无烟酒嗜好，平时的饮食习惯，如平日喝水量、是否经常憋尿等。

(二)身体状况评估

1.临床表现

(1)尿路刺激征：尿路感染共有的临床表现，表现为尿路烧灼感、尿频、尿急、尿痛，严重者出现尿潴留、尿失禁等症状。护士评估时应仔细询问患者排尿次数、每次排尿间隔时间和尿量；尿频是否有尿急、尿痛、发热等症状；尿痛的部位、程度及发生时间。

(2)肾盂肾炎：急性期可有明显的尿路刺激征及全身症状，伴发热、寒战、头痛、全身酸痛、恶心、呕吐等。查体可见一侧或两侧肋脊角及输尿管上方压痛，肾区压痛和叩击痛。严重病例会出现肾乳头坏死、肾周围脓肿、感染性结石等并发症。慢性期尿路刺激征存在但不剧烈，可出现乏力、精神萎靡、下腹不适、腰骶酸痛、食欲下降、夜尿增多、尿失禁、脓尿、蛋白尿、贫血、高血压等。B超显示肾外形凹凸不平或双肾大小不等。

(3)膀胱炎：出现明显的膀胱刺激征为突出表现，一般很少有发热和腰痛等症状。急性膀胱炎发病突然，排尿时有烧灼感，尿道口有疼痛，尿急、尿频症状明显，严重时会出现肉眼血尿和血块。慢性膀胱炎尿路刺激征长期存在，且易反复发作，患者可出现乏力、消瘦、腰腹部及膀胱会阴区不适。排尿时耻骨上区疼痛多为膀胱炎，排尿结束时尿道内或尿道口疼痛多为尿道炎。

2.老年人尿路感染的独特特征

老年人由于感觉迟钝及表达能力下降,发生尿路感染时临床表现常不典型,大部分表现为肾外的非特异性症状,且因老年人生理退化,常有前列腺增生、尿路结石等问题,所以多为复杂性尿路感染。

(1)尿路刺激征不典型。

(2)无症状和非特异性症状增多:无症状是指没有排尿困难、尿频、尿痛、发热等症状,血液检查白细胞升高不明显,尿中无白细胞。非特异性症状增多是指老年人常患有其他多种疾病,其他疾病的症状可能会掩盖尿路感染的全身及局部症状。

(3)多为复杂性尿路感染。

(三)实验室及其他检查

1.血液检查

(1)血常规检查:急性肾盂肾炎时白细胞计数和中性粒细胞比例升高,血沉可增快。

(2)肾功能检查:慢性肾盂肾炎肾功能受损时可出现肾小球滤过率下降,血肌酐升高。

2.尿常规检查

尿色一般无异常,可有白细胞尿、血尿和微量蛋白尿。尿沉渣镜检>5个/HP称为白细胞尿或脓尿;部分患者可有镜下血尿,极少数急性膀胱炎患者可出现肉眼血尿;部分肾盂肾炎患者尿中可见白细胞管型。

3.尿菌检查

(1)细菌定性检查:采集清洁的中段尿(排尿时待尿液成线状时,让开始的小便将尿道冲洗干净后,截取中间的一段尿液留取标本,可有效避免污染)沉渣涂片。可初步确定是杆菌还是球菌,是革兰阴性杆菌还是革兰阳性杆菌,对及时选用有效抗生素有重要参考价值。如未检测到细菌亦不能排除尿路感染。

(2)细菌定量检查:可采用清洁中段尿、导尿及膀胱穿刺尿做细菌培养,其中膀胱穿刺尿培养结果最可靠。细菌定量检查若菌落计数$\geq 10^5$ CFU/ml,称真性菌尿,可确诊。若菌落计数在$10^4 \sim 10^5$ CFU/ml,为可疑阳性,需复查。

4.影像学检查

X线、肾盂造影、超声、CT、磁共振成像等可帮助了解肾脏的大小、形态、肾内结构以及尿路情况,有无尿路结石、梗阻、反流、畸形等尿路感染易发因素。

(四)心理-社会状况

评估患者是否存在焦虑、抑郁等情绪变化;是否因住院而产生孤独与依赖的心理;是否存在睡眠型态紊乱问题;是否具有家庭、社会支持。

二、护理目标与评价

(1)患者感染引起的不适症状减轻或消失。

(2)患者体温恢复正常。

(3)患者能增加水分摄入,多排尿。

(4)患者注意个人卫生,保持会阴的清洁。

三、护理实施

(一)一般护理

为老年患者提供舒适、安静的环境,保持合适的温度与湿度,室温在 $18\sim22℃$ 为宜,相对湿度为 $50\%\sim60\%$ 。合理的安排休息与活动,急性期应以休息为主,但应注意翻身与活动肢体,防止压力性损伤与肌肉萎缩的发生;慢性期可适当地增加活动。饮食应清淡,避免刺激性食物,如咖啡、浓茶、酒及辛辣调味品(辣椒、姜等)。肾功能正常的患者,鼓励多喝水,每天的饮水量及尿量应保持在 2000ml 以上,勤排尿,以达到不断冲洗尿路,减少细菌在尿路停留的目的。

(二)基础与生活护理

1.口腔、会阴护理

老年人尿路感染的高危因素来自于细菌感染,因此要保证患者的卫生,减少细菌的滋生,指导并帮助生活不能自理的患者做好口腔、会阴护理。

2.生活护理

老年患者机体抵抗力下降,对于长期卧床的患者,定期翻身扣背,预防压力性损伤及坠积性肺炎的发生。

(三)病情观察

1.体温变化

密切观察体温的变化,并做好高热护理。

2.尿液变化

观察老年患者的尿液,颜色、尿量是否改变,如若颜色加深、尿量减少,应关注患者是否饮水减少还是病情变化。

(四)专科护理

1.对症护理

(1)高热:体温升高应先物理降温,若体温持续不降或下降不明显应遵医嘱药物降温。注意观察患者出汗情况,嘱患者补充水分、更换衣被、注意保暖,并做好病情观察与记录。

(2)疼痛:老年患者有腰痛、下腹痛情况时,应卧床休息,避免久站久坐。嘱患者尽量不要弯腰、站立或坐直,以减少对肾包膜的牵拉力,利于缓解疼痛,可按摩或热敷局部(谨慎使用热水袋,防止烫伤);亦可让患者进行阅读、看电视、听音乐等转移注意力;必要时遵医嘱使用阿托品、山莨菪碱等解痉药物。

2.饮食护理

(1)增加饮水量:鼓励患者多饮水,每日饮水量在 $2000\sim3000ml$,必要时静脉输液以保证输入量,从而达到冲洗尿道的目的。

(2)调整饮食结构:应进食高热量、高维生素和易消化的食物,可适当增加优质蛋白的摄入量如鱼、虾、鸡肉、瘦肉、蔬菜等,并多吃富含维生素 C 和胡萝卜素的食物,有利于炎症消退和泌尿道上皮细胞的修复。

3.并发症预防

尿路感染如能及时治疗,并发症很少,但伴有糖尿病或存在复杂因素的肾盂肾炎未及时治疗或治疗不当可出现肾乳头坏死、肾周围脓肿等并发症。

(1)肾乳头坏死:指肾乳头及其邻近髓质缺血性坏死,常发生于伴有糖尿病或尿路梗阻的肾盂肾炎。表现为寒战、高热、剧烈腰痛或腹痛和血尿等,可同时伴发革兰阴性杆菌败血症或急性肾衰竭。多为尿路感染治疗不及时所致,因此应观察患者有无上述症状出现,积极治疗原发病。

(2)肾周围脓肿:为严重肾盂肾炎直接扩展而致,多有糖尿病、尿路结石等易感因素。除原有尿路感染症状外,常有明显的单侧腰痛,且在向健侧弯腰时疼痛加剧。观察患者有无疼痛的出现,通过积极治疗原发病,加强抗感染的治疗防止脓肿的发生。

(五)用药护理

遵医嘱正确使用抗菌药物。注意观察药物的作用、不良反应以及使用的注意事项,发现不良反应时要及时汇报医生。如喹诺酮类用药后要注意消化道反应;沙星类药物可引起皮肤瘙痒,轻度存在恶心、呕吐等消化道反应;氨基糖苷类抗生素对肾和听神经有一定的毒性作用,可引起耳鸣、听力下降,甚至耳聋及过敏反应等;复方磺胺类口服期间要注意多饮水,同时服用碳酸氢钠等药物,可增加疗效并减少尿液排出时结晶的形成;此外遵医嘱合理使用碳酸氢钠可碱化尿液,缓解对尿道的刺激,增强抗生素的疗效。

急性肾盂肾炎病情较轻者口服抗生素需 10～14 天,尿培养仍然阳性者应选用有效抗生素治疗 4～6 周;严重感染者应静脉使用抗生素治疗 14 天后改口服,总疗程 4～6 周;复杂性急性肾盂肾炎治疗疗程不得少于 6 周。慢性肾盂肾炎治疗的关键是寻找并祛除易感因素,急性发作时治疗同急性肾盂肾炎。老年性下尿路感染患者宜选用七日疗法抗菌治疗。护士应告知患者务必按疗程规范治疗,避免感染复发。

(六)心理护理

护士应耐心倾听患者的主诉,并给予心理安慰,减轻其紧张、焦虑情绪。向患者解释尿路感染的病因与诱因,告知患者尿路感染的预后,以消除老人的顾虑。主动与患者谈心,交流思想,增加患者的生活情趣,减轻其心理压力。

(七)康复护理

指导患者"二次排尿",即每次排尿后过数分钟后再次排尿,可以更好地利用排尿来达到对输尿管和尿道的冲洗作用,促进尿路感染的治愈及预防尿路感染的再次发生。

四、出院指导

(一)生活指导

指导老人注意保暖,增加饮水量,及时排尿,不憋尿,通过排尿达到清洁尿道的作用。指导每日温水彻底清洗外阴,用手分开大阴唇将小阴唇周围以清洗干净,保持外阴清洁干燥,穿宽松合体的衣服,尽量不穿紧身非全棉的内衣,勤换内裤,并尽可能置于阳光下暴晒。

(二)疾病指导

对老人讲解尿路感染的相关知识,包括病因、疾病的主要临床表现和预防措施。教会老人识别尿路感染的症状,一旦不适及时就医。

(三)用药指导

指导患者严格按照医嘱按时、按量、按疗程服药,不可私自停药。慢性尿路感染急性发作者,除按急性期治疗护理外,对反复发作者还应积极治疗糖尿病、慢性肝肾疾病的原发病,以提高机体免疫力。

(四)随访指导

指导患者定期随访,在症状消失、尿检阴性后,仍要服药 3～5 天,并继续每周做尿常规检查,持续 2～3 周。必要时遵医嘱留取中段尿培养,注意事项如下:

(1)女性月经期不宜留取尿标本。如病情需要,可在清洁外阴后用无菌棉球塞住阴道后留取尿标本或用插导尿管留取,防止阴道分泌物混入。

(2)注意严格遵守无菌操作原则。

(3)最好留取清晨第一次的中段尿。同时避免饮水太多,让尿液在膀胱内停留时间尽可能达到 6～8 小时,以提高检出阳性率。

(4)症状不明显的尿路感染患者,通常留取 2～3 次中段尿培养。

(5)为了提高尿细菌培养的准确率,在培养前应避免使用一切抗菌药物。

(6)不要在尿中混入防腐剂或消毒剂,以免影响检验结果。

第六节　慢性肾衰竭

慢性肾衰竭(Chronic Renal Failure,CRF)又称慢性肾功能不全,是指各种原发或继发性肾脏疾病持续发展的共同转归,由于肾脏功能缓慢进行性减退至肾衰竭的临床综合征。

一、护理评估

(一)病史评估

1.病因和高危因素

(1)老年人肾脏解剖生理变化:成年人肾脏重量为 250～270 g,随着年龄的增长肾脏的重量不断减少,主要因为肾皮质减少,肾小球数量不断减少,到 70～90 岁时只有原来的 1/3～1/2,80 岁时减至 180～200 g,且肾小球硬化的比率增高;生理上也有显著的老化现象,主要表现为肾血流量的减少、肾小球滤过功能的减低、肾小管功能的减退和肾内分泌功能的降低及肾对药物排泄能力的减退,故肾脏功能在老年期迅速下降。

(2)高危因素:老年人慢性肾衰的高危因素大多为高血压、糖尿病。老年人因糖尿病肾病、原发性高血压性肾动脉硬化症所致的慢性肾衰竭发病率远高于青壮年。另外患有肥胖、反复泌尿系统感染、高尿酸、肿瘤、免疫系统疾病以及长期使用药物的老人随着病程的迁延肾功能也可能会进行性下降。

2.慢性肾衰竭进展的危险因素

慢性肾衰竭通常进展缓慢,但在某些诱因如感染、肾脏缺血等因素作用下短期内可急剧加重,因此临床上需要积极控制慢性肾衰渐进性发展及急性加重的危险因素,延缓疾病的进展。另外对于老年人来说,老年本身便是慢性肾衰竭渐进性发展的高危因素。

(1)慢性肾衰竭渐进性发展的危险因素,包括高血压、高血糖、蛋白尿(包括微量蛋白尿)、低蛋白血症、吸烟等。此外,贫血、高脂血症、高同型半胱氨酸血症、营养不良、尿毒症毒素积蓄等均是危险因素。

(2)慢性肾衰竭急性加重的危险因素,主要有①累及肾脏的疾病(如高血压、糖尿病)复发或加重。②有效血容量不足(低血压、脱水等)。③肾脏局部血供减少。④严重高血压未能控制。⑤使用肾毒性药物如四环素类、氨基糖苷类、磺胺类及止痛药等。⑥泌尿道梗阻。⑦其他:严重感染、高钙血症、肝衰竭、心力衰竭等。

3.既往史

(1)有无高血压、糖尿病、慢性肾炎、尿路感染等疾病。

(2)评估患者的身体质量指数(Body Mass Index,BMI)[=体重(kg)/身高²(m²)]及饮食习惯,有无肥胖。

(3)询问是否有尿量异常,或存在泡沫尿血尿等症状。

(4)有无服用具有肾脏损害药物,如各类止痛药、感冒药、某些抗生素等。

4.生活方式与饮食习惯

(1)询问患者工作、生活环境,是否接触或从事污染行业或居住在污染的环境中。

(2)有无烟酒嗜好,平时的饮食习惯,如喜欢的食物,进食量和钠盐的摄入量。

(二)身体状况评估

1.慢性肾脏病分期

慢性肾脏病(Chronic Kidney Disease,CKD)是指各种原因引起的肾脏结构和功能障碍≥3个月,包括肾小球滤过率(Glomerular Filtration Rate,GFR)正常和不正常的病理损伤、血液或尿液成分异常,及影像学检查异常,或不明原因的 GFR 下降(<60ml/min)超过 3 个月。CKD 根据 GFR 分为 5 期,一般来说,CRF 是指慢性肾脏病中 GFR 下降(<30ml/min)至失代偿期的那一部分,主要为 CKD4~5 期。

2.临床表现

(1)消化系统症状:最早出现的症状,早期可表现为食欲下降、恶心、呕吐、腹胀、腹泻等。晚期患者可有氨臭味,常伴有口腔炎,严重者出现消化道黏膜糜烂、溃疡、甚至消化道出血。

(2)心血管系统症状:可有高血压、心肌梗死、心包炎、心力衰竭等,老年人出现心血管系统症状后常常表现较重。

(3)血液系统症状:表现为贫血、出血倾向。患者肾功能减退致肾脏生成和分泌促红细胞生成素减少而致贫血发生。患者可有脸色苍白、乏力、心悸等症状;另外当凝血功能障碍时,可有鼻出血、牙龈出血、胃肠道出血、月经过多等出血症状。

(4)呼吸系统症状:可有支气管炎、肺炎、胸腔积液的发生,循环负荷过重时可出现肺水肿。

(5)神经、肌肉系统症状:早期常有疲乏、失眠、头昏、头痛、注意力不集中等症状,严重时可出现精神失常、谵妄、幻觉等,晚期患者常有周围神经病变,包括肢体麻木、感觉异常。老年患者神经精神症状常较明显。

(6)肾性骨病:慢性肾衰常有低钙表现,老年人常有骨痛、行走不便和自发性骨折。

(7)皮肤症状:以皮肤瘙痒最常见,还可能出现皮肤干燥,面色萎黄,轻度水肿等。

(8)水、电解质和酸碱平衡失调:患者因肾小球滤过率下降等原因,可有高钠或低钠血症、高钾或低钾血症、高磷、高镁和高钙血症及代谢性酸中毒等。且老年患者夜尿增多常较突出且持续相当长时间,少尿和无尿发生较晚,易发生脱水、低钠,严重时会出现低血容量而导致肾的急性缺血性损伤。

(9)其他症状:内分泌失调、免疫功能下降、高尿酸血症和脂代谢异常等。

(三)实验室及其他检查

1.血常规检查

可有红细胞计数降低、血红蛋白浓度下降、白细胞计数升高或降低。

2.肾功能检查

内生肌酐清除率降低,血肌酐和尿素氮进行性上升。

3.血生化检查

血浆蛋白、总蛋白、血清钾、钠、钙、磷随病情变化。

4.尿液检查

尿比重低,尿蛋白(＋～＋＋),尿沉渣检查可见红、白细胞等。

5.影像学检查

B超、肾区腹部平片、CT示双肾体积及皮髓质分界情况。

(四)心理-社会状况

评估患者有无焦虑、抑郁等情绪变化;评估家人对患者疾病的态度、心理支持和照顾能力;评估患者有无睡眠型态紊乱等情况;评估患者的社会支持度。

二、护理目标与评价

(1)患者营养状况有所改善,能掌握相关饮食知识。

(2)患者水肿消退,血压稳定。

(3)保证患者自主活动能力,生活能够自理。

(4)患者皮肤完整无损伤。

(5)患者情绪稳定,积极配合治疗。

(6)患者能配合透析治疗,肾功能稳定。

三、护理实施

(一)一般护理

为患者提供安静舒适的环境,做好病室的消毒,定期开窗通风、保持空气新鲜,室内温度、湿度适宜。做好保护性隔离措施,预防感染。

(二)基础与生活护理

1.休息

老年患者应注意休息,避免劳累。因老年人营养状况差,活动能力下降,是压力性损伤高危人群,因此对于卧床患者应嘱患者经常改变体位,预防压力性损伤。改变体位时动作缓慢,以免跌倒。对于有水肿的患者可指导卧床休息时抬高下肢。

2.生活护理

保持皮肤清洁卫生,督促患者勤换衣,勤洗澡。保持口腔、会阴部清洁。对于需要长期卧床的患者,应定时翻身扣背,活动肢体,防止压力性损伤、坠积性肺炎、深静脉血栓等的发生。

(三)病情观察

1.全身表现

注意观察患者有无恶心、呕吐、腹痛、腹泻、疲乏、失眠、注意力不集中等表现。这些往往是慢性肾衰的早期症状;当病情进一步发展时,可有皮肤瘙痒、肾性骨营养不良、贫血、心力衰竭、内分泌失调以及体温过低、基础代谢率下降、糖类代谢异常、脂类代谢异常等症状。

2.尿液改变

慢性肾衰患者一般会出现尿量的变化,早期可有泡沫尿、血尿,后期会出现夜尿增多,继而尿液减少,而少尿与无尿患者易出现高钾血症,导致心律失常、心搏骤停从而危害生命。应每日观察评估患者尿液的变化以及时发现患者病情的变化。

3.水肿

慢性肾衰患者肾小球滤过率下降,尿量减少而使水钠潴留产生水肿,常为晨起时眼睑水肿,傍晚时脚踝部水肿加重,面部及下肢出现持续性水肿。因此要观察患者颜面部,双下肢等易发生水肿的部位及程度,定期监测体重的变化。

4.电解质和酸碱平衡失调

患者常有水钠潴留、高磷血症、高镁血症及血钙降低,当肾衰到达终末期时可有高钾血症以及代谢性酸中毒,应密切观察电解质及酸碱平衡的指标。

(四)专科护理

1.对症护理

(1)水肿:老年患者出现水肿时,应先评估患者水肿的部位、程度,有无伴随症状。轻度水肿一般仅出现眼睑、下肢水肿,当伴有胸腔积液、腹腔积液及会阴水肿时提示水肿较严重。轻度水肿者观察皮肤有无红肿、破损等发生,做好皮肤护理,保持皮肤清洁,清洗时应动作轻柔,忌用肥皂和酒精,避免撞伤、碰伤。严重者卧床休息,并抬高下肢,增加静脉回流减轻水肿,注意穿衣柔软宽松,勤换衣裤被服。老年水肿者易发生压力性损伤,嘱其经常更换卧位,并限制水钠的摄入。

(2)瘙痒:慢性肾衰患者可有皮肤瘙痒、干燥,指导患者温水清洗后予润肤剂涂抹,不可用力挠、抓,并积极治疗原发病,减轻皮肤的不适。对于水肿部位的皮肤,应指导患者穿着干净宽松衣裤,常更换体位,保护好水肿部位及身体易受压部位的皮肤。

2.饮食护理

(1)低蛋白饮食:慢性肾衰时蛋白质所产生的尿素、氮、肌酸、尿酸等不能随肾经尿排出,大量有机酸类潴留易造成酸中毒及氮质血症,因此应选择低蛋白饮食。且老年人合成代谢低下,减少饮食中蛋白质含量能使血尿素氮值下降,临床症状减轻。

(2)优质蛋白:指蛋白质的氨基酸模式更接近人体蛋白质氨基酸模式,更容易被人体吸收的蛋白。因为其产生较少的氨及尿素等代谢废物,减少肾脏的负担,所以应该选择优质蛋白。建议优质蛋白摄入量占应摄入蛋白量的1/2~2/3。蛋白又分植物蛋白与动物蛋白,因植物蛋白会增加肾脏负担,所以应多食动物蛋白。常见富含优质蛋白食物:鸡蛋、牛奶、瘦肉类、鱼类、畜类、大豆及豆制品。

(3)充足的热量:老年慢性肾衰的患者常因各种饮食的限制而导致热量摄入不足,因此要摄入充足的糖类和脂肪,一般为 125.6～146.5 kJ/(kg.d)。

(4)水、盐摄入:盐摄入量不应超过 6 g/d。有明显水肿、高血压者,盐摄入量限制在 2～3 g/d。对于水的摄入,患者可按需补水,如果患者尿量正常则无须限水。当出现水肿或尿量减少时应减少水的总摄入量,以防止体液过多引起急性肺水肿或稀释性低钠血症。喝水量应控制在前一日的尿量加不显性失水量(每日 500ml 左右)以内。

(5)补充足量的维生素和矿物质:患者维生素 B_2、叶酸及维生素 D 的肠道吸收减少,代谢及活性发生改变,因此每日需补充维生素,建议包括 5mg 维生素 B_6、1mg 叶酸、600mg 维生素 C 及其他一些水溶性维生素,可以纠正或预防维生素缺乏。另外需控制钾、磷的摄入及增加钙质的摄入,磷摄入量一般应＜800mg/d。磷分有机磷与无机磷,无机磷主要存在于食品添加剂中,吸收率可达 90%,所以应少食富含无机磷的食物如全脂奶粉、各种饮料、汉堡包、披萨、各种小零食等。有机磷主要存在于乳类、蛋、鱼和各种肉食、植物种子、谷物类、坚果类中。当血中的磷增高时血钙相对下降,产生骨骼病变、骨痛、皮肤瘙痒、心血管钙化等问题,因此还需注意补充足够的钙质,建议 CKD1～4 期的患者钙摄入量为 1200mg/d,CKD5 期患者摄入量为 2000mg/d。对于钾的摄入,正常人每日需要 2g,而排出量中有 90% 需从肾脏排出。当肾衰竭,肾小球滤过率下降时,血钾无法正常排出,对于选择血液透析的患者,血钾容易偏高;对于选择腹膜透析的患者,因为腹透液会带走大量钾,血钾容易偏低。所以应视具体情况控制钾的摄入量。

3.透析护理

(1)透析方式:老年患者肾脏替代治疗主要方式有血液透析和腹膜透析两种治疗方式。腹膜透析(Peritoneal Dialysis,PD)简称腹透,是利用人体自身的腹膜作为透析膜的一种透析方式。通过灌入腹腔的透析液与腹膜毛细血管内的血液之间进行溶质和水分的交换过程。血液透析(Hemodialysis,HD)简称血透,是指将患者的血液引流至体外循环装置后,通过具有弥散、对流以及吸附功能的人工装置,排出血液中的毒素、代谢产物以及多余水分的过程。

(2)透析的原理:腹膜透析时溶质清除的原理主要靠弥散作用,而水的清除则靠对流作用,从而达到清除水分和代谢废物的目的。血液透析时溶质清除的原理有扩散、对流、吸附与分离,而水的清除则靠渗透和对流两种方式,从而达到清除水分和代谢废物的目的。

(3)透析的适应证:①有尿毒症的临床表现;②血肌酐＞707 μmol/L,内生肌酐清除率(Creatinine Clearance,Ccr)＜10ml/min;③早期透析指征:肾衰竭进展迅速,全身状态明显恶化,严重消化道症状,不能进食,营养不良,并发周围神经病变,红细胞容积在 15% 以下,糖尿病肾病、结缔组织病肾病、高龄患者;④需紧急透析的指征:药物不能控制的高血钾＞6.5 mmol/L;水钠潴留、少尿、无尿、高度水肿伴有心力衰竭、肺水肿、高血压;代谢性酸中毒 pH＜7.2;并发尿毒症性心包炎、消化道出血、中枢神经系统症状如意识障碍、抽搐等。

(4)透析的护理

1)腹膜透析:①操作严格执行无菌操作。②透析液灌注时需冲洗管路,防止空气进入,灌注速度不宜过快。③观察患者有无不适主诉,因腹透液中含有较高浓度葡萄糖,所以对于糖尿病患者,应用高糖透析液短时间内引起血糖升高,甚至引起高渗性昏迷,因此要随时监测血糖变化。④密切观察引流出腹透液的颜色与量,如出现混浊、颜色变深极有可能发生腹膜炎,若引流量过少可考虑大网膜包裹或其他病情变化,及时告知医生,对症处理。⑤观察腹透液超滤的情况,详细记录腹透超滤量,根据超滤量及时调整透析液浓度。⑥预约患者定期门诊随访,必要时开展家访。⑦腹透操作间需每日紫外线消毒。

2)血液透析:①评估患者的一般情况,包括生命体征、有无水肿、体重增长情况、全身健康状况、有无出血倾向等。评估患者干体重(指患者无水潴留也无脱水时的体重)。②老年人因多数病情进展缓慢,血管条件差等原因,进行 HD 后容易出现低血压、失衡综合征(指发生于透析中或透析后以脑电图异常及全身和神经系统症状为特征的一组病症,表现为头痛、乏力、烦躁、恶心、呕吐、血压升高、嗜睡或精神异常等)、动静脉内瘘闭塞(动静脉内瘘吻合处不能触及震颤、不能闻及血管杂音)及出血等并发症,特别是下机过程极易发生病情变化,当伴随糖尿病、心脏病及脱水量过多时危险性增大,因此要加强观察与护理。③拔针后观察动静脉内瘘吻合处(动静脉血管吻合的地方)的血管杂音情况,包括压脉带松紧是否适宜(压迫止血的力度以压迫穿刺处不出血的最小力度,又能触及吻合处血管震颤)。④嘱患者多卧床休息,起床不宜太快以免发生低血压,特别是下机前血压低、心率快的患者。⑤透析结束后比较患者体重与所定脱水量是否相符,观察患者眼睑、颜面、肢体水肿情况有无改善。

4.并发症的观察与护理

(1)贫血:注意观察患者临床表现,注意饮食营养,及时补充铁、叶酸和维生素的摄入。按医嘱予促红细胞生成素治疗,同时可口服铁剂如琥珀酸亚铁、硫酸亚铁等。有创治疗后延迟按压时间,活动时防止碰撞,预防出血。

(2)肾性骨病:患者因维生素 D 缺乏、甲状旁腺功能亢进可出现全身骨痛,莫名的瘙痒,肌无力等,嘱患者多晒太阳,注意饮食补钙同时控制磷的摄入,活动时动作轻微,防止骨折。

(3)尿毒症脑病:因体内胍类、酚类、尿素增高所致,一般表现为神经衰弱、嗜睡、扑翼样震颤(患者平伸双手及腕关节时,腕关节突然屈曲,然后又迅速伸直,震颤多动,类似鸟的翅膀在煽动)等。因此要给患者创造安静、舒适的环境,密切观察患者神志变化,做好防护措施。

(五)用药护理

CRF 患者服药种类多,频次高,数量大,因此很多患者服药依从性差,要做好服药指导。嘱患者遵医嘱正确用药,观察药物作用及不良反应,并告知患者常用药的注意事项。如促红细胞生成素用于治疗肾性贫血会升高血压,因此每次使用前应测量血压,当血压大于 160/90mmHg 时,不宜使用,并告知药物需冰箱冷藏,且必须长期注射,不可私自停药;复方 α-酮酸片补充必需氨基酸宜在就餐期间服用等。

(六)心理护理

慢性肾衰不可治愈,且预后不佳,病程长,并发症多,治疗费用昂贵,护士应倾听患者的心声,积极地为患者排忧解难,鼓励患者正确对待疾病,配合治疗与护理。并根据老人特有的心理变化(如空虚无聊、情绪多变、年老话多等)及可能出现的抑郁、焦虑、恐惧、绝望等情绪变化给予特别的护理,多倾听、多安慰、多指导,帮助老人保持乐观的情绪,使身心调节到最佳状态。

(七)康复护理

嘱患者参加一些有氧运动如打太极、慢走等,注意控制强度。指导患者每日记录血压、体重、尿量、每月进行肾功能检查,定期门诊复查,以维持疾病的现状,减缓慢性肾衰的进展。

四、出院指导

(一)生活指导

感冒、劳累、血压血糖控制不稳是肾功能急速恶化的常见原因,因此应指导老人保持良好的生活习惯,防止劳累,注意防寒保暖,避免与呼吸道感染者接触,外出及出入人群密集处应戴好口罩,预防感染的发生,家里应定期通风,常更换衣被。

(二)透析管道的维护

1.血透患者血管通路的护理

血管通路是血透患者的生命线,患者务必保护好其生命线。使用中心静脉置管的患者,应保持透析管道创口的清洁干燥,防止感染;妥善固定导管,穿脱衣物时应小心,避免牵拉;定期清洁导管及其周围皮肤;观察导管缝线,如发现缝线老化或断落,应及时再缝合固定以防导管脱落;告知患者透析导管一般只限透析使用不作他用,如抽血、输液等。

对于使用动静脉内瘘的患者,告知患者术后应将内瘘肢体抬高至与水平面30°以上,减轻内瘘侧手臂肿胀;定时用手触摸内瘘吻合处,若血管血流震颤减弱或消失,有局部疼痛感,可能为内瘘堵塞;观察伤口有无渗血、术侧手臂有无肿胀等,如有异常立即就医;内瘘吻合口应于术后第二日换药一次,之后每2~3日换药一次至拆线,一般14天后拆线;指导患者早期进行功能锻炼,手握橡皮握力圈,每天3~4次,每次10~15分钟,也可用手、止血带或血压袖带在吻合口上方加压至静脉中度扩张,每次15~20分钟,每天重复3次;术肢要禁止做医疗操作如测血压、输液、抽血等,避免受压及提重物,内瘘侧衣服的袖口不要过紧,注意保暖;首次穿刺后嘱患者不能长时间使用止血带,以防造成堵瘘或动脉瘤形成,降低内瘘的使用寿命;透析结束后内瘘侧肢不宜上举,因大量脱水后血容量低,血管充盈差;适时、适度按压穿刺点,减少血肿发生,如穿刺处发生血肿,立即冰袋冷敷,24小时后改为热敷;两次透析期间,体重不宜增加过多,以免发生透析相关性低血压而致内瘘堵塞;沐浴宜选择淋浴,最好在透析前一天,水温不可过高,时间不宜太长;注意保持内瘘侧肢体的清洁。

2.腹透管护理

注意观察腹透管切口处的皮肤,有无渗液、渗血、水肿及脓性分泌物,如有及时就医治疗;淋浴时使用造口袋,以清水由上向下淋、冲洗,勿盆浴,淋浴后应立即做好导管出口处清洁;导管周围皮肤瘙痒时勿用手抓挠,可用干净的棉棒轻轻摩擦皮肤;平日注意穿着宽松衣物,防止牵扯导管;若出现管路与接头分离情况,用夹子在离皮肤较近位置夹住导管,盖上纱布,立即就医处理;一般情况下,外接短管每3~6个月更换一次。注意定期门诊随访,复查,并带上透析日记本。

(三)用药指导

慢性肾衰竭患者用药种类繁多,剂量大,因此要对患者进行药物宣教,了解药物的作用,提高患者的服药依从性;讲解药物之间的配伍禁忌,嘱咐患者不可私自停药或乱服药,注意观察用药后有无身体不适状况,如若出现不良反应,及时就医。且避免使用肾毒性药物如四环素类、氨基糖苷类、磺胺类及止痛药等,用药时要认真查看药物说明书,切莫滥用。

(四)活动指导

首先应评估患者的活动水平、活动量及活动方式,活动时有无头晕、头痛、心慌、呼吸困难。

再根据患者的具体情况给予活动指导,做一些适宜运动,如打太极拳、散步、小跑以及弯腰角度小,颠簸轻的运动。活动强度以不觉劳累,皮肤轻度出汗为宜,一般控制在活动后心率不超过(170—年龄)/分钟。

(五)随访指导

指导患者定期做肾脏 B 超、肾功能、尿常规等检查,如出现体重迅速增加、突然出现水肿、血压异常增高等情况时及时门诊就医。

第七节 痴呆与认知障碍

痴呆(dementia)是一种以获得性认知功能损害为核心,并导致患者日常生活能力、学习能力、工作能力和社会交往能力明显减退的综合征。患者的认知功能损害涉及记忆、学习、定向、理解、判断、计算、语言、视空间功能、分析及解决问题等能力,在病程某一阶段常伴有精神、行为和人格异常。世界卫生组织 2010 年发布的最新版《国际疾病分类》第 10 版(The International Statistical Classification Of Diseases and Relatedhealth Problems 10th Revision,ICD-10)中痴呆的诊断需根据病史询问及神经心理检查证实智能衰退。2004 年,日本已将"痴呆症"改为"认知症",并在全国通用,但是,2018 年《中国痴呆与认知障碍诊治指南》仍将其称为痴呆与认知障碍。

痴呆分型

临床上引起痴呆的疾病种类繁多,其分类方法主要有以下几种:

一、按是否为变性病分类

分为变性和非变性病痴呆,前者主要包括阿尔茨海默病(Alzheimer's Disease,AD)、路易体痴呆(Dementia With Lewy Body,DLB)、帕金森病痴呆(Parkinson Disease With Dementia,PDD)和额颞叶变性(Fronto Temporal Lobar Degeneration,FTLD)等。后者包括血管性痴呆(Vascular Dementia,VaD)、正常压力性脑积水以及其他疾病如颅脑损伤、感染、免疫、肿瘤、中毒和代谢性疾病等引起的痴呆。AD 占所有类型痴呆的 50%~70%。DLB 发病仅次于 AD,占痴呆的 5%~10%。PDD 约占痴呆的 3.6%,FTLD 占痴呆的 5%~10%。VaD 是最常见的非变性病痴呆,占痴呆患者的 15%~20%继发的痴呆患病率尚无准确的统计。

二、按病变的部位分类

可分为皮质性痴呆、皮质下痴呆、皮质和皮质下混合性痴呆以及其他痴呆。皮质性痴呆包括 AD 和 FTLD;皮质下痴呆类型较多,包括 VaD、锥体外系病变、脑积水、脑白质病变等;皮质和皮质下混合性痴呆包括多发梗死性痴呆、感染性痴呆、中毒和代谢性脑病,也见于 DLB;其他痴呆包括脑外伤后和硬膜下血肿痴呆等。

三、按发病及进展速度分类

近年来病情发展较快的"快速进展性痴呆"(Rapidly Progressive Dementias,RPD)备受关注。RPD 通常指在数天、数周(急性)或数月(亚急性)发展为痴呆的情况,可能的病因归结为

"VITAMINS",依次序分别代表血管性(Vascular)、感染性(Infectious)、中毒和代谢性(Toxic-Metabolic)、自身免疫性(Autoimmune)、转移癌/肿瘤(Metastases/neoplasm)、医源性/先天性代谢缺陷(Iatrogenic/Inborn Error Ofmetabolism)、神经病变性(Neurodegenerative)以及系统性/癫痫(Systemic/Seizures)引起的痴呆。另外,人类免疫缺陷病毒(HIV)和克-雅病(Creutzfeldt-Jakobdisease,CJD)也可引起发病较快的痴呆。

由于阿尔茨海默病占所有类型痴呆的50%～70%,故下面以阿尔茨海默病为例,介绍相关护理知识。

四、阿尔茨海默病护理

阿尔茨海默病(Alzheimer Disease,AD),曾称老年期痴呆,是由于神经退行性变、脑血管病变、感染、外伤、肿瘤、营养代谢障碍等多种原因引起的一组症候群,是患者在意识清醒的状态下出现的持久的全面的智能减退,表现为记忆力、计算力、判断力、注意力、抽象思维能力、语言功能减退,情感和行为障碍,独立生活和工作能力丧失。一般65岁以前发病者为早发型AD,65岁以后发病者为晚发型AD,有家族发病倾向的称家族性AD,无家族发病倾向的称散发性AD。临床特征为隐匿起病,进行性智能衰退,以进行性远近记忆力障碍、分析判断能力减退、情绪改变、行为失常,甚者意识障碍等为特点。病程较长,由发病至死亡平行病程约8～10年,但也有些患者病程可持续15年或以上。不仅严重危害老年人身心健康,还影响家庭、社会和经济。目前尚无治疗AD的特效药,关键还是早期预防、早期诊断、早期治疗。

(一)病史评估

1.起病情况

本病起病隐匿,精神改变隐匿,早期不易被家人觉察,不清楚发病的确切日期,偶遇热性疾病、感染、手术、轻度头部外伤或服药患者,因出现异常精神错乱而引起注注意,也有的患者可主诉头晕、难于表述的头痛、多变的躯体症状或自主神经症状等。一般情况可作以下几点考虑:

(1)既往史:是否有脑外伤史、药物中毒、脑瘤、抑郁病史、卒中(中风)等。

(2)家族遗传史:是否有痴呆家族史、21-三体综合征家族史(即唐氏综合征)等。

(3)个人生活史:低教育水平等。

(4)本次发病常见诱因,如是否缺氧、肝、肾衰竭、电解质失衡、酒精戒断等。

2.病因和危险因素

本病的病因迄今不明,一般认为AD是复杂的异质性疾病,多种因素可能参与致病,如年龄、性别、遗传因素、某些疾病及某些药物因素等等。

(1)年龄:是首要的危险因素。AD的患病率随年龄增加几乎成倍增长,认知功能也随年龄增加持续下降。在65岁以上,痴呆的年发病率是2.2%～8.4%,75岁以上是10.5%～16%,85岁以上为15.2%～38.9%。

(2)性别:65岁以上女性患阿尔茨海默病的风险比年龄相匹配的男性高约2倍,可能与女性绝经后雌激素减少有关。

(3)疾病:抑郁情绪更可能在随访阶段发生AD。高血压、高脂血症、高血胆固醇水平可能是AD的危险因素。少数研究报道轻度认知障碍、动脉粥样硬化、糖尿病、心脑血管事件都可能也是 AD 发病的危险因素。有头颅外伤的可导致脑内淀粉样斑块易于形成,可提高患阿尔茨海默病的患病概率。

(4)药物:曾经作为该病危险因素研究的化学物质有重金属盐、有机溶剂、杀虫剂、药品等。流行病学研究提示痴呆的患病率与饮水中铝的含量有关。

3.遗传及生化因素

有较多的证据证明,此病与遗传有关。有痴呆家族史者,其患病率为普通人群的 3 倍。若一级亲属中有 AD 患者,则终身患病的风险是 39%,约为正常人群的两倍。

4.饮食与生活方式

吸烟、饮酒与 AD 发生之间的关系尚无定论。早期的文化教育可能通过增强大脑的功能性储备而延缓 AD 临床的发生。

(二)身体状况评估

1.意识状态

患者是在意识清醒的状态下出现的持久的全面的智能减退,表现为记忆力、计算力、判断力、注意力、抽象思维能力、语言功能减退、情感和行为障碍,独立生活和工作能力丧失。

2.运动功能检查

(1)观察患者的一般外貌、言语、姿势和步态。

(2)判定主动运动的力量和范围。

(3)检查被动运动和肌张力。

(4)检查共济运动。

(5)测定神经和肌肉的电活动。

3.生命体征监测

AD 患者,特别是老年人,通常有伴发疾病,所以做好生命体征监测。

4.临床表现

(1)记忆障碍是 AD 早期突出症状或核心症状。不能完成新的任务,表现为忘性很大,好忘事、丢三落四,严重时刚说的话或刚做过的事转眼就忘,反复说同样的话或问同样的问题。随着病程进展,远记忆也逐渐受累,记不住自己的生日,家庭住址和生活经历,严重时连家里几口人,他们的姓名、年龄和职业都不能准确回答,一般病程在开始 2~4 年进展缓慢。

(2)认知障碍对诊断 AD 有决定意义,它是 AD 特征性临床表现,它是指掌握和运用知识的能力。比如:在 AD 早期就会出现失算,注意力分散,概括能力丧失等障碍。

(3)言语障碍失语是 AD 的特性症状,语言改变是皮质功能障碍的敏感指标。失语在其他原因的痴呆中不常见。其特点是先出现理解障碍,再出现复述障碍;先出现对语义的障碍,再出现发音障碍。

(4)视空间和定向障碍、失认是 AD 早期症状之一,不能识别物体、地点和面容,如常在熟悉环境和家中迷失方向。时间定位差,为不能按指令执行并正确完成系列动作,如穿衣、将里外、前后、左右顺序穿错;不会使用最常用的物品,如筷子、汤匙等,但仍可保留运动的肌力和协调。

(5)伴随症状表现为精神及行为异常,其中幻觉以幻听、幻视较多见。

5.AD临床各期的表现为

(1)早期(1~3年):症状轻微,典型的首发症状是记忆障碍,尤其是近期记忆力受损,表现为在日常生活中对刚刚经历过的事情特别容易忘记,空间定向障碍,复杂结构视空间技能差;同时出现语言障碍,词汇少,找词困难,情感悲伤,有些患者有妄想;运动系统正常。

(2)中期(2~10年):远近记忆严重受损;简单结构视空间技能差,空间定向障碍;流畅性失语;计算不能;观念运动性失用;淡漠或激惹;某些患者有妄想,烦躁不安,踱来踱去。

(3)晚期(8~12年):智力严重衰退;肢体强直,屈曲体位;大小便失禁。

6.功能状态评估

功能性评估对AD的患者是非常重要的,患者虽然出现了阿尔茨海默病的症状,但是护理人员和家属,应该了解如何发挥患者的剩余功能,而且协助维持其功能。初期很多日常活动,患者都是可以自行执行。只有很少的部分须由他人提醒或是协助。

(三)实验室及其他检查

1.神经心理学检查

由于到目前为止阿尔茨海默病的诊断尚无具体的生物学实验室检查方法,因此阿尔茨海默症的诊断必须借助各种量表,对所有主要的认知领域进行评估,包括注意力、定向力、语言、记忆力、空间构造力、操作能力及执行功能,通过这些可发现认知功能损害。常用的量表可分为以下几类:

(1)筛查量表:如简易精神状态检查(Minimental State Examination,MMSE)表,目前是国内外应用最广泛的认知筛查量表。

(2)画钟测试:就是让患者在纸上画钟,先画圆圈,然后在正确的位置写上12个数字,并将时针和分针放置在医生指定时间点上,如8点20分或11点10分等。总分为4分,分别为:画出闭合的环1分;数字在正确位置1分;包含12个数字1分;指针位置正确1分。画钟测试简便易行,很适合在家中进行,如不能得到4分,建议早日到医院就诊。

(3)针对某一认知领域的专项测验:如韦氏记忆量表、Fuld物体记忆测试、快速词汇测试、数字广度测试等。

(4)确定严重程度的量表:如日常生活评定量表、临床痴呆评定量表等。

2.影像学检查

(1)脑CT扫描检查AD患者,头颅CT可见脑萎缩,分为脑灰质萎缩及脑白质萎缩。前者表现为脑回变窄,脑沟加深、增宽;后者表现为侧脑室扩大,脑室角变钝。

(2)MRI显示脑解剖结构较CT清晰,结合分析颅脑横断、冠状位和矢状位像,能更准确显示AD患者的脑萎缩改变。

3.脑脊液检查

常规检查无明显异常。

4.脑电图检查

早期通常是正常的,随着病程的进展,90%患者的脑电图可有异常。

(四)心理-社会状况

有人格改变,往往出现在疾病的早期,患者变得缺乏主动性,活动减少,自私,对周围环境兴趣减少。AD患者患病时间长、自理缺陷、人格障碍,需要家人付出大量的时间和精力进行照顾,常给家庭带来很大的烦恼,也会给社会添加了负担,尤其是付出与效果不成正比时,有些家属会失去信心,甚至冷落、嫌弃老人,患者可有精神和行为障碍:可有幻听、错觉、被盗妄想;可能在性欲减退的基础上产生配偶另有外情等无中生有的想法;此外还可出现被害妄想、夸大妄想、躁狂、抑郁等异常行为。简版老年抑郁量表(GDS-30)专门测量老年人的抑郁水平,因简短及易于操作,被广泛应用且得到使用者肯定。

(四)护理目标与评价

(1)患者能维持基本生理功能,意识障碍改善。

(2)患者能保持规律的生活起居,能识别危险,减少或不发生伤人或自信行为。

(3)患者能保持现存的智能,维持最佳功能状态,能有效地沟通。

(4)患者能参加力所能及的自我料理。

(5)患者能保证规律的睡眠,提高睡眠质量。

(6)患者减少或不发生感染情况。

(7)患者不发生潜在并发症。

五、护理实施

(一)一般护理

1.环境护理

创造舒适的、安全的病房环境和休养环境。作息时间相对固定,采光柔和,保持地面平坦,活动区域内安装扶手架等无障碍设施。生活区内放置大型日历、挂钟、病区环境示意图等帮助患者确认现实与环境。

2.饮食护理

针对不同类型阿尔茨海默病患者的饮食特征,制订个体饮食护理方案。

(1)少食或拒食者:安排良好的进食环境,尽量劝说、耐心喂食、必要时给无糖鼻饲流质维持营养,或按医嘱给静脉补液。对于有被害妄想而拒食的患者可以采用集体进餐,任其挑选或与其他人同食的方法解除疑虑。

(2)多食患者:适当限制饮食,加强饮食管理。可用未清洗的餐具提醒其已经吃过饭,如餐后患者仍饥饿感明显,可进食低热量高纤维素的蔬菜,以满足患者的饱腹感。

3.生活护理

经常评估患者生理需要及自理能力,帮助患者制订日常生活时间表,鼓励自理生活,制订针对性护理方案。

(二)病情观察

1.患者认知功能状态观察

(1)近记忆障碍(Retractive Amnesia)常为首发及最明显症状,以后逐步发展到包括近期记忆和远期记忆在内的全部记忆丧失。

(2)计算能力减退,思维迟缓,思考问题困难。

2.精神症状观察

患者可有精神和行为障碍,可有幻听、错觉、被盗妄想,如自己放的物品忘记后则认为被盗,涉及的对象常是亲属和邻居。可能在性欲减退的基础上产生配偶另有外情的猜疑或无中生有,怀疑的对象多少亲属或邻居,此外还可出现被害、夸大妄想、躁狂等。

(三)用药护理

1.胆碱酯酶抑制剂使用护理

胆碱能药物(主要包括多奈哌齐、卡巴拉汀、加兰他敏和石杉碱甲)通过抑制胆碱酯酶来提高乙酰胆碱的活性,从而改善神经递质的传递功能。治疗过程中严格观察患者可能出现的不良反应,并与患者及家属做好宣教。

2.抗谷氨酸能药物

AD患者脑内兴奋性氨基酸含量降低。因该药(如盐酸美金刚)可致失眠,每日最后1次服药应在下午4时以前为宜。

3.控制精神症状药

阿尔茨海默病患者常伴有不同程度的精神症状,如焦虑、抑郁、兴奋、躁动、幻觉的等伴随症状,因此需要使用抗精神病药物,抗抑郁药物和抗焦虑药物(如阿普唑仑、盐酸费西汀、奥氮平等)来控制患者伴发的行为异常。

4.抗氧化剂及改善脑血液循环和脑细胞代谢的药物

轻至中度AD患者可以选用尼麦角林、尼莫地平、吡拉西坦或奥拉西坦、维生素E等作为胆碱酯酶抑制、兴奋性氨基酸受体拮抗剂的协同治疗药物,以扩张血管、改善脑血液供应、神经营养和抗氧化剂治疗等。

5.其他

在给予AD患者用药过程中需要全程陪伴,护士要耐心解释各类药物的作用,不良反应及使用注意事项,指导患者遵医嘱正确用药。

(四)基础与生活护理

(1)做好晨晚间护理。

(2)定期督促或协助患者洗澡,更衣、理发、剃须、修剪指(趾)甲等。

(3)根据天气变化及时给患者增减衣服。

(4)教会患者使用必要的生活用具(如牙刷、牙膏、毛巾、干净衣服等),并锻炼独立穿脱衣服等。

(5)对生活自理困难的患者,应有专人照顾。

(6)对长期卧床患者,要做到定时翻身、按摩,进行肢体功能活动。

(7)患者要尽量保持规律生活方式。

(五)专科护理

1.记忆障碍护理

护理人员应有足够的耐心和信心,循序渐进,以逐步实现既定目标。训练前,需准确评估患者记忆水平,还应了解其教育背景、人生经历、生活习惯及兴趣爱好等。建立良好的沟通交流,给予患者充分的思考时间,并指导照护者掌握在日常生活中给予患者记忆功能训练的方法。

2.认知障碍护理

鼓励患者能参与力所能及的自我料理,在录音带或护理人员的指导下患者能一步步地按照提示穿衣服、洗澡、梳理;对长期受压的部位能保持皮肤完好无损;以最大限度地推迟患者思维的衰退,让患者能正确表达自己的需求;提高家属对 AD 疾病的正确认知,以便能正确处理患者的各种状况。

3.精神症状护理

维护患者的自尊,注意尊重其人格;对话时要和颜悦色,专心倾听,回答询问时语速要缓慢,使用简单、直接、形象的语言;多鼓励、赞赏、肯定患者在自理和适应方面做出的任何努力。

4.吞咽困难护理

为患者提供无骨、无刺、易吞咽、易消化、营养丰富的低盐低脂饮食,必要时给予鼻饲流质,不要让患者吃黏性食品,允许患者选择个人喜好的食物。

5.安全护理

尽可能帮助患者减少或不发生受伤的危险因素,加强安全管理,做好专人陪护。另外阿尔茨海默病可并发感染、吸入性肺炎、压力性损伤等疾病,其具体并发症状如下所述,需引起重视。

(1)饮食过度或不足,引起胃肠道出血,甚至穿孔。

(2)水电解质紊乱。

(3)因吞咽困难,易并发吸入性肺炎或窒息。

(4)长期卧床易发生压力性损伤、便秘或血栓、栓塞性疾病。

(5)外伤或骨折。

(6)大、小便失控,易致泌尿道感染。

(六)心理护理

1.抑郁护理

鼓励家人多陪伴老人,给予各个方面必要的帮助,多陪伴老人外出散步,或参加一些学习和力所能及的社会、家庭活动,使之去除孤独,寂寞感,感到家庭的温馨和生活的快乐。多安慰、支持、鼓励老人,遇到患者情绪悲观时,应耐心询问原因,予以解释,播放一些轻松愉快的音乐以活跃情绪。

2.精神障碍护理

切忌使用刺激性语言,避免使用呆傻、愚笨等词语;不嫌弃老人,要有足够的耐心,态度温和,周到体贴,不厌其烦,积极主动地关心照顾老人,以实际行动温暖老人的心灵。

(七)康复护理

1.记忆训练

鼓励老人回忆过去的生活经历,帮助其认识目前生活中的人和事,以恢复记忆并减少错误判断;鼓励老人参加一些力所能及的社交活动,通过动作、语言、声音、图像等信息刺激,提高记忆力。对于记忆障碍严重者,通过编写日常生活活动安排表、制订作息计划、挂放日历等,帮助记忆。对容易忘记的事或经常出错的程序,设立提醒标志,以帮助记忆。

2.智力训练

如进行拼图游戏,对一些图片、实物、单词做归纳和分类,进行由易到难的数字概念和计算能力训练等。保持活力,多用脑,如多看书,学习新事物,培养多种业余爱好,可活跃脑细胞,防止大脑老化。广泛接触各方面的人群,有益维护脑力。

3.理解和表达能力训练

在讲述一件事情后,提问让老人回答,或让其解释一些词语的含义,用以训练语言表达能力。组织痴呆老人参加唱歌、诗歌朗诵、猜谜语等游戏作为训练。

4.社会适应能力训练

结合日常生活常识,训练老人自行解决日常生活中的问题。

六、出院指导

(一)一般指导

安排好作息时间,每天定时起床、洗脸、刷牙、进餐、活动。保证患者夜间睡眠,创造睡觉环境,做好患者的如厕护理,在厕所门上贴一个彩色或明显的标识,提示患者定时排便、排尿,对尿失禁患者可接尿袋或穿尿裤。

(二)饮食指导

(1)限制饱和脂肪酸和反式脂肪酸摄入。

(2)蔬菜、豆类(黄豆、豌豆、扁豆)、水果和全麦应该作为主要食物。

(3)每天食用一盎司(约 28 克)的坚果或种子类食物(一小把)可提供身体充足的维生素 E。

(4)每天的食谱应包括一种提供维生素 B_{12} 的可靠食物,例如,强化食品或能够提供至少 2.4 微克/日(成人)维生素 B_{12} 的补充食品。

(5)选择不含铁和铜的复合维生素,只有在医生指导时再补充铁。

(6)避免使用含铝的炊具、抗酸药、发酵粉或其他产品。

(7)每周进行有氧运动 3 次,每次运动量相当于 40 分钟的快步行走。

(三)用药指导

要严格按照医生的治疗方案服药,不要擅自加药或减药。患者常忘记吃药或吃错药,家属要及时提醒,要按时按量看着患者服下。服药后家属要细心观察患者有何不适反应或不良反应,以便及时调整治疗方案。

(四)运动及安全指导

(1)提供较为固定的生活环境:尽可能避免搬家,避免频繁更换环境,当患者要到一个新地方时,最好能有他人陪同,直至患者熟悉了新的环境和路途。

(2)佩戴标志:不要让患者独自外出,以免走失,患者外出时最好有人陪同或佩戴写有患者姓名和电话的手镯,以助于迷路时被人送回,或给患者带上标记家庭住址,电话和回家路线用的卡片,走散时以防万一。

(3)注意安全:使用热水袋或其他电热产品时应避免发生烫伤,妥善保管家里的危险物品。如:药品、化学日用品、热水瓶、电源、刀剪等。不要让患者单独承担家务,以免发生煤气中毒、火灾等意外,拆除厕所和卧床门锁,以防患者反锁而发生意外。

（五）随访指导

出院后要定期复诊。

第八节 白内障

眼是一个高度复杂、极其精密的感觉器官，行使着重要的视觉功能，人们获得的信息80％以上都经眼提供，故视力障碍将影响日常生活的维持、外界信息的获取及人与人之间的相互交流。随着我国人口的增加和老龄化趋势，白内障已成为我国首位的致盲原因，与年龄相关的白内障发病率也明显增加。预计至2020年我国白内障盲人人数就将达到507.25万人。通过裂隙灯检查，60岁以上老年人中大约96％可以发现晶状体有不同程度或不同形式的混浊。晶状体位于虹膜、瞳孔之后，玻璃体之前；晶状体由晶状体囊、晶体纤维组成，是无血管富有弹性的双凸面透明体，中央为晶状体核，核与囊之间为晶状体皮质，其营养主要来自于房水，同时由于人类老化过程中，人体的营养、消化吸收功能与机体的代谢功能均逐渐减退，从而导致晶状体营养不佳，引起晶状体混浊。世界卫生组织与美国国家眼科研究所提出，视力＜0.7，晶状体混浊，而无其他导致视力下降的眼病，作为白内障诊断标准。年龄相关性白内障又称老年性白内障是最常见的白内障类型，故又称老年性白内障。

一、护理评估

（一）病史评估

1.起病情况

发病随年龄增长，多为双眼发病，但发病可有先后，主要表现为无痛性、进行性视力减退。

2.病因和危险因素

白内障的发病机制较为复杂，与营养、代谢、环境和遗传等多种因素有关，是机体内外各种因素对晶状体长期综合作用的结果。研究表明，紫外线照射、糖尿病、高血压、心血管疾病、机体外伤、过量饮酒及吸烟等均与白内障的形成有关。

3.生活方式及习惯

（1）了解老年患者的日常生活、社交活动和营养状态，并分析原因

护士应仔细询问和倾听患者本人的陈述，考察患者的活动方式，判断日常活动和社交是否受到限制及可能的原因。了解患者的营养摄入情况，判断是否存在选择食物方面的改变及其原因。对于患者任何有关视觉功能改变的叙述，如视物模糊、畏光、看物体颜色较暗或呈黄色等情况，护士都应进一步询问，了解患者对改变的应对方式。

（2）了解个人和家庭的健康状态

了解患者最近一次健康检查的时间，检查中是否发现视觉功能相关疾病，如糖尿病、心血管疾病、神经系统疾病等，及其治疗情况和治疗效果。是否有影响视觉功能的家族性疾病，如青光眼、老年性黄斑变性和白内障等。护士还要了解患者既往和现在的用药情况，是否在服用可能引起视觉功能受损的药物。

(二)身体状况评估

1.一般评估

(1)患者年龄、职业、文化程度、视力、听力、四肢活动情况,对治疗及护理的要求。

(2)了解患者的现病史、既往病史、过敏史、有无合并心血管疾病、呼吸系统疾病、糖尿病等病史。糖尿病和高血压患者的血糖和血压控制情况,在家遵医行为。

(3)评估患者自理能力,制订合适护理措施。

(4)患者及家属是否得到有关白内障疾病的健康指导。

2.专科评估

(1)评估患者的视力情况

包括患者有无视力下降、视物模糊、眼前黑影飘动、视物变形、视物双影等。

(2)评估患者有无眼部感觉的异常

包括眼干、眼痒、眼痛、异物感、畏光流泪等。

(3)评估患者眼外观

包括有无结膜充血、眼部分泌物增多、眼睑红肿等,排除麦粒肿和急性结膜炎等手术禁忌证。

3.年龄相关性白内障分型

根据晶状体开始出现的部位,年龄相关性白内障分为 3 种类型:皮质性、核性以及后囊下性。

(1)皮质性白内障:为最常见。根据病程可分为四期:

1)初发期:仅有晶状体周边部皮质混浊,呈楔形,尖端指向中央,晶状体大部分仍透明。早期无视力障碍,混浊发展缓慢,可达数年才进入下一期。

2)膨胀期或未成熟期,混浊逐渐向中央发展,并伸入瞳孔区,晶状体有不均匀的灰白色混浊,视力明显减退,晶状体皮质吸收水分而肿胀,将虹膜推向前,使前房变浅,可诱发闭角型青光眼。因晶状体皮质层尚未完全混浊,虹膜瞳孔缘部与混浊的晶状体皮质之间尚有透明皮质,用斜照法检查时,光线投照侧的虹膜阴影投照在深层的混浊皮质上,在该侧瞳孔区内出现新月形投影,称虹膜投影,为此期的特点。

3)成熟期:晶状体完全混浊,呈乳白色;视力仅剩光感或手动;虹膜投影消失;前房深度恢复正常。

4)过熟期:晶状体皮质溶解液化变成乳汁状物,核失去支撑,随体位变化而移位。直立时核下沉,避开瞳孔区,视力有所提高;低头时核上浮遮挡瞳孔区,视力突然减退。由于核下沉,上方前房变深,虹膜失去支撑而出现虹膜震颤。液化的皮质渗漏到囊外,可引起晶状体过敏性葡萄膜炎;皮质沉于前房角,可引起晶状体溶解性青光眼。晶状体悬韧带退行性变化,可发生晶状体脱位。

(2)核性白内障:此型白内障发病较早,进展缓慢。核的混浊从胎儿核或成人核开始,初期核为黄色,与正常人的核硬化不易区别。核硬化是生理现象,由于晶状体终身生长,随年龄增大晶状体核密度逐渐增加,颜色变深,但对视力无明显影响。核性白内障随病程进展核的颜色逐渐加深而呈黄褐色、棕色、棕黑色甚至黑色。早期由于核屈光力的增强,患者可出现晶状体性近视,远视力下降缓慢。后期因晶状体核的严重混浊,眼底不能窥见,视力极度减退。

(3)后囊下性白内障:晶状体后囊膜下浅层皮质出现棕黄色混浊,为许多致密小点组成,其中有小空泡和结晶样颗粒,外观似锅巴状。由于混浊位于视轴,所以早期就会出现明显视力障碍。后囊下性白内障进展缓慢,后期合并晶状体皮质和核混浊,最后发展为完全性白内障。

(三)实验室及辅助检查

1.实验室检查

完善血常规、肝肾功能、乙肝两对半、丙肝、梅毒、HIV 等血检验。

2.辅助检查

(1)眼部检查:检查患者的视力、光感及光定位、红绿色觉;裂隙灯、检眼镜检查,记录角膜、虹膜、前房、视网膜情况以及晶状体混浊情况,排除眼部活动性炎症等病变。

(2)特殊检查包括:眼压、角膜曲率以及眼轴长度的测量,计算人工晶体度数测量,角膜内皮镜检查、眼部 B 超等检查。

(四)心理-社会状况

评估患者的心理状态,老年患者因视力障碍,影响外出活动和社交,往往会产生孤独感。了解患者年龄、性别、职业、生活、工作环境,如在青藏高原、云贵高原等海拔高、纬度小的地方,或因户外工作接触紫外线时间过长,使白内障发病率增加,发病年龄也会提前。

二、护理目标与评价

(一)护理目标

(1)视力得到提高。

(2)适应正常生活,能够采取预防外伤的措施。

(3)减少或避免并发症的发生。

(4)患者能够掌握与本病相关的自我护理知识和技能。

(二)护理评价

通过治疗和护理计划,评价患者能否达到:

(1)视力提高。

(2)无外伤发生。

(3)无并发症发生。

(4)能运用相关的自我护理知识和技能。

三、护理措施

(一)一般护理

1.环境与休息

(1)调节室内光线:提高照明度能弥补老年人视力下降所造成的部分困难,老年人的房间光线要充足,晚间用夜灯以调节室内光线,避免受到刺眼的阳光和强光灯泡的直接照射,当室外强光照射进户时,可用纱质窗帘遮挡。

(2)指导阅读时间及材料:避免用眼过度疲劳,看书报、电视的时间不宜超过 1 小时。老年人对光亮对比度要求较高,故为老年人提供的阅读材料印刷清晰、字体较大,最好用淡黄色的纸张,避免反光。

(3)物品妥善放置:帮助老年人熟悉日常用品放置的位置,使用的物品应简单,特征性强。为老年人创造一个物品放置固定、有序的生活环境。

2.饮食护理

(1)维生素:维生素对老年人的视力的保健起非常重要的作用。每日食用7种以上新鲜的蔬菜、水果达 400~500 g,经常食用酵母、豌豆、麦芽、花生、牛奶、鱼类食品,烹调油选用麦胚油、玉米胚油,将能满足老年人多种维生素的需要。

(2)水分:每日的饮水量包括食物中所含的水达到 2500ml,相当于 8 杯水,在满足人体需求的同时也帮助稀释血液,有助于眼的血液供应。

(二)病情观察

未熟期白内障若出现眼痛、头痛、恶心及呕吐者,应注意是否有急性闭角型青光眼的发生,遵医嘱及时给予降眼压治疗。

(三)药物治疗与护理

多年来人们对白内障的病因和发生机制进行了大量研究,针对不同的病因学应用不同的药物治疗白内障。尽管目前在世界范围内有近 40 多种抗白内障的药物在临床上广泛使用,但其疗效均不十分确切。

(四)基础与生活护理

年龄相关性白内障患者生理功能发生退行性变化,思维不够敏捷、记忆力减弱、行动迟缓、感觉迟钝、视力下降均为本病患者住院期间安全的危险因素。护士必须强化安全意识,评估患者的病情和自理能力,与医生共同确认等级护理,告知患者呼叫系统的使用,做好防跌倒或坠床的安全护理,同时加强病房巡视,对不能自理患者及时提供帮助。

(五)专科护理

目前白内障主要以手术治疗为主,过去认为白内障成熟期为最佳的手术时机,近年由于显微手术技术的快速发展,如果视力下降影响工作和生活质量,即主张手术。常见的手术方法主要有:①白内障囊内摘除术:将晶状体连同晶状体囊一起摘出。②白内障囊外摘出术:手术中将晶状体摘除,保留完整的后囊膜,可减少眼内结构的颤动;可同时联合人工晶体植入,已成为目前最广泛使用的手术方法之一。③白内障超声乳化吸出术:用超声乳化仪将硬的晶状体核粉碎使其呈乳糜状,通过小切口将之吸出,保留后囊膜。优点是手术时间短,切口小,不需要缝合,炎症反应轻,术后散光小,视力恢复快,可同时进行人工晶体植入,是目前被公认的最安全有效的白内障手术方法之一。④激光乳化白内障吸出术:应用激光对混浊晶状体进行切割,然后切除,是继超声乳化术后切口更小、对组织损伤更小的手术方法,但目前该技术尚未完全成熟。

1.术前护理

(1)术前健康指导:①包括术前准备的目的、注意事项、各种检查、治疗的配合;②训练患者在仰卧、头部不动的情况下,按要求向各方向转动眼球以利于术中配合和术后的观察;③为防止咳嗽、打喷嚏振动眼部,要教会患者有咳嗽、打喷嚏冲动时张口呼吸、用舌尖顶住上颚,以缓解冲动,避免手术意外和术后出血。

(2)术前遵医嘱眼部局部滴抗生素眼药水,必要时做好过敏试验,完成剪眼睫毛等操作。

(3)手术日准备:①测量体温、脉搏、血压,根据病情测血糖;②冲洗术眼结膜囊,遮盖眼垫(青光眼者禁遮盖眼垫);③使用散光晶体患者,术前取坐位于裂隙灯前,患者平视前方,坐姿、头位、眼位都保持正位,标记前用表面麻醉眼液滴术眼,应在小瞳孔下进行,由手术医生进行标记;④遵医嘱术前给予术眼局部扩瞳,滴眼液时注意用无菌棉签按压泪囊区3~5分钟,以减少药物的吸收;⑤术前30分钟遵医嘱必要时给予全身抗生素、镇静药物治疗;⑥备好眼科专用透明质酸钠、一次性超声乳化专用刀,根据患者人工晶体测量报告单,选择适合型号、度数的人工晶体。备好眼内灌注液、散瞳剂、表面麻醉剂、卡米可林、地塞米松针剂、抗生素眼液及眼膏。

2.术后护理

(1)手术后做好与手术室人员的床旁交接,包括物品、药品等。

(2)卧位及活动:术后体位无特殊要求,以平卧不压迫术眼为宜,一般不需要绝对卧床,可进行一般的起居活动,活动时注意避免低头、摇头、剧烈运动。

(3)术眼的保护:术后用眼垫外加眼罩包眼一天,保持术眼敷料清洁,不松脱。术后第一天由医生取除眼垫,即可正常视物,但看电视、电脑及阅读时间不超过一小时,宜多休息。日常可戴墨镜保护,遮挡强光和灰尘,避免碰撞术眼,不用力挤眼,不揉按术眼。

(4)术眼滴眼药水治疗:按医嘱规范滴用抗生素、激素眼液,两种眼药水之间间隔至少5分钟,以保障结膜囊充分吸收。

(5)术后病情的观察:术后注意视力、眼压情况,有无眼痛、头痛等症状。注意患者精神状态,糖尿病、高血压患者注意监测血糖、血压,以便及早发现术后出现的并发症。

(6)安全护理:注意安全,上下床时注意动作缓慢,散步时最好有人陪伴,防止摔倒。

(六)术后常见并发症的观察与护理

1.高眼压

(1)原因:皮脂残留、黏弹剂残留、人工晶体位置不正、原发性青光眼未发作术后继发、虹膜炎症等。

(2)临床表现:眼痛、眼胀、同侧头痛、结膜混合充血、角膜水肿、角膜后沉着物

(3)预防与护理:生活规律,饮食清淡。保持心境平和,避免生气,情绪过分激动。术后监测眼压变化,出现眼痛、眼胀、头疼、恶心、呕吐及时汇报医生,并及时给予降眼压药物治疗,必要时做好再次手术准备。

2.角膜水肿

(1)原因:手术器械反复进入前房,灌注液冲洗时速度过快、时间过长,术中人工晶体与角膜内皮接触,患者自身角膜内皮细胞数少。

(2)临床表现:视力提高不理想、患者可见白炽光周围出现像雨后彩虹样的虹视。

(3)预防与护理:操作时动作轻柔,避免刺激角膜及压迫,做好解释、安慰工作,遵医嘱使用润滑剂、高渗液、角膜上皮营养剂等。

3.人工晶体移位

(1)原因:术后头部震动、头部用力活动、不小心揉眼等。

(2)临床表现:突然视力下降、复视、前房加深、随身体运动物象有明显的晃动。

（3）预防和护理：护理操作动作轻柔，勿揉眼，注意保护眼睛，防碰撞及挤压等机械性刺激，避免咳嗽、打喷嚏等动作，做深呼吸或者用舌尖顶住上颚缓冲冲动，把障碍物从患者经常活动的区域移开，地面防水、防滑，防止患者因摔倒造成人工晶体移位，一旦发生此并发症，配合医生做好"人工晶体调位术"的护理工作。

4.感染：眼内炎

（1）原因：手术器械污染、手术材料的选择、污水入眼、用眼卫生、环境等因素，术前未查明患眼存在慢性泪囊炎或活动性角结膜炎，自身免疫异常等。

（2）临床表现：眼红、有分泌物、眼部剧烈疼痛、视力下降等。

（3）预防与护理：术前详细检查，若存在潜在感染原因，先进行治疗，去除炎症因素，术前积极应用抗生素眼液，术中重视无菌操作原则及手术器械消毒，使用聚维酮碘消毒眼周皮肤，注意休息及眼卫生，避免感冒及劳累。一旦发生眼内炎，配合医生抽取房水或玻璃体液进行细菌和真菌培养及药物敏感试验，立即局部及全身联合眼内注射抗生素，必要时配合医生做好再次手术准备。

（七）心理护理

年龄相关性白内障的患者，因感觉器官和神经功能的衰退，有时不能迅速正确地接受和理解语言信息，对手术常会产生紧张、焦虑等不良情绪。要注意观察，耐心细致与患者沟通，及时给予心理上的支持，解释白内障手术的必要性、手术方式与注意事项。

四、出院指导

（一）活动与休息指导

年龄相关性白内障患者出院后一般活动不受限制，但术后一个月内避免足球、篮球、快速的跑、跳高等剧烈运动和拎重物，以免用力过猛、眼压过高而引起手术伤口裂开，患者外出活动尽量安排在白天进行，在光线强烈的户外活动时，宜佩戴防紫外线的太阳镜，从暗处转到亮处时，要停留片刻，待适应后再行走。

（二）饮食指导

宜食用少油、少糖、少盐、不辛辣的食物，多食蔬菜，特别是深绿色蔬菜，如菠菜、香菜、花椰菜、豌豆等，黄色蔬果，如胡萝卜、番茄、红薯、玉米、柑橘等这类富含叶黄素、玉米黄素以及维生素 C、维生素 E 的食物，保持大便通畅。

（三）用药指导

1.嘱患者遵医嘱用药

遵医嘱按时点眼药水，定期复诊，根据病情调整眼药水用量。

2.指导患者掌握正确点眼药水的方法。

（1）使用眼药水前需清洁双手，患者取卧位或者坐位，头稍后仰偏点眼一侧。

（2）用棉签或食指向下牵拉下眼睑，嘱眼睛向上看，另一只手拿眼药水滴在下穹隆部 1～2 滴，嘱患者轻轻闭眼。

（3）点完眼药水闭眼 3～5 分钟，同时用棉签或清洁纸巾轻压靠鼻部的内眼角数分钟，防止眼药水进入泪小管，吸收后影响循环和呼吸。

（4）眼药水瓶头部不可碰到眼睛，距离眼睛 2～3 cm。

(5)每种眼药水使用前需要掌握其性能,遇混悬液使用前需摇匀,澄清眼药水使用前需检查是否有沉淀、混浊,是否在有效期内。

(6)同时使用多种眼药水,每种间隔 5～10 分钟,一般先点眼药水再涂眼药膏。

(7)使用周期较长的眼药水应放入冰箱冷藏室保存,切不可放入贴身口袋。

(四)用眼卫生指导

(1)注意眼部卫生,术后一周内洗脸、洗澡时避免揉挤术眼、避免污水入眼。

(2)保持个人卫生,勤洗手,脸盆、毛巾等生活用具专人专用,禁止用手或不干净的物品揉眼。

(3)前房型人工晶状体、带虹膜隔人工晶状体植入者需长期避免用手揉眼睛,以免人工晶状体与角膜摩擦而损伤角膜内皮。

(五)配镜指导

(1)单纯白内障摘除术后,无晶体眼呈高度远视状态,一般为 1000°～1200°,需及早配镜矫正术眼视力。

(2)行白内障摘除＋人工晶状体植入的患者出院后 1～3 个月,根据验光结果进行配镜,以提高近视力。

第九节　老年性聋

老年性聋(presbycusis)是指随着年龄的增长,双耳听力进行性下降,高频音的听觉困难和语言分辨能力差的感应性耳聋。老年性聋是老年人最常见的听力障碍,部分老年人在耳聋刚开始时,可伴有耳鸣,常为高频声,其出现频率随年龄而渐增,60～70 岁达顶峰。临床上所见老年性耳聋的发病机制不仅包括听觉系统衰老的生理和病理过程,还与每一个体在其过去的生命历程中所经受的各种环境和社会因素的综合影响有关。据美国卫生中心统计,65 岁以上的人口中,听力减退者占 72%。我国专家认为,随着年龄的增长,耳聋的发病率逐渐增高,60 岁以上的老年人中,耳聋发病率为 30% 左右,70 岁增加到 40%～50%,80 岁以上超过 60%。老年性聋的病理变化发生于包括外耳、中耳、内耳、蜗神经及其中枢传导径路和皮层的整个听觉系统中。老年性耳聋影响老年人与他人的沟通,更是妨碍了低文化程度老年人对外界信息的接收。

一、护理评估

(一)病史评估

1.起病情况

如起病的时间、方式、有无明显的前驱症状和伴发症状。

2.病因和危险因素

年龄、性别,有无高血压、冠心病、动脉硬化、高脂血症及糖尿病病史,是否遵医嘱正确服用降压、降糖、降脂及抗凝药物等。

3.生活方式与饮食习惯

注意是否长期摄入高钠盐、高动物脂肪,有无烟酒等特殊嗜好,有无家族史,有无接触噪声和使用易损伤听力的药物、精神压力等情况。

4.老年性聋的病变特点及分类

老年性聋的病理变化比较复杂,范围广泛,但每一位个体的主要病变部位,一般仅限于1~2处,且个体差异较大。因此根据病变部位可分为4种不同的类型。

(二)老年性聋的状况评估

1.中耳及外耳道检查

通过外耳检查以排除因耵聍堵塞耳道而引起的听力下降;检查鼓膜是否完好。

2.听力检查

询问老年人两侧耳朵的听觉是否一致,如有差异则先对听力较好的耳朵进行测试。测试者先用耳塞塞住老年人听力较差侧耳朵,站在离老年人约50cm处对另一侧耳朵小声说出两音节的数字,让老年人复述。测试者的声音强度可由柔软的耳语增强到柔软、中等、大声地发音,但测试者的脸不能面对老年人的眼睛。

3.辅助检查

主要检查为听力学检查,在专门的医疗机构由专业人员进行,测得数值可为佩戴助听器提供参考。传统的耳聋程度分级、世界卫生组织(WHO)听力障碍分级。

4.临床表现

(1)听力下降:不明原因的双侧感音性聋,起病隐匿,进行性加重,但进展速度通畅甚为缓慢。一般双耳同时受累,亦可两耳先后起病,或一侧较重。听力损失大多以高频听力下降为主,言语识别能力明显降低。在部分患者,言语识别率可较纯音听力下降更为严重,并且往往是引起患者或家属注意的第1个症状。开始时该症状仅出现于特殊的环境中,如当许多人同时谈话,或参加大型的会议时,老年人常感听话困难。以高频听力下降为主者,患者常常对如鸟鸣、电话铃声、门铃声等高频声响极不敏感。病情逐渐发展后,患者对一般的交谈亦感困难。言语识别能力的降低与纯音听力下降的程度不相称的原因可能为:①听觉通路中神经元的退变②高频听力下降明显,而中、低频听力尚可。

(2)耳鸣:多数病例均有一定程度的耳鸣,开始为间歇性,仅于夜深人静时出现,以后逐渐加重,可持续多日。耳鸣多为高调性如蝉鸣、哨声、汽笛声等,有些为数种声音的混合;有些患者诉搏动性耳鸣,可能与合并的高血压、动脉硬化有关。

(3)眩晕:不是老年性聋的症状,但老年性聋病例可有眩晕,可能与前庭系老化或椎—基底动脉的老年性病变有关。

(4)其他:疾病晚期,由于听力下降,社交能力差,精神状态受到不同程度的影响,甚至出现孤独、压抑、反应迟钝等精神变化。

(三)专科检查

1.鼓膜无特征性改变

一般老年人鼓膜混浊者较多,有时在靠近骨环处可见白色半环形条带,其他如钙斑、萎缩性瘢痕、鼓膜内陷等亦可见。

2.纯音阈测听

纯音听力曲线有不同类型,如陡降型、缓降型、平坦型、盆型、马鞍型及轻度上升型等,其中以前三种类型最为常见。一般男性缓降型较多,女性平坦型较多。除感音性神经性聋以外,由于鼓膜、听骨链随年龄老化而发生僵硬,故老年性聋中亦可合并传导性听力下降而呈现混合性聋,但仍以感音神经性聋为主。

3.阈上功能测试

①重振试验:耳蜗病变时重振试验阳性,如耳蜗病变和蜗后病变并存,阳性的机会也较多;或仅有轻度的重振或部分重振现象。②短增量敏感指数试验(SISI):正常或轻度增高。

4.言语试验

言语识别率降低者多,与纯音听力下降的程度常不一致,有些的病例的纯音听力图仅示轻、中度损害,而其言语识别率却明显下降;相反,有些言语识别率轻度降低,纯音听力却明显下降。噪声干扰下的言语、滤波言语、竞争语句、交错扬扬格词、凑合语句等敏化言语(或称畸变言语)试验可出现识别力降低。

(四)心理-社会状况

随着听力的逐步下降,老年人与外界的沟通和联系产生障碍而造成生理性隔离等,应评估听力障碍老年人是否产生焦虑、孤独、抑郁、社交障碍等一系列心理问题。

二、护理目标与评价

(1)听力障碍对老年人日常生活的影响减少或消除。

(2)老年人和家属配合,积极治疗相关慢性疾病。

(3)老年人表示愿意佩戴合适的助听器等。

(4)老年人和(或)家属能说出影响听力的相关因素及危害性,避免相关因素对听力的进一步影响。

(5)老年人能用语言表达自己积极的自我概念。

三、护理实施

(一)一般护理

(1)执行入院患者一般常规护理。

(2)按医嘱给予分级护理。

(3)创造有助于交流的环境:①在安静的环境中进行交流,交流前先正面进入老年人的视线,轻拍老年人以引起注意;②对老年人说话要清楚且慢,不高声喊叫,使用短句表达意思;③给电话听筒加增音装置,门铃应与室内灯相连接;④帮助老年人把需要解释和说明的事记录下来;⑤指导老年人的照护者,多与老年人交谈。

(4)适当运动运动能够促进全身血液循环,使内耳的血液供应得到改善。锻炼项目可以根据自己的身体状况和条件来选择,如散步、慢跑、打太极拳、做八段锦等。

(5)病情监测并指导老年人在听力障碍短期内加重时及时检查和治疗。

(6)建立良好的生活方式清淡饮食,减少动物性脂肪的摄入,多吃新鲜蔬果。一些中药和食物,如葛根、黄精、核桃仁、山药、芝麻、黑豆等,对以延缓耳聋的发生也有一定作用。避免过度劳累和紧张情绪,指导戒烟等。

(二)病情观察

1.听力变化

听力改变提示耳聋的发展程度。首先应了解刚发病时听力检查结果,是正常、轻度、中度、中/重度、重度还是极度耳聋。通过治疗,观察听力的变化。

2.耳鸣程度

判断是否存在耳鸣症状,询问患者是否有高血压、动脉硬化等既往史;了解患者耳鸣症状出现的时间段及耳鸣的性质,判断耳鸣的程度。通过治疗,观察耳鸣改善程度。

3.眩晕程度

判断是否存在眩晕症状,根据患者主诉,确定患者的眩晕程度,是轻度、中度还是重度,进行预防和护理。

4.心理变化

通过与患者或家属交谈,了解患者是否出现自卑、烦躁、孤僻、多疑等负性情绪,进行针对性的心理疏导,观察患者的心理变化。

(三)基础与生活护理

1.休息

症状较轻者可适量活动;伴有眩晕症状者建议卧床休息,闭目养神,少做或不做旋转、弯腰等动作,以免诱发或加重病情,家属 24 小时陪护,下床时需有人搀扶,以免发生跌倒/坠床。

2.饮食

协助患者建立良好的饮食习惯,建议患者生活规律,禁止吸烟饮酒,少吃刺激性强的食物。指导患者多进食富含高维生素食物,如蔬菜、水果;多食黑木耳、胡萝卜等延缓内耳老化食物;多食含锌量高的海鱼、贝类等,注意饮食起居,忌"三高一低"即高糖、高盐、高胆固醇及低纤维素。

3.生活护理

(1)眩晕发作者,协助患者完成日常生活,如洗漱、进食、如厕、穿脱衣服等。

(2)保持床单位整洁干燥,对眩晕不能活动者,早晚温水全身擦洗,以促进血液循环,保持皮肤清洁。

4.防止跌倒和坠床

(1)提供安全环境,保持地面干燥,生活用品放置于患者伸手可及之处,病区安全警示标识醒目。

(2)卧床患者应将床栏拉起,家属陪护床应紧靠病床。

(3)加强患者及家属的安全健康宣教,住院期间应穿防滑鞋。

(4)眩晕发作期间专人陪护,照顾好患者在发病时的任何起床活动。起床活动时先在床边稍做片刻,再搀扶慢慢站起。患者尽量不要做转体、快速转头、弯腰捡物等活动,以免诱发眩晕,防止跌倒。病情缓解期,下床活动时应扶持把手或床沿等,行动要缓慢。

(四)专科护理

1.高压氧治疗者

(1)向患者及家属讲解高压氧治疗的目的,让患者及家属尽早接受治疗,增强患者的治疗信心,使其积极配合。

(2)做好高压氧治疗前的准备,如更换衣物、排尽大小便等。

(3)观察高压氧治疗后患者是否出现皮肤瘙痒、关节疼痛、腹痛等减压病现象。

2.人工耳蜗植入者

(1)按全麻手术要求完善各项术前准备。

(2)术前常规耳后备皮。

(3)全麻患者术后取平卧位头偏向健侧或健侧卧位,勿压术区。密切观察患者意识和生命体征情况,注意体温变化及有无恶心、呕吐等症状,着重观察患者面神经症状,包括有无面部抽搐、眼睑闭合不全、额纹是否对称、鼓腮有无漏气、龇牙时嘴角是否对称等面神经损伤的体征。禁做头部剧烈运动及下颌骨活动,防止电极脱落或植入物移位导致耳蜗植入术后无功能。观察局部有无皮下血肿及切口敷料有无渗血等。观察有无耳鸣、眩晕和面瘫等症状。发现异常及时报告医生处理,预防并发症的发生。

(4)术后给予易消化、高蛋白、高维生素流质,半流质饮食,避免咀嚼使下颌骨频繁活动,导致切口不愈合及植入体移位。

(5)遵医嘱应用抗生素,观察用药后反应。

(6)开机调试及听觉言语康复训练:术后一个月指定人员开机调频,由弱渐强,定期调试至稳定。

(7)告知患者勿用力擤鼻、打喷嚏等。

3.助听器佩戴者

(1)助听器佩戴者,当洗头、洗脸、剃须、梳头、洗澡、游泳或从头上脱衣服时,要移开助听器;夜间要把电池舱门打开;不要让助听器靠近热源或太阳下直射;擦洗时要用柔软的布,清除助听器上的耳垢以及更换助听器防耳垢需要特殊的工具;避免助听器摔落碰到硬物,取戴时最好在床上或沙发上等柔软的地方;不要擅自修理或给助听器上润滑油,每隔4~6个月做一次常规检修即可。

(2)佩戴时如果感到任何疼痛或刺激,则应立即调整;如果有回音而自己无法消除,应立即去调整;一般情况下噪音会相对比较大,但不至于引起不适,如果感觉噪音太刺耳,则需立即调整。

(五)心理护理

听力障碍的老年人可能会产生自卑、焦虑、抑郁、孤独、烦躁等负性情绪,我们要建立良好的护患关系,耐心细致地了解患者的症状和病因,向患者解释引起症状的原因,了解患者精神心理状况,解决患者思想矛盾和鼓励,消除心理紧张情绪,建立精神心理护理的基础,根据患者的心理状态,针对其个体差异制订不同的心理护理计划。精神心理支持治疗,教会患者保持情绪稳定,懂得相关疾病知识,通过解释和交流干预患者的心理活动。对患者进行心理疏导,以引导患者的乐观情绪,淡化焦虑、抑郁。针对患者存在的孤独、恐惧的情绪,可通过与患者的交流,对其予以充分的理解和尊重,对出现的问题尽量给予及时解决,对于患者最担心的疾病预后情况、是否复发等问题,给予正面的解答,介绍成功病例及日常生活中的注意事项,鼓励患者以乐观积极的态度面对疾病,积极配合治疗。提供有效减轻心理负担,缓解焦虑的方法:调节光线、温湿度、限制来访等方法,为患者创造安静、整洁、美观的治疗环境,使患者置身于一个温馨和舒适的环境中,保持一个平和的心态。

(六)康复护理

1.指导定期接受听力检查

目前尚无有效的手段治疗老年性耳聋,但可以通过各种方法减缓老年性耳聋的进展,减轻对其日常生活的困扰,指导老年人监测听力,尽早发现和治疗老年性耳聋。

2.指导佩戴合适的助听器

经专业人员测试后,根据老年人的要求和经济情况选戴助听器。护士可为患者提供合适的建议,如:①盒式助听器操作方便,开关和音量调节灵活,电池耐用,实用经济,但外露明显,会给佩戴者带来压力,且识别率较低,适合于高龄、居家,且经济承受能力较差的老年人使用。②眼镜式助听器外观易被接受,没有低频干扰问题,但价格贵,易损坏,鼻梁、耳廓受压明显,不宜长期使用。③耳背式助听器没有上述两款的缺点,又具备上述助听器的优良性能,价格适中,但也有影响外耳道固有共振频率的缺点。④耳内式助听器更加隐蔽,并保留了人耳的一些固有功能。⑤最新型的动态语言编码助听器对以高频下降型聋为主的老年人用残存听力最大限度听清和理解语言信息带来了较为理想的听觉效果,但费用较为昂贵。⑥从听力康复的原则上要求,双耳助听可发挥内耳定向作用,若经济承受能力有限则单侧佩戴。

3.积极治疗相关慢性病

指导老年人早期、积极治疗慢性疾病,如高血压、冠心病、动脉硬化、高脂血症、糖尿病等,减缓对耳部血管的损伤。

4.避免噪声刺激

日常生活和外出时注意加强个人防护,尽量注意避开噪声大的环境或场所,避免长期的噪声刺激。

四、出院指导

(1)向患者讲解老年聋的相关疾病知识,让患者接受衰老的事实,学会适应,保持心情愉悦,注意劳逸结合,坚持体育锻炼,如散步、做操、打太极拳等,以增强体质,改善全身的血液循环,减慢衰老的过程。

(2)注意饮食卫生,减少脂类食物,戒烟、少酒,控制血脂与血糖,防治心血管疾病。

(3)保持环境宁静,避免或减少噪声刺激,防止噪声对听觉的损害。

(4)尽量避免应用耳毒性药物,严格掌握药物适应证,宜用最小的有效剂量,尽可能用短期治疗,耳局部用药尤须重视。

(5)遵医嘱给予改善内耳微循环、营养神经等药物,向患者宣教有关药物治疗作用与不良反应。

(6)推荐患者佩戴合适的助听器。与患者交谈时避免大声喊叫,言语应尽量缓慢而清晰,必要时可借助面部表情或手势,以帮助患者了解语意。

(7)加强与患者家属的沟通,鼓励家属关心老人,多与患者进行听觉与言语训练,树立患者自我价值感。

(8)老年人一旦听力减退,应及时到医院检查,查明病因,确定病变性质,尽早治疗,防止耳聋加重。

第八章　急症护理

第一节　急性心肌梗死

急性心肌梗死是冠状动脉急性、持续性缺血缺氧所引起的心肌坏死。临床表现多有剧烈而持久的胸骨后疼痛,休息及硝酸酯类药物不能完全缓解,伴有血清心肌酶活性增高及进行性心电图变化,可并发急性循环功能障碍、心律失常、休克或心力衰竭,常可危及生命。

一、临床表现

如下所述。

(一)先兆症状

急性心肌梗死约 2/3 患者发病前数天有先兆症状,最常见为心绞痛,其次是上腹疼痛、胸闷憋气、上肢麻木、头晕、心慌、气急、烦躁等。心电图示 ST 段一时性明显抬高或压低,T 波倒置或增高。及时处理先兆症状,可使部分患者避免发生心肌梗死。

(二)症状

1.疼痛

为最早出现的最突出的症状,典型的急性心肌梗死时胸痛剧烈,伴紧缩或压榨感,胸痛持续时间超过 20 分钟,甚至持续数小时。

2.全身症状

一般在疼痛发生后 24～48 小时出现,主要是发热,伴有心动过速、白细胞计数增高和红细胞沉降率增快等,由于坏死物质吸收所引起。

3.胃肠道症状

多见于下壁梗死患者,常伴有频繁恶心、呕吐、上腹部胀痛等。

4.泵衰竭

AMI 引起的心力衰竭和心源性休克目前统称为泵衰竭,多采用 Killip 分级标准。① Ⅰ级:无左心衰竭(两肺听诊无湿啰音);②Ⅱ级:轻至中度左心衰竭(第三心音奔马律,双肺湿啰音在肺门以下);③Ⅲ级:急性肺水肿(双肺湿啰音超过了肺门);④Ⅳ级:心源性休克(收缩压小于 80mmHg、面色苍白、皮肤湿冷、大汗、尿量减少、烦躁或反应迟钝等),伴或不伴有急性肺水肿。

5.心电图改变

①病理性 Q 波,面向心肌坏死区的导联上出现宽而深的 Q 波;②ST 段抬高呈弓背向上型,面向坏死区周围心肌损伤区的导联上;③T 波倒置,面向损伤区周围心肌缺血区的导联上;④心内膜下心肌梗死无病理性 Q 波;⑤可根据出现特征性改变的导联来判断心肌梗死的部位,如 V1、V2、V3 导联反映左心室前壁和侧壁,Ⅱ、Ⅲ、aVF 导联反映下壁,Ⅰ、aVF 导联反映

左心室高侧壁病变。

二、实验室检查

如下所述。

(一)血常规

1～2 天后白细胞可增至(10～20)×109/L,中性粒细胞增多,嗜酸性粒细胞减少或消失,红细胞沉降率增快,可持续 1～3 周。

(二)血清酶

①肌酸磷酸激酶(CPK)6～8 小时开始升高,24 小时达高峰,2～3 日下降至正常;②异构酶 CPK-MB 更具有特异性和敏感性;③谷草转氨酶(AST、GOT)6～12 小时开始增多,20～48 小时达高峰,3～5 日恢复正常;④乳酸脱氢酶 8～10 小时开始增多,持续 8～14 日方恢复正常。

三、急救措施

如下所述。

(1)绝对卧床休息,减少搬动和刺激。

(2)进行持续血压、心电、呼吸、血氧饱和度、心肌坏死标志物(CK-MB、TNI、TNT)监测,必要时行血流动力学监测。及时发现和处理心律失常、血流动力学异常和低氧血症。

(3)必要时给予镇静,应用哌替啶或吗啡,为避免恶心呕吐可同时给予阿托品,心动过速者不用阿托品。呼吸抑制者禁用吗啡。也可用硝酸甘油或异山梨酯舌下含化。

(4)控制休克。

(5)消除心律失常、溶栓治疗。

(6)治疗心力衰竭:除严格休息、镇痛或吸氧外,可用利尿药。

(7)抢救措施:①建立静脉通道,保持给药途径畅通,维持血压、补充容量、纠正电解质;②床前备抢救车、简易呼吸器;③经皮起搏电极或经静脉临时起搏器、除颤器、呼吸机、介入治疗准备状态。

四、护理要点

如下所述。

(一)绝对卧床休息

放松紧张心理,避免一切用力的动作,以减少心肌的耗氧量,防止诱发心律失常及增加心肌梗死面积。

(二)持续吸氧

流量为 4～5L/min,使氧分压保持在 12～15kPa,以改善心肌缺氧状况。

(三)输溶栓剂

按要求输注溶栓剂,确保单位时间内溶栓剂准确输入。以尿激酶为例,24 小时内给药方案安排为:尿激酶 24 万 U 加 5%葡萄糖液 40ml 静脉推注,10 分钟内注完;注射尿激酶 24 万 U 加 5%葡萄糖液 100ml 静脉推注,50 分钟内完成;尿激酶 12 万 U 加 5%葡萄糖液 1000ml 静脉滴注,维持 23 小时。

(四)观察生命体征

在溶栓治疗过程中,应密切观察患者生命体征的变化,尤其在血栓溶解,冠脉血流再通的瞬间,心率、心律、血压的变化更为明显。因此,需连续心电监护,了解心电动态的变化。

(五)注意观察出血倾向

溶栓药物对非冠状动脉部位的血栓同样有溶栓的作用。因此在溶栓治疗过程中常可并发多部位出血,如穿刺及注射部位出血,上消化道黏膜出血及颅内出血等。故应每 4 小时测 1 次血常规、血小板、出凝血时间、凝血因子时间和纤维蛋白原等。发现异常及时与医师联系,并适当备止血药。

(六)疗效判断

溶血治疗是否有效主要从 4 个方面进行判断,其机制可能与局部电解质平衡失调有关:①症状消失,许多患者在治疗初期有剧烈胸痛,血栓溶解后,胸痛可迅速消失;②心电图的改变,在溶栓中,随着血栓的溶解,ST 段很快下降;③心律的改变,血栓溶解后,缺血心肌血供恢复,血流灌注短时间内常可发生"再灌注"性心律;④血清酶学的改变,由于缺血部位心肌得到血流再灌注,部分坏死的心肌细胞释放的酶随血流到循环血液中,使酶的峰值提高。

(七)严密观察再发心肌梗死的发生

血栓溶解术的血流再灌注成功率为 $65\% \sim 75\%$,溶栓成功后冠状动脉内仍有残余狭窄,易再发心肌梗死,故应注意观察并记录患者再发心绞痛的时间、部位、性质以及心律异常情况和心电图改变等。必要时可再次行溶栓治疗或同时加做经皮冠状动脉扩张成形术、冠状动脉旁路移植术,以解除冠状动脉狭窄,从而提高疗效。

第二节　呼吸困难

呼吸困难(Dyspnea)是指患者主观上感觉"空气不足"或"呼吸费力",客观上表现为呼吸运动费力,严重时可出现张口呼吸、鼻翼扇动、端坐呼吸甚至发绀、辅助呼吸肌参与呼吸运动,并且可伴有呼吸频率、深度、节律的改变。呼吸困难是急诊科的常见急症之一,常见于呼吸系统和循环系统疾病,如肺栓塞、哮喘、气胸、急性呼吸窘迫综合征、慢性阻塞性肺疾病急性发作、心力衰竭等,其他系统疾病亦可累及呼吸功能而引起呼吸困难。

一、病因与发病机制

不同原因引起呼吸困难的发病机制各异,但均可导致肺的通气和(或)换气功能障碍,引起呼吸困难。

(一)急性肺栓塞

是各种栓子阻塞肺动脉系统引起的以肺循环和呼吸功能障碍为主要表现的一组疾病或临床综合征的总称,包括肺血栓栓塞(Pulmonary Thrombo Embolism,PTE)、脂肪栓塞、羊水栓塞、空气栓塞。临床上以 PTE 最为常见,通常有时所指的 APE 即指 PTE。其发病机制为肺血管栓塞后,由于血栓机械性堵塞肺动脉,引发神经、体液因素参与的肺血管痉挛和气道阻力增加,从而引起通气/血流比例失调、肺不张和肺梗死,导致呼吸功能改变。

(二)支气管哮喘

简称哮喘,是由多种细胞和细胞组分参与的气道慢性炎症性疾病。哮喘的发病机制非常复杂,气道炎症、气道反应性增高和神经调节等因素及其相互作用被认为与哮喘的发病密切相关。其中,气道炎症是哮喘发病的本质,而气道高反应是哮喘的重要特征。常因接触变应原、刺激物或呼吸道感染诱发。

(三)急性呼吸窘迫综合征

是由各种肺内、肺外因素导致的急性弥散性肺损伤和进而发展的急性呼吸衰竭。发病机制主要为肺毛细血管内皮细胞和肺泡上皮细胞损伤,造成肺毛细血管通透性增高、肺水肿及透明膜形成,引起肺容积减少、肺顺应性降低、严重的通气/血流比例失调,导致呼吸功能障碍。

(四)慢性阻塞性肺疾病

是一组以气流受限为特征的肺部疾病,气流受限呈进行性发展,与气道和肺组织对有害气体或有害颗粒的异常慢性炎症反应有关,与慢性支气管炎和肺气肿密切相关。发病机制主要为各级支气管壁均有炎性细胞浸润,基底部肉芽组织和机化纤维组织增生导致管腔狭窄。

(五)气胸

胸膜腔是不含有空气的密闭潜在性腔隙,一旦胸膜腔内有气体聚集,即称为气胸。气胸可分为自发性气胸和创伤性气胸。自发性气胸常指无创伤及医源性损伤而自行发生的气胸。根据脏胸膜破裂口的情况可将气胸分为闭合性气胸、开放性气胸、张力性气胸。气胸发生后,胸膜腔内压力增高,肺失去膨胀能力,通气功能严重受损,引起严重呼吸困难。

二、病情评估与判断

(一)健康史

1.询问健康史

询问既往咳、痰、喘等类似发作史与既往疾病,如咳、痰、喘症状与季节有关,可能为肺源性呼吸困难。既往有心脏病史,呼吸困难发作与活动有关,可能是心源性呼吸困难。

2.起病缓急和时间

①突然发作的呼吸困难多见于自发性气胸、肺水肿、支气管哮喘、急性心肌梗死和肺栓塞等。②夜间阵发性呼吸困难以急性左心衰所致心源性肺水肿为最常见,COPD 患者夜间可因痰液聚积而引起咳喘,被迫端坐体位。③ARDS 患者多在原发病起病后 7 日内,约半数者在24 小时内出现呼吸加快,随后呼吸困难呈进行性加重或窘迫。

3.诱发因素

①有过敏原(如鱼、虾、花粉、乳胶、霉菌、动物皮屑等)、运动、冷刺激(吸入冷空气和食用冰激凌)、吸烟、上呼吸道感染等诱因而出现的呼吸困难常提示哮喘或 COPD 急性发作。②有深静脉血栓的高危因素,如骨折、创伤、长期卧床、外科手术、恶性肿瘤等,排除其他原因的呼吸困难可考虑肺栓塞。③在严重感染、创伤、休克和误吸等直接或间接肺损伤后 12～48 小时内出现呼吸困难可考虑 ARDS。④有过度用力或屏气用力史而突然出现的呼吸困难可考虑自发性气胸。

(二)临床表现

1.呼吸型态的改变

(1)呼吸频率:呼吸频率增快常见于呼吸系统疾病、心血管疾病、贫血、发热等;呼吸频率减慢多见于急性镇静催眠药中毒、CO中毒等。

(2)呼吸深度:呼吸加深见于糖尿病及尿毒症酸中毒,呼吸中枢受刺激,出现深而慢的呼吸,称为酸中毒深大呼吸或库斯莫尔(Kussmaul)呼吸。呼吸变浅见于肺气肿、呼吸肌麻痹及镇静剂过量等。呼吸浅快,常见于癔病发作。

(3)呼吸节律:常见的呼吸节律异常可表现为 Cheyne-Stokes 呼吸(潮式呼吸)或 Biot 呼吸(间停呼吸),是呼吸中枢兴奋性降低的表现,反映病情严重。Cheyne-Stokes 呼吸见于中枢神经系统疾病和脑部血液循环障碍,如脑动脉硬化、心力衰竭、颅内压增高以及糖尿病昏迷和尿毒症等。Biot 呼吸偶见于脑膜炎、中暑、颅脑外伤等。

2.主要症状与伴随症状

引起呼吸困难的原发病不同,其主要症状与伴随症状也各异。当患者有不能解释的呼吸困难、胸痛、咳嗽,同时存在深静脉血栓的高危因素,应高度怀疑急性肺栓塞的可能。既往曾诊断哮喘或有类似症状反复发作,突然出现喘息、胸闷、伴有哮鸣的呼气性呼吸困难可考虑支气管哮喘急性发作。急性起病,呼吸困难和(或)呼吸窘迫,顽固性低氧血症,常规给氧方法不能缓解,出现非心源性肺水肿可考虑为 ARDS。呼吸困难伴有突发一侧胸痛(每次呼吸时都会伴随疼痛),呈针刺样或刀割样疼痛,有时向患侧肩部放射常提示气胸。

3.体征

可通过观察患者的胸廓外形及呼吸肌活动情况、有无"三凹征"和颈静脉充盈,叩诊胸廓和听诊呼吸音等评估呼吸困难患者的体征。肺栓塞患者可有颈静脉充盈,肺部可闻及局部湿性啰音及哮鸣音,肺动脉瓣区第二心音亢进或分裂,严重时血压下降甚至休克。支气管哮喘急性发作时胸部呈过度充气状态,吸气性三凹征,双肺可闻及广泛的呼气相哮鸣音,但非常严重的哮喘发作可无哮鸣音(静寂胸)。呼吸浅快、桶状胸、叩诊呈清音,辅助呼吸肌参与呼吸运动甚至出现胸腹矛盾运动常见于 COPD。患侧胸廓饱满、叩诊呈鼓音、听诊呼吸音减弱或消失应考虑气胸。

(三)辅助检查

1.血氧饱和度监测

了解患者缺氧情况。

2.动脉血气分析

呼吸困难最常用的检查,了解氧分压、二氧化碳分压的高低以及 pH 等,从而判断是否存在呼吸衰竭、呼吸衰竭的类型以及是否有酸中毒、酸中毒的类型等情况。

3.胸部 X 线或 CT 检查

了解肺部病变程度和范围,明确是否存在感染、占位性病变、气胸等情况。

4.心电图

初步了解心脏情况,除心肌梗死和心律失常外,对诊断肺栓塞有参考意义。

5.血常规

了解是否存在感染、贫血以及严重程度。

6.特殊检查

如病情允许可做下列检查:①肺动脉造影:确诊或排除肺血栓栓塞症。②肺功能检查:可进一步明确呼吸困难类型。

(四)病情严重程度评估与判断

可以通过评估患者的心率、血压、血氧饱和度、意识以及患者的呼吸型态、异常呼吸音、体位、讲话方式、皮肤颜色等,初步判断患者呼吸困难的严重程度。

1.讲话方式

患者一口气不间断地说出话语的长度是反映呼吸困难严重程度的一个指标。能说完整的语句表示轻度或无呼吸困难,说短语为中度呼吸困难,仅能说单词常为重度呼吸困难。

2.体位

体位也可以提示呼吸困难的程度。可平卧为没有或轻度呼吸困难,可平卧但愿取端坐位常为中度呼吸困难,无法平卧可能为严重呼吸困难。

3.气胸威胁生命的征象

气胸的患者如出现下列中任何一项,即为威胁生命的征象:张力性气胸、急剧的呼吸困难、低血压、心动过速、气管移位。

4.急性肺血栓栓塞症病情危险程度

①低危 PTE(非大面积):血流动力学稳定,无右心室功能不全和心肌损伤,临床病死率<1%;②中危 PTE(次大面积):血流动力学稳定,但出现右心室功能不全及(或)心肌损伤,临床病死率 3%~5%;③高危 PTE(大面积):以休克和低血压为主要表现,即体循环动脉收缩压<90mmHg,或较基础值下降幅度≥40mmHg,持续 15 分钟以上,临床病死率>15%。

5.ARDS 的诊断标准

根据 ARDS 柏林定义,满足以下 4 项条件方可诊断 ARDS:①明确诱因下 1 周内出现的急性或进展性呼吸困难。②胸部 X 线/CT 显示双肺浸润影,不能完全用胸腔积液、肺叶不张和/肺不张/结节解释。③呼吸衰竭不能完全用心力衰竭或液体超负荷来解释;如无危险因素,需用超声心动图等客观检查来评价心源性肺水肿。④低氧血症:根据 PaO_2/FiO_2 确立 ARDS 诊断,并将其分为轻度、中度、重度。轻度:$200 < PaO_2/FiO_2 \leqslant 300$,且 PEEP 或 CPAP $\geqslant 0.49$ kPa;中度:$100 < PaO_2/FiO_2 \leqslant 200$,且 PEEP 或 CPAP$\geqslant 0.49$ kPa;重度:$PaO_2/FiO_2 \leqslant 100$,且 $PEEP \geqslant 0.49$ kPa。需要注意的是如果所在地海拔>1000m,PaO_2/FiO_2 值需用公式校正,校正后 $PaO_2/FiO_2 = PaO_2/FiO_2 \times$(当地大气压值/760)。

三、救治与护理

(一)救治原则

呼吸困难的救治原则是保持呼吸道通畅,纠正缺氧和(或)二氧化碳潴留,纠正酸碱平衡失调,为基础疾病及诱发因素的治疗争取时间,最终改善呼吸困难取决于病因治疗。

(二)护理措施

1.即刻护理措施

任何原因引起的呼吸困难均应以抢救生命为首要原则。①保持呼吸道通畅。②氧疗:鼻导管、面罩或鼻罩给氧。COPD 伴有 CO_2 潴留和肺栓塞并发通气功能障碍时应先低流量给氧。哮喘急性发作时,可先经鼻导管给氧,如果缺氧严重,应经面罩或鼻罩给氧。ARDS 患者一般高浓度给氧,尽快提高氧分压。③建立静脉通路,保证及时给药。④心电监护:监测心率、心律、血压、呼吸和血氧饱和度。⑤准确留取血标本:采血查动脉血气、D-二聚体、血常规等。⑥取舒适体位:嘱患者安静,取半坐卧位或端坐卧位,昏迷或休克患者取平卧位,头偏向一侧。⑦备好急救物品:如患者呼吸困难严重,随时做好气管插管或气管切开、机械通气的准备与配合工作,备好吸引器等抢救物品和抢救药品。⑧做好隔离措施:对可疑呼吸道传染性疾病,应注意做好隔离与防护,防止交叉感染。

2.用药护理

遵医嘱及时准确给予各种药物。

(1)控制感染:呼吸困难伴有呼吸道和肺部感染时,遵医嘱应用抗生素,注意观察有无药物过敏反应。

(2)解痉、平喘:①β_2受体激动药(如沙丁胺醇、特布他林和非诺特罗):β_2受体激动药可舒张支气管平滑肌,是控制哮喘急性发作的首选药物。哮喘急性发作时因气道阻塞影响口服吸入法治疗的效果,可经皮下或静脉途径紧急给药。应用时注意观察患者有无头痛、头晕、心悸、手指颤抖等不良反应。②茶碱类:具有舒张支气管平滑肌作用,及强心、利尿、扩张冠状动脉、兴奋呼吸中枢和呼吸肌作用。静脉滴注时浓度不宜过高,注射速度不宜超过 $0.25mg/(kg \cdot min)$,以免引起心动过速、心律失常、血压下降,甚至突然死亡等中毒反应。③糖皮质激素:糖皮质激素是控制哮喘发作最有效的药物,可分为吸入、口服和静脉用药,重度或严重哮喘发作时应及早遵医嘱应用激素。④肾上腺素:支气管哮喘发作紧急状态下时,可遵医嘱给予 0.1% 肾上腺素 $0.3\sim0.5ml$ 皮下注射,以迅速解除支气管痉挛。

(3)维持呼吸:呼吸兴奋剂可应用于 CO_2 潴留并有呼吸中枢抑制的患者,如不能改善缺氧状态,应做好人工机械通气的准备。应用呼吸兴奋剂时,应保持呼吸道通畅,适当提高吸氧浓度,静脉滴注时速度不宜过快,注意观察呼吸频率、节律、神志变化,监测动脉血气。

(4)维持血压:肺栓塞、气胸的患者,往往会有血流动力学的改变,出现心率加快、血压下降甚至休克,应遵医嘱及时给予多巴胺或多巴酚丁胺等血管活性药物治疗心力衰竭、休克,维持体循环和肺循环稳定。

(5)止痛:剧烈胸痛影响呼吸功能时,遵医嘱应用止痛药物。

(6)纠正酸中毒:严重缺氧可引起代谢性酸中毒,遵医嘱静脉滴注 5% 碳酸氢钠。

3.病情观察

(1)监测生命体征和呼吸功能:注意监测心率、心律、血压的变化,有无血流动力学障碍。观察呼吸频率、深度和节律改变,注意监测血氧饱和度和动脉血气情况。

(2)观察氧疗效果:氧疗过程中,应注意观察氧疗效果。如吸氧后呼吸困难缓解、发绀减轻、心率减慢,表示氧疗有效;如意识障碍加深或呼吸过度表浅、缓慢,可能为 CO_2 潴留加重。

应定期按医嘱复查动脉血气,根据动脉血气分析结果和患者的临床表现,及时遵医嘱调整氧流量或呼吸机参数设置,保证氧疗效果。

4.肺栓塞的护理

如果呼吸困难是由于肺栓塞引起,除上述护理外,还应给予如下护理。

(1)镇静:绝对卧床休息,保持安静,防止活动致使其他静脉血栓脱落。

(2)胸痛护理:观察胸痛的部位、诱发因素、疼痛严重程度,必要时遵医嘱给予止痛药物。

(3)溶栓治疗的护理:①保证静脉通路畅通。②用药护理:溶栓和抗凝治疗的主要药物不良反应为出血。应密切观察患者有无出血倾向,如牙龈、皮肤黏膜、穿刺部位等。观察患者有无头痛、呕吐、神志改变等脑出血症状。动、静脉穿刺时,要尽量选用小号针头,穿刺后要充分压迫止血,放松压迫后要观察是否继续出现皮下渗血。③溶栓后护理:按医嘱抽血查凝血时间、动脉血气、描记心电图,以判断溶栓效果及病情变化。

(4)其他处理:做好外科手术和介入治疗的准备。

5.支气管哮喘急性发作的护理

如果呼吸困难是由于哮喘急性发作所引起,应尽快配合采取措施缓解气道阻塞,纠正低氧血症,恢复肺功能,预防哮喘进一步恶化或再次发作,防治并发症。遵医嘱给予 β_2 受体激动药、氨茶碱、抗胆碱药、糖皮质激素等,解除支气管痉挛。维持水、电解质与酸碱平衡,注意补充液体,纠正因哮喘持续发作时张口呼吸、出汗、进食少等原因引起的脱水,避免痰液黏稠导致气道堵塞。部分患者可因反复应用 β_2 受体激动药和大量出汗而出现低钾、低钠等电解质紊乱,应及时按医嘱予以纠正。并发呼吸衰竭者,遵医嘱给予鼻(面)罩等无创伤性辅助通气。若无效,做好有创机械通气治疗的准备与配合,对黏液痰栓阻塞气道的患者必要时可行支气管肺泡灌洗术。

6.ARDS 的护理

(1)氧疗护理:确定给氧浓度的原则是在保证 PaO_2 迅速提高到 $60mmHg$ 或 SpO_2 达 90% 以上的前提下,尽量降低给氧浓度。ARDS 患者轻者可用面罩给氧,多数患者需使用机械通气。

保护性机械通气是治疗 ARDS 的主要方法,其中最重要的是应用 PEEP 和小潮气量治疗。采用小潮气量,旨在控制吸气平台压,防止肺泡过度扩张。应用 PEEP 时应注意:①对血容量不足的患者,应补充足够的血容量以代偿回心血量的不足,但又不能过量,以免加重肺水肿。②PEEP 一般从低水平开始应用,逐渐增加至合适水平,使 PaO_2 维持在 >60mmHg 而 FiO_2<0.6。③使用 PEEP 时,应注意观察避免气压伤的发生。④有条件者采用密闭式吸痰方法,尽量避免中断 PEEP。

(2)控制液体量:注意控制 ARDS 患者液体摄入量,出入量宜维持负平衡。

(3)积极配合治疗原发病,如按医嘱控制感染、固定骨折、纠正休克等。

(4)营养支持:由于 ARDS 时机体常处于高代谢状态,应按医嘱补充足够的营养,应提倡全胃肠营养。

(5)防治并发症:注意观察感染等并发症,如发热、咳嗽、咯黄绿色痰液等,应根据医嘱留取各种痰液标本。

7.慢性阻塞性肺疾病急性发作的护理

在控制性氧疗、抗感染、祛痰、止咳、松弛支气管平滑肌等治疗措施的基础之上,协助患者咳嗽、咳痰,必要时给予吸痰,保持呼吸道通畅。

8.气胸的护理

积极配合给予排除胸腔气体,闭合漏口,促进患肺复张,减轻呼吸困难,改善缺氧症状等急救措施。

(1)胸腔穿刺抽气:张力性气胸患者如病情危重,应做好配合紧急穿刺排气的准备。在患侧锁骨中线第 2 或第 3 肋间用 16～18 号粗针头刺入排气,每次抽气不宜超过 1000ml。

(2)胸腔闭式引流:目的是排出气体,促使肺膨胀。患者在胸腔闭式引流时,护理上应注意:①连接好胸腔闭式引流装置。②搬动患者时,应夹闭引流管,并妥善固定。③更换引流装置时需夹闭引流管,注意无菌操作。④引流过程中注意观察引流是否通畅,穿刺口有无渗血。渗血多时,及时报告医生,随时给予更换敷料等处理。⑤鼓励患者咳嗽、深呼吸,促进胸腔内气体的排出。

(3)手术准备:若胸腔引流管内持续不断逸出大量气体,呼吸困难未改善,提示可能有肺和支气管的严重损伤,应做好手术探查修补裂口的准备。

(4)并发症的护理:①复张后肺水肿处理:复张后肺水肿多发生于抽气过多或过快时,表现为胸闷、咳嗽、呼吸困难无缓解,严重者可有大量白色泡沫痰或泡沫血痰。处理包括停止抽气,患者取半卧位、吸氧、应用利尿药等。②皮下气肿和纵隔气肿:皮下气肿一般不需要特殊处理往往能自行吸收,但需注意预防感染。吸入高浓度氧可促进皮下气肿的吸收消散。纵隔气肿张力过高,必要时需做锁骨上窝切开或穿刺排气处理。

9.心理护理

呼吸困难患者因为突然发病,几乎都存在恐惧心理,应关注患者的神情变化,给予恰当的病情告知、安慰与心理支持,使其尽可能消除恐惧,保持情绪平稳,有良好的遵医行为。

10.转运护理

急诊处理后需手术或住院的患者,应做好转运的准备工作。根据病情,准备氧气、监护仪、简易呼吸器、除颤仪等必要的转运抢救设施,安排相应的工作人员护送至手术室或病房,保证转运途中安全。

第三节 电击伤

电击伤即触电,由于一定量的电流或电能量(静电)通过人体引起组织损伤和功能障碍,重者发生心搏骤停和呼吸停止。

一、发病机制

电流对人体的损伤包括电流本身以及电流转换为电能后的热和光效应两方面的作用。电流击伤人的致命作用:一是引起心室颤动,导致心脏停搏,常为低压触电死亡原因。二是对延髓呼吸中枢的损害,引起呼吸中枢抑制、麻痹,导致呼吸停止,常为高压触电死亡原因。电流转换为热和光效应则多见于高压电流对人的损害,造成人体的电烧伤。轻者仅烧伤局部皮肤和浅层肌肉,重者则可烧伤肌肉深层,甚至骨髓。电流对机体的损伤和引起的病理改变极为复杂,但其主要的发病机制是组织缺氧。

影响电击伤程度的因素如下。

(一)电流种类和频率

电流有交流电与直流电两大类。交流电比直流电危险性大 3 倍。人体可耐受 250mA 直流电而不受损伤,但 70～80mA 交流电通过心脏即可发生心室颤动或造成呼吸中枢麻痹、呼吸肌痉挛而呼吸停止。不同频率交流电对人体的影响不同,目前工业用电民用电均为 50～60Hz 的交流电,最易产生致命的心室颤动,而电流频率增高则对人体的危害反而减小。当频率大于 2 万 Hz 时,损害作用明显减轻。

(二)电流强度

通过人体的电流越强,对人体造成的影响亦越大。接触电流时间越长,危害越重。0.5～7mA 可使接触部位麻木、刺痛,20～25mA 手不能摆脱电源,出现呼吸困难。50～80mA 可使触电者呼吸麻痹、心室颤动或心脏停搏。

(三)电压高低

36V 以下电压称为安全用电,民用电及日常生活用电为 220V 及 380V。一般>1000V 以上电流所致的伤害称为高压电烧伤,<1000V(220V 及 380V)电流所致的伤害称低压电烧伤。电压越高,流经人体的电流量也越大,机体受到的损害就越严重。

(四)人体电阻

相同的电压下,电阻越大则通过人体的电流越小,组织受损轻;反之,电阻越小,则通过电流越大,组织损害越严重。相同电压下潮湿、裂伤的皮肤与有胼胝及干燥皮肤相比,前者流入人体内的电流量明显增多,危害性极大,同样,触电时脚穿有钉的鞋或湿鞋,电阻小,危害也较大。

人体组织电阻依次递减的顺序为骨骼、肌腱、脂肪、皮肤、肌肉、神经、血管。由于神经、血管电阻最小,受电流损伤也最严重。

(五)通电途径

电流通过人体途径不同,对人体造成的损害也不同。电流从头顶或上肢进入人体内,纵贯躯体,由下肢流出,有 9%～10%电流量通过心脏,则危险性大。如电流由一侧上肢进入,从另一侧上肢流出,则有 3%电流量通过心脏。如电流从一脚进入,由另一脚流出,则仅 0.4%电流量通过心脏,故危险性小,凡电流通过脑干、心脏、脊髓常可造成相应的严重后果。

(六)接触时间

通电时间越长,对机体造成的损害亦越严重。如 100mA 电流,电压为 500V 的电源,通电 1～2s 皮肤即可造成Ⅲ度烧伤,而 250mA 电流通电 25ms,不引起电烧伤。

二、伤情判断

首先检查触电受伤情况。详细向陪护人员询问触电的时间、地点、电源情况,以利于急救。

（一）症状体征

1.电休克

电流经人体头部时，中枢神经系统受到意外强烈刺激，大脑皮质失去调控功能可出现神志丧失、呼吸心搏停止而处于"假死"状态。

2.局部症状

电流通过皮肤出现的电烧伤。低压引起的烧伤特点为创面小，直径一般为 0.5~2cm，呈圆形或椭圆形，与正常皮肤分界清楚，边缘规则整齐，焦黄或灰白色，无痛的干燥创面，偶可见水泡。此类，多见于电流的进出口处。高压引起的烧伤特点：面积大、创口深，可深达肌肉、血管、神经、骨髓，引起组织炭化状态。有电流的入口和出口，入口损伤重于出口，创面中心是黑色的炭化区，其外侧呈灰白或黄白凝固坏死区，最外圈为潮红带，24~36h 后，潮红带进行性加宽，深部水肿加重，皮肤烧伤面积不大，但深部组织损伤严重，成立体形，由于各组织结构及导电性的差异，对热损伤耐受力不一致性，由于血管内膜损伤、血栓形成，可造成组织"继发性坏死"创面复杂多样化表现。

3.全身症状

全身症状表现的轻重与上述电损伤程度的因素密切相关。

（1）轻型：由触电者在瞬间接触电压低、电流弱的电源而引起。表现为精神紧张、尖叫、面色苍白、心悸、敏感者短暂意识丧失或昏厥。一般可恢复，恢复后可有肌肉疼痛、疲乏、头痛及神经兴奋症状。此外，触电者可有不同程度的心律失常，期前收缩、阵发性心动过速等。

（2）重型：多发生于电压高、电阻小、电流强度大的情况下，触电或触电后未能及时脱离电源，遭受电损害时间较长者。表现为神志清醒者，有恐惧、惊慌、呼吸频率快；昏迷者出现肌肉抽搐、血压下降、呼吸不规则甚至停止，心律失常，导致心搏骤停。

（二）辅助检查

早期可有肌酸磷酸激酶（CPK）、同工酶、LDH、谷氨草酸乙酸转氨酶（GOT）的活性增高。尿中可见血红蛋白或肌红蛋白尿。

三、急救护理措施

原则：脱离电源、争分夺秒、尽快施救。

（一）现场处理

1.低电压触电

①迅速脱离电源，如电掣就在附近，应立即关闭电掣，拉下总电闸。同时，派人守护，防止不知情者重新合上电闸，造成进一步伤害。②挑开电线，高处垂落电源线触电，电掣距离较远时，用绝缘棒或竹竿挑开电线，并妥善处置电线，以免再触及他人。③拉开触电者，如触电者俯卧在电线或漏电的电器上，不易使用上述方法时，可用干木棒将触电者拨离触电处。用干燥绝缘的绳索套在触电者身上，将其拉离电源。抢救过程中注意避免造成其他伤害。如人在高处触电时，要采取安全措施，防止脱离电源后，高处坠下骨折或死亡。抢救者必须注意自身安全，未断离电源前绝不能用手牵拉触电者；脚下垫干燥的木块，与大地绝缘。

2.高压电触电

迅速通知供电部门停电，救援人员使用专用绝缘手套、靴。

3.轻型触电

对神志清醒轻触电者,仅感觉四肢发麻、心慌、乏力,应给予就地休息观察1～2h,以减轻心脏负荷,促进恢复。

4.重型触电

现场立即进行心肺复苏等抢救,连续进行,不能停歇。现场具有除颤条件,可用盐酸肾上腺素,但有微弱心跳而又缺乏除颤设备及药物除颤条件者应慎用盐酸肾上腺素。

(二)院内急救护理

1.保持呼吸道通畅,维持有效呼吸

必要时尽早做气管插管给予人工呼吸机辅助呼吸,同时注意气道内分泌物的清除。持续心肺复苏,维持有效循环:一般在人工呼吸和心脏按压开始后仍为听到心音时可使用心脏复苏药,以恢复心脏自主节律,增强心肌收缩力,纠正心律失常,维持有效循环。

2.复苏后护理

密切心电监护,超过48h,以便发现心律失常。防治脑水肿,头部应用冰帽,在颈、腋下和腹股沟处放置冰袋,使肛温维持在35℃。20%甘露醇静脉滴注等以改善脑细胞代谢。维持水电解质平衡,5%碳酸氢钠溶液静脉滴注,纠正酸中毒。预防肾衰竭,建立有效静脉通道,补充液量,避免用对肾有毒性药物,防止肌红蛋白性肾衰竭。创面处理,局部电烧伤的处理,在现场保护好创面,防止感染。在医院用无菌液冲洗后无菌敷料包扎。局部坏死组织应在3～6d及时封闭创面,切除焦痂,必要时给予植皮等治疗,肢体肿胀压力增高时,可行深筋膜切开术。防止厌氧菌感染,电烧伤的早期处理时常规注射破伤风抗毒素并应用大剂量青霉素类和甲硝唑类药物静脉滴注。加强基础护理,防止并发症,每2小时翻身1次,防止压疮发生;同时做好口腔护理,预防口腔炎。放置冰袋局部皮肤随时按摩,防止冻伤。保持局部伤口敷料清洁、干燥,防止脱落。保持床褥的干燥、平整。功能训练,适当加强肢体活动,改善局部血液循环;加强营养,增强体质,促进伤口组织愈合。

3.观察要点

(1)密切观察生命体征:定时测量体温、脉搏、呼吸、血压。复苏后患者尤其注意观察心率和心律,及时判断和发现心律失常。注意呼吸频率,判断有无喉部肌肉痉挛引起窒息发生。并随时报告医生做好心肺复苏的抢救配合。

(2)注意观察神志变化:神志不清者,防止坠床。清醒患者给予心理疏导,消除其恐惧心理,同时注意电击后精神方面的症状:兴奋、烦躁等,严密监测其行动避免发生意外。

(3)保持呼吸道通畅:注意给予高浓度氧气或含二氧化碳的混合气体吸入。

(4)注意有无其他并发伤存在:因患者触电后弹离电源或高空跌下时,常伴有颅脑外伤、气胸、四肢骨折、内脏破裂等,应配合医生做好抢救。特别是电流伤害到脊髓应注意保持脊椎固定,防止脊髓再次受损。

(5)准确记录出入水量:对肾功能损害或脑水肿损害使用利尿药和脱水药,应准确观察记录。

四、预防

专业工作人员,严格遵守电器操作原则和规程,不违章作业,加强自我保护、相互保护意识。普及群众性安全用电教育和现场急救知识培训,使广大人民群众能够安全使用电器设备不私拆卸、安装电器,不私拉乱接电线。发生触电事故时,能够立即进行现场抢救。对各类电器设备的维护、管理和防护,使设备处于良好的工作状态。采取可靠的技术措施,如家用和医疗设备装设可靠的接地线,安装高性能全自动触电保险安装器。加强学龄前儿童和中小学生安全用电知识。加强雷雨季节防雷知识的教育,雨天不在室外走动或在大树下避雨,拿下身上金属,蹲下防雷击;在高山上行走者快下山;游泳者即上岸。禁止在高压线附近放风筝。组织开展触电急救演习。

第四节　急性胸痛

胸痛(Chest Pain)是指胸前区的不适感,包括胸部闷痛、刺痛、烧灼、紧缩或压榨感等,有时可放射至面颊、下颌部、咽颈部、肩部、后背部、上肢或上腹部,表现为酸胀、麻木或沉重感等,常伴有精神紧张、焦虑、恐惧感,是急诊科常见的症状之一。胸痛的病因复杂各异,且危险性存在较大的差别。急性胸痛是一些致命性疾病的主要临床表现,如急性冠状动脉综合征、主动脉夹层、急性肺栓塞等。目前,"胸痛中心"是一种新型的医疗模式,通过院内多学科及院内外急救医疗服务体系信息共享和流程优化,使急性胸痛患者得到了快速诊断和及时治疗,病死率降低,临床预后得到改善。

一、病因与发病机制

胸痛的病因涵盖各个系统,有多种分类方法,其中,从急诊处理和临床实用角度,可将胸痛分为致命性胸痛和非致命性胸痛两大类。致命性胸痛又可分为心源性胸痛和非心源性胸痛,其中急性冠脉综合征、主动脉夹层和急性肺栓塞属于致命性胸痛。

急性冠脉综合征是以冠状动脉粥样硬化斑块破溃,继发完全或不完全闭塞性血栓形成为病理基础的一组临床综合征,包括不稳定型心绞痛、非 ST 段抬高型心肌梗死和 ST 段抬高型心肌梗死;前两者又称非 ST 段抬高型急性冠脉综合征。其中,斑块破溃若形成微栓子或不完全血栓,可诱发 UA 或 NSTEMI;若形成完全性血栓,可诱发 STEMI。这些综合征均可导致心搏骤停和死亡,因此早期识别和快速反应至关重要。

主动脉夹层(Aortic Dissection,AD)是指主动脉内的血液经内膜撕裂口流入囊样变性的主动脉中层,形成夹层血肿,并随血流压力的驱动,沿主动脉壁纵轴延伸剥离导致的严重心血管急症。由于机械压迫、刺激和损伤导致突发撕裂样的胸部疼痛。约有半数主动脉夹层由高血压引起,其他病因包括遗传性血管病变如马方综合征、血管炎性疾病如 Takayasu 动脉炎、医源性因素如导管介入诊疗术、主动脉粥样硬化斑块内膜破溃以及健康女性妊娠晚期等。

急性肺栓塞引起的胸痛与低氧血症、冠状动脉灌注减少、肺动脉高压时的机械扩张和波及壁胸膜有关。

由于心、肺、大血管以及食管的传入神经进入同一个胸背神经节,通过这些内脏神经纤维,不同脏器疼痛会产生类似的胸痛表现。此外,内脏病变除产生局部疼痛外,尚可产生牵涉痛,其发生机制是由于内脏器官的痛觉纤维与由来自皮肤的感觉纤维在脊髓后角终止于同一神经元上,通过脊髓丘脑束传入大脑,大脑皮质把来自内脏的痛觉误感觉为相应体表的痛觉。

二、病情评估与判断

(一)评估与判断流程

急诊接诊急性胸痛患者时,首要任务是迅速评估患者生命体征,简要收集临床病史,判断是否有危及生命的表现,如生命体征异常、面色苍白、出汗、发绀、呼吸困难等,以决定是否需要立即对患者实施抢救;然后详细询问病史中疼痛及放射的部位、性质、持续时间、影响因素、伴发症状等,配合体格检查和辅助检查,进行综合分析与判断。需要强调的是,急诊护士面对每一例胸痛患者,均需优先排查致命性胸痛。

(二)临床表现

1.起病

ACS多在10分钟内胸痛发展到高峰,而主动脉夹层是突然起病,发病时疼痛最严重。

2.部位及放射

心绞痛或心肌梗死的疼痛常位于胸骨后或心前区,向左肩和左臂内侧放射,也可向左颈或面颊部放射而被误诊为牙痛。主动脉夹层随夹层血肿的扩展,疼痛可随近心端向远心端蔓延,升主动脉夹层疼痛可向前胸、颈、喉放射,降主动脉夹层疼痛可向肩胛间、背、腹、腰或下肢放射。急性肺栓塞、气胸常呈剧烈的患侧胸痛。

3.性质

疼痛的性质多种多样,程度可呈剧烈、轻微或隐痛。典型的心绞痛和心肌梗死呈压榨样痛并伴有压迫窒息感,而非典型疼痛表现为"胀痛"或"消化不良"等非特异性不适。主动脉夹层为骤然发生的前后移行性撕裂样剧痛。急性肺栓塞有胸膜炎性胸痛或心绞痛样疼痛。

4.持续时间及影响因素

心绞痛一般持续2~10分钟,休息或含服硝酸甘油后3~5分钟内缓解,诱因包括劳累、运动、饱餐、寒冷、情绪激动等。不稳定型心绞痛还可在患者活动耐量下降,或静息状态下发作,胸痛持续时间延长,程度加重,发作频率增加。心肌梗死的胸痛持续时间常大于30分钟,硝酸甘油无法有效缓解。呼吸时加重的胸痛多见于肺、心包或肌肉骨骼疾患。与进食关系密切的胸痛多见于食管疾病。

5.伴发症状

胸痛伴有血流动力学异常,如大汗、颈静脉怒张、血压下降或休克时,多见于致命性胸痛。胸痛伴有严重呼吸困难、发绀、烦躁不安提示呼吸系统疾病的可能性较大。恶心、呕吐可为心源性或消化系统疾病所致胸痛患者的伴发症状。

(三)体格检查

ACS患者可无特异性临床体征,部分表现为面色苍白、皮肤湿冷、发绀、颈静脉怒张、低血压、心脏杂音、肺部啰音等。主动脉夹层累及主动脉根部,可闻及主动脉瓣杂音;夹层破入心包引起心脏压塞可出现贝氏三联征,即颈静脉怒张、脉压差减小、心音低钝遥远;夹层压迫锁骨下动脉可造成脉搏短绌、双侧收缩压和(或)脉搏不对称。急性肺栓塞患者最常见体征是呼吸频率增快,可伴有口唇发绀;血压下降、休克提示大面积肺栓塞;单侧或双侧不对称性下肢肿胀、腓肠肌压痛提示患者并发深静脉血栓形成。

(四)辅助检查

1.心电图

心电图是早期快速识别 ACS 的重要工具,标准 12 或 18 导联心电图有助于识别心肌缺血部位、范围和程度。①STEMI 患者典型心电图:至少两个相邻导联 J 点后新出现 ST 段弓背向上抬高,伴或不伴病理性 Q 波、R 波减低;新发的完全左束支传导阻滞;超急性期 T 波改变。②NSTEACS 患者典型心电图:同基线心电图比较,至少 2 个相邻导联 ST 段压低≥0.1mV 或者 T 波改变,并呈动态变化。少数 UA 患者可无心电图异常表现。上述心电图变化可随心绞痛缓解而完全或部分消失,如果其变化持续 12 小时以上,提示 NSTEMI。③急性肺栓塞患者典型心电图:S Ⅰ Q Ⅲ T Ⅲ征,即Ⅰ导联 S 波加深,Ⅲ导联出现 Q 波及 T 波倒置。

2.实验室检查

心肌肌钙蛋白 I/T(cTn I/T)是诊断心肌梗死的特异性高、敏感性好的生物性标志物,高敏肌钙蛋白(hs-cTn)是检测 cTn I/T 的高敏感方法。如不能检测 cTn,肌酸激酶同工酶(CK-MB)检测可作为替代。

多数急性肺栓塞患者血气分析 $PaO_2 < 80mmHg$ 伴 $PaCO_2$ 下降。血浆 D-二聚体升高,因其敏感性高而特异性差,若其含量低于 $500\mu g/L$,有重要的排除价值。

3.超声心动图

可定位主动脉夹层内膜裂口,显示真、假腔的状态及并发心包积液和主动脉瓣关闭不全的改变等。

4.CT 血管成像

是主动脉夹层和急性肺栓塞的临床首选影像学检查。

5.肺动脉造影术

是在 CT 检查难以确诊或排除急性肺栓塞诊断时,或者患者需要血流动力学监测时应用。

(五)ACS 的危险分层

对于 ACS 患者的预后判断和治疗策略选择具有重要价值。

STEMI 高危特征包括:广泛 ST 段抬高、新发左束支传导阻滞、既往心肌梗死病史、Killip 分级>Ⅱ级、下壁心肌梗死伴左室射血分数≤35% 或收缩压<100mmHg 或心率>100 次/分或前壁导联 ST 段下移≥0.2mV 或右室导联 V4R ST 段抬高≥0.1mV、前壁心肌梗死且至少 2 个导联 ST 段抬高≥0.2mV。

三、救治与护理

(一)救治原则

急性胸痛的处理原则是首先迅速识别致命性胸痛,给予积极救治,然后针对病因进行治疗。

1.ACS 的救治原则

(1)院前急救:①首先识别并确认缺血性胸痛,获取 12 导联心电图,如果 ST 段抬高,将患者送往能进行心血管再灌注治疗的医院,有条件应提前与医院沟通。②监测生命体征和血氧饱和度,如果血氧饱和度<94%,给予吸氧。③如果发生心搏骤停,立即进行 CPR 和除颤。

④对症治疗,如舌下含服或喷雾硝酸甘油,必要时给予吗啡止痛。⑤建立静脉通路。⑥如果考虑给予院前溶栓治疗,应排除禁忌证。

(2)急诊科救治:①救治目标:识别并分诊患者,缓解缺血性胸部不适;预防和治疗 ACS 的急性致命并发症(如室颤、无脉性室速、心源性休克、急性心力衰竭等)。②危险分层:根据评估结果,可将患者划分为 STEMI、高危 NSTE-ACS 以及中低危 NSTE-ACS,分别采取不同的救治措施,见本书相关内容。③早期再灌注治疗:如果 STEMI 患者症状出现时间<12 小时,应直接行经皮冠状动脉介入治疗(Percutaneous Coronary Intervention,PCI),目标时间是从接诊到球囊扩张时间<90 分钟。如果采用静脉溶栓治疗,目标时间是从接诊到进针时间<30分钟。

2.急性主动脉夹层的救治原则

积极给予镇静与镇痛治疗,给予控制血压、负性心率与负性心肌收缩力的药物,必要时介入或外科手术治疗。

3.急性肺栓塞的救治原则

在呼吸循环支持治疗的基础上,以抗凝治疗为主;对于伴有明显呼吸困难、胸痛、低氧血症的大面积肺栓塞病例,采取溶栓、外科手术取栓或介入导管碎栓治疗。

(二)护理措施

1.即刻护理措施

急性胸痛在没有明确病因前应给予:①安静卧床休息。②连接心电、血压、呼吸和血氧饱和度监测仪,注意电极位置应避开除颤区域和心电图胸导联位置。③当有低氧血症时,给予鼻导管或面罩吸氧,使血氧饱和度≥94%。④描记 12 或 18 导联心电图,动态关注 ST 段变化。⑤建立静脉通路,保持给药途径畅通。⑥按所在部门救治流程采取动脉、静脉血标本,监测血常规、血气分析、心肌损伤标志物、电解质、凝血试验、肝肾功能、D-二聚体等。⑦对 ACS 的急性致命并发症,如室颤、无脉性室速等,准备好急救药物和抢救设备。⑧对于 NSTE-ACS 极高危缺血患者,做好紧急行冠状动脉造影(<2 小时)的准备。⑨如果病情允许,协助患者按医嘱接受 X 线胸片、CT、磁共振成像(MRI)等影像学检查。

2.胸痛护理

观察胸痛的部位、性质、严重程度、有无放射、持续时间、伴随症状、缓解和加重因素。注意疼痛程度的变化,胸痛时表情有无面色苍白、大汗和血流动力学障碍。及时向医生报告患者疼痛变化。根据医嘱使用镇痛药,及时评估止痛的效果。

3.ACS 的护理

如胸痛的病因为 ACS,护理如下。

(1)按医嘱应用药物:明确用药剂量、途径、适应证、禁忌证以及简单药物原理。

1)阿司匹林:对于疑似 STEMI 患者,若无阿司匹林过敏史和近期胃肠道出血,应遵医嘱立即让其嚼服阿司匹林 150~300mg,保证药物吸收效果。

2)硝酸酯类药物:包括硝酸甘油和硝酸异山梨酯。对于阿司匹林无法缓解的胸痛患者,若血流动力学稳定(收缩压高于 90mmHg 或低于基线值 30mmHg 以内且心率为 50~100 次/分),每 3~5 分钟让其舌下含服 1 片硝酸甘油,含服时确保舌下黏膜湿润,尽可能取坐位,以免加重低血压反应。若胸痛仍未缓解,及时报告医生,准备给予静脉滴注硝酸甘油,注意定期调整滴注速度,监测血流动力学和临床反应,使血压正常患者平均动脉压下降 10%,高血压患者平均动脉压下降 20%～30%。部分患者用药后可能出现面色潮红、头部胀痛、头晕、心动过速、心悸等不适,应告知患者是由于药物所产生的血管扩张作用所致,并注意密切观察。特别需要注意的是,对于心室前负荷不足的患者应慎用或不用硝酸甘油,这些情况包括:下壁心肌梗死和右室心肌梗死、低血压、心动过缓、心动过速、过去 24～48 小时服用过磷酸二酯酶抑制剂。

3)吗啡:对于经硝酸酯类药物治疗胸痛未缓解的患者,应及时报告医生,准备给予吗啡治疗。吗啡有扩张血管作用,可能有前负荷依赖或 UA/NSTEMI 患者应慎用吗啡,因吗啡可能与其病死率增高有关。

4)β-受体阻滞药:排除低血压、心动过缓、心力衰竭的 ACS 患者按医嘱给予 β-受体阻滞药,降低过快心率和高血压,减轻心肌耗氧。

5)氯吡格雷:具有血小板抑制剂作用,起效快、使用安全。高危 ACS 保守治疗患者或延迟性 PCI 患者在早期辅助治疗中按医嘱给予氯吡格雷可改善预后,尤其适合对阿司匹林过敏的 ACS 高危人群应用。

(2)再灌注心肌的治疗与护理:起病 3～6 小时最多在 12 小时内,做好使闭塞的冠状动脉再通的准备,使心肌得到再灌注,减小心肌坏死的范围。

1)直接 PCI 治疗的适应证:STEMI 患者,包括:①发病 12 小时内或伴有新出现左束支传导阻滞,或伴严重急性心力衰竭或心源性休克(不受发病时间限制);②发病 12 至 24 小时具有临床或心电图进行性缺血证据。

2)溶栓后 PCI 治疗的适应证:所有在院前溶栓的患者应及时转运到能进行 PCI 治疗的医院。①溶栓成功后 3 至 24 小时,或溶栓后出现心源性休克或急性严重心力衰竭时,应行冠状动脉造影并对梗死相关血管行血运重建;②溶栓治疗失败患者;③溶栓成功后若出现再发缺血、血流动力学不稳定以及危及生命的室性心律失常或有再次闭塞证据的患者。

3)PCI 术前护理:协助医生向患者及家属介绍 PCI 目的、方法。按医嘱抽取血常规、凝血试验、心肌损伤标志物、肝肾功能等化验,做好手术区域的备皮,备好便携式给氧设施及必要的抢救药品与物品,尽快护送患者到介入导管室。

4)溶栓治疗的护理:如果因各种原因不能进行 PCI 而采用溶栓治疗,应:①评估溶栓治疗的适应证和禁忌证。②按医嘱准确给药,如尿激酶(UK)、链激酶(SK)和重组组织型纤维蛋白溶酶原激活剂(rt-PA)。③监测血压的改变。④按医嘱随时做心电图,及时了解再灌注心律失常和 ST 段的改变。⑤溶栓治疗最严重的并发症是颅内出血,应密切观察患者是否发生严重头痛、视觉障碍、意识障碍等。动、静脉穿刺后要注意延长按压局部时间至不出血为止。⑥按医嘱及时抽取和送检血液标本,及时了解化验和特殊检查结果。⑦注意观察有无药物不良反应,如寒战、发热等过敏反应。

(3)并发症的监测与处理。

1)心律失常的监测与处理:注意观察监护仪及心电图的心率(律),及时识别各种心律失常,并迅速配合医生给予及时处理。

2)心源性休克的监测与处理:密切观察患者的呼吸、血压、心率及皮肤颜色、温度及潮湿度等表现。如果患者出现心率持续增快、血压有下降趋势($<90mmHg$),血氧饱和度低于94%,皮肤颜色苍白或发绀,四肢湿冷,表情淡漠等症状,应高度警惕发生心源性休克的可能,应及时通知医生,配合给予必要的处理。

心源性休克的处理:①补充血容量:估计有血容量不足,按医嘱补充液体,注意按输液计划调节滴速,观察有无呼吸困难、颈静脉充盈、恶心、呕吐、心前区疼痛加重等表现。②及时按医嘱给予药物:如血压低于$90mmHg$及时给予血管活性药物(如多巴胺)等药物静脉滴注。用药时注意观察血压和输液部位的皮肤,根据医嘱和血压具体情况调节输液速度。需要时,按医嘱采取措施纠正酸中毒及电解质紊乱,保护肾功能。③密切观察病情变化:注意观察药物作用与不良反应,密切观察心率(律)、血压、血氧饱和度、尿量和患者状况,准确记录出入水量,及时向医生报告病情变化情况。

3)急性左心衰竭的监测与处理:如患者出现不能平卧、呼吸困难、咳嗽、发绀、烦躁等心力衰竭症状时,立即准备按医嘱采取紧急措施:①体位:将患者置于坐位或半坐位。②保持呼吸道通畅,给予高流量面罩吸氧。③遵医嘱给予各种抢救药物:如静脉注射吗啡,镇静,减轻恐惧感,同时亦可降低心率,减轻心脏负荷;应用氨茶碱,解除支气管痉挛,缓解呼吸困难;给予洋地黄制剂,增加心肌收缩力和心输出量;应用硝酸甘油、硝普钠等血管扩张剂静脉滴注,扩张周围血管,减少静脉回心血量;给予呋塞米静脉注射,利尿,减少循环血量。在给药过程中,注意按药物用法给药,血管活性药物一般应用微量泵注入控制输液速度,防止低血压。但对于肺和(或)体循环淤血者,注意严格控制静脉输液速度,监测液体出入量。④密切观察病情变化,协助完善相关检查:进行心电、血压、血氧饱和度监测,密切观察药物作用及其病情变化。描记12导联心电图,留取动脉血气、脑钠肽、血常规、血糖、电解质和心肌损伤标志物等各种血标本;协助患者接受X线胸片、超声检查。

(4)心理护理:ACS患者突然发病、症状重,加之处于医院的特殊环境,告知的手术风险及医疗费用等因素均会引起紧张、恐惧、焦虑、烦躁,甚至绝望等负性情绪。因此,应重视对患者的心理护理,注意关心体贴患者。抢救过程中适时安慰和鼓励患者,有针对性地告知相关抢救措施,减轻患者的恐惧感,取得患者及家属的配合,积极配合救治,增强对治疗的信心。

(5)健康指导:在救治ACS患者的同时,结合患者病情和不同特点对患者和家属实施健康教育和康复指导,强化预防意识,已有ACS病史应预防再次梗死和其他心血管不良事件称之为二级预防。

1)改变生活方式:①合理膳食:宜摄入低热量、低脂、低胆固醇、低盐饮食,多食蔬菜、水果和粗纤维食物如芹菜、糙米等,避免暴饮暴食。②适当运动:保持适当的体力活动,以有氧运动为主,注意运动的强度和时间,以不致发生疼痛症状为度。③控制体重:在饮食治疗的基础上,结合运动和行为治疗等控制体重。④戒烟戒酒。

2)避免诱发因素:调整日常生活与工作量,不可过于劳累,避免情绪激动,减轻精神压力,保证充足睡眠。

3)正确应用药物:告知患者用药目的、作用及注意事项,指导患者正确应用抗血小板聚集、抗缺血、抗心律失常、降压降脂降糖等药物,积极治疗冠心病、高血压、高血脂、糖尿病等基础慢性疾病。

4)病情自我监测:向患者讲解疾病的知识,包括 ACS 发生的简单过程、诱因、监护意义。教会自测脉率,以及早发现心律失常。告知患者及家属心绞痛发作时的缓解方法,如心绞痛发作比以往频繁、程度加重,疼痛时间延长,应警惕心肌梗死的发生,及时就医。

4.主动脉夹层的护理

如胸痛的病因是主动脉夹层,护理如下。

(1)按医嘱给予药物治疗:①降压治疗:降压可以减轻或缓解患者胸痛,防止主动脉破裂,争取手术机会。一般静脉持续应用微量泵给药扩血管药物,如硝普钠,同时配合应用β受体阻滞药或钙离子拮抗剂,将收缩压控制在相应安全水平。用药过程中要密切监测血压变化,避免血压出现骤降或骤高,根据血压变化调节药物剂量,使血压维持在相对稳定和安全的水平。②镇痛治疗:如果患者胸痛剧烈,应及时报告医生,遵医嘱给予吗啡等治疗,观察并记录胸痛缓解情况,密切监测有无心动过缓、低血压和呼吸抑制等不良反应。

(2)密切观察病情变化:严密监测四肢血压和心率(律)的变化,观察胸痛缓解或加重情况;关注辅助检查结果,了解病情严重程度与发展趋势;出现任何异常情况,及时向医生报告。主动脉夹层极易发生夹层破裂而危及生命,应随时做好抢救的准备。

(3)做好介入治疗、手术或转运的准备:按医嘱为患者做好接受介入治疗或住院接受外科手术治疗的准备,按部门要求为转运过程中可能发生的病情变化做好充分的准备。

第五节　高原病

高原病亦称高山病、高原适应不全,是发生与高原低氧环境的一种特发病,是由于人体对高原低压性缺氧不适应,导致机体病理生理上一系列改变而引起的各种临床表现的总称。本病常在海拔 3000m 以上高原发病,高原低氧环境引起机体缺氧是其病因,返回平原后迅速恢复为其特点。上呼吸道感染、疲劳、寒冷、精神紧张、饥饿、妊娠、干燥、太阳辐射、疲劳,营养不良等为发病诱因。

一、病因及发病机制

久居高原者,机体逐渐适应高原地区特殊的自然条件。适应的原因是在神经体液的调节下,机体的各种功能有相应的改变,尤其是呼吸和循环系统更为明显。在高原地区,大气与肺泡中氧分压之差随着高度的增加而缩小,直接影响肺泡气体交换、血液携氧和结合氧在组织中释放的速度,致使机体供氧不足,产生缺氧。由于长期缺氧,使外周化学感受器对缺氧的敏感性降低,导致肺泡换气过低。其病理特点是动脉血氧饱和度降低,血红蛋白和红细胞压积增高,肺动脉压也较高原健康居民为高。

初登高原者,由于低氧而通过外周化学感受器(主要为颈动脉体),间接刺激呼吸中枢引起早期通气增加,机体可吸入更多的氧气以进行代偿。此过程即人体对高原低氧的适应过程,需1~3 个月可逐渐过渡到稳定适应,称为高原习服。

个体的适应差异极大,一般在海拔3000m以内能较快适应,4200~5330m仅部分人,且需较长时间才能适应。5330m左右为人的适应临界高度,易于发生缺氧反应。海拔愈高,大气中氧分压愈低,则机体缺氧程度也相应加重。

登高速度与劳动强度也均能影响高原反应的程度。移居高原一年内为适应不稳定期,血压波动明显,而以升高者居多。久居和世居高原者的醛固酮分泌量显著减少,从而导致血压偏低。肾素分泌增加,血液黏稠度增高等,均可能对高血压形成有影响。

精神过度紧张、疲劳、感染、营养不良以及低温等因素对发病也有影响。

(一)类型

高原病分急性和慢性两型。

1.急性高原病

指初入高原时出现的急性缺氧反应或疾病。

(1)轻型(或良性):反应型或急性高原反应;脑型急性高原病(高原昏迷或高原脑水肿)。

(2)重型(或恶性):肺型急性高原病(高原肺水肿)。

(3)混合型:肺型和脑型的综合表现。

2.慢性高原病(又称蒙赫病)

指抵高原后半年以上方发病或原有急性高原病症状迁延不愈者,少数高原世居者也可发病。

(1)高原红细胞增多症:①高原心脏病(心功能Ⅰ、Ⅱ、Ⅲ、Ⅳ级);②高原高血压(高血压Ⅰ、Ⅱ、Ⅲ期)。

(2)高原血压异常:①高原低血压;②低脉压。

(3)混合型慢性高原病:即心脏病与红细胞增多症同时存在。

(二)病情判断

短时间内进入3000m以上高原,并出现缺氧情况,或由低海拔地方进入高海拔地方时,对高原低压性缺氧不适应,导致机体病理生理上一系列改变。

1.急性高原反应

短时间内进入3000m以上高原或高原地区居民在平原生活一段时间后重返高原时,均可产生反应,有头痛、头昏、心悸、气短。重者有食欲减退、恶心、呕吐、失眠、疲乏、腹胀、胸闷、眼花、嗜睡、手足麻木、唇指发绀、心率增快等。检查有口唇轻度发绀及面部水肿等。其他症状和体征则视类型不同而异。

(1)轻型急性高原病:又称急性高原反应。急性高原反应实际上是健康人体进入高原后,受低氧环境影响所发生的正常的生理反应过程,其症状虽涉及多系统,但无器质性损害。发病高峰期是在进入高原后24~48h,通常1~2周自愈。

(2)脑型急性高原病:又称高原脑水肿或高原昏迷。急性高原病的危重类型。发病率低,但较易引起死亡。见于快速进入4000m以上高原者,发病急,多在夜间。主要病因为急性缺氧,引起脑部小血管痉挛和通透性增加,产生脑水肿。患者除有早期的急性高原反应的症状外,伴有颅压增高现象,如剧烈头痛、呕吐等。还可出现神志恍惚、抑郁或兴奋、谵妄等精神症状。个别患者抽搐,以后嗜睡、昏睡以至昏迷。患者脉率增快,呼吸极不规则,瞳孔对光反应迟钝,有时出现病理反射及视盘水肿和出血等。脑脊液正常,压力可稍偏高。有时昏迷迁延较久则留有后遗症甚至死亡。

(3)高原肺水肿:高原肺水肿发病率约为 3%。在急性高原反应的基础上,当海拔达4000m 以上则发病,但也可在 2500m 快速登山者中发病。所以有在登山后 3~48h 急速发病,也有迟至 3~10d 才发病者。急性高原病中恶性、严重的类型。其特点是发病急,病情进展迅速,多发于夜间睡眠时,不及时诊断和治疗者可危及生命。主要表现头痛、胸闷、咳嗽、呼吸困难,不能平卧等,个别严重者可有少尿、咳多量血性泡沫痰、烦躁或嗜睡,甚至神志不清。并发感染时体温升高,心率快,第二心音亢进或分裂,有的出现心功能不全,双肺呼吸音降低,可有干、湿啰音,眼底检查可见视网膜静脉弯曲扩张,视盘充血,有出血斑。X 线检查肺部可见散在性点片状或云雾状阴影,在肺门旁最明显,右侧常较左侧为重。据研究,缺氧可引起肺小静脉血管收缩,阻力增加,导致肺动脉高压;又可使肺毛细血管通透性增高,加上缺氧引起的淋巴循环障碍,最终促发肺水肿。病理检查双肺有散在片状出血区,肺泡内有纤维蛋白渗出和透明膜形成,毛细血管极度扩张、充血,并在其内有微血栓形成。寒冷与呼吸道感染可加重缺氧,咳嗽或劳累也为重要诱因。根据进入高原史和典型临床表现可以诊断,但应注意与肺炎鉴别。

(4)急性高原病混合型:是指高原肺水肿和高原脑水肿并存于同一患者,有人称为重型、极重型、特重型或恶性高原病。此型高原病病程经过复杂,昏迷时间长,有多脏器损害和衰竭,神经系统阳性体征多,可有眼底出血或脑出血,并发多种感染,病情重,发展快,病死率高。

2.慢性高原反应

有些患者虽在高原居住一定时间,但高原反应症状始终迁延存在,常出现神经衰弱综合征,有时可有心律失常或短暂性昏厥。

(1)高原红细胞增多症(HAPC):常见的慢性高原病。高原红细胞增多症久居高原,红细胞与血红蛋白增多是一种代偿功能。海拔越高,居留时间越久,其红细胞也越多。红细胞增多,则引起血液黏稠度增高。在银川地区红细胞压积及全血比黏度均高于平原地区,且男性高于女性。由于全血比黏度增高,而致循环阻力增加,加重心脏负荷和组织缺氧,机体长期慢性缺氧,体内的红细胞和血红蛋白代偿性增高,随之引起一系列缺氧表现。本病应与真性红细胞增多症鉴别。目前国内多数学者主张诊断海拔 3000~5000m 高原人的高原红细胞增多症时采用同一血液学标准,即 Hb≥200g/L,RBC≥6.5×1012/L,Hct≥0.65。其中有 2 项达到此数值则视为达到 HAPC 的血液学诊断标准;对 Hb 为 180~199g/L,RBC≥6.1×1012/L,Hct≥0.60 三项中达到两项以上数值,具有 HAPC 的临床症状体征者,也可诊断为 HAPC。

(2)高原心脏病:长期处于高原低氧环境发生慢性缺氧,肺循环阻力增加产生肺动脉高压、心肌缺氧导致右心肥大和心力衰竭的一种心脏病。高原心脏病以小儿为多见,起病急,人高原1~2 周发病,由于对缺氧的代偿能力较差,缺氧引起肺血管痉挛、硬化,使肺动脉压增高。右心室因持续负荷过重而增大,导致右心衰竭。此外,血压增高及血液黏稠度增加等对左心室也有影响,造成整个心脏肥大和全心衰竭。缺氧也可导致心肌细胞的浊肿、灶性坏死和心肌纤维断裂等。临床症状小儿有发绀、气急、水肿、阵发性咳嗽、夜啼、精神萎靡等;成人有心悸、咳嗽、发绀、水肿、体力衰退等。由于心脏扩大系以右心室为主,故 X 线检查时,小儿心脏常呈弥散性或球型扩大,成人的肺动脉明显突出,肺动脉主干直径常大于 1.5cm。尸检见右心心肌变性,肌纤维广泛断裂,间质增生水肿,肺小动脉中层肌肉增厚,肺动脉干弹力纤维消失。无论是小儿高原心脏病还是成人高原心脏病,一旦确诊,均应含有心功能诊断,这对判定疾病的严重程度、治疗效果及预后都有重要意义。心功能采用四级分类法。Ⅰ级,体力活动不受限;Ⅱ级,较多的体力活动后出现症状;Ⅲ级,轻度体力活动后出现症状;Ⅳ级,休息时出现心功能不全的症状体征。

(3)高原血压异常:包括高原高血压、高原低血压和低脉压。高原高血压症初到高原血压升高,主要由于缺氧使小血管收缩、痉挛,循环外周阻力增高,心率加速,循环时间缩短。临床表现与慢性高原反应相似,主要为神经衰弱综合征,很少引起心、肾损害。高原高血压应采用世界卫生组织关于诊断高血压的数值,即血压≥160/95mmHg 或达到其中一项者,除外其他原因所致的高血压,返平原后血压恢复正常者,即可诊断;高原高血压包括分期诊断。Ⅰ期,血压达到诊断高血压的数值,无心脑肾损害;Ⅱ期,血压达到诊断数值,具有心脑肾三项中一项损害;Ⅲ期,血压达到诊断数值,具有下列一项损害者:脑出血、高血压脑病、左心衰竭、肾衰竭、眼底出血或渗血。高原低血压症我国患病率为 10% 左右。高原低血压的临床症状多与慢性高原反应相似,临床表现为神经衰弱综合征。

(4)混合型慢性高原病:即心脏病与红细胞增多症同时存在。该病的临床特点为:明显的低氧血症,显著的红细胞增高,重度的肺动脉高压。

二、急救护理和预防

(一)急救

救治原则:尽快返回平原,迅速吸氧,改善通气,预防并发症。

1.轻型高原反应

一般都可自愈。反应重者可间断吸氧和对症治疗。采用乙酰唑胺剂量 0.25g 口服,每天 2~4 次,上山前 2d 起服至登高原后 3d。该药起利尿作用,可降低急性高原病的发病率及其严重程度,并可减轻睡眠时的缺氧状况。乙酰唑胺可提高动脉氧浓度及改善动脉血的氧合作用,防止进一步损伤肺部气体交换;还可减少蛋白尿和周围水肿等。泼尼松 5~10mg,每天 2 次口服,上山后用 3d 有利于减轻症状。此外尚可用适量镇静药、各种维生素以及氨茶碱等。

2.脑型急性高原病

治疗原则是吸氧,转低地治疗,减轻脑水肿,采用中枢兴奋药。首先连续给氧(95% 的氧和 5% 二氧化碳),清醒后仍应间断给氧。应用高渗葡萄糖、甘露醇、肾上腺皮质激素、细胞色素 C 等积极治疗以减轻脑水肿,降低脑细胞代谢,提供能量以促进恢复。可酌情使用中枢神经兴奋药如盐酸山梗菜碱(洛贝林)、尼可刹米(可拉明)等。注意水、盐和电解质平衡以及必要的抗感染措施。病情稳定后转至低处继续治疗。对危重患者可采用能量合剂和降温疗法,注意控制和预防继发感染。

3.高原肺水肿

患过高原肺水肿的人易再发,故不宜再进入高原。患者应卧床休息、吸氧,重者可进行高压氧治疗。药物可用氨茶碱、α 受体阻断药、呋塞米、胆碱能阻断剂及肾上腺皮质激素等。综合治疗效果较好。早期充分吸氧,氧的流量约每分钟 6~8L。有肺水肿者,绝对卧床休息,保暖。防止上呼吸道感染。严禁大量饮水。呋塞米(速尿)可用 20~40mg 立刻静脉注射或 40~

80mg 口服,每天 2 次,为期 2～3d。利尿期间宜补钾并观察脱水情况。有烦躁不安时,可用少量镇静药。也可采用 0.25g 氨茶碱溶于 50％葡萄糖液 40ml 缓慢静脉注射,以降低肺动脉压。口服泼尼松或静脉缓慢滴入氢化可的松可减少毛细血管渗出及解除支气管痉挛。有呼吸和心力衰竭时,应立即采用相应治疗。病情稳定后,转至海拔较低处。

4.慢性高原反应

患者应注意体质锻炼,提高对缺氧的适应能力。氧气吸入能增加动脉氧饱和度,并改善神经精神症状。转移至低地可痊愈。对症治疗用维生素 B_6、溴剂等。

5.高原红细胞增多症(HAPC)

除一般高原病预防原则外,可采用呼吸功能的锻炼方法(呼吸操、气功等)。治疗包括吸氧、高压氧、静脉放血 300～400ml 以降低红细胞数可使症状暂时缓解,放血后输入等量液体(生理盐水、右旋糖酐等)促进血液流动,改进循环,也可用补气、活血化瘀中药。最有效的方法是转低地,一般经 1～2 个月可自愈。

6.高原心脏病

治疗方法为吸氧、抗心力衰竭、降低肺动脉压、镇静、控制呼吸道感染、纠正心力衰竭、转低地治疗等,也可用能量合剂。

7.高原血压异常

高原高血压的治疗同原发性高血压。高原低血压和低脉压者应加强体力锻炼,提高肌体对高原低氧环境的适应能力,以改善心血管功能状态,提高心排出量。可服用补气活血类中草药。血压过低、症状严重者可转低地治疗。返回低地后,血压很快恢复正常。

(二)预防

(1)进入高原地区体能准备:进藏前注意体检。有严重心肺疾病、发热疾病、患有感冒和过度疲劳的人员,最好不要进藏或推迟进藏。

(2)深呼吸、呼吸操,加速高原习服,降低体内 CO_2 浓度;体育锻炼,适当锻炼、适当运动;禁止剧烈运动,在海拔 3000m 以上地区尤其应当注意;气功锻炼,改善微循环,太极拳是最好的方式。

(3)各种器质性心脏病或静息心率每分钟超过 90 次;慢性肺功能不全;癫痫、精神状态欠佳;重症胃肠道疾病;肝肾功能不全;曾患高原病者;上呼吸道感染;严重内分泌系统疾病。上述患者不宜进入高原。

(4)减少或减轻急性高原病的药物:能够减轻高原反应,维生素 C、维生素 E、维生素复合B,增强低氧耐受性。专用药品如人参类制品。供氧设备的准备如大型氧气瓶等。

(5)海拔 3000m 以上应采取缓慢登高方式,每天登高应小于 1000m,乘汽车进入者发病率低于乘飞机且汽车进入者较飞机进入者习服期为短。阶梯登高:循序渐进的方法,效果较好。人对高原的习服期在 2～3 周。制订合理行程、速度、路途,有应急预案;有高原生活经历的人同行;汽车间保持一定车距(20～30m),每 2～3 小时下车休息。节氧,避免体力负荷过重,因此刚进藏者应限制体力消耗,保持良好食欲及体重平衡。应避免劳累、注意适宜的生活、娱乐、体育锻炼方式。

(6)运动试验证明,腹式呼吸比胸式呼吸更有规律和节奏,游客在行走或攀登时,可将双手置于臀部,使手臂、锁骨、肩胛骨及腰部以上躯干的肌肉作辅助呼吸,以增加呼吸系统的活动能力。

(7)国外专家认为预防急性高原病的最好方法是阶梯性逐渐适应,在海拔 2500m 高原每天上升 300m,而在 4000m 至 5000m 高原,每天只上升 150m 较合适。但此法耗时长,后勤保障也困难。

(8)适当吸氧可减轻高原反应,药物预防简便易行,患者可在医生指导下服用高原康、党参、红景天、复方丹参片等常用药物。当反应症状加重时,应及时到医院高原病专科就诊。

第六节 急性腹痛

急性腹痛(Acute Abdominal Pain)是指发生在 1 周之内,由各种原因引起的腹腔内外脏器急性病变而表现在腹部的疼痛,是临床上常见的急症之一,具有发病急、变化多、进展快的特点,若处理不及时,极易发生严重后果,甚至危及患者生命。护士细致的评估、严密的观察和及时的护理,对把握患者抢救时机和疾病的疗效与预后起到重要的作用。

一、病因与发病机制

(一)病因

可引起腹痛的病因很多,可分为器质性和功能失调性两类。器质性病变包括急性炎症、梗阻、扩张、扭转、破裂、损伤、出血、坏死等;功能失调性因素有麻痹、痉挛、神经功能紊乱、功能暂时性失调等。

1.腹腔脏器病变引起的腹痛

可有:①急性炎症:如急性胃炎、急性胃肠炎、急性肠系膜淋巴结炎、急性肾盂肾炎、急性回肠或结肠憩室炎、自发性腹膜炎等;急性胰腺炎、阑尾炎、胆囊炎、急性化脓性胆管炎、腹腔内各种脓肿、急性盆腔炎、急性附件炎、急性泌尿系感染以及急性细菌性或阿米巴性痢疾等。②急性梗阻或扭转:常见的有急性肠梗阻(包括肠套叠、肠扭转)、腹内/外疝、胆道、肾、尿路管结石嵌顿性绞痛、胆道蛔虫症、肠系膜或大网膜扭转、急性胃或脾扭转、胃黏膜脱垂症、卵巢囊肿蒂扭转等。③急性穿孔:消化性溃疡急性穿孔、胃肠道癌或肠炎症性疾病急性穿孔、胆囊穿孔、子宫穿孔、外伤性胃肠穿孔等。④急性内出血:如腹部外伤所致肝、脾、肾等实质脏器破裂、肝癌等破裂;异位妊娠、卵巢或黄体破裂等。⑤血管病变:见于腹主动脉瘤、肾梗死、肠系膜动脉急性栓塞或血栓形成、肠系膜静脉血栓形成、急性门静脉或肝静脉血栓形成、脾梗死、夹层动脉瘤等。⑥其他:如急性胃扩张、痛经、肠易激综合征、腹壁皮肤带状疱疹等。

2.腹腔外脏器或全身性疾病引起腹痛

以胸部疾病所致的放射性腹痛和中毒、代谢疾病所致的痉挛性腹痛为多,常伴有腹外其他脏器病症,而无急性腹膜炎征象。①胸部疾病:如不典型心绞痛、急性心肌梗死、急性心包炎、主动脉夹层、肋间神经痛、下肺肺炎、肺脓肿、胸膜炎、气胸等。②代谢及中毒疾病:如铅、砷、汞、酒精中毒,尿毒症,糖尿病酮症酸中毒,低钙血症等。③变态反应性疾病:如腹型过敏性紫癥、腹型风湿热。④神经源性疾病:如脊柱结核、带状疱疹、末梢神经炎、腹型癫痫、胃肠功能紊乱、神经功能性腹痛等。

(二)腹痛发病机制

1.体性痛

脏腹膜上虽然没有感觉受体,但近脏器的肠系膜、系膜根部、小网膜及膈肌等均有脊髓性感觉神经,当病变累及其感觉神经时产生冲动,并上传至丘脑,被大脑感知。体性痛较剧烈,定位较准确,与体位有关,变换体位常可使疼痛加重。

2.内脏痛

多由消化道管壁平滑肌突然痉挛或强力收缩,管壁或脏器突然扩张,急性梗阻、缺血等刺激自主神经的痛觉纤维传导所致,常为脏器本身的疼痛。

3.牵涉痛

也称放射痛或感应性痛,是由某种病理情况致身体某一局部疼痛,疼痛部位非病变所在部位,但与病变脏器的感觉常来自于同一节段的神经纤维。

二、病情评估与判断

(一)病情评估

1.快速评估全身情况

急诊护士接诊后应首先评估患者的总体情况,初步判断病情的轻、重、缓、急,以决定是否需要做急救处理。对危重患者,应重点评估(包括神志、回答问题能力、表情、血压、脉搏、体位、疼痛程度等),之后迅速分诊送入治疗区进行急救处理,待情况允许再做详细检查。表情痛苦、面色苍白、脉搏细速、呼吸急促、大汗淋漓、仰卧不动或蜷曲侧卧、明显脱水等提示病情较重。如脉搏细速伴低血压,提示低血容量。

2.评估一般情况

①年龄:青壮年以急性胃穿孔、阑尾炎、肠梗阻、腹部外伤所致脏器破裂出血等多见。中老年以胃肠道癌肿及并发症、胆囊炎、胆石症及血管疾病等发病率高。②性别:如溃疡病穿孔、急性阑尾炎、肠梗阻、尿路结石男性多见,而胆囊炎、胰腺炎则女性多见。③既往史:了解既往有无引起急性腹痛的病史,如溃疡病、阑尾炎等,有无类似发作史,有无腹部外伤史、手术史,有无心肺等胸部疾病和糖尿病、高血压史等。女性应了解月经生产史,闭经且发生急性腹痛并伴休克者,应高度警惕异位妊娠破裂内出血。

3.重点详细询问腹痛相关信息

(1)诱发因素:胆囊炎或胆石症常于进食油腻食物后发作;急性胰腺炎发作前常有酗酒、高脂饮食、暴饮暴食史;部分机械性肠梗阻与腹部手术有关;溃疡病穿孔在饱餐后多见;剧烈活动或突然改变体位后突发腹痛可能为肠扭转;腹部受暴力作用引起剧痛伴休克者,可能是肝、脾破裂所致。

(2)疼痛部位:最早发生腹痛及压痛最明显的部位常是发生病变的部位,可帮助推断可能的病因。

(3)疼痛的起病方式、性质和程度。

1)疼痛的起病方式、性质:①炎症性急性腹痛:以腹痛、发热、压痛或腹肌紧张为主要特点。

一般起病较缓慢,多由轻渐重,剧痛呈持续性并进行性加重,炎症波及脏器浆膜和壁腹膜时,呈典型局限性或弥散性腹膜刺激征。常见于急性阑尾炎、胆囊炎、腹膜炎、胰腺炎、盆腔炎等。②穿孔性急性腹痛:以突发持续腹痛、腹膜刺激征,可伴有肠鸣音消失或气腹为主要特点。突然起病,呈剧烈的刀割样痛、烧灼样痛,后呈持续性,范围迅速扩大。常见于外伤、炎症或癌肿侵蚀导致的空腔脏器破裂,如溃疡穿孔、胃癌穿孔、胆囊穿孔、外伤性肠穿孔等。③梗阻性急性腹痛:以阵发性腹痛、呕吐、腹胀、排泄功能障碍为主要特点。多突然发生,呈阵发性剧烈绞痛,当梗阻器官并发炎症或血运障碍时,常呈持续性腹痛,阵发性加重。常见于肾、输尿管结石、胆绞痛、胆道蛔虫病、肠梗阻、肠套叠、嵌顿性疝、卵巢囊肿蒂扭转等。④出血性急性腹痛:以腹痛、失血性休克与急性贫血、隐性(内)出血或显性(外)出血(呕血、便血、尿血)为主要特点。起病较急骤,呈持续性,但不及炎症性或穿孔性腹痛剧烈,由于大量积血刺激导致急性腹膜炎,但腹膜刺激症状较轻,有急性失血症状。常见于消化性溃疡出血、肝脾破裂出血、胆道出血、肝癌破裂出血、腹主动脉瘤破裂出血、异位妊娠破裂出血等。⑤损伤性急性腹痛:以外伤、腹痛、腹膜炎或内出血综合征为主要特点。因暴力着力点不同,可有腹壁伤、空腔脏器伤及实质脏器伤造成的腹痛,原发性休克恢复后,常呈急性持续性剧烈腹痛,伴恶心、呕吐。⑥绞窄与扭转性急性腹痛:又称缺血性急性痛。疼痛呈持续性,因受阵发牵拉,可有阵发性类似绞痛加剧,常可触及压痛性包块,可有频繁干呕、消化道排空症状,早期无腹膜刺激征,随着坏死的发生而出现。⑦功能性紊乱及全身性疾病所致急性腹痛:疼痛常无明显定位,呈间歇性、一过性或不规律性,腹痛虽然严重,但体征轻,腹软,无固定压痛和反跳痛,常有精神因素或全身性疾病史。如肠道易激综合征、胃肠神经症、肠系膜动脉硬化或缺血性肠病、腹型癫痫、过敏性紫癜等。

腹部绞痛多发病急、患者痛苦,应注意鉴别,尽早明确病因。

2)疼痛程度:腹痛程度可反映腹内病变的轻重,但疼痛的个体敏感性和耐受程度差异较大,影响其评价。刀割样剧痛可能为化学刺激引起,如空腔脏器急性穿孔;梗阻性疾病为剧烈疼痛,如肠扭转、卵巢囊肿蒂扭转、肾绞痛等;脏器破裂出血性疾病引起的腹痛略次之,如宫外孕、脾破裂、肝破裂等;炎症性疾病引起的腹痛较轻,如阑尾炎、肠系膜淋巴结炎等。

(4)与发作时间、体位的关系:餐后痛可能由于胆、胰疾病,胃部肿瘤或消化不良所致;饥饿痛发作呈周期性、节律性者见于胃窦、十二指肠溃疡;子宫内膜异位者腹痛与月经周期有关;卵泡破裂者腹痛发作在月经间期。如果某些体位使腹痛加剧或减轻,有可能成为诊断的线索,如胃黏膜脱垂患者左侧卧位可使疼痛减轻;胰腺疾病患者前倾坐位或膝胸位时疼痛减轻;腹膜炎患者活动疼痛加剧,蜷缩侧卧疼痛减轻;反流性食管炎患者烧灼痛在躯体前屈时明显,而直立位时减轻。

(5)伴随症状。

1)消化道症状:①恶心、呕吐:常发生于腹痛后,可由严重腹痛引起。急性胆囊炎、溃疡病穿孔均可伴有恶心、呕吐。急性胃肠炎、胰腺炎发病早期呕吐频繁,高位肠梗阻呕吐出现早而频繁,低位肠梗阻或结肠梗阻呕吐出现晚或不出现;呕吐物的性质及量与梗阻部位有关,如呕吐宿食不含胆汁则为幽门梗阻,呕吐粪水样物常为低位肠梗阻。②排便情况:腹痛伴有呕吐,肛门停止排气、排便多见于肠梗阻;腹痛伴有腹泻,多见于急性肠炎、痢疾、炎症性肠病、肠结核等;伴有果酱样便是肠套叠的特征;伴有血便,多见绞窄性肠梗阻、肠套叠、溃疡性结肠炎、坏死性肠炎、缺血性疾病等。

2)其他伴随症状：①休克：腹痛同时伴有贫血者可能是腹腔脏器破裂（如肝、脾或异位妊娠破裂）；不伴贫血者见于急性胆管炎、胃肠穿孔、绞窄性肠梗阻、肠扭转、急性胰腺炎等。②黄疸：多见于急性胆管炎、胆总管结石、壶腹部癌或胰头癌。③发热：外科疾病一般是先有腹痛后发热；而内科疾病多先有发热后有腹痛。如伴发热、寒战者，多见于胆道感染、腹腔或腹内脏器化脓性病变、下肺炎症或脓肿等。④血尿、排尿困难：多见于泌尿系感染、结石等。⑤盆腔炎症或积液、积血时可有排便次数增多、里急后重感。

4.体格检查

重点在评估腹部情况。腹部体检时应嘱患者取仰卧位，双腿屈曲充分暴露全腹，然后对腹部进行视、触、叩、听四个方面的检查。①视诊：全腹膨胀是肠梗阻、腹膜炎晚期表现。不对称性腹胀可见于肠扭转、闭袢性肠梗阻。急性腹膜炎时腹式呼吸运动减弱或消失。注意有无胃肠蠕动波及胃肠型，腹股沟区有无肿块等。②触诊：最重要的腹部检查，着重检查腹膜刺激征，腹部肌紧张、压痛与反跳痛的部位、范围和程度。压痛最明显之处往往就是病变所在，是腹膜炎的客观体征。炎症早期或腹腔内出血表现为轻度腹肌紧张，较重的感染性病变如化脓性阑尾炎、肠穿孔表现为明显肌紧张。胃十二指肠、胆道穿孔时，腹壁可呈"板状腹"，但随着时间延长，腹腔内渗液增加而使腹膜刺激征反而减轻。注意年老体弱、肥胖、小儿或休克患者，腹膜刺激征常较实际为轻。③叩诊：先从无痛区开始，叩痛最明显处常是病变部位。肝浊音界消失提示胃肠道穿孔致膈下游离气体。移动性浊音表示腹腔积液或积血。④听诊：判断胃肠蠕动功能，一般选择脐周听诊。肠鸣音活跃、音调高、有气过水音提示机械性肠梗阻。肠鸣音消失或减弱多见于急性腹膜炎、血运性肠梗阻和肠麻痹。上腹部振水音可能提示幽门梗阻或胃扩张。

5.辅助检查

(1)实验室检查：①血常规：白细胞总数和中性粒细胞计数增多提示感染性疾病；血红蛋白及红细胞进行性减少提示有活动性出血可能。②尿常规：尿中大量红细胞提示肾绞痛、泌尿系肿瘤和损伤，白细胞增多表示感染。糖尿病酮症酸中毒可见尿糖、尿酮体阳性。③大便常规：糊状或水样便，含少量红、白细胞可能为细菌性食物中毒引起的急性肠炎；黏液脓血提示痢疾可能；血便提示有消化道出血；大便隐血阳性提示消化道肿瘤。④血生化：血、尿或腹腔积液淀粉酶增高常是急性胰腺炎；血肌酐、尿素氮升高提示肾功能不全；人绒毛膜促性腺激素有助于异位妊娠诊断。

(2)X线检查：胸部X线检查可显示肺、胸膜及心脏病变；腹部透视和摄片检查如发现膈下游离气体，提示胃肠穿孔；肠内有气液平面，肠腔内充气较多，提示肠梗阻；怀疑有尿路病变可摄腹部平片或作静脉肾盂造影。

(3)超声检查：对肝、胆、胰、脾、肾、输尿管、阑尾、子宫及附件、膀胱等形态、大小、占位病变、结石、异位妊娠、腹腔积液、腹腔内淋巴结及血管等病变等均有较高的诊断价值，是首选检查方法。在超声指引下进行脓肿、腹腔积液及积血等穿刺抽液。

(4)内镜检查：包括胃镜、十二指肠镜、胆道、小肠镜和结肠镜等，对急性腹痛的诊断具有极其重要的意义。在明确消化道出血的病因同时可行内镜下止血或病灶切除。

(5)CT检查：对病变定位定性有很大价值。其优点是不受肠管内气体的干扰。CT是评估急腹症的又一个安全、无创而快速有效的方法,特别是对判断肝胆胰等实质性脏器病变、十二指肠和主动脉病变方面较超声检查更具优势。PET-CT 检查对肿瘤的诊断更加敏感。

(6)直肠指检:盆位阑尾炎可有右侧直肠壁触痛,盆腔脓肿或积血可使直肠膀胱凹窝呈饱满感、触痛。

(7)其他检查:疑腹腔有积液或出血,可进行腹腔诊断性穿刺,吸取液体进行常规检查和细胞学检查,可以确定病变性质;阴道后穹隆穿刺主要用于判断异位妊娠破裂出血、盆腔脓肿或盆腔积液;40 岁以上患者,既往无慢性胃病史,突然发作上腹痛应常规做心电图,以识别有无心脏及心包病变。

(二)病情判断

急性腹痛的病情严重程度可分为三类:①危重:先救命后治病。患者出现呼吸困难、脉搏细弱、严重贫血貌,如腹主动脉瘤破裂、异位妊娠破裂并发重症休克,应立即实施抢救。②重:配合医生诊断与治疗。患者持续腹痛伴器官功能障碍,如消化道穿孔、绞窄性肠梗阻、卵巢囊肿蒂扭转等,应配合医生尽快完成各项相关检查,纠正患者一般情况,准备急诊手术和相关治疗。③普通,但可存在潜在危险性:通常患者体征平稳,可按常规程序接诊,细致观察,及时发现危及生命的潜在病因。如消化道溃疡、胃肠炎等,也可能有结石、恶性肿瘤的可能性。需要强调的是,面对每一例腹痛患者,均需重视并优先排查。

三、救治与护理

(一)救治原则

急性腹痛的病因虽然不同,但救治原则基本相似,即挽救生命、减轻痛苦、积极的对因治疗和预防并发症。

1.手术治疗

手术是急腹症的重要治疗手段。如肠梗阻、内脏穿孔或出血、急性阑尾炎等病因明确,有手术指征者,应及时手术治疗。

2.非手术治疗

主要适用于病因未明而腹膜炎症状不严重的患者,给予纠正水、电解质紊乱,抗感染,防治腹胀,防止休克等对症支持措施。对病因已明确而不需手术治疗、疼痛较剧烈的患者,应适当使用镇痛剂。

3.不能确诊的急腹症患者

要遵循"四禁"原则,即禁食、禁灌肠、禁止痛、禁用泻药。经密切观察和积极治疗后,腹痛不缓解,腹部体征不减轻,全身状况无好转反而加重的患者可行剖腹探查,明确病因。

(二)护理措施

1.即刻护理措施

应首先处理能威胁生命的情况,如腹痛伴有休克应及时配合抢救,迅速建立静脉通路,及时补液纠正休克。如有呕吐头应偏向一侧,以防误吸。对于病因明确者,遵医嘱积极做好术前准备。对于病因未明者,遵医嘱暂时实施非手术治疗措施。

2.控制饮食及胃肠减压

对于病情较轻且无禁忌证者,可给予少量流质或半流质饮食。病因未明或病情严重者,必须禁食。疑有空腔脏器穿孔、破裂,腹胀明显或肠梗阻患者须行胃肠减压,应注意保持引流通畅,观察与记录引流液的量、色和性状,及时更换减压器。对于病情严重,预计较长时间不能进食者,按医嘱应尽早给予肠外营养。

3.补液护理

遵医嘱给予输液,补充电解质和能量合剂,纠正体液失衡,并根据病情变化随时调整补液方案和速度。

4.遵医嘱给予抗生素控制感染

急腹症多为腹腔内炎症和脏器穿孔引起,多有感染,是抗生素治疗的确定指征。一般首先予经验性用药,宜采用广谱抗生素,且主张联合用药。待细菌培养,明确病原菌及药敏后,尽早采用针对性用药。

5.严密观察病情变化

观察期间要注意病情演变,综合分析,特别是对病因未明的急性腹痛患者,严密观察是极为重要的护理措施。观察内容包括:①意识状态及生命体征;②腹痛部位、性质、程度、范围以及腹膜刺激征的变化和胃肠功能状态(饮食、呕吐、腹胀、排便、肠蠕动、肠鸣音等);③全身情况及重要脏器功能变化;④腹腔异常,如腹腔积气、积液、肝浊音界变化和移动性浊音;⑤新的症状与体征出现等。

6.对症处理

如腹痛病因明确者,遵医嘱及时给予解痉镇痛药物。但使用止痛药物后应严密观察腹痛等病情变化,病因未明时禁用镇痛剂。高热者可给予物理降温或药物降温。

7.卧床休息

尽可能为患者提供舒适体位。一般状况良好或病情允许时宜取半卧位或斜坡卧位。注意经常更换体位,防止压疮等并发症。

8.稳定患者情绪,做好心理护理

急性腹痛往往给患者造成较大的恐惧。因此,应注意对患者及家属做好解释安慰工作,对患者的主诉采取同情性倾听,减轻焦虑,降低患者的不适感。

9.术前准备

对危重患者应在不影响诊疗前提下尽早做好必要的术前准备.一旦治疗过程中出现手术指征,立刻完善术前准备,送入手术室。

第七节　高血糖症与低血糖症

糖尿病(Diabetes Mellitus,DM)是一组由多病因引起的以慢性高血糖为特征的代谢性疾病,是由于胰岛素分泌(或)作用缺陷所引起。典型的症状为"三多一少",即多尿、多饮、多食及体重减轻。长期代谢紊乱可引起多系统及器官的功能减退及衰竭,成为致死或致残的主要原因;病情严重或应激时可发生急性严重代谢紊乱,如糖尿病酮症酸中毒、高血糖高渗状态、低血糖症等。

一、高血糖症

(一)糖尿病酮症酸中毒

糖尿病酮症酸中毒(Diabetic Ketoacidosis,DKA)是由于体内胰岛素活性重度缺乏及升糖激素不适当增高,引起糖、脂肪和蛋白质代谢紊乱,以致水、电解质和酸碱平衡失调,出现高血糖、酮症、代谢性酸中毒和脱水为主要表现的临床综合征。是糖尿病的急性并发症,也是内科常见的危象之一。

1.病因与发病机制

1型糖尿病患者有自发 DKA 倾向,DKA 也是 1 型糖尿病患者死亡的主要原因之一。2型糖尿病患者在一定诱因作用下也可发生 DKA。最常见的诱因为感染,其他包括胰岛素突然治疗中断或不适当减量、饮食不当、创伤、手术、妊娠和分娩、脑卒中、心肌梗死、精神刺激等,但有时可无明显诱因。

胰岛素活性的重度或绝对缺乏和升糖激素过多(如胰高血糖素、儿茶酚胺类、皮质醇和生长激素)是 DKA 发病的主要原因。胰岛素缺乏和胰高血糖素升高是 DKA 发展的基本因素。糖、脂肪、蛋白质三大营养物质代谢紊乱,血糖升高,脂肪分解加速,大量脂肪酸在肝脏组织经β 氧化产生大量乙酰乙酸、β-羟丁酸和丙酮,三者统称为酮体。当酮体超过机体的氧化能力时,血中酮体升高并从尿中排出,形成糖尿病酮症。乙酰乙酸、β-羟丁酸为较强有机酸,大量消耗体内储备碱,当代谢紊乱进一步加剧,超过机体酸碱平衡的调节能力时,即发生代谢性酸中毒。出现意识障碍时则为糖尿病酮症酸中毒昏迷。主要病理生理改变包括酸中毒、严重脱水、电解质平衡紊乱、周围循环衰竭、肾衰竭和中枢神经系统功能障碍。

2.病情评估与判断

(1)病情评估。

1)病史及诱发因素:评估患者有无糖尿病病史或家族史,有时患者可能不清楚是否患有糖尿病。1 型糖尿病患者有自发 DKA 倾向,2 型糖尿病患者在某些诱因作用下也可发生 DKA,如感染、降糖药物应用不规范、胰岛素抗药性、拮抗激素分泌过多、应激状态、饮食失调或胃肠疾患、妊娠和分娩、糖尿病未控制或病情加重等,但亦可无明显诱因。

2)临床表现:早期糖尿病原有"三多一少"症状加重,酸中毒失代偿后,患者出现四肢乏力、口干、食欲不佳、恶心、呕吐,伴头痛、烦躁、嗜睡等症状,呼吸深快,呼气中有烂苹果味。随着病情的迅速发展,出现严重失水、皮肤干燥且弹性差、眼眶下陷、尿量减少、心率加快、脉搏细速、四肢发冷、血压下降。晚期各种反应迟钝,甚至消失,患者出现不同程度的意识障碍,最终导致昏迷。少数患者临床表现为腹痛,似急腹症。

3)辅助检查:①尿:尿糖、尿酮体均呈阳性或强阳性,可有蛋白尿及管型尿。②血:血糖明显升高,多数为 16.7~33.3mmol/L,超过 33.3mmol/L 时常伴有高渗状态或肾功能障碍;血酮体定量检查多在 4.8mmol/L 以上;CO_2CP 降低;酸中毒失代偿后血动脉血 pH 下降。

(2)病情判断:当尿酮体阳性,同时血糖增高,血 pH 降低者,无论有无糖尿病史均高度怀疑 DKA。

根据酸中毒的程度,DKA 分为轻、中、重度。轻度是指仅有酮症而无酸中毒,即糖尿病酮症；中度指除酮症外，伴有轻度至中度的酸中毒，即 DKA；重度是指酸中毒伴随意识障碍，即 Dl＜A 昏迷，或无意识障碍，但二氧化碳结合力低于 10mmol/L。

3.救治与护理

(1)救治原则：DKA 一旦明确诊断，应及时给予相应急救处理：①尽快补液以恢复血容量、纠正失水状态，是抢救 DKA 的首要措施。②给予胰岛素，降低血糖。③纠正电解质及酸碱平衡失调。④积极寻找和消除诱因，防治并发症，降低病死率：包括防治感染、脑水肿、心力衰竭、急性肾衰竭等。

(2)护理措施。

1)即刻护理措施：保持呼吸道通畅，防止误吸，必要时建立人工气道。如有低氧血症伴呼吸困难，给予吸氧 3～4L/min。立即查验血糖、留尿标本，建立静脉通路，立即开放 2 条以上静脉通道补液。采取动脉血标本行血气分析，及时送检血、尿等相关检查标本。

2)补液：对抢救 DKA 患者十分关键，补液治疗不仅能纠正失水，快速恢复肾灌注，还利有于降低血糖、排出酮体。通常先补充生理盐水。补液量和速度的管理非常重要，DKA 失水量可超过体重的 10％，可根据患者体重和失水程度来估算。如患者无心力衰竭，开始时补液速度较快，在 2 小时内输入 0.9％氯化钠 1000～2000ml，以尽快补充血容量，改善周围循环和肾功能。以后根据血压、心率、每小时尿量、周围循环情况及有无发热、呕吐、腹泻等决定补液量和速度，老年患者及有心肾疾病患者，必要时监测中心静脉压，以便调节输液速度和量。第 2～6 小时输液 1000～2000ml。第一个 24 小时输液量总量一般为 4000～6000ml，严重失水者可达 6000～8000ml。如治疗前已有低血压或休克，快速输液不能有效升高血压，应按医嘱输入胶体溶液并采取其他抗休克措施。补液途径以静脉为主，胃肠道补液为辅，鼓励清醒患者多饮水，昏迷患者可通过胃管补液，但不宜用于有呕吐、胃肠胀气或上消化道出血者。

3)胰岛素治疗：目前均采用小剂量（短效）胰岛素治疗方案，即每小时给予每公斤体重 0.1U胰岛素，以便血糖快速平稳下降而又不发生低血糖，同时抑制脂肪分解和酮体生成，通常将短效胰岛素加入生理盐水中持续静脉滴注。血糖下降速度一般以每小时约下降 3.9～6.1 mmol/L(70～110mg/dl)为宜，每 1～2 小时复查血糖，若 2 小时后血糖下降不理想或反而升高，且脱水已基本纠正，提示患者对胰岛素敏感性较低，胰岛素剂量可加倍。当血糖降至 13.9mmol/L时，可按医嘱开始输入 5％葡萄糖溶液，按比例加入短效胰岛素，此时仍需每 4～6 小时复查血糖，调节输液中胰岛素比例。患者尿酮体消失后，可根据其血糖、进食情况等调节胰岛素剂量或改为每 4～6 小时皮下注射一次胰岛素，使血糖水平稳定在较安全的范围内。病情稳定后过渡到胰岛素常规皮下注射。

4)纠正电解质及酸碱平衡失调：轻、中度 DKA 经输液和胰岛素治疗后，酮体水平下降，酸中毒随代谢紊乱的纠正而恢复，一般不必补碱。血 pH≤7.1 的严重酸中毒影响心血管、呼吸和神经系统功能，应给予相应治疗，但补碱不宜过多、过快，以防诱发或加重脑水肿、血钾下降和反跳性碱中毒等。应采用小剂量等渗碳酸氢钠(1.25％～1.4％)溶液静脉输入，补碱的同时应监测动脉血气情况。

DKA 患者有不同程度失钾，治疗前的血钾水平不能真实反映体内缺钾程度，补钾的时间、速度和量应根据血钾水平和尿量来制订：①治疗前血钾低于正常，立即开始补钾；②血钾正常、尿量＞40ml/h,也立即开始补钾;③血钾高于正常或无尿时,暂缓补钾。在治疗过程中需定时监测心电、血钾和尿量,调整补钾量及速度,病情恢复后仍需继续口服钾盐数天。对于治疗前血钾正常、偏低或因少尿升高的患者,警惕治疗后可出现低血钾,严重者可发生心律失常;血钠、血氯可降低,血尿素氮和肌酐增高。

5)严密观察病情:在抢救患者的过程中需注意治疗措施之间的协调,重视病情观察,防治并发症,尤其是脑水肿和肾衰竭等,以维持重要脏器功能。①生命体征的观察:严重酸中毒可使外周血管扩张,导致低体温和低血压,并降低机体对胰岛素的敏感性,故应严密监测患者体温、血压的变化,及时采取措施。②心律失常、心力衰竭的观察:血钾过低、过高均可引起严重心律失常,应密切观察患者心电监护情况,尽早发现,及时治疗。年老或并发冠状动脉病(尤其是心肌梗死)、补液过多可导致心力衰竭和肺水肿,应注意预防,一旦出现患者咳嗽、呼吸困难、烦躁不安、脉搏加快,特别是在昏迷好转时出现上述表现,提示输液过量的可能,应立即减慢输液速度,并立即报告医生,遵医嘱给予及时处理。③脑水肿的观察:脑水肿是 DKA 最严重的并发症,病死率高,可能与补碱不当、长期脑缺氧和血糖下降过快、补液过多等因素有关,需密切观察患者意识状态、瞳孔大小以及对光反射。如 DKA 患者经治疗后血糖下降、酸中毒改善,但昏迷反而加重,或患者虽然一度清醒,但出现烦躁、心率快等,要警惕脑水肿的可能。④尿量的观察:密切观察患者尿量的变化,准确记录 24 小时液体出入量。DKA 时失水、休克,或原来已有肾脏病变等,均可引起急性肾衰竭,肾衰竭是本症主要死亡原因之一,要注意预防。尿量是衡量患者失水状态和肾功能的简明指标,如尿量＜30ml/h 时,应及时通知医生,给予积极处理。

6)积极处理诱因,预防感染,遵医嘱应用抗生素。

7)其他:及时采血、留取尿标本,监测尿糖、尿酮、电解质及血气分析等结果。加强基础护理,昏迷患者应勤翻身,做好口腔和会阴护理,防止压疮和继发性感染的发生。

(二)高血糖高渗状态

高血糖高渗状态(Hyperosmolar Hyperglycemic State,HHS),也被称为糖尿病高渗性非酮症昏迷,是糖尿病急性代谢紊乱的另一类型,临床以严重高血糖、无明显酮症酸中毒、血浆渗透压明显升高、不同程度的意识障碍和脱水为特点。多见于老年 2 型糖尿病患者,约 2/3 患者发病前无糖尿病病史或糖尿病症状较轻。

1.病因与发病机制

最初表现常被忽视,诱因为引起血糖增高和脱水的因素:急性感染、外伤、手术、脑血管意外、水摄入不足或失水、透析治疗、静脉高营养疗法以及使用糖皮质激素、免疫抑制剂、利尿药、甘露醇等药物,有时在病程早期因未确诊糖尿病而输入大量葡萄糖液或因口渴而摄入大量含糖饮料可诱发本病。

HHS 的发病机制复杂,未完全阐明。各种诱因下,升糖激素分泌增加,进一步抑制胰岛素的分泌,加重胰岛素抵抗,糖代谢紊乱加重,血糖升高导致渗透性利尿,大量失水,失水多于失盐,血容量减少,血液浓缩,渗透压升高,导致细胞内脱水和电解质紊乱,脑细胞脱水和损害导致脑细胞功能减退,引起意识障碍甚至昏迷。

2.病情评估与判断

(1)病情评估

1)健康史:评估有无糖尿病病史及诱发 HHS 诱因,如应激、摄水不足、失水过多、高糖摄入、使用易诱发的药物等。

2)临床表现:本病起病缓慢,可从数日到数周,主要表现为多尿、多饮,有食欲减退或不明显的多食。随着病程进展,出现严重的脱水和神经系统症状和体征。脱水表现为皮肤干燥和弹性减退、眼球凹陷、唇舌干裂、脉搏快而弱,卧位时颈静脉充盈不良,立位时血压下降。神经系统表现为反应迟钝、烦躁或淡漠、抽搐、嗜睡、渐陷入昏迷。患者晚期尿少甚至尿闭。

3)辅助检查:血糖达到或超过 33.3mmol/L(一般 33.3~66.6mmol/L),尿糖强阳性,尿酮体阴性或弱阳性,血浆渗透压达到或超过 320mOsm/L,动脉血气分析示 pH≥7.30 或血 HCO_3^- 浓度≥15mmol/L。

(2)病情判断:对于昏迷的老年人,脱水伴有尿糖或高血糖,特别是有糖尿病史并使用过利尿药、糖皮质激素、苯妥英钠或普萘洛尔者,应高度警惕发生高血糖高渗状态的可能。一旦发生,即应视为危重症。

出现以下表现者提示预后不良:①昏迷持续 48 小时尚未恢复;②血浆高渗透状态于 48 小时内未能纠正;③昏迷伴癫痫样抽搐和病理反射征阳性;④血肌酐和尿素氮持续增高不降低;⑤并发革兰氏阴性菌感染;⑥出现横纹肌溶解或肌酸激酶升高。

3.救治与护理

(1)救治原则:HHS 需给予紧急处理,有条件应尽快收住重症监护室。处理原则为:尽快补液以恢复血容量、纠正失水状态及高渗状态,降低血糖,同时积极寻找和消除诱因,防治并发症,降低病死率。

(2)护理措施。

1)即刻护理措施:立即给予吸氧,保持呼吸道通畅。建立 2~3 条静脉通路予以补液。遵医嘱采集血、尿标本进行急诊相关检查。

2)补液:HHS 失水比 DKA 更严重,失水量多在发病前体液的 1/4 或体重的 1/8 以上,应积极谨慎补液以恢复血容量,纠正高渗和脱水状态。目前多主张先静脉输入等渗盐水(0.9%氯化钠),以便较快扩张微循环而补充血容量,迅速纠正低血压。若血容量恢复,血压上升而渗透压和血钠仍不下降时,应注意按医嘱改用低渗氯化钠溶液(0.45%氯化钠)。补液的速度宜先快后慢,最初 12 小时补液量为失液总量的 1/2,其余在 24~36 小时内补入,并加上当日的尿量。视病情可给予经胃肠道补液。

3)胰岛素治疗与护理:宜应用小剂量短效胰岛素。大剂量胰岛素因使血糖降低过快而易产生低血糖、低血钾和促发脑水肿,故不宜使用。高血糖是维持血容量的重要因素,因此监测血糖尤为重要,当血糖降至 16.7mmol/L 时开始输入 5%葡萄糖液并在每 2~4g 中加入 1U 胰岛素,当血糖降至 13.9mmol/L,血浆渗透压≤330mmol/L 时,应及时报告医生,按医嘱停用或减少胰岛素。

4)严密观察病情:与糖尿病酮症酸中毒的病情观察基本相同,此外,仍需注意以下情况:①补液量过多、过快时,可能发生肺水肿等并发症。②补充大量低渗溶液,有发生溶血、脑水肿及低血容量休克的危险,应随时注意观察患者的呼吸、脉搏、血压、神志、尿量和尿色情况。一旦发现尿液呈粉红色,为发生溶血,立即停止输入低渗液体,报告医生,遵医嘱给予对症处理。

5)基础护理:患者绝对卧床休息,注意保暖。昏迷者应保持气道通畅,保持皮肤清洁,预防压疮和继发性感染。

二、低血糖症

低血糖症(hypoglycemia)是由多种原因引起的以静脉血浆葡萄糖(简称血糖)浓度低于正常值状态,临床上以交感神经兴奋和脑细胞缺糖为主要特点的综合征。一般以静脉血浆葡萄糖浓度低于2.8mmol/L作为低血糖症的标准。糖尿病患者在药物治疗过程中发生血糖过低现象,血糖水平≤3.9mmol/L就属于低血糖范畴。当血糖降低时,出现交感神经兴奋的症状,持续严重的低血糖将导致患者昏迷,可造成永久性的脑损伤,甚至死亡。

(一)病因与发病机制

低血糖症是多种原因所致的临床综合征,按病因不同,可分为器质性及功能性;按照低血糖的发生与进食的关系分为空腹低血糖和餐后低血糖两种临床类型。空腹低血糖常见于使用胰岛素治疗、口服磺脲类药物、高胰岛素血症、胰岛素瘤、重症疾病(肝衰竭、心力衰竭、肾衰竭等)、升糖激素缺乏(皮质醇、生长激素、胰高糖素等)等;餐后低血糖常见于2型糖尿病患者初期餐后胰岛素分泌高峰延迟、糖类代谢酶的先天性缺乏、倾倒综合征、肠外营养治疗等。

人体内血糖的正常维持有赖于消化道、肝脏、肾脏及内分泌腺体等多器官功能的协调一致。人体通过神经—体液调节机制来维持血糖的稳定。其主要的生理意义在于保证对脑细胞的供能,脑细胞所需的能量几乎完全直接来自于葡萄糖,而且本身没有糖原储备。当血糖降到2.8～3.0mmol/L时,体内胰岛素分泌减少,而升糖激素如肾上腺素、胰升糖素、皮质醇分泌增加,肝糖原产生增加,糖利用减少,引起交感神经兴奋,大量儿茶酚胺释放。当血糖降到2.5～2.8mmol/L时,由于能量供应不足使大脑皮质功能抑制,皮质下功能异常。

(二)病情评估与判断

1.病情评估

(1)健康史:评估有无糖尿病病史及诱发低血糖的病因,如进食和应用降糖药物等因素。

(2)临床表现:低血糖症常呈发作性,发作时间及频率随病因不同而有所差异。其临床表现可归纳为中枢神经低血糖症状和交感神经兴奋两组症状。

交感神经过度兴奋症状:表现为心悸、面色苍白、出汗、颤抖、饥饿、焦虑、紧张、软弱无力、流涎、四肢冰凉、震颤、血压轻度升高等。糖尿病患者由于血糖快速下降,即使血糖高于2.8mmol/L,也可出现明显的交感神经兴奋症状,称为"低血糖反应(Reactive Hypoglycemia)"。

中枢神经系统症状:主要为脑功能障碍症状,是大脑缺乏足量葡萄糖供应时功能失调的一系列表现。表现为注意力不集中、思维和语言迟钝、头晕、视物不清等。大脑皮层下受抑制时可出现骚动不安,甚而强直性惊厥、锥体束征阳性。波及延髓时进入昏迷状态,各种反射消失。如果低血糖持续得不到纠正,常不易逆转甚至死亡。

部分患者虽然低血糖但无明显症状,往往不被觉察,极易进展成严重低血糖症,陷于昏迷或惊厥称为未察觉低血糖症(Hypoglycemia Unawareness)。

低血糖时临床表现的严重程度取决于：①低血糖的程度；②低血糖发生的速度及持续时间；③机体对低血糖的反应性；④年龄等。

（3）辅助检查：血糖测定多低于 2.8mmol/L，但长期高血糖的糖尿病患者血糖突然下降时，虽然血糖高于此水平仍会出现低血糖反应的症状。

2.病情判断

可依据 Whipple 三联征（Whipple Triad）确定低血糖：①低血糖症状；②发作时血糖低于正常值（如 2.8mmol/L）；③供糖后低血糖症状迅速缓解。根据血糖水平，低血糖症可分为轻、中、重度，血糖＜2.8mmol/L 为轻度低血糖，血糖＜2.2mmol/L 为中度低血糖，血糖＜1.11mmol/L 为重度低血糖。

（三）救治与护理

1.救治原则

救治原则为及时识别低血糖症、迅速升高血糖、去除病因和预防再发生低血糖。

（1）紧急复苏：遇有昏迷、心率加快者立即采取相应复苏措施。立即测定血糖，遵医嘱进行其他相关检查。

（2）升高血糖：根据病情口服含糖溶液或静脉注射 50％葡萄糖，必要时遵医嘱采用抑制胰岛素分泌的药物治疗。

（3）去除病因：及早查明病因，积极治疗原发病。

2.护理措施

（1）即刻护理措施：立即检测血糖水平。对意识模糊者，应注意开放气道，保持呼吸道通畅。必要时，给予氧气吸入。

（2）补充葡萄糖：意识清楚者，口服含 15～20g 糖的糖水、含糖饮料，或进食糖果、饼干、面包、馒头等即可缓解。15 分钟后监测若血糖仍≤3.9mmol/L，再给予 15g 葡萄糖口服。重者和疑似低血糖昏迷的患者，应及时测定毛细血管血糖，甚至无须血糖结果，及时给予 50％葡萄糖液 20ml 静脉注射，15 分钟后若血糖仍≤3.9mmol/L，继以 50％葡萄糖液 60ml 静脉注射，也可给予 5％或 10％的葡萄糖液静脉滴注，必要时可遵医嘱加用氢化可的松和（或）胰高糖素肌内或静脉注射。神志不清者，切忌喂食以避免呼吸道窒息。昏迷患者清醒后，或血糖仍≥3.9mmol/L，但距离下次就餐时间在一个小时以上，给予含淀粉或蛋白质食物，以防再次昏迷。

（3）严密观察病情：严密观察生命体征、神志变化、心电图、尿量等。定时监测血糖。意识恢复后，继续监测血糖24～48 小时，同时注意低血糖症诱发的心、脑血管意外事件，要注意观察是否有出汗、嗜睡、意识模糊等再度低血糖状态，以便及时处理。

（4）加强护理：意识模糊患者按昏迷常规护理。抽搐者除补充葡萄糖外，按医嘱可酌情使用适量镇静剂，注意保护患者，防止外伤。

（5）健康教育：低血糖症纠正后，对患者及时的实施糖尿病教育，指导糖尿病患者合理饮食、进餐和自我检测血糖方法，让患者知晓在胰岛素和口服降糖药治疗过程中可能会发生低血糖，指导患者携带糖尿病急救卡，对于儿童或老年患者的家属也要进行相关的培训，教会患者及亲属识别低血糖早期表现和自救方法。

第八节　脑疝

脑疝是由于颅内压不断增高,其自动调节机制失代偿,脑组织从压力较高区向低压区移位,部分脑组织通过颅内生理空间或裂隙疝出,压迫脑干和相邻的重要血管和神经,出现特有的临床征象,是颅内压增高的危象,也是引起患者死亡的主要原因。脑疝是脑移位进一步发展的后果,一经形成便会直接威胁中脑或延髓,损害生命中枢,常于短期内引起死亡。

一、专科护理

(一)护理要点

降低颅内压,严密观察病情变化,及时发现脑疝发生,给予急救护理。

(二)主要护理问题

1.脑组织灌注量异常

与颅内压增高、脑疝有关。

2.清理呼吸道无效

与脑疝发生意识障碍有关。

3.躯体移动障碍

与脑疝有关。

4.潜在并发症

意识障碍、呼吸、心搏骤停。

(三)护理措施

1.一般护理

病室温湿度适宜,定期开窗通风,光线柔和,减少人员探视。患者取头高位,床头抬高$15°\sim30°$,做好基础护理。急救药品、物品及器械完好备用。

2.对症护理

如下所述。

(1)脑组织灌注量异常的护理。

1)给予低流量持续吸氧。

2)药物治疗颅内压增高,防止颅内压反跳现象发生。

3)维持血压的稳定性,从而保证颅内血液的灌注。

(2)清理呼吸道无效的护理。

1)及时清理呼吸道分泌物,保持呼吸道通畅。

2)舌根后坠者应抬起下颌或放置口咽通气道,以免阻碍呼吸。

3)翻身后保证患者体位舒适,处于功能位,防止颈部扭曲。

4)昏迷患者必要时行气管插管或气管切开,防止二氧化碳蓄积而加重颅内压增高,必要时使用呼吸机辅助呼吸。

(3)躯体移动障碍的护理。

1)给予每1~2小时翻身1次,避免拖、拉、推等动作。

2)每日行四肢关节被动活动并给予肌肉按摩,防止肢体挛缩。

3)保持肢体处于功能位,防止足下垂。

(4)潜在并发症的护理。

1)密切观察脑疝的前驱症状,及早发现颅内压增高,及时对症处理。

2)加强气管插管、气管切开患者的护理,进行湿化气道,避免呼吸道分泌物黏稠不易排出。

3)对呼吸骤停者,在迅速降颅压的基础上按脑复苏技术进行抢救,给予呼吸支持、循环支持和药物支持。

二、健康指导

(一)疾病知识指导

1.概念

当颅腔内某一分腔有占位性病变时,该分腔的压力高于邻近分腔,由于颅压的持续增高迫使一部分脑组织向压力最小的方向移位,并被挤进一些狭窄的裂隙,造成该处脑组织、血管及神经受压,产生相应的临床症状和体征,称为脑疝。根据移位的脑组织及其通过的硬脑膜间隙和孔道,可将脑疝分为:小脑幕切迹疝(tentorialhernia),是位于幕上的脑组织(颞叶的海马回、沟回)通过小脑幕切迹被挤向幕下,又称颞叶沟回疝;枕骨大孔疝(tonsillarhernia)是位于幕下的小脑扁桃体及延髓经枕骨大孔被挤向椎管内,又称为小脑扁桃体疝;一侧大脑半球的扣带回经镰下孔被挤入对侧分腔可产生大脑镰下疝(subfalcialhernia),又称扣带回疝。

2.主要的临床症状

如下所述。

(1)小脑幕切迹疝。

1)颅内压增高的症状:表现为剧烈头痛及频繁呕吐,并有烦躁不安。

2)意识改变:表现为意识模糊、浅昏迷以至深昏迷,对外界的刺激反应迟钝或消失。

3)瞳孔改变:双侧瞳孔不等大。初起时患侧瞳孔略缩小,对光反射稍迟钝,逐渐患侧瞳孔出现散大,略不规则,直接及间接对光反射消失,但对侧瞳孔仍可正常。这是由于患侧动眼神经受到压迫牵拉所致。另外,患侧还可有眼睑下垂、眼球外斜等。如脑疝继续发展,则出现双侧瞳孔散大,对光反射消失。

4)运动障碍:多发生于瞳孔散大侧的对侧,表现为肢体的自主活动减少或消失。如果脑疝继续发展,症状可波及双侧,引起四肢肌力减退或间歇性出现头颈后仰、四肢挺直、躯背过伸、角弓反张等去大脑强直症状,是脑干严重受损的特征性表现。

5)生命体征的紊乱:表现为血压、脉搏、呼吸、体温的改变。严重时血压忽高忽低,呼吸忽快忽慢,出现面色潮红、大汗淋漓,或者面色苍白等症状。体温可高达41℃以上,也可低至35℃以下而不升,甚至呼吸、心跳相继停止而死亡。

(2)枕骨大孔疝:表现为颅内压增高、剧烈头痛、频繁呕吐、颈项强直或强迫头位等。生命体征紊乱出现较早,意识障碍、瞳孔改变出现较晚。因脑干缺氧,瞳孔可忽大忽小。由于位于延髓的呼吸中枢严重受损,呼吸功能衰竭的表现更为突出,患者早期即可突发呼吸骤停而死亡。

（3）大脑镰下疝：引起患侧大脑半球内侧面受压部的脑组织软化坏死，可出现对侧下肢轻瘫，排尿障碍等症状。

3.脑疝的诊断

脑疝的最大危害是干扰或损害脑干功能，通过脑干受累临床表现进行诊断。由于病程短促，常常无法进行头部 CT 检查。

4.脑疝的处理原则

如下所述。

（1）关键在于及时发现和处理：对于需要手术治疗的病例，应尽快进行手术治疗。患者出现典型脑疝症状时，应立即选用快速降低颅内压的方法进行紧急处理。

（2）可通过脑脊液分流术、侧脑室外引流术等降低颅内压、治疗脑疝。

（二）饮食指导

（1）保证热量、蛋白质、维生素、糖类、氨基酸等摄入。

（2）注意水、电解质平衡。

（3）保持大便通畅，必要时可使用开塞露通便、服用缓泻剂或给予灌肠。

（三）用药指导

（1）遵医嘱按时、准确使用脱水利尿药物，甘露醇应快速静脉滴注，同时要预防静脉炎的发生。

（2）补充钾、镁离子等限制输液滴速药物时，要告知患者家属注意事项，合理安排选择穿刺血管。

（3）根据病情变化调整抗生素前，详细询问药物过敏史。

（四）日常生活指导

（1）意识昏迷、植物生存状态患者应每日定时翻身、叩背，保持皮肤完整性。加强观察与护理，防止压疮、泌尿系感染、肺部感染，暴露性角膜炎及废用综合征等并发症发生。

（2）肢体保持功能位，给予康复训练。

三、循证护理

脑疝是颅内高压的严重并发症。张治华对 126 例外伤性颅内血肿致脑疝患者的研究结果显示，当患者 GCS 评分从 8 分逐渐下降时，应加大脱水治疗力度，改善患者的颅内高压状态，为手术赢得时间。王自然的研究结果显示，对于重度妊娠高血压综合征的患者，护理人员应重视观察意识、瞳孔的变化，尤其重视对应用镇静剂的患者的夜间观察，以便预防或及早发现脑疝的发生。

第九节　多器官功能障碍综合征

一、定义

多器官功能障碍综合征（Multiple Organdy Sfunction Syndrome，MODS）是指机体遭受严重创伤、休克、感染及外科大手术等机械损伤 24h 后，2 个或 2 个以上的器官或系统同时或序贯发生功能障碍或衰竭,不能维持自身的生理功能,从而影响全身内环境稳定的临床综合征。本综合征在概念上强调原发致病因素是急性的,器官功能不全是多发的、进行的、动态的,器官功能障碍是可逆的,可在其发展的任何阶段进行干预治疗,功能可望恢复。

二、病因与发病机制

(一)病因

任何可引起全身炎症反应的疾病均可发生 MODS,如严重创伤、心搏骤停复苏后、严重急腹症、脓毒血症、妇科急症等。患者如患有冠心病、肝硬化、慢性肾衰竭、糖尿病、系统性红斑狼疮、营养不良等时,更易发生 MODS;输血、输液、用药或呼吸机使用不当也是 MODS 的诱因。

1.严重创伤

严重的创(烧、战)伤是诱发 MODS 的基本因素之一。严重创伤、大面积烧伤和侵袭性大手术、冻伤、挤压综合征导致的组织损伤常引起急性肺、心、肾、肝、消化道和凝血等脏器、系统功能衰竭。

2.休克

各脏器常因血流不足而呈低灌流状态,组织缺血、缺氧、毒性物质蓄积等影响、损害各器官的功能,尤其是创伤大出血和严重感染引起的休克更易发生 MODS。

3.严重感染

败血症时菌群紊乱、细菌移位及局部感染病灶也是发生 MODS 的主要因素之一。

4.大量输血、输液及药物使用不当

大量输血后微小凝集块可导致肺功能障碍,凝血因子的缺乏能造成出血倾向;输液过多可使左心负荷增加,严重时能引起急性左心功能衰竭、肺水肿;长期、大量使用抗生素能引起肝、肾功能损害、菌群紊乱;大量去甲肾上腺素等血管收缩药可引起血管的强烈收缩,造成组织灌注不良。

5.心脏、呼吸骤停

造成各脏器缺血、缺氧,而复苏后又可引起"再灌注"损害,这样可发生 MODS。随着 CPR 技术的不断发展,心肺复苏的成功率日渐提高,自主循环恢复后常发生心血管功能和血流动力学的紊乱,表现为低血容量休克、心源性休克和全身炎症反应综合征(SIRS)。复苏后出现的 MODS 及复苏后多器官功能障碍综合征(Post-ResuscitationmODS,PR-MODS/PRM)在临床上也越发常见。

(二)发病机制

如下所述。

1.炎症失控假说

炎症反应学说是 MODS 最基本的发病机制。MODS 是由于机体受到创伤和感染刺激而发生的炎症反应过于强烈以至促炎—抗感染失衡,从而损伤自身细胞的结果。MODS 发病过程中除感染或创伤引起的毒素释放和组织损伤外,主要通过内源性介质的释放引起全身炎症反应,目前把这些统称为 SIRS。

2.缺血—再灌注损伤与自由基学说

缺血再灌注和自由基损伤是 MODS 的重要机制之一。近年来,人们在缺血—再灌注损伤

学说中,又引入了内皮细胞与白细胞相互作用引起器官实质细胞损伤的观点,即血管内皮细胞(EC)能通过多种凝血因子和炎症介质,与多形核白细胞(PMN)相互作用,产生黏附连锁反应,导致器官微循环障碍和实质器官损伤。

3.肠屏障功能损伤及肠道细菌移位

胃肠道是创伤、急腹症及大手术患者等危重患者并发脓毒血症的重要细菌和(或)内毒素来源,是 MODS 中始动器官之一。由于禁食、制酸剂、抗生素等的不合理应用,肠道菌群失调,肠道屏障功能破坏,通透性升高,动力丧失,细菌移位,均成为 MODS 患者菌血症来源。

4.应激基因理论

应激基因反应是指一类由基因程序控制,能对环境应激刺激做出反应的过程,如热休克反应、氧化应激反应、紫外线反应、急性期反应等。应激基因反应能促进创伤、休克、感染、炎症等应激打击后细胞代谢所需的蛋白合成。应激基因引起的细胞功能改变的最终后果,是导致机体不再能对最初或以后的打击做出反应,而发生 MODS。

5.两次打击和双击预激假说

最早的严重损伤可被视为第一次打击,在该次打击时,可使全身免疫系统处于预激状态,此后,如果病情平稳,则炎症反应逐渐消退,损伤的组织得以修复。当受到再次打击时,全身炎症反应将成倍扩增,可超大量的产生各种继发性炎症介质。

三、临床表现与诊断

(一)临床表现

主要临床表现为各系统器官的功能变化。肺脏是衰竭发生率最高、发生最早的器官。肠黏膜屏障功能在 MODS 发病过程中较早受损或衰竭,特别是在严重创伤并发休克和再灌流损伤时表现突出。由于胃肠道是人体内最大的细菌和内毒素库,肠屏障受损能引起肠道细菌移位和门静脉内毒素血症,从而激活肝脏单核—巨噬细胞系统,启动全身炎症反应。随着 MODS 的进展,常可出现肝肾衰竭及胃肠道出血,而心血管或血液系统通常是 MODS。

(二)诊断

MODS 的主要诊断依据包括:①存在诱发 MODS 的病史或病症;②存在全身炎症反应综合征和(或)代偿性抗感染反应综合征的临床表现,脓毒血症或免疫功能障碍的表现及相应的临床症状;③存在 2 个或 2 个以上系统或器官功能障碍。

四、救护原则

对于 MODS 目前尚缺有效治疗方法。一旦发生 MODS,病死率极高,处理 MODS 的关键是预防。因此应尽早识别 MODS 的高危因素,如原发疾病的严重性、严重创伤、脓毒症或严重感染等,进行动态观察和监测。对高危患者早期给予免疫治疗、抗感染药和其他支持疗法。MODS 发生后,应以维持内环境稳定、纠正低氧血症和低蛋白血症,提供充分营养代谢支持,予以救治。对 MODS 应积极寻找感染灶,选用高效广谱抗生素控制感染。

五、救护措施

(一)预防

目前对 MODS 的治疗主要是进行综合治疗和器官功能的支持。因对其病理过程缺乏有效的遏制手段,一旦发生 MODS,病死率极高,处理 MODS 的关键在于预防。预防 MODS 的基本要点主要包括以下几点。

(1)提高复苏质量,重视患者的循环和呼吸,尽可能及早纠正低血容量,组织低灌流和缺氧。现场急救和住院治疗过程中,应及时处理失血、失液、休克、气道阻塞、换气功能低下等。各项措施都要强调时间性,因为组织低灌流和缺氧的时间愈久,组织损害就愈重,缺血的再灌注损伤也更严重。

(2)防治感染:是预防 MODS 极为重要的措施。明确的感染灶必须及时引流,彻底清除坏死组织。尽可能使感染病变局限化,减轻毒血症。应根据致病菌和药物敏感试验选用有效抗生素。

(3)尽可能改善全身情况,如体液、电解质和酸碱度的平衡、营养状态等,酸中毒可影响心血管和肺;碱中毒可影响脑;营养不良可降低免疫功能、消耗肌组织等。

(4)及早治疗任何一个首先继发的器官功能障碍,阻断病理的连锁反应,以免形成MODS。临床经验证明,治疗单一器官功能障碍,胜过治疗 MODS。早期识别器官功能障碍,就可做到在出现明显的器官衰竭以前进行早期治疗干预。

(5)处理各种急症时应有整体观点,尽可能达到全面的诊断和治疗。诊断不但要明确主要的病变,还要了解主病以外其他重要器官的功能有无改变。治疗要根据具体病情的轻重缓急采取措施,首先是抢救患者生命。要全面考虑不能顾此失彼而诱发 MODS。

(二)治疗

1.病因治疗,控制感染

积极治疗原发疾病,避免和消除诱发因素,清除病灶,彻底排脓,早期细致清创。如感染诱发者,根据感染部位、致病菌流行病学与培养、药敏试验结果选用广谱有效抗生素控制感染;腹腔脓肿者,积极引流和进行腹腔冲洗。

2.对抗感染介质

目前应用较广泛的有抗氧化药,如维生素 A、维生素 C、维生素 E、辅酶 Q10 和半胱氨酸等。还有肿瘤坏死因子 α 单克隆抗体、黄嘌呤氧化酶抑制药也已应用于临床,尚能改善MODS 患者的预后。

3.营养和代谢支持

MODS 患者的代谢特点是处于持续的高分解代谢状态、耗氧量增加,胰岛素阻抗,葡萄糖的利用受到限制,蛋白质的急性丢失使器官功能受损,严重的营养不良导致免疫功能低下。营养支持的目的是:①补充蛋白质及能量的过度消耗;②维持或增强机体抗感染能力;③维持器官功能和创伤后期组织修复的需要。代谢支持治疗目标包括:①纠正代谢功能紊乱;②提供合理营养底物;③通过特殊营养物调节机体免疫反应。代谢支持的着眼点在于保持正氮平衡,而非普通热能平衡。合理的代谢支持,可提供足够的热量,减少氨基酸作为能量的消耗,减少肌肉蛋白质分解,促进蛋白质的合成。

4.中和毒素

内毒素血症是 MODS 的主要始动因素,应积极清除,从而阻断疾病进展。常用的方法有控制感染、防止肠道细菌和内毒素易位等。

5.器官功能支持

对于 MODS 由于缺乏特殊治疗,因此器官功能支持可以说是最基本的治疗,使受累的器官能度过危险期而趋向恢复,保护尚未受累的器官免受损害。

(1)心脏和循环的支持:维持有效循环血容量,保证重要器官灌注。必要时应用血流导向气囊导管(Swan-Ganz 导管)监测心输出量和肺毛细血管楔压,据此调整输液速度、种类和指导血管活性药(多巴胺、多巴酚丁胺和酚妥拉明)的应用。根据心律失常类型应用相应抗心律失常药物,有心功能不全者可使用正性肌力药物去乙酰毛花苷(西地兰)。

(2)肺的支持:肺是最敏感的器官。MODS 时肺是最早受累器官,表现为 ARDS。积极控制和治疗 ARDS 是治疗 MODS 的关键。维持呼吸道通畅,吸痰、雾化吸入,必要时气管切开吸痰。据情况给予面罩或鼻导管给氧;难治性低氧血症者行高频通气,必要时机械通气。但在吸氧治疗中必须注意防止氧中毒。

(3)肾的支持:保证和改善肾脏灌注,维持尿量在 30ml/h 以上。应用多巴胺和酚妥拉明保护肾脏,防止肾功能恶化,避免应用肾脏毒性药物。少尿者应用呋塞米。经适当补液和应用利尿药后仍持续少尿或无尿时,及时采取血液净化技术。伴有急性肾衰竭、严重高钾血症和代谢性酸中毒的 MODS 患者,首选血液透析。

(4)肝的支持:补充足够的热量及能量合剂(辅酶 A/ATP),维持正常血容量,纠正低蛋白血症。应用适量葡萄糖液,防止低血糖。并发肝性脑病者,应用支链氨基酸,纠正氨基酸代谢紊乱。适量补充新鲜血浆,加强单核—吞噬细胞功能。

(5)胃肠道的支持:应激性溃疡出血是 MODS 常见的胃肠功能衰竭症状。临床常规应用抗酸药(H2 受体阻断药、胃黏膜质子泵抑制药)、胃黏膜保护药(硫糖铝、生长抑素)和止血药(凝血酶)。MODS 患者胃黏膜 pH 升高,应用抗酸药可促使肠道细菌繁殖、黏膜屏障破坏、毒素吸收、细菌易位,加速 MODS 的发展。可选用中药大黄。

(6)血液系统支持:主要治疗 DIC。早期及时应用抗凝、溶栓治疗。抗凝药常选用肝素、双嘧达莫(潘生丁)、阿司匹林等;溶栓药有尿激酶、链激酶及重组组织型纤溶酶原激活剂(rt-PA)。纤溶期时,在肝素治疗基础上配合应用抗纤溶药,如 6-氨基己酸和氨甲环酸等。根据病情输注血小板悬液、凝血因子复合物和各种凝血因子。

(7)中枢神经系统支持:纠正低血压,改善脑血流。头部局部采用低温疗法,降低脑代谢率。选用甘露醇、呋塞米、地塞米松等防治脑水肿,可交替使用或联用。应用胞二磷胆碱、脑活素等促进脑代谢。

(三)监测

1.血流动力学监测

监测血压、中心静脉压、肺毛细血管楔压和心输出量。

2.呼吸功能监测

MODS 时肺脏常是最先受累的器官。监测呼吸功能有助于及时发现肺脏功能障碍。

(1)严密观察呼吸频率、节律和幅度:呼吸频率超过 35 次/分,伴有呼吸困难者,应考虑机械呼吸。

(2)呼吸机械力学监测:包括监测潮气量(VA)、功能残气量、每分通气量(VE)、肺泡通气量、气道压力、肺顺应性、呼吸功、肺泡通气血流之比（VA/Q）等。肺顺应性低于 50ml/kPa 时必须使用呼吸机。

（3）动脉血气分析：包括动脉血氧分压（PaO_2）、动脉二氧化碳分压（$PaCO_2$）、pH、BE 等。吸入氧浓度为 50% 时，如 PaO_2 低于 8.0kPa（60mmHg），应行机械通气支持。

（4）肺毛细血管嵌压监测：呼气末正压通气（PEEP）时监测肺毛细血管嵌压（PCMP）。

（5）胸部 X 线检查：显示肺野点状阴影，提示散在肺泡内渗出。

3.肾功能监测

如下所述。

（1）尿液监测：包括尿量、尿比重、尿钠、尿渗透压、尿蛋白等。其中尿量是监测肾功能最简单和敏感的指标。应精确记录每天尿量。

（2）生化检查：尿素氮、肌酐、渗透清除量等。当血尿素氮>17.8mmol/L，血肌酐>177~381.2μmol/L，并有逐渐增高趋势时，或原有肾脏病史，血肌酐增加 2 倍以上者，考虑急性肾功能障碍，必要时进行血液透析治疗。

4.肝功能监测

前清蛋白、视黄醇结合蛋白、胆红素的亚成分、吲哚氰绿清除试验、苯丙氨酸以及酮体比例是肝功能的临床监测指标。

5.凝血功能监测

主要包括血小板计数、凝血时间、纤维蛋白原、凝血因子Ⅷ、凝血因子Ⅴ、凝血因子等，动态测定这些指标有利于早期发现和处理凝血功能障碍。

6.中枢神经系统功能监测

包括神志、神经系统定位体征。重症患者可以有嗜睡甚至昏迷。

（四）护理重点

1.了解 MODS 发生病因

尤其是了解严重多发伤、复合伤、休克、感染等是常见发病因素，做到掌握病程发展规律性并有预见性地护理。

2.了解系统脏器衰竭的典型表现和非典型变化

如非少尿性肾衰竭、非心源性肺水肿、非颅脑疾病的意识障碍、非糖尿病性高血糖等。

3.加强病情观察

如下所述。

（1）体温：MODS 多伴各种感染，一般情况下血温、肛温、皮温间各差 0.5~1.0℃。当严重感染并发脓毒血症休克时，体温可高达 40℃ 以上，而当体温低于 35℃ 以下，提示病情十分严重，常是危急或临终表现。

（2）脉搏：观察脉搏快慢、强弱、规则情况和血管充盈度及弹性，其常反映血容量和心脏、血管功能状态；注意交替脉、短绌脉、奇脉等表现，尤其要重视细速和缓慢脉象，其提示心血管衰竭。

（3）呼吸：观察呼吸的快慢、深浅、规则情况等，观察是否伴有发绀、哮鸣音、"三凹"征（胸骨上窝、锁骨上窝、肋间隙）强迫体位及胸腹式呼吸等，观察有否深大 Kussmaul 呼吸、深浅快慢变化的 Cheyne-Stokes 呼吸、周期性呼吸暂停的 Biot 呼吸、胸或腹壁出现矛盾活动的反常呼吸以及点头呼吸、鱼嘴呼吸等,这些均属垂危征象。

(4)血压:血压能反应器官的灌注情况,尤其血压低时注意重要器官的保护。MODS 时不但要了解收缩压,亦要注意舒张压和脉压,因其反映血液的微血管冲击力。重视测血压时听声音的强弱,此亦反映心脏与血管功能状况。

(5)意识:注意观察意识状况及昏迷程度。MODS 时,脑受损可出现嗜睡、朦胧、谵妄、昏迷等,观察瞳孔大小、对光和睫毛反射。注意识别中枢性与其他原因所造成的征象。

(6)心电监测:密切观察心率、心律和心电图(ECG)变化并及时处理。尤其心律失常的心电图表现。

(7)尿:注意尿量、色、比重、酸碱度和血尿素氮、肌酐的变化,警惕非少尿性肾衰竭。

(8)皮肤:注意皮肤颜色、湿度、弹性、皮疹、出血点、瘀斑等,观察有无缺氧、脱水、过敏、DIC 等现象。加强皮肤护理,防治压疮发生。

(9)药物反应:注意观察洋地黄中毒、利尿剂所致电解质紊乱,降压药所致晕厥,抗生素过敏等药物反应。

4.特殊监测的护理

MODS 的患者多为危重患者,较一般普通患者有特殊监测手段,如动脉血压的监测、中心静脉压监测,在护理此类管道时严格无菌操作原则;保证压力传感器在零点;经常肝素化冲洗管路,保证其通畅;随时观察参数变化及时与医生取得联系。

5.保证营养与热量的摄入

MODS 时机体处于高代谢状态,体内能量消耗很大,患者消瘦,免疫功能受损,代谢障碍,内环境紊乱,故想方设法保证营养至关重要。临床上常通过静脉营养和管饲或口服改善糖、脂肪、蛋白质、维生素、电解质等供应。长链脂肪乳剂热量高但不易分解代谢,对肺、肝有影响,晚期应用中长链脂肪乳剂可避免以上弊端。微量元素(镁、铁、锌、硒等)和各种维生素的补充亦应予以一定重视。

6.预防感染

MODS 时机体免疫功能低下,抵抗力差,极易发生感染,尤其是肺部感染,应予高度警惕。压疮是发生感染的另一途径。为此,MODS 患者最好住单人房,严格执行床边隔离和无菌操作,防止交叉感染。注意呼吸道护理,定时翻身拍背,有利于呼吸道分泌物排出和 ARDS 的治疗,室内空气要经常流通,定时消毒,医护人员注意洗手,杜绝各种可能的污染机会。

7.安全护理

MODS 患者病情危重,时有烦躁,再加上身上常带有许多管道,所以要注意保护好管道,防止管道脱落和患者意外受伤显得非常重要,尤其在 ICU,没有家属的陪伴,应根据病情给予患者适当的约束,注意各种管道的刻度和接头情况。

8.人工气道和机械通气的护理

保持呼吸道通畅,及时吸取气道分泌物,掌握吸痰时机和技巧;注意呼吸道湿化,常用的方法有呼吸机雾化、气道内直接滴注、湿化器湿化等;机械通气时注意血气分析结果调整呼吸机参数。

9.心理护理

心理护理强调多与患者交流，了解其心理状况和需求后给予相应的护理措施，建立良好的护患关系；护士要具备过硬的业务技术水平和高度的责任心，能获得患者的信任，使患者树立战胜疾病的信心，积极配合治疗和护理。

第九章　危重症护理

第一节　心搏骤停

心搏骤停是临床上最危重的急危病症,如果救治不及时,将迅速发生不可逆转的生物学死亡。心搏骤停发生后立即实施胸外心脏按压和电击除颤等心肺复苏措施,对提高患者的存活机会和改善复苏后生活质量具有重要的意义,是避免生物学死亡的关键。

一、疾病概述

心搏骤停(Cardiac Arrest,CA)是指心脏有效射血功能的突然终止,是心脏性猝死的最主要原因。心脏性猝死(Sudden Cardiac Death,SCD)是指急性症状发作后1h内发生的以意识突然丧失为特征、由心脏原因引起的死亡。我国心脏性猝死发生率为41.84/10万人,男性高于女性。

(一)心搏骤停时的常见心律失常

心搏骤停时最常见的心律失常为室颤或无脉性室性心动过速,其次为心脏静止和无脉性电活动。

1.室颤(Ventricular Fibrillation,VF)

是指心室肌发生快速、不规则、不协调的颤动。心电图表现为QRS波群消失,代之以大小不等、形态各异的颤动波,频率可为200～400次/分。

2.无脉性室性心动过速(Pulseless Ventricular Tachycardia,PVT)

因室颤而猝死的患者,常先有室性心动过速,可为单形性或多形性室性心动过速表现,但大动脉没有搏动。

3.心脏静止(Asystole)

更确切的名称是心室停搏(Ventricular Asystole),是指心肌完全失去机械收缩能力。此时,心室没有电活动,可伴或不伴心房电活动。心电图往往呈一条直线或偶有P波。

4.无脉性电活动(Pulseless Electrical Activity,PEA)

其定义是心脏有持续的电活动,但失去有效的机械收缩功能。心电图可表现为不同种类或节律的电活动节律,但心脏已经丧失排血功能,因此往往摸不到大动脉搏动。

(二)心搏骤停后病理生理变化

心搏骤停后,心泵的功能完全丧失,血液因失去推动循环的动力而停止流动,血氧浓度显著降低,全身组织器官均处于缺血缺氧状态,导致细胞内线粒体功能障碍和多种酶功能失活,造成组织器官损伤。缺血缺氧时间过长就会发生不可逆性损伤。

心搏骤停后,体内各主要脏器对无氧、缺血的耐受能力或阈值不同。正常体温时,中枢神经系统对缺氧、缺血的耐受程度最差。脑组织重量只占体重的2%,但它对氧摄取量和血供的需求却很大。静息时它的氧摄取量占人体总氧摄取量的 20%,血液供应量为心排出量的 15%。所以在缺血缺氧时,最先受到损害的便是脑组织。

脑组织对缺血、缺氧最敏感,一般在发生心搏骤停后的几秒内,由于脑血流量急剧减少,患者即可发生意识突然丧失,伴有局部或全身性抽搐。由于尿道括约肌和肛门括约肌松弛,可同时出现大小便失禁。心搏骤停发生 20~30 秒内,由于脑组织中尚存的少量含氧血液可短暂刺激呼吸中枢,呼吸可呈叹息样或短促痉挛性呼吸,随后呼吸停止。停搏 60 秒左右可出现瞳孔散大。停搏 4~6min,脑组织即可发生不可逆的损害,数分钟后即可从临床死亡过渡到生物学死亡。

二、心搏骤停常见病因

导致心搏骤停的主要病因包括心源性和非心源性因素。

心源性病因是因心脏本身的病变所致。绝大多数心脏性猝死发生在有器质性心脏病的患者。冠心病是导致成人心搏骤停的最主要病因,约 80% 心脏性猝死是由冠心病及其并发症引起,而这些冠心病患者中约 75% 有急性心肌梗死病史。在急性心肌梗死早期或严重心肌缺血时,室颤是冠心病患者猝死的最常见原因,可占 60%~80%。心肌梗死存活者存在频发性与复杂性室性期前收缩,或心肌梗死后左室射血分数降低,均预示有发生心脏性猝死的危险。严重缓慢性心律失常和心室停顿是心脏性猝死的另一重要原因。

非心源性病因是因其他疾患或因素影响到心脏所致,如各种原因所导致的呼吸停止、严重电解质与酸碱平衡失调影响心脏的自律性和心肌的收缩性、严重创伤导致低血容量引起心肌严重缺血缺氧等,最终均可引发心搏骤停。

不论是何种病因,最终都直接或间接影响心脏电活动和生理功能,引起心肌收缩力减弱,心排出量降低;或引起冠状动脉灌注不足;或导致心律失常,成为导致心搏骤停的病理生理学基础。

三、心搏骤停的临床表现

心搏骤停的典型"三联征"包括:突发意识丧失、呼吸停止和大动脉搏动消失,临床上具体可表现为:①意识突然丧失,可伴有全身短暂性抽搐和大小便失禁,随即全身松软。②大动脉搏动消失,触摸不到颈动脉搏动。③呼吸停止或先呈叹息样呼吸,继而停止。④面色苍白或青紫。⑤双侧瞳孔散大。

如果呼吸先停止或严重缺氧,则表现为进行性发绀、意识丧失,心率逐渐减慢,随后心跳停止。

第二节　心肺脑复苏

心肺复苏(Cardio Pulmonary Resuscitation,CPR)是针对心脏、呼吸停止所采取的抢救措施,即应用胸外按压形成暂时的人工循环并恢复心脏自主搏动和血液循环,用人工通气代替自主呼吸并恢复自主呼吸,达到促进苏醒和挽救生命的目的。脑复苏是心肺功能恢复后,主要针对保护和恢复中枢神经系统功能的治疗,其目的是在心肺复苏的基础上,加强对脑细胞损伤的防治和促进脑功能的恢复,此过程决定患者的生存质量。

为成功挽救心搏骤停患者的生命,美国心脏协会(Americanheart Association,AHA)与国际复苏联络委员会致力于完善急救医疗服务体系和持续提高心肺复苏质量。1992年10月,美国AHA正式提出"生存链"(Chain Of Survival)概念。成人生存链(Adult Chain Of Survival)是指对突然发生心搏骤停的成人患者所采取的一系列规律有序的步骤、规范有效的救护措施,将这些抢救环节以环链形式连接起来,就构成了一个挽救生命的"生命链"。生存链中各个环节必须环环相扣,中断任何一个环节,都可能影响患者的预后。《2015 AHA心肺复苏及心血管急救指南更新》将成人生存链按院内和院外出现心搏骤停的患者进行划分,以明确患者获得救治的不同途径。但不论心搏骤停在何处发生,均应立即进行心肺复苏,尽快恢复自主循环,最终达到脑神经功能良好的存活。

心肺复苏主要由三部分组成,即基础生命支持、高级心血管生命支持和心搏骤停后治疗。

一、基础生命支持

基础生命支持(Basic Life Support,BLS),又称初级心肺复苏(Cardio-Pulmonary Resuscitation,CPR),是指采用徒手和(或)辅助设备来维持心搏骤停患者的循环和呼吸的最基本抢救方法。其关键要点包括胸外心脏按压、开放气道、人工通气,有条件时,可考虑实施电除颤治疗等。

如果旁观者未经过CPR培训,则应进行单纯胸外按压的CPR,直至自动体外除颤仪(Automated External Defibrillator,AED)到达且可供使用,或急救人员或其他相关施救者已接管患者。经过培训的施救者可同时进行几个步骤(即同时检查呼吸和脉搏),以缩短开始首次胸部按压的时间。如果有多名施救者组成综合救治小组,可以由1名施救者启动急救反应系统,第2名施救者开始胸外按压,第3名施救者进行通气或者取得球囊—面罩进行人工通气,第4名施救者取回并设置好除颤器,同时完成多个步骤和评估。

(一)BLS的基本步骤

1.在安全情况下,快速识别和判断心搏骤停

采取轻拍或摇动患者双肩的方法,并大声呼叫:"喂,你能听见我说话吗?"判断患者有无反应,同时立即检查呼吸和大动脉搏动。判断有无有效呼吸时,可观察患者面部、呼吸情形和胸廓有无呼吸起伏。成人和儿童检查其颈动脉,方法是示指和中指的指尖平齐并拢,从患者的气管正中部位向旁滑移2~3cm,在胸锁乳突肌内侧轻触颈动脉搏动。婴儿可检查其肱动脉。检查时间应至少5秒但不超过10秒。

2.启动急救反应系统

在院外,如果患者无反应,应立即呼叫帮助,请他人或通过手机拨打"120",启动急救反应系统,有条件同时获取自动体外除颤仪(AED)。在院内,判断患者无反应、无呼吸、无大动脉搏动时,应立即呼叫医护团队或紧急快速反应小组,获取除颤器等急救设备与物品。

3.胸外按压

一旦判断患者发生心搏骤停,或不确定是否有脉搏时,均应立即开始胸外按压,尽快提供循环支持(Circulation,C)。胸外按压是对胸骨下段有节律地按压,通过增加胸内压或直接挤

压心脏产生血液流动,可为心脏和脑等重要器官提供一定含氧的血流。对倒地至第一次电击的时间超过 4min 的患者,胸外按压更为重要,有效的胸外按压可产生 60～80mmHg 的收缩期动脉峰压。

按压时,应让患者仰卧于坚实的平面上,头部位置尽量低于心脏,使血液容易流向头部。如果患者躺卧在软床上,应将木板放置在患者身下,以保证按压的有效性。为保证按压时力量垂直作用于胸骨,施救者可根据患者所处位置的高低,采取跪式或站式(需要时可用脚凳垫高)等不同体位进行按压。

(1)胸外按压的部位:成人胸外按压的部位是在胸部正中,胸骨的下半部,相当于男性两乳头连线之间的胸骨处。婴儿按压部位在两乳头连线之间稍下方的胸骨处。

(2)胸外按压的方法:按压时,施救者一只手的掌根部放在胸骨按压部位,另外一只手平行叠加在其上,两手手指交叉紧紧相扣,手指尽量向上,保证手掌根部用力在胸骨上,避免发生肋骨骨折。按压时,身体稍前倾,双肩在患者胸骨正上方,双臂绷紧伸直,以髋关节为支点,依靠肩部和背部的力量垂直向下用力按压。按压和放松的时间大致相等。按压时应高声匀速计数。

(3)高质量心肺复苏要点。

1)保证按压频率和按压深度:按压的频率为 100～120 次/分(15～18 秒完成 30 次按压),按压深度至少为 5cm,但不超过 6cm,应避免过度按压和按压深度不足。8 岁以下儿童患者按压深度至少达到胸廓前后径的 1/3,婴儿大约 4cm,儿童大约为 5cm。当按压频率大于 120 次/分时,按压深度会随着频率增加而减少。

2)按压期间,保证胸廓完全回弹:按压放松时,手掌根部既不要离开胸壁,也不要倚靠在患者胸壁上施加任何压力。因为在心肺复苏的按压过程中,只有当按压放松使胸骨回复到自然位置时,胸廓才可以完全回弹。胸壁回弹产生胸内负压,静脉血回流到心脏,增加心脏的血流。按压间期倚靠在胸壁上会导致胸壁无法完全回弹。不完全的胸壁回弹可使胸内压增加,导致回心血量和心肌血流减少,冠脉灌注压降低,影响复苏效果。

3)尽量减少胸外按压中断:应尽量减少胸外按压中断的次数及缩短每次中断的时间,或尽可能将中断控制在 10 秒以内,以增加胸外按压时间比,使其至少能达到 6%。胸外按压时间比(chest compression fraction,CCF)是指实施胸外按压的时间占总体复苏时间的比率。设置胸外按压时间比的目标是为了能尽可能减少胸外按压的中断,从而增加在 CPR 过程中冠脉灌注与血流。可以通过减少胸外按压的停顿而增加胸外按压时间比。

4)不要过度通气:在心肺复苏过程中,人工通气的目的是维持足够的氧合和充分清除二氧化碳,但不应给予过频过多的通气。其理由是 CPR 期间,肺血流量大幅度减少,为维持正常的通气/血流比例,通气量不宜过大。另外,过频过多的通气将增加胸腔内压力,减少静脉回心血量,降低心排出量。过多通气也可导致胃胀气,胃内容物反流,误吸性肺炎的风险加大。此外,胃胀气使膈肌抬高,限制肺的活动,降低呼吸系统的顺应性。

对于未置入高级气道的成人患者,无论是单人还是双人心肺复苏,按压与通气之比均为 30:2。对于儿童和婴儿,单人心肺复苏时,按压/通气比例同成人,但当双人心肺复苏时,按压/通气比例为 15:2,因为儿童和婴儿发生心搏骤停多是由于呼吸因素所致。

（4）按压者的更换：为保证高质量的胸外按压，避免按压者疲劳和胸部按压质量降低，有两个或多个施救者时，应每 2min 改变按压和通气的角色。有 AED 时，提示"分析心律"时交换角色。换人操作时间应在 5 秒内完成，以减少胸部按压间断的时间。

高质量的胸外按压有利于使冠状动脉和脑动脉得到灌注。如果按压频率和深度不足、按压间断过久或过于频繁加之过度通气使胸腔内压增高，可减少回心血量，继而影响心排出量和重要器官的血液灌注，最终降低复苏的成功率。

4.开放气道（Airway,A）

常用开放气道方法包括：①仰头抬颏/颌法（Head Tilt-Chin Lift）：适用于没有头和颈部创伤的患者。方法是：患者取仰卧位，施救者站在患者一侧，将一只手置于患者前额部用力使头后仰，另一只手示指和中指置于下颏骨部向上抬颏/颌，使下颌角、耳垂连线与地面垂直。②托颌法（Jaw Thrust）：此法开放气道适用于疑似头、颈部创伤者。方法是：患者平卧，施救者位于患者头侧，两手拇指置于患者口角旁，其余四指托住患者下颌部位，在保证头部和颈部固定的前提下，用力将患者下颌向上抬起，使下齿高于上齿。

5.人工通气（Breathing,B）

如果患者没有呼吸或不能正常呼吸（或仅是叹息），应立即给予口对口、口对面罩等人工通气。

（1）口对口人工通气：在保持气道通畅和患者口部张开的位置时进行。施救者用置于患者前额的手拇指与示指捏住患者鼻孔，用口唇把患者的口完全罩住，进行缓慢人工通气。施救者实施人工通气前，正常吸气即可，不需要深吸气。通气完毕，施救者应立即脱离患者口部，同时放松捏闭患者鼻部的手指，使患者能从鼻孔呼出气体。

采取口对口人工通气时，一定注意应用合适的通气防护装置，既能保证通气效果又能有效保护施救者。目前，市场上有多种商品可供选择。

（2）口对面罩通气：其方法是单人施救者在心搏骤停患者的一侧，完成 30 次胸外按压之后，将面罩置于患者口鼻部，使用靠近患者头顶的手，将示指和拇指放在面罩的两侧边缘，将另一只手的拇指放在面罩的下缘固定，封闭好面罩，其余手指置于下颌骨边缘提起下颌/颏以开放气道。施救者经面罩通气至患者胸廓抬起，然后将口离开面罩，使患者呼出气体。

每 30 次按压后，通气 2 次，每次通气应持续 1 秒，使胸廓明显起伏，保证有足够的气体进入肺部，但应注意避免过度通气。如果患者有自主循环存在，但需要呼吸支持，人工通气的频率为每分钟 10～12 次，即每 5～6 秒给予人工通气 1 次。婴儿和儿童的通气频率为 12～20 次/分。

上述通气方式只是临时性抢救措施，应尽快获得团队人员的支持，应用球囊—面罩进行通气或建立高级气道（气管内插管）给予机械辅助通气与输氧，及时纠正低氧血症。

6.早期除颤（Defibrillation,D）

除颤的机制是利用除颤仪在瞬间释放高压电流经胸壁到心脏，使心肌细胞瞬间同时除极，终止导致心律失常的异常折返或异位兴奋灶，从而恢复窦性心律。由于室颤是非创伤心搏骤停患者最常见的心律失常，除颤是终止室颤最迅速、最有效的方法。CPR 的关键起始措施是胸外按压和早期除颤。所以，如果具备 AED，应该联合应用 CPR 和 AED。

除颤具有时间效应,每延迟除颤1min,复苏成功率下降7%～10%。故尽早除颤可显著提高复苏成功率。但对非目击的心搏骤停(>4min),则应先进行5个循环30:2(大约2min)的CPR,然后再给予除颤,其目的是先使心脏获得灌注,从而使除颤更有效。除颤之后应立即给予5个循环30:2的高质量CPR后再检查脉搏和心律,必要时再进行另一次电击除颤。

高能量的除颤一次即可消除90%以上的室颤。如果除颤不能消除室颤,则此种室颤可能属于低幅波类型,通常是因为心肌缺氧。所以,应先进行2min的CPR,使心肌恢复供氧后再分析心律,决定是否除颤。

目前生产的AED和手动除颤仪几乎都是双相波除颤仪,除颤能量为120～200J。使用单相波除颤仪时除颤能量为360J。后续除颤能量相同或选择更高能量。婴儿与儿童除颤理想能量目前仍不清楚,但认为合理的除颤能量是2～4J/kg。首剂量可先考虑2J/kg,后续电击能量为4J/kg或更高级别能量,但不能超过10J/kg或成人剂量。

(二)不实施心肺复苏的情况

一般情况下,发现心搏骤停患者应立即实施CPR。但在下列情况下可以不实施CPR:①施救者施救时可能造成自身严重损伤或处于致命的危险境地(如感染传染性疾病)。②存在明显不可逆性死亡的临床特征(如尸体僵直、尸斑、斩首、身体横断、尸体腐烂)。③患者生前有拒绝复苏遗愿(DNAR),此项应根据具体情况谨慎决定。

(三)心肺复苏效果的判断

判断心肺复苏是否有效,可注意观察:①颈动脉搏动:停止按压后,触摸颈动脉有搏动,说明患者自主循环已恢复。如停止按压,搏动亦消失,则应继续进行胸外按压。按压期间,每一次按压可以摸到一次大动脉搏动,说明按压有效。②出现自主呼吸:如果复苏有效,自主呼吸也可能恢复。③瞳孔:复苏有效时,瞳孔由散大开始回缩,如瞳孔由小变大、固定,则说明复苏无效。④面色及口唇:复苏有效时,可见面色由发绀转为红润。如若变为灰白,则说明复苏无效。⑤神志:复苏有效,可见患者有眼球活动,睫毛反射与对光反射出现,甚至手脚开始抽动,肌张力增加。

二、高级心血管生命支持

高级心血管生命支持(Advanced Cardiovascular Life Support,ACLS)是在基础生命支持的基础上,通过应用辅助设备、特殊技术和药物等所提供的更有效的呼吸、循环支持,以恢复自主循环或维持循环和呼吸功能的进一步支持治疗。可归纳为高级A、B、C、D,即A(Airway)—开放气道;B(Breathing)—氧疗和人工通气;C(Circulation)—循环支持:建立液体通道,使用血管加压药物及抗心律失常药;D(Differential Diagnosis)—寻找心搏骤停原因。

(一)开放气道(airway,A)

1.口咽气道(Oropharyngeal Airway,OPA)

OPA为J形装置,可置于舌上方,从而将舌和咽下部软组织从咽后壁分开。正确置入OPA可以防止舌或上呼吸道肌肉松弛所造成的气道梗阻,有助于应用球囊—面罩装置提供足够的通气。但不正确的操作反而会将舌推至下咽部而加重气道梗阻。OPA主要应用于意识丧失、无咽反射的患者,不可用于清醒或半清醒的患者,因其可能刺激恶心和呕吐,甚至喉痉挛,或使OPA移位而致气道梗阻。

2.鼻咽气道(Nasopharyngeal Airway,NPA)

NPA 可在鼻孔和咽之间提供气流通道,有助于应用球囊—面罩装置提供足够的通气,比 OPA 易于耐受。适用于有气道堵塞,或因牙关紧闭或颌面部创伤等不能应用 OPA 且有气道 堵塞危险的清醒或半清醒(咳嗽和咽反射正常)的患者。但对于严重颅面部外伤疑有颅底骨折 的患者应慎用,防止其误置入颅内。

3.气管插管(Endotracheal Intubation)

如果患者心搏骤停,没有自主呼吸,球囊—面罩通气装置不能提供足够的通气时,气管插 管是建立人工气道的主要手段。其优点在于能保持气道通畅,便于清除气道内分泌物,能输送 高浓度的氧气,提供选择性途径给予某些药物,防止肺部吸入异物和胃内容物,并可与球囊— 面罩通气装置或呼吸机相连接给予选择性的潮气量。然而在心肺复苏开始的最初几分钟,由 于整个机体处于低血流状态,心脏和脑部供血不足,此时胸外按压比通气更加重要。因此,如 果置入气管插管将影响胸外按压和除颤,应尽量优先保证胸部按压和尽快除颤,直至患者自主 循环恢复(return of spontaneous circulation,ROSC)后再行气管插管。

一旦插入气管导管,应立即评估气管插管的位置。但在 CPR 过程中,评估时亦应注意不 要过久中断胸部按压。评估方法可采用通气时视诊双侧肺部有无起伏,听诊肺部有无呼吸音, 有条件可持续监测呼气末 CO_2 波形图,或通过 X 线、纤维支气管镜等方法确定气管插管的位 置。监测呼气末 CO_2 波形图被认为是确认和监测气管插管位置是否正确的较为可靠的方法。

由于必须通过肺部循环,血液中的二氧化碳才能被呼出并对其进行测量。所以,呼气末 CO_2 分压(end-tidal CO_2 ,$ETCO_2$)也可以作为判断胸外按压质量的生理指标,并用于监测 ROSC。无效胸外按压时 $ETCO_2$ 较低($< 10mmHg$),ROSC 可能导致 $ETCO_2$ 突然增加($\geqslant$ $40mmHg$)。$ETCO_2$ 与冠状动脉灌注压、脑灌注压变化成正相关。在未使用血管活性药物的 情况下,$ETCO_2 < 10mmHg$ 提示预后不良。

4.其他可选择的声门上部高级气道(Supraglottic Airways)

包括食管—气管导管(Combitube)、喉罩气道(Laryngeal Mask Airway,LMA)、喉导管 (la-ryngeal tube)等,在心肺复苏过程中可作为选择性替代气管插管的通气方法。

(二)氧疗和人工通气(Breathing,B)

对心搏骤停患者,心肺复苏时,置入高级气道(气管插管)后,应每 6 秒进行 1 次通气(10 次/分),同时持续进行不间断的胸外按压。如果有氧气,应给予高浓度或 100% 氧($FiO_2 =$ 1.0)。患者出现 ROSC 后,再根据动脉血气分析情况调节氧浓度,维持血氧饱和度大于或等于 94%,避免体内氧过剩。

心肺复苏时,可选择如下人工通气方法。

1.球囊—面罩通气法(Bag-Mask Ventilation)

亦常称为简易呼吸器通气法,球囊—面罩通气装置是由一个球囊(成人 1~2L)连接到一 个面罩组成。在球囊舒张时空气能单向进入球囊内,其侧方有一氧气入口,有氧条件下可自此 输入高流量(10~15L/min)氧。球囊—面罩通气装置是紧急情况下最常用的正压通气工具。 应用球囊—面罩通气法进行心肺复苏,最好是 2 人或 2 人及以上施救者在场时应用,其中 1 人 胸部按压,1 人挤压球囊;或 1 人胸部按压,2 人通气(1 人固定面罩,1 人挤压球囊),确保气道开放,面罩紧贴面部不漏气。每次通气挤压成人球囊 1/2 左右,提供大约 600mL 的潮气量。

球囊—面罩通气量过大过快可以产生胃胀气伴并发症,包括反流、吸入性肺炎。为防止发生胃胀气,通气量可见胸廓起伏即可,每次通气时间要持续 1 秒,使气流速度缓慢,从而降低最大吸气压。如果患者已经发生胃胀气,施救者可用手轻按上腹部,以利于胃内气体的排出。如有反流或呕吐,要将患者头偏向一侧防止呕吐物误吸。也可放置鼻胃管,排出胃内气体。

2.机械通气(Mechanical Ventilation)

机械通气可以增加或代替患者自主通气,是目前临床上所使用的确切而有效的呼吸支持手段。其目的是:①纠正低氧血症,缓解组织缺氧。②纠正呼吸性酸中毒。③降低颅内压,改善脑循环。

(三)循环支持(Circulation,C)

1.心电、血压监测

CPR 时,应及时连接心电监护仪或除颤仪等心电示波装置或心电图机进行持续心电监测,及时发现并准确辨认心律失常,以采取相应的急救措施,如室颤时,立即给予除颤。检测心律要迅速,如果观察到规律心律,应检查有无脉搏。如对脉搏是否存在有任何怀疑,应立即开始胸部按压。监测中还应注意任何心电图的表现均应与患者的临床实际情况紧密相联系。

此外,在 CPR 过程中,有条件还应注意监测有创动脉压、动脉舒张压和中心静脉氧饱和情况,以监控和优化 CPR 质量,指导血管活性药物的治疗和监测 ROSC。

2.建立给药途径

心搏骤停时,在不中断 CPR 和快速除颤的前提下,应迅速建立静脉或骨髓通路。

(1)静脉通路(IV):如无静脉通路,应首选建立外周静脉通路给予药物和液体。常选用肘前静脉(如肘正中静脉或贵要静脉)、颈外静脉,尽量不用手部或下肢静脉。一般药物经由外周静脉到达心脏需要 1～2min 的时间,药物静脉注射后再推注 20mL 液体,有助于药物进入中心循环。对已建立中心静脉通路者,优选中心静脉给药,因中心静脉给药比外周静脉给药药物峰浓度更高、循环时间更短、起效更快。但如果在 CPR 期间,不论是建立外周静脉通路还是中心静脉通路,不可因置入静脉导管而中断 CPR 和影响除颤。

(2)骨髓通路(IO):由于骨髓腔内有不塌陷的血管丛,是可供选择的另外一种给药途径,其给药效果相当于中心静脉通道。如果无法建立静脉通路,可建立骨髓通路进行液体复苏、给药和采集血液标本。

(3)气管内给药(ET):如果无法建立静脉或骨髓通路,某些药物可经气管插管注入气管。常用药物有肾上腺素、阿托品、利多卡因、纳洛酮和血管加压素等。其剂量应为静脉给药的 2～2.5 倍,使用 5～10mL 生理盐水或蒸馏水稀释后,将药物直接注入气管。使用蒸馏水稀释肾上腺素和利多卡因可比应用生理盐水稀释更好吸收。但经气管内给予肾上腺素,其较低的浓度可产生短暂性的 β-肾上腺素能效应(血管舒张作用),导致低血压、低冠状动脉灌注压(CPP)和血流,降低 ROSC 的可能性。因此,尽管可经气管内给予某些药物,应尽量选择经静脉或骨髓通路给药方法,以保证确切的给药和药物作用。

3.心肺复苏常用药物

在不中断 CPR 和除颤的前提下,在胸外按压过程中和检查心律后,尽快遵医嘱给予下列复苏药物。

(1)肾上腺素(epinephrine):是 CPR 的首选药物。可用于电击无效的室颤、无脉性室性心动过速、心脏停搏或无脉性电活动(PEA)。及早给予肾上腺素可以增加 ROSC、存活出院率和神经功能完好存活率。肾上腺素主要是通过兴奋 α-肾上腺素受体的作用,收缩外周血管,提高血压,增加冠状动脉和脑等其他重要脏器的灌注压。肾上腺素的用法是 1mg 经静脉或骨髓通路推注,每 3～5min 1 次。给药后应再推注 20mL 液体,促进药物更快到达中心循环。如果无法经静脉或骨髓通路给药,可经气管内给药,剂量为 2～2.5mg。

(2)胺碘酮(Amiodarone):当给予 2～3 次除颤加 CPR 及给予肾上腺素之后仍然是室颤/无脉性室性心动过速时,应准备给予胺碘酮。胺碘酮是一种抗心律失常药物,可影响钠、钾和钙通道的合成,阻滞 α、β 肾上腺素受体。对于心搏骤停患者,其用法是首次 300mg,静脉注射。如无效,给予 150mg 静脉注射或维持静脉滴注。

(3)利多卡因(Lidocaine):可用于治疗对除颤无反应的室颤/无脉性室性心动过速。如无禁忌,在治疗复发性室颤/无脉性室性心动过速时,可能考虑在特定情况下(如急救医疗服务转移期间)预防性使用利多卡因。利多卡因可降低心室肌传导纤维的自律性和兴奋性,相对地延长心室有效不应期,提高室颤阈值。初始剂量为 1～1.5mg/kg 体重静脉注射,如室颤和无脉性室性心动过速持续存在,5～10min 后,再准备以 0.5～0.75mg/kg 体重剂量给予静脉注射,最大剂量不超过 3mg/kg 体重。

(4)镁剂(Magnesium):能有效终止尖端扭转型室性心动过速。如果室颤/无脉性室性心动过速心搏骤停与尖端扭转型室性心动过速有关,可给予硫酸镁 1～2g 溶于 5% 葡萄糖注射液 10mL 中缓慢(5～20min)静脉注射。之后可用 1～2g 硫酸镁溶于 50～100mL 5% 葡萄糖注射液中,缓慢静脉滴注。发生尖端扭转型室性心动过速时应立即进行高能量电击治疗,硫酸镁仅是辅助药物,用于治疗或防止尖端扭转型室性心动过速复发时应用,不建议心搏骤停时常规使用。

(5)碳酸氢钠(Sodium Bicarbonate):复苏初期(15～20min)产生的代谢性酸中毒通过改善通气常可得到改善,不应过分积极补充碳酸氢钠。心搏骤停或复苏时间过长者,或早已存在代谢性酸中毒、高钾血症、三环类药物过量患者可适当补充碳酸氢钠,初始剂量 1mmol/kg 体重(如为 5% 的溶液,1mL 溶液中有效成分含量为 0.6mmol)静脉滴注,之后根据血气分析结果调整补给量,防止产生碱中毒。

(6)阿托品(Atropine):是副交感神经拮抗剂,可以解除迷走神经对心脏的抑制,从而提高窦房结的自律性,促进心房和房室结的传导,加快心率。可作为救治血流动力学不稳定的心动过缓的措施之一。首次静脉推注 0.5mg,每隔 3～5min 可重复一次,最大总剂量为 3mg。

(7)类固醇(Steroids):在治疗院内心搏骤停时,尽管不建议常规使用类固醇,但类固醇与肾上腺素一起使用可能有益于治疗院内心搏骤停。

(四)寻找心搏骤停原因(Differentialdiagnose,d)

在救治心搏骤停过程中,应尽可能迅速明确引起心搏骤停的病因,以便及时对可逆性病因采取相应的救治措施。引起心搏骤停的原因可用英文单词的头一个字母归纳为"5h′s"和"5T′s"。5h′s 为低氧血症(Hypoxia)、低血容量(Hypovolemia)、氢离子(酸中毒)〔Hydrogenion (acidosis)]、低钾血症/高钾血症(Hypo-/Hyperkalemia)和低温(Hypothermia)。5T′s 为张力性气胸(Tensionpneumothorax)、心脏压塞[Tamponade(cardiac)]、毒素(Toxins)、肺动脉血栓形成[Thrombosis(pulmonary)]和冠状动脉血栓形成[Thrombosis(coronary)]。应通过尽早描记十二导联心电图、及时采集静脉血标本检验相关生化指标、放射线检查等措施明确心搏骤停原因。

三、心搏骤停后治疗

大部分死亡发生在心搏骤停后 24h 之内。一旦心搏骤停患者出现 ROSC,应立即开始心搏骤停后的系统性综合治疗,防止再次发生心搏骤停,提高入院后长期生存的机会。

(一)心搏骤停后治疗目标

1.心搏骤停后的治疗初始目标

包括:①优化心、肺功能和重要器官灌注。②转运到拥有心搏骤停后综合治疗系统的合适医院或重症监护室。③识别并治疗心搏骤停的诱发因素,防止心搏再次骤停。

2.心搏骤停后的治疗后续目标

包括:①目标温度管理,优化生存和神经功能的恢复。②识别并治疗急性冠状动脉综合征(Acute Coronary Syndromes,ACS)。③优化机械通气,尽量减少肺损伤。④降低多器官损伤的风险,根据需要支持脏器功能。⑤客观评估预后恢复情况。⑥需要时协助生存者进行康复。

(二)心搏骤停后治疗措施

心搏骤停后治疗措施包括维持有效的循环、呼吸与神经系统功能,特别是脑灌注,及时提供目标温度管理和经皮冠状动脉介入治疗等。

1.优化通气和吸氧

自主循环恢复后,心搏骤停患者可存在不同程度的肺功能障碍。其病因包括急性左心衰竭所致肺水肿、严重肺不张、心搏骤停或复苏期间所致误吸等。因此,应注意优化通气和吸氧,促进自主呼吸,及时监测动脉血气分析结果和二氧化碳波形图。为避免心搏骤停后 ROSC 的患者发生低氧血症,未建立高级气道应准备建立,已经建立应加强气道管理,保持气道通畅,维持血氧饱和度在 94% 或以上。维持 $PaCO_2$ 在正常高值(40～45mmHg)或 $ETCO_2$ 在 35～40mmHg。当血氧饱和度达到 100% 时,应降低氧浓度,并注意避免过度通气。

2.维持有效的循环功能

自主循环恢复后(ROSC),往往伴有血压不稳定或低血压、血容量不足或过多、周围血管阻力增加或降低、心功能衰竭、心率过快或过慢引起灌注不足以及急性肺水肿等临床问题。应注意避免低血压,处理可逆性病因,维持有效循环功能,可采取如下措施。

(1)建立或维持静脉通路:如尚未建立静脉通路或应用紧急骨髓通路,应建立静脉通路,或保证已插入静脉导管的位置合适和通畅。

(2)心电、血压监测:注意监测脉搏、心率和心律,及时识别心律失常,如室性期前收缩、室性心动过速等。由于引起心搏骤停的最常见原因是心血管疾病和冠状动脉缺血,因此,ROSC 后应尽快描记十二导联心电图,以确定是否存在急性 ST 段抬高。如果疑似院外心搏骤停为心源性原因和存在 ST 段抬高,应急诊进行冠状动脉造影。如果高度怀疑 AMI,即使没有 ST 段抬高,也应做好急诊进行 PCI 的准备。如果心搏骤停后患者有冠状动脉造影指征,不论其是否昏迷或呈清醒状态,均应做好紧急进行冠状动脉造影的准备。

密切监测血压。如果患者低血压(收缩压＜90mmHg),需要给予输液。为保证血压和全身灌注,也可能使用血管活性药、正性肌力药和增强心肌收缩力药物等。一般至少维持收缩压≥90mmHg,或维持平均动脉压≥65mmHg。

(3)有创血流动力学监测:ROSC患者血流动力学状态不稳定时,有时需监测有创血流动力学情况,以评估全身循环血容量状况和心室功能,如监测中心静脉压可了解低血压的原因,决定输液量和指导用药。

3.脑复苏

心搏骤停后最常发生脑损伤,是引起死亡的最常见原因,院外心搏骤停后患者脑损伤所致病死率可达68%,院内为23%。脑损伤的临床表现包括昏迷、抽搐、肌阵挛、不同程度的神经认知功能障碍和脑死亡。通常成人意识模糊患者未经目标温度管理(Targeted Temperature Management,TTM)治疗,心搏骤停后72h双侧瞳孔对光和角膜反射消失预示预后不好。预后不好是指死亡、持续无反应,或6个月后不能从事独立活动。如果患者接受了TTM,应待72h恢复正常体温后再评估预后。

脑复苏是心肺复苏的目的,是防治脑缺血缺氧、减轻脑水肿、保护脑细胞、恢复脑功能到心搏骤停前水平的综合措施。

(1)脑复苏的主要措施。

1)维持血压:在缺氧状态下,脑血流的自主调节功能丧失,主要靠脑灌注压来维持脑血流,任何导致颅内压升高或体循环平均动脉压降低的因素均可减低脑灌注压,从而进一步减少脑血流。因此,在心搏骤停患者的救治中,应该避免收缩压低于90mmHg和(或)平均动脉压低于65mmHg。如果发生低血压,应立即纠正,以保证良好的脑灌注。

2)目标温度管理(TTM):所有心搏骤停后恢复自主循环的昏迷(即对语言缺乏有意义的反应)成年患者都应采用TTM。目标温度选定在32～36℃,并至少维持24h。常用物理降温法,如冰袋、冰毯、冰帽降温或诱导性低温治疗。但在TTM后应注意积极预防昏迷患者的发热。

3)防治脑缺氧和脑水肿:主要措施包括以下三点。①脱水:应用渗透性利尿药脱水,配合TTM,以减轻脑组织水肿和降低颅压,促进大脑功能恢复。在脱水治疗时,应注意防止过度脱水,以免造成血容量不足,难以维持血压的稳定。②促进早期脑血流灌注。③高压氧(HBO)治疗:通过增加血氧含量及其弥散功能,提高脑组织氧分压,改善脑缺氧,降低颅内压。有条件者可早期应用。

(2)脑复苏的结果:不同程度的脑缺血、缺氧,经复苏处理后可能有四种结果。①意识、自主活动完全恢复。②意识恢复,遗留有智力减退、精神异常或肢体功能障碍等。③去大脑皮质综合征:即患者无意识活动,但仍保留呼吸和脑干功能,也称"植物人"状态。④脑死亡。

4.终止心肺复苏

经过20min的心肺复苏后,患者对任何刺激仍无反应、无自主呼吸、无自主循环征象,心电图为一直线(三个以上导联),可以考虑终止心肺复苏。对于气管插管患者,二氧化碳波形图检测$ETCO_2$仍不能达到10mmHg以上时,其复苏的可能性将很低,综合其他相关因素,可有助于决定终止复苏。

5.器官捐献

所有心搏骤停患者接受复苏治疗,但继而死亡或脑死亡的患者都可被评估为可能的器官捐献者。

心搏骤停后即时治疗的目标是优化全身灌注,恢复代谢平衡,支持器官系统功能,以增加完整无损神经功能幸存的可能性。心搏骤停后期通常为血流动力学不稳定和代谢异常期。支持和治疗急性心功能异常、急性心肌缺血可以增加患者幸存的可能性。采取措施降低继发性脑损伤,如目标温度管理,可促进存活和神经功能恢复。在此期间每一个器官都处于危险状态中,患者极易发生多器官功能障碍。心搏骤停后的这些多方面问题涉及重症监护、心脏、神经等多学科的综合治疗。因此,在有条件的医院重症监护单位加强预见、监测和治疗逐一所发生的问题,并对患者心搏骤停后的预后做出恰当的估计是非常重要的。

第三节　营养支持

一、疾病概述

营养支持(Nutritional Support,NS)是指在患者饮食不能获取或摄入不足的情况下,通过肠内或肠外途径补充或提供维持人体必需的营养素。危重症患者由于严重创伤、手术、感染等,引起机体内分泌系统、神经系统及临床代谢改变,可引起肠功能衰竭在内的多系统器官功能障碍或衰竭,导致非常严重的后果。营养支持作为有效的治疗手段,在保护脏器、减少并发症、创伤组织修复、控制感染和促进机体康复等很多方面起着重要作用。

(一)危重患者的代谢特点

体内的能源包括糖、蛋白质和脂肪,危重症患者应激后的神经—内分泌变化使体内发生糖代谢紊乱、能量代谢增高、蛋白质分解代谢增强、脂肪代谢紊乱、胃肠功能改变,并且其反应程度与创伤和(或)感染的程度或部位有密切联系。

(二)患者营养状况的评估

患者营养状况评估涉及病史、临床检查、人体测量和生化检查及多项综合营养评定方法等手段,综合判断人体营养状况。包括临床检查、人体测量、生化及实验室检查等。

二、营养支持方式

营养支持方式包括肠外营养(Parenteral Nutrition,PN)和肠内营养(Enteral Nutrition,EN)或两种途径共用。当患者肠道结构和功能完整时应首选肠内营养。由于危重患者多有胃肠功能减退,故常首选肠外营养,但是,为防止长期 PN 造成胃肠道功能减退,可逐步由 PN 过渡到 EN,其营养支持大致分为四阶段:①肠外营养与管饲结合;②单纯管饲;③管饲与经口摄食结合;④正常肠内营养。

(一)肠外营养

PN 是指通过静脉途径提供人体代谢所需的营养素。当患者被禁食,所需营养素均经静脉途径提供时,称为全胃肠外营养(Total Parenteral Nutrition,TPN)。

1.适应证和禁忌证

(1)适应证:危重患者出现下列病症且胃肠道不能充分利用时,可考虑提供肠内营养支持。①因疾病或治疗限制经胃肠道进食或不能正常饮食。②高分解代谢状态,如严重创伤、感染和中毒等。③急性疾病导致胃肠道功能障碍。④营养不良。

(2)禁忌证:①严重水、电解质、酸碱平衡失调。②出、凝血功能紊乱。③休克。

2.肠内营养的应用

(1)胃肠外营养剂:主要包括能量物质(糖类和脂类)、氨基酸、维生素、微量元素和矿物质等。

1)葡萄糖是肠外营养时主要的非蛋白质能源之一,成人需要量为4～5g/(kg.d)。当供给过多或输入过快时,部分葡萄糖可转化为脂肪沉积于肝脏,导致脂肪肝;故每天葡萄糖的供给量不超过300～400g,占总能量的50%～60%。为促进合成代谢和葡萄糖的利用,可按比例添加胰岛素,一般为1g糖:4～8单位胰岛素。

2)脂肪乳剂主要由植物油、乳化剂和等渗剂组成,是一种水包油性乳剂。应用脂肪乳剂主要在于提高能量和必需氨基酸、维持细胞膜结构和人体脂肪组织的恒定。脂肪乳剂提供的能量占总能量的20%～30%,成人需要量1～2g/(kg.d)。当葡萄糖和脂肪共同构成非蛋白质能量时,二者的比例为(4～3):2。

3)氨基酸提供肠外营养配方中的氮源,用于合成人体蛋白质。氨基酸的供给量为1～1.5g/(kg.d),占总能量的15%～20%。

4)维生素和矿物质是参与人体代谢、调节和维持内环境稳定所必需的营养物质。水溶性维生素(B族维生素、维生素C等)在体内无储备,非正常饮食时将缺乏;脂溶性维生素(维生素A、D、E、K)在体内有一定储备,短期禁食一般不会缺乏。长期TPN时需重视中途出现的微量元素缺乏问题,应根据实际情况予以补充。

(2)肠外营养液的配制:肠外营养液应在无菌环境(层流室或层流台)中配制。

(3)肠外营养液的输注途径:包括周围静脉和中心静脉途径,其选择需视病情、营养支持时间、营养液组成、输液量及护理条件而定。当短期(2周以内)、部分补充营养或中心静脉置管和护理有困难时,可经周围静脉输注;但当长期、全量补充时则以中心静脉途径为宜。

1)中心静脉置管,中心静脉营养(Central Parenteral Nutrition,CPN)是指全部营养要素通过中心静脉补充的方法,适用于需要长期PN的支持者。常用静脉有锁骨下静脉、颈外静脉、颈内静脉和股静脉等。其优点:一次穿刺置管后可长期使用,减少了反复穿刺给患者带来的痛苦;中心静脉管径粗,血流速度快且血流量大,输入液体很快被血液稀释,故不受输入液体浓度、pH和输注速度的限制,对血管壁的刺激小;能在24h内持续不断地进行液体输注,并可根据情况调节。缺点是需要护士有娴熟的置管技术及严格的无菌技术,且易引起损伤、感染、空气栓塞、导管意外等多种并发症。

2)外周静脉置管,外周静脉营养(Peripheral Parenteral Nutrition,PPN)是指通过外周静脉导管全面输送营养素的方法,适用于病情较轻、用量小、PN支持不超过2周者。其优点:避免中心静脉置管的潜在并发症降低初始治疗费用。缺点是需要频繁穿刺,带给患者痛苦大,且易引起血管疼痛、静脉炎等并发症。故使用 PPN 营养支持时应每天更换输注部位,且输注液的渗透压应低于 800～900mmol/L。

3.护理措施

(1)一般护理。

1)体位:在不影响输注的情况下,协助患者采取舒适卧位。

2)合理控制输液速度:最好用输液泵。

3)现配现用,确保输入液体的安全性和有效性。

4)加强常规监护:体重、体温、环境等。

5)每日进行营养状态动态评价,记录 24h 液体出入量。

(2)并发症的观察和护理。

1)静脉穿刺置管引起的并发症 A.损伤:包括气胸、血管、胸导管损伤等。熟练掌握插管的操作技术,严格遵守操作规程,注意动作轻柔。当患者于静脉穿刺时或置管后出现胸闷、胸痛、呼吸困难、同侧呼吸音减弱时,应怀疑气胸的发生,应立即通知医生并协助处理。包括做胸部 X 线检查,视气胸的严重程度予以观察、胸腔抽气减压或胸腔闭式引流及护理。对依靠机械通气的患者,须加强观察。B.空气栓塞:可发生于静脉穿刺置管过程中或因导管塞脱落或连接处脱离所致。大量空气进入可立即致死。故锁骨下静脉穿刺时,应置患者于平卧位、屏气;置管成功后立即连接输液管道;牢固连接;输液结束应旋紧导管塞。一旦疑空气进入,立即置患者于左侧卧位,以防空气栓塞。

2)静脉置管后输液期间的并发症。A.导管移位:主要原因是导管固定不牢固。临床表现为输液不通畅和患者感觉颈、胸部酸胀不适,X 线透视可明确导管位置。一旦发现立即停止输液,拔管和做局部处理。B.感染:导管引起局部或全身性感染是肠外营养的主要并发症。感染的主要原因为插管时污染或伤口污染、输入器具或溶液污染和静脉血栓形成等,需加强观察和预防护理。预防措施:a.置管时无菌操作。b.每日清洁、消毒置管穿刺部位。c.导管一经固定,不得随意拉出或拉进。d.避免经导管抽血或输血等。e.营养液应在层流环境配制,严格遵守无菌操作原则。C.血栓性浅静脉炎:多发生在经外周静脉输注营养液时。输注时应注意经常更换输注部位,如观察输血部位的静脉出现条索状变硬、红肿、触痛时,应及时做局部湿敷和外涂消炎软膏处理。D.代谢紊乱:协助医生进行处理。

(二)肠内营养

肠内营养(EN)是经胃肠道,包括口腔或喂养管,提供维持人体代谢所需营养素的方法。随着人们对胃肠道结构和功能的深入研究,愈来愈认识到胃肠道在免疫防御中的重要作用。较之肠外营养,肠内营养更符合生理的优点,还有助于维持胃肠黏膜和屏障功能的完整性。

1.适应证

凡是具有营养支持基本体征、胃肠道有功能并利用的危重患者都可接受肠内营养。例如:①吞咽和咀嚼困难;②意识障碍,无力进食;③急性消化道疾病稳定期;④高分解代谢状态,如严重创伤、感染和中毒。

2.EN 的应用

(1)肠内营养剂:美国食品药品管理局(FDA)将肠内营养剂定义为医疗食品,是指具有特殊饮食目的或为保持健康、需要在医疗监护下使用的食品。它不同于通常意义上的食品,是已经经过加工预消化,更利于患者吸收或无消化即能吸收的食品。肠内营养剂有多种分类方法,按营养预消化的程度,可分为匀浆膳(非要素膳)和要素膳两大类。根据其组成成分可分为匀浆膳(非要素膳)、要素膳、组件型和特殊应用型肠内营养制剂四类。

(2)EN 的输入途径:有经口和管饲两种途径。临床应根据营养剂的类型、疾病情况、患者耐受程度、喂养时间长短、胃肠道功能等情况加以选择。口服是最经济、安全、简便的方式,而且符合人体正常生理过程。不能主动经口摄食或不足的患者,则可通过其他方式进行肠内营养治疗。

1)经鼻胃管:多用于仅需短期肠内营养支持的患者。

2)经胃造瘘术:适用于胃肠道功能良好、较长时间不能经口进食的患者。常用方法有剖腹胃造瘘术和经皮内镜胃造瘘术。后者具有不需剖腹与麻醉、操作简便、创伤小等优点,是近年来发展起来的新型胃造瘘术方法。经胃造瘘术进行喂食时要在 PEG 置管完成 6~8h 后进行。每次应用前后,要生理盐水冲洗管道。

3)经鼻十二指肠、空肠管:适用于胃功能不良、误吸危险性较大或消化道手术后必须胃肠减压,又需长期肠内营养支持的患者。

3.护理措施

(1)一般护理。

1)体位:病情许可或喂养管尖端在胃内者,可取半卧位,避免营养液反流或误吸发生,喂养管尖端在空肠内者,病情允许的可取任意体位。

2)喂养管的护理:①喂养开始前,必须确定导管尖端的位置,可通过抽吸胃内容物、X 线摄片和抽吸物的 pH 测定方法定位。②妥善固定喂养管,防止移位和脱落。③定时冲洗喂养管,保持通畅。在每次喂养前后和连续管饲过程中每间隔 4h 均要用 30~50mL 生理盐水或温开水冲洗喂养管。④长期留置鼻胃管或鼻肠管者,应每天检查鼻、口腔、咽喉部有无不适及疼痛,每天用油膏涂拭鼻腔黏膜,避免局部长时间受压产生溃疡。

3)胃肠道状况的护理:①及时估计胃内残留量:每 4h 抽吸并估计胃内残留量,若胃内残留液大于 100~150mL,应延迟或暂停输液以免引起误吸。②维持患者正常的排便形态:5%~30%的肠内营养治疗患者可发生腹泻。护理时应注意:营养液应从低浓度开始输注,逐步递增;营养液宜从少量(250~500mL/d)开始,在 5~7 日逐步大到全量;输注速度应从 20mL/d 开始,视适应程度逐步增加至 100~120mL/d,应用输液泵控制最佳;营养液的输注温度以接近正常体温为宜;营养液应现配现用,避免污染和变质导致腹泻发生。③注意病情和肠内营养效果的观察,记录 24h 液体出入量。每周测量体温。

(2)并发症的观察与护理。

1)吸入性肺炎:误吸是 EN 最严重的并发症,误吸导致的吸入性肺炎主要见于经鼻胃管喂养者。

2)原因:胃排空延迟、喂养管移位、体位不当、营养液反流、精神障碍、咳嗽和呕吐反射受阻等。

3)护理措施:鼓励和刺激患者咳嗽,以排出吸入物和分泌物,必要时经鼻导管或气管镜清除误吸物,应用抗生素预防和治疗肺内感染。

4)预防措施:①半卧位。②胃内残留量超过 150mL 应停止输注。③呼吸道原有病变者可考虑行空肠造瘘。④尽量避免选用渗透压高的营养液,减少类似倾倒综合征症状发生。

5)急性腹膜炎:主要由于空肠造瘘管滑入腹腔及营养液流入导致。护理时应注意观察患者腹部症状和体征。如患者突然出现腹痛等症状,应立即报告医生并停止输注营养液,遵医嘱给予有关急性腹膜炎的护理措施。

6)肠道感染:主要由于营养液污染或变质导致。护理:配制营养液要注意无菌操作;配制的营养液暂时不用时应放在冰箱中保存,时间不超过 24h。

三、健康教育

(1)长期摄入不足或因慢性消化性疾病致营养不良的患者应及时到医院检查和治疗,以防严重营养不良和免疫防御能力下降。

(2)患者出院时,若营养不良尚未完全纠正,应继续增加饮食摄入,并定期到医院复诊。

第四节　肺性脑病

一、疾病概述

肺性脑病是一组由缺氧和二氧化碳潴留导致的神经精神障碍综合征,又称二氧化碳麻醉。肺性脑病(简称肺脑)是呼吸衰竭所引起的高碳酸血症、低氧血症、酸碱平衡失调及脑组织 pH 下降等一系列内环境紊乱的脑部综合征,是肺源性心脏病严重并发症之一,该病发病后进展较快,病情危重,预后差,病死率高。对此,应加强对肺性脑病的临床观察,早发现,早处理,并有针对性地加强各项护理,可有效缓解病情,大大降低病死率。

二、病因与发病机制

1.原发疾病

慢性肺部疾病,最常见的为慢性支气管炎、哮喘、肺气肿、肺源性心脏病。其他如胸廓畸形、重症结核、肺纤维化、肺癌等病也可成为其病因。

2.神经系统疾病

吉兰—巴雷综合征,脑干肿瘤、脑干炎症、颈椎损伤、进行性延髓麻痹、重症肌无力危象等病均可造成呼吸肌麻痹。

3.诱发因素

(1)急性或慢性肺部感染。

(2)药物影响,如异丙嗪、异戊巴比妥、苯巴比妥、哌替啶、吗啡等。另外,长时间高浓度吸氧也可触发肺性脑病的发生。

(3)水和电解质平衡紊乱。

(4)急性或慢性气道阻塞,如痰、异物等堵塞气管、支气管。

低氧血症、二氧化碳潴留和酸中毒三个因素共同损伤脑血管和脑细胞是最根本的发病机制。

三、病理改变

主要病理改变是由于脑部毛细血管的扩张、充血和通透性增高所引起。肉眼可见软脑膜血管充血、扩张,脑表面渗血和点状出血,蛛网膜下隙也可有血性渗出。脑切面呈弥散性水肿和点状出血。镜下有弥散性神经细胞变性、血管周围水肿和软化灶。

四、实验室检查

(1)血常规可示红细胞增多,血红蛋白也相应增加。

(2)血气分析示 $PaCO_2$ 增高,CO_2 结合力增高,标准碳酸氢盐(SB)或剩余碱(BE)的含量增加,血液 pH 降低。

(3)脑脊液(CSF)检查常见压力增高,60%病例压力在 $200mmH_2O$ 以上,可见红细胞增多。

(4)脑电图(EEG),绝大多数患者 EEG 为全脑弥散性慢波,且可有阵发性变化。

五、临床表现

肺性脑病的临床特征为原有的呼吸衰竭症状加重并出现神经精神症状,如神志恍惚、嗜睡或谵妄、四肢抽搐甚至昏迷等。男女均可见,以男性多见,其病死率达 30%以上。临床表现主要为头痛、头晕、记忆力减退、易兴奋、多语或少语、失眠等脑皮层功减退症状以及意识障碍与精神异常,部分患者可有呕吐、视盘水肿。神经系统损害的发生率约为 53%。临床分型如下。

(一)轻型

神志恍惚、淡漠、嗜睡、精神异常或兴奋、多语而无神经系统异常体征。

(二)中型

浅昏迷、谵妄、躁动、肌肉轻度抽动或语无伦次,球结膜充血、水肿、多汗、腹胀,对各种反应迟钝,瞳孔对光反射迟钝而无上消化道出血或弥散性血管内凝血(DIC)等并发症。

(三)重型

昏迷或出现癫痫样抽搐,球结膜充血、水肿重度,多汗或眼底视神经盘水肿,对各种刺激无反应;反射消失或出现病理性神经体征,瞳孔扩大或缩小,可并发上消化道出血、DIC 或休克。

六、治疗要点

(一)去除诱因

主要是防止肺部感染复发,切勿使用安眠药和镇静药(主要是Ⅱ型呼吸衰竭患者),不要高浓度吸氧。应对各种慢性呼吸道疾病进行治疗。

(二)保持呼吸道通畅、增加通气量、改善 CO_2 潴留

纠正缺氧和 CO_2 潴留是抢救肺性脑病的关键性措施。常规治疗无效时,应果断地行气管插管或气管切开术,给予机械通气,确保 CO_2 的排出和缺氧的纠正。

(三)对神经精神障碍作对症处理

必要时使用约束带护理,保证患者的安全。

(四)抗感染,合理应用抗生素

呼吸道感染是呼吸衰竭及肺性脑病最常见的诱因;建立人工气道机械通气和免疫功能低下的患者可反复发生感染,且不易控制。所以此类患者一定要在保持呼吸道痰液引流通畅的条件下,根据痰菌培养和药物敏感试验的结果,选择有效的药物控制呼吸道感染。

(五)纠正酸碱平衡失调

呼吸性酸中毒并发代谢性碱中毒在慢性呼吸性酸中毒的治疗过程中,常由于应用机械通气不当,使 CO_2 排出太快,或由于补充碱性药物过量,可产生代谢性碱中毒,pH 偏高,BE 为正值,治疗时应防止以上发生碱中毒的医源性因素和避免 CO_2 排出过快,给予适量补氯和补钾,以缓解碱中毒。

七、护理措施

(一)一般护理

1.环境与体位

患者安排在安静舒适的病房,呼吸困难者取半坐卧位。病房内每天通风 2 次,每次 30min,温度控制在 20~22℃,湿度 60%~70%;每天用紫外线消毒,消毒液擦拭物品及地面,严格限制探视人员,严密观察患者的各项情况。

2.饮食

给予低盐、高热量、高蛋白质、易消化饮食,可进食者尽量鼓励患者自己进食,注意饮食习惯及色、香、味方面的调配;不能进食者,可通过留置胃管鼻饲,间歇给予肠内营养液(瑞素或瑞代),500~1000mL/d;必要时静脉输入高营养液体,以改善患者营养状况,促进康复。

(二)基础护理

1.口腔护理

可进食者进食后指导患者漱口,不可进食者注意口腔卫生,口腔护理 2 次/天。

2.约束带护理

出现精神症状者,注意加强巡视,密切观察,必要时使用约束带,每班评估约束部位皮肤的完整性和肢端血液循环情况,若出现约束部位皮肤苍白、发绀、冰冷、肿胀、麻木、刺痛,立即解除约束。

(三)专科护理

1.病情观察

(1)观察患者的精神神志变化:多数肺心病患者出现肺性脑病前都有睡眠昼夜颠倒、脾气性格改变、情绪反常、行为错乱的表现,如暴躁、烦躁不安、精神萎靡、表情淡漠、抑郁、沉默寡言、兴奋抑郁交替出现,有些患者自诉头痛头晕。当患者出现上述症状时,要考虑早期肺性脑病的可能,护士应早发现,早报告,早治疗,消除肺性脑病的诱因,积极配合医生救治、精心护理。

(2)皮肤黏膜的观察:观察患者皮肤的颜色,有无水肿等,发绀是缺氧的典型表现。若患者口唇、指甲等末梢部位出现发绀加重,观察患者眼结膜的变化,球结膜水肿是肺性脑病的临床早期表现,如出现上述情况应立即告知医生。

(3)生命体征的观察:体温突降是肺性脑病的早期症状之一,肺性脑病的患者早期因为高碳酸血症引起皮肤血管扩张及儿茶酚胺分泌而导致多汗,可使体温下降,脉搏和血压发生改变,脉搏快而无力是缺氧、心功能衰竭的表现。缺氧早期,脉搏加快,血压上升,中度缺氧时血压下降,脉搏减慢。

2.气道护理

(1)保持呼吸道通畅:及时解除支气管痉挛,改善通气。床旁备有吸引器,对痰量多而无力咳出的患者协助患者咳痰;对卧床患者要定期指导其做深呼吸运动,协助其翻身拍背,使无效咳嗽变为有效咳嗽,但禁止使用强镇咳剂。对卧床患者要定期指导其做深呼吸运动,对部分痰液黏稠不易咳出的患者可以配合超声雾化吸入化痰药物,或者协助医生通过支气管纤维镜,气管插管或气管切开排痰。对清醒有咳嗽反射的患者应鼓励咳嗽、排痰,协助患者经常更换体位、叩背排痰。叩击背部时宜将指、掌卷曲呈勺形,自胸部边缘向中部,自背下方向上方,有节奏地拍叩,力量要适中,注意手掌与患者背部之间应扣住空气,空气越多,叩击就越有效。痰液黏稠者,可先行雾化吸入后再予以拍背排痰。对昏迷患者应及时吸痰,特别注意翻身前后吸痰,以防痰液潴留堵塞呼吸道。当痰液堵塞吸痰无效时,应迅速备好气管插管或气管切开用品,已行气管切开者按气管切开常规护理,做好口腔护理,保持口腔清洁。

(2)正确氧疗:氧疗不当是肺性脑病的重要诱因之一。吸氧浓度过高,容易造成呼吸抑制,诱发肺脑。所以在患者进行氧疗时要控制好氧气浓度,不宜过高。要对家属进行氧疗知识的宣教,不能自行调节氧流量,氧流量为 $1\sim2L/min$,氧浓度为 $25\%\sim29\%$。防止高浓度吸氧,否则抑制呼吸,加重二氧化碳潴留。

(3)机械通气的护理

1)无创呼吸机的护理:严格掌握无创呼吸机适应证和禁忌证。做好心理护理,解释无创呼吸机应用的必要性,正确演示通气面罩佩戴方法,消除患者紧张心理。根据病情和血气分析设置各项参数,吸气压力(IPAP)一般为 $6\sim10cmH_2O$($1cmH_2O=98Pa$),呼气压力(EPAP)一般从 $4cmH_2O$ 开始,并随时调整。在患者呕吐或痰液较多需要排痰时,及时取下面罩,防止发生窒息。

2)有创呼吸机的护理:密切观察患者的呼吸频率、节律及意识障碍的程度,出现昏睡、昏迷、惊厥时提示病情加重,积极采取抢救措施,配合医生气管插管或气管切开,进行有创呼吸机辅助呼吸,定时监测血气,根据血气调整各参数。在此期间,要加强人工气道的管理,合理地调整参数,正确及时地处理报警,做好管道的清洁与消毒,预防呼吸机并发症。恢复期要做好呼吸功能的训练,为撤机做准备。

(四)心理护理

肺性脑病的患者中老年人居多,患者病程长,易反复住院,久病缠身,造成患者心理负担和经济负担加重,患者普遍有抑郁、消极、厌世、恐惧、暴躁的情况,常因小事而大发脾气,拒绝配合治疗。护理人员应给予安慰和鼓励,开导他们,耐心倾听他们诉说,分担他们的忧虑,打消他们消极悲观的思想,使他们建立正确的情感观和价值观,并积极与患者家属沟通,使家属协助配合。

(五)安全护理

(1)对于早期出现肺性脑病症状的患者,需及时和家属联系,说明病情以取得家属的配合,留陪一人,同时派专职护士守护。去除病房内的危险品,如玻璃杯、热水瓶、刀、剪、绳子等防止伤人和自伤,必要时采取保护性的约束,禁用镇静剂,以免加重病情;长期卧床者应加用床挡,给予电动气垫床预防压疮,建立翻身卡,加强巡视,严格交接班。

(2)用药安全护理：遵医嘱用药，并观察药物的疗效及不良反应。根据细菌培养和药敏结果，选择有效的抗菌药物，严格按照给药时间，用药时应现用现配，确保疗效；尼可刹米为常用的呼吸兴奋剂，能刺激呼吸中枢，增加中枢的驱动力，提高呼吸频率以及潮气量。微量泵泵入时，要根据患者的病情控制速度，并严密观察药物的不良反应。患者出现精神症状，表现为烦躁不安、焦虑、多语时，可能是药物引起的不良反应。

八、健康教育

(1)合理吸氧：告知患者不要随意调节氧流量，流量为 $1\sim2L/min$，一般每日吸氧持续 15h 以上，嘱患者在家中也要低流量、低浓度、持续吸氧，以免不正确的吸氧抑制呼吸而诱发肺性脑病。

(2)呼吸道感染是呼吸衰竭患者导致肺性脑病的主要原因之一，因此应告知患者一旦有感染迹象、咳嗽加剧、咳痰增多，应立即就医，不可忽视。

(3)指导患者学会腹式呼吸和缩唇呼吸。

(4)重视缓解期营养的摄入，增强体质，改善全身营养状况。在寒冷季节及天气骤变时，注意保暖、避免受凉，冬季晨起外出时注意保暖和使用口罩。

第五节　镇静与镇痛

虽然多种因素可影响危重患者机体的代谢应激反应，但疼痛仍是主要因素之一。在危重症患者中，各种创伤、手术以及许多内科疾病如急性心肌梗死、肿瘤终末阶段的患者都会有比较剧烈的疼痛。目前，临床上重症患者镇静不足及疼痛控制欠完善仍普遍存在，尤其是手术后重症患者远远达不到有效的镇静和镇痛需求，从而引起不良反应和并发症，导致病情恶化，最终影响患者的整体预后。因此，在重症监护室工作的医护人员，应该具备相关的疼痛知识，能够准确地判断疼痛原因，评估疼痛程度，及时有效地缓解患者的疼痛，提高患者生存质量。

一、疼痛的概述

(一)疼痛的定义

1979 年，国际疼痛研究协会对于疼痛所下的定义是："疼痛是一种令人不快的感觉和情绪上的感受，伴随着现有的或潜在的组织损伤。疼痛经常是主观的，每个人在生命的早期就通过组织损伤的经历学会了表达疼痛的确切词汇，无疑这是身体局部或整体的感觉，而且也总是令人不快的一种情绪上的感受"。

定义：疼痛是因损伤或炎症刺激，或因情感痛苦而产生的一种不适的感觉。

ICU 患者疼痛的诱发因素：原发疾病、各种监测、治疗手段（显性因素）和长时间卧床制动及气管插管（隐匿因素）等。

1995 年，美国疼痛学会主席 James Camp-bell 提出将疼痛列为第五生命体征。疼痛包含两重意思：痛觉和痛反应。痛觉是一种意识现象，属于个人的主观知觉体验，会受到人的心理、性格、经验、情绪和文化背景的影响，患者表现为痛苦、焦虑；痛反应是指机体对疼痛刺激产生的一系列生理病理变化,如呼吸急促、血压升高、瞳孔扩大、出汗、骨骼肌收缩等。疼痛具有保护性、防御性的功能,它警告机体正在遭受某种伤害性刺激,提醒机体摆脱这种刺激的伤害。但另一方面,疼痛对人体也会造成伤害,特别是在病因明确的情况下,忍受疼痛的折磨是不必要的。

(二)疼痛的分类

由于疼痛可发生于机体的任何部位和器官系统,而且临床表现千差万别,同一种疾病可表现为不同的疼痛,而不同疾病引起的疼痛可能表现为相似,因此,为疼痛制订统一的分类标准比较困难。常用的分类方法有以下几种。

1.一级分类法

此法于 1991 年由 Cervero 和 Laird 提出,它将疼痛分为以下三类。

(1)生理性痛:伤害性感受系统对即将作用于身体的损伤起预警作用。如保持某种姿势时间过长,肌肉和韧带的酸痛提示需要改变姿势;进食过烫的食物口腔黏膜会感到疼痛,以避免被烫伤。生理性疼痛是保护性的,是健康和生存所必需的。

(2)病理性痛:内源性或外源性的有害刺激持续时间过长,造成伤害感受器敏感性增加,并使原来处于静息状态的伤害感受器激活而导致的疼痛。病理性痛又可进一步分为炎性疼痛和内源性疼痛两大类。

(3)神经性痛:各级神经元损伤导致中枢神经系统接收到大量不正常的传入信息,并且进行重新调整的中枢处理过程而导致的疼痛。

2.按照疼痛程度分类

(1)微痛:似痛非痛,常与其他感觉一起出现,如痒、酸麻、沉重、不适感等。

(2)轻痛:疼痛局限、轻微。

(3)甚痛:疼痛较重,痛反应出现。

(4)剧痛:疼痛较重,痛反应强烈。

3.按照疼痛病程分类

(1)急性疼痛:有明确的开始时间,持续时间较短,常用的止痛方法可以控制疼痛,如各种创伤、手术、急性炎症或器官穿孔导致的疼痛。

(2)慢性疼痛:发病缓慢或急转缓,持续时间通常达 3 个月以上,并由于心理因素干扰使病情复杂化,临床上较难控制,如风湿性关节炎、晚期癌症导致的疼痛。

4.按照疼痛性质分类

(1)钝痛、酸痛、胀痛、闷痛。

(2)锐痛、刺痛、切割痛、灼痛、绞痛。

(3)跳痛、压榨样痛、牵拉样痛。

5.按照疼痛深浅部位分类

(1)浅表痛:疼痛部位在体表皮肤和黏膜,程度多较剧烈,定位精确。

(2)深部痛:内脏、肌腱、韧带、骨膜等部位的疼痛,多难以精确定位,有时会向其他有关部位放射。

6.按照疼痛在躯体的解剖部位分类

广义地讲,疼痛可分为躯体痛、内脏痛和心因痛三大类,其中按躯体解剖定位又可分为头痛、颌面痛、颈项痛、肩背痛、胸痛、上肢痛、腹痛、腰骶痛、盆痛、髂髋痛、下肢痛。

7.按照疼痛发生的器官和系统分类

疼痛可分为神经系统疼痛、心血管系统疼痛、血液系统疼痛、呼吸系统疼痛、消化系统疼痛、内分泌系统疼痛、泌尿系统疼痛、运动系统疼痛、免疫系统疼痛等。

(三)疼痛对机体的影响

疼痛引起应激反应,应激反应是一种多因素、生理性、代谢的级联反应。最初表现为患者焦虑、躁动和兴奋,进而引起机体新陈代谢增加,交感神经系统活动增强,循环中肾上腺素和去甲肾上腺素水平升高,相应的副交感神经系统活动减弱,同时引起包括调节垂体激素交替改变的内分泌功能的广泛性变化。疼痛既可以引起应激反应,同时又受机体应激的影响。首先疼痛增加交感神经活性和儿茶酚胺的释放,引起心动过速和心肌氧耗增加,加剧高代谢状态,降低免疫系统功能,影响伤口愈合等不良反应。其次,疼痛还可导致睡眠障碍,加重躁动和谵妄。反过来,在应激反应过程中释放的化学介质和激素又可直接刺激疼痛受体,加重疼痛。

长期以来,一直认为应激是机体对创伤的一种积极的正面的代偿反应。在多数情况下,来自最初的组织损伤可诱发适度的炎症反应,包括激素(儿茶酚胺、肾上腺皮质激素、可的松、胰高血糖素)水平的升高和相互间的作用,包括细胞因子(TNF-α、IL-6、IL-8、IL-10 等)及其他细胞内产物(蛋白酶、自由基、类花生酸类物质、急性期反应物及生长因子等)的产生,来达到恢复体内平衡状态的目的。但以现代的观点来看,特别是对于重症患者,过度的应激反应可能产生严重不良反应。细胞因子在介导由最初的组织损伤所启动的生化和激素级联释放反应中起关键作用。循环中高水平的 IL-1 β、IL-6 特别是 TNF-α 可引起血流动力不稳定,并刺激激素的释放和其他过量细胞因子进入血液循环,导致全身炎症反应,造成细胞内皮和微循环损伤,毛细血管渗漏,加重组织缺氧,最初的全身炎症反应发展为多器官功能衰竭,甚至死亡。

(四)危重患者镇痛与镇静治疗的目的和意义

有文献报道 ICU 中约有 70% 的患者存在焦虑,50% 的患者经历烦躁不安。除了手术切口的疼痛刺激以外,还有其他因素诸如不断的护理操作、监测设备的干扰、室内持续的声光、陌生的环境、长期的卧床等均可构成不良的刺激,引起焦虑和烦躁。如果患者的意识未被适当地控制,则加重焦虑和烦躁。对重症患者实施镇痛与镇静的目的和意义如下。

1.减轻躯体疼痛及不适

减少不良刺激及交感神经系统的过度兴奋,消除或减轻患者的疼痛及躯体不适感。

2.改善睡眠诱导遗忘

减少或消除患者对其在 ICU 治疗期间病痛的记忆从而改善患者的睡眠质量。

3.减轻焦虑、躁动及谵妄

防止患者的无意识行为干扰治疗,保护患者的生命安全。

4.降低代谢速率

减少患者氧耗、氧需,使机体组织氧耗的需求变化尽可能适应受到损害的氧输送状态,并减轻各器官的代谢负担。有少数报道还指出,对非常危重的患者,诱导并较长时间维持一种低代谢的"休眠"状态,可减少各种应激和炎性损伤,减轻器官损害。

镇痛与镇静治疗并不等同,对于同时存在疼痛因素的患者,应首先实施有效的镇痛治疗。镇静治疗则是在先已去除疼痛因素的基础之上帮助患者克服焦虑,诱导睡眠和遗忘的进一步治疗。

二、危重患者镇静镇痛的评估

(一)了解病史

进行疼痛评估时,除了了解一般病史外,还应该了解既往有无疼痛史。

1.疼痛部位

局部一点疼痛还是多点疼痛,扩散部位或放射方向如何,一侧还是双侧疼痛,疼痛部位与肿瘤或放射学诊断结果是否相符。

2.疼痛时间

是白天还是晚上疼痛,持续性还是间歇性,具有波动性还是静止性,是否具有其他特点。

3.疼痛性质

某些疼痛特征可以提示疼痛的病理性质。例如疼痛是否剧烈,表现为刺痛、烧灼痛、放电痛、牵拉痛、压迫痛,还是痉挛痛等。

4.可能改变疼痛的因素

安静或运动、身体负担、所用治疗方法等许多因素以及家庭情况均可能对疼痛产生较大的影响,应予以了解。对于身体其他症状,如失眠、恶心、呕吐、便秘等,也应鉴别其产生的原因。

(二)疼痛程度的评估

疼痛程度的评估直接关系到治疗护理措施的选择,从而影响止痛效果。但由于对疼痛的评估缺乏特异性的客观指标,因此,临床上,对于能够自主表达的患者,主诉是评价疼痛程度和治疗效果最可靠的方法,是"金标准";对于不能表达的 ICU 患者,应使用客观疼痛评估工具进行疼痛评估。

(三)镇静状态及评估

ICU 患者理想的镇静水平,是既能保证患者安静入睡,又容易被唤醒。应在镇静治疗开始时就明确所需的镇静水平,定时、系统地进行评估和记录,并随时调整镇静用药以达到并维持所需镇静水平。

定时评估镇静程度有利于调整镇静药物及其剂量以达到预期目标。理想的镇静评分系统应使各参数易于计算和记录,有助于镇静程度的准确判断并能指导治疗。目前临床常用的镇静评分系统有 Ramsay 评分、Riker 镇静、躁动评分(SAS),以及肌肉活动评分(MAAS)等主观性镇静评分方法,以及脑电双频指数(BIS)等客观性镇静评估方法。临床推荐使用的是 RASS 评分法和 SAS 评分法。

(1)Ramsay 评分:临床上使用最为广泛的镇静评分标准,分为六级,分别反映三个层次的清醒状态和三个层次的睡眠状态。Ramsay 评分被认为是可靠的镇静评分标准,但缺乏特征性的指标来区分不同的镇静水平。

(2)躁动镇静评分(Richmond Agitation-Sedation Scale,RASS):成人 ICU 患者测量镇静质量与深度的最真实与可靠的镇静评估工具。

(3)Riker 镇静和躁动评分(Sedation-Agitation Scale,SAS):SAS 根据患者七项不同的行为对其意识和躁动程度进行评分。

(4)肌肉活动评分法(MAAS):自 SAS 演化而来,通过 7 项指标来描述患者对刺激的行为反应,对危重患者也有很好的可靠性和安全性。

三、镇痛治疗

(一)镇痛治疗

1.药物疗法(常用药物)

(1)吗啡(Morphine):静脉注射 2～5mg,每 10～15min 重复,后以 4～6(mg·h)或 0.05～0.2mg/(kg·h)维持。禁用于哮喘、肺心病、孕妇。

(2)芬太尼(Fentanyl):静脉注射剂量 25～100μg,每 5～15min 重复;后以 1～2μg/(kg·h)维持。血流动力学不稳定的患者首选,适用于肾功能不全的患者。目前临床常用的药物为芬太尼贴剂。该方法提供了一种简便、价廉的持续性阿片类药物的给药途径。但是该途径血药浓度上升缓慢,需要 8～10h 达到稳定的平台浓度,镇痛效果缓慢,在 ICU 的危重患者中应用较少。

(3)曲马多(Tramadol):肌内注射,一次 50～100mg,必要时可重复。日剂量不超过 400mg。适用于轻中度疼痛,对呼吸循环抑制作用较轻。

(4)氯胺酮(Ketamine):成人先静脉注射 0.2～0.75mg/kg,2～3min 注射完,而后连续 5～20μg/(kg·min)。适用于小儿或剧痛不安患者临时镇痛制动。颅内高压、脑出血、青光眼患者不宜单独使用,禁用于失代偿休克和心功能不全的患者。

(5)非甾体类解热镇痛药(NSAIDS):可减少阿片类药物的用量,但不良反应明显,包括胃肠道出血、抑制血小板聚集以及潜在的肾功能损害。常用药物包括如下两大类。

1)非选择性 COX-2 抑制剂:氨糖美辛:200mg 每日 2 次,口服;扶他林:75mg 每日 1 次,口服;怡美力:100mg 每日 2 次,口服。

2)选择性 COX-2 抑制剂(胃肠道及凝血系统不良反应小):莫比可:7.5mg 每日 1 次,口服;cereblex:100mg 每日 1～2 次,口服。

2.非药物疗法

非药物治疗包括心理治疗、针灸止痛、物理治疗等手段。疼痛既包括生理因素,又包括心理因素。在疼痛治疗中,应首先尽量设法去除疼痛诱因,并积极采用非药物治疗,非药物治疗能降低患者疼痛的评分及其所需镇痛药的剂量。

(二)镇静治疗

1.镇静的目的和适应证

(1)解除焦虑和恐惧。

(2)治疗急性精神错乱。

(3)完成床边诊断和治疗。

(4)使机械通气容易进行。

(5)控制肌肉紧张和抽搐。

(6)减轻或抑制生理应激反应。

2.镇静治疗的前提

(1)充分的镇痛。

(2)纠正或排除以下病理情况:①低血容量;②低氧血症;③低血糖及闭合性脑损伤和脑血管意外。

3.镇静原则

(1)没有气管插管的患者要谨慎使用镇静药物,不推荐持续静脉注射。

(2)调整镇静药物用量达到设定的镇静深度后,逐渐减量或每天停药一段时间,以减少时效延长。

(3)长期使用苯二氮䓬类药物,不推荐使用氟马西尼拮抗。

4.镇静药物的选择

(1)急性躁动患者使用咪唑安定或安定来快速镇静。

(2)异丙酚适用于需要快速清醒的患者,如患者在拔管前。

5.常用镇静药物

(1)咪唑安定(Midazolam)。

1)有顺行性遗忘作用。

2)起效时间 2～5min,作用时间 20～30min,单次 1～3mg 注射;5～15min 可重复;持续输注 0.04～0.2mg/(kg・h)。

3)注速过快可产生呼吸抑制和低血压,肾衰竭时镇静时间延长。

4)推荐短期使用,当持续输注超过 4～72h,苏醒时间无法预测。

(2)安定(Valium)。

1)心肺复苏或脑外伤后脑缺氧抽搐患者可用。

2)一般 3～5mg 注射;持续输注 2～6mg/h。

3)由于以下原因不推荐在 ICU 中使用:①静脉注射部位局部疼痛及血栓性静脉炎;②剂量较难控制,很容易导致镇静过深;③持续静脉点滴时需大量液体稀释,增加患者液体负荷。

(3)羟氯安定(lorazepam)。

1)起效较慢,作用时间长(半衰期 12～15h),通常间断静脉注射或持续静脉注射,没有活性代谢产物,高龄和肝功能受损对其代谢的影响相对较小。由于其起效稍有延迟,当需要快速镇静时,允许先使用一种能迅速起效的苯二氮䓬类药物。

2)单次 1～4mg 注射,每 10～20min 重复直到目标,必要时每 2～6h 重复。

(4)异丙酚(Propofol)。

1)起效迅速,停药后苏醒快,可以降低颅内压,有遗忘作用。

2)持续静脉输注 5μg/(kg・min)开始,每 5min 调整剂量,一般剂量 0.5～2mg/(kg・h)。

3)不推荐使用负荷剂量,儿科患者长期镇静不能使用异丙酚,成人长期镇静应注意代谢性酸中毒和心律失常。

4)使用异丙酚 48～72h 后要检测血浆三酰甘油浓度。

(5)右美托咪定:一种新型的镇静药,它是美托咪定的右旋异构体,属于咪唑类衍生物,它的镇静作用是通过激动中枢 α2 肾上腺受体而产生的,其发挥抗焦虑作用的关键部位是蓝斑核。区别于其他镇静药,右美托咪定的镇静是可唤醒的,使患者的配合度更高,合作性更好。右美托咪定是 α2 肾上腺素能受体激动剂,兼具良好镇静与镇痛作用,没有明显心血管抑制及停药后反跳,不产生呼吸抑制,对血流动力学影响小,已越来越多地用于 ICU 镇静。

6.镇静药物的给予方法

危重患者镇静药的给药方式应以持续静脉输注为主,首先应给予负荷剂量以尽快达到镇静目标。经肠道(口服、胃管、空肠造瘘管等)、肌内注射则多用于辅助改善患者的睡眠。间断静脉注射一般用于负荷剂量的给予,以及短时间镇静且无须频繁用药的患者。

7.镇静药物的依赖性

大剂量使用镇静药治疗超过一周,可产生药物依赖性和戒断症状。苯二氮䓬类药物的戒断症状表现为躁动、睡眠障碍、肌肉痉挛、肌阵挛、注意力不集中、经常打哈欠、焦虑、震颤、恶心、呕吐、出汗、流涕、声光敏感性增加、感觉异常、谵妄和癫痫发作。因此,为防止戒断症状,停药不应快速中断,而是有计划地逐渐减量。一般需要进行每日唤醒的计划,轻度镇静的患者可不进行每日唤醒。

(1)每日唤醒方法:每日清晨定时停用所有镇静药物,待患者完全清醒、回答指令问题后,以停药前剂量的 0.5 倍开始,重新给予镇静。达到目标镇静深度后,减至原剂量。

(2)以下情形避免进行每日中断镇静

1)因活动性癫痫或酒精撤除接受镇静输注。

2)正在因烦躁焦虑而增加镇静剂量时。

3)接受神经肌肉阻滞剂的患者。

4)过去 24h 内发生心肌缺血。

5)颅内高压患者。

四、护理措施

(一)准确评估疼痛程度

1.患者的主诉是金标准

疼痛是一种主观的感觉,必须依靠患者的主诉来判断疼痛是否存在以及疼痛的部位、性质、程度、有无不良反应。护士要主动询问,耐心倾听患者主诉并做好记录。

2.选择合适的疼痛评估量表

根据患者的特点选择合适的疼痛量表进行评估,将疼痛程度精确化、统一化。呼吸机治疗的患者无法进行语言交流时可采用手势、写字等非语言交流的方式。对于极度虚弱、小儿患者则应通过观察与疼痛相关的行为(运动、面部表情和姿势)和生理指标(心率、血压和呼吸频率),并且监测镇痛治疗后这些参数的变化来评估疼痛。

3.避免评估的偏差性

护理人员通常认为主诉多的患者比主诉少的患者经历着更为剧烈的疼痛,而经常低估了主诉少的患者的疼痛程度。因此,护士应尽量避免由此而造成的评估的偏差性。

(二)选用恰当的镇痛镇静措施

1.去除或减轻导致疼痛、焦虑和躁动的诱因

有很多因素会加重重症患者的疼痛、焦虑和躁动,在实施镇痛镇静治疗前应预先排除,这

些诱因包括以下几点。①精神因素:精神压力过重、极度悲伤、性格忧郁。②环境因素:气温、噪音、强光、人多嘈杂等。③身体因素:不良姿势、过度疲劳、低氧状态等。

2.遵医嘱给予镇痛镇静治疗

遵医嘱按时给药,并且根据病情估计可能经历较严重疼痛的患者,应预防性地使用镇痛药,并且应该在麻醉药物作用未完全消失时重复给药。对于并发疼痛因素的患者,在实施镇静之前,应首先给予充分镇痛治疗。护士还可在自己的职权范围内运用一些非药物的方法为患者减轻疼痛,减少其对止痛药的需求,常用的方法有冷敷、热敷、按摩、改变卧位、活动肢体、呼吸调整、分散注意力等。

3.根据镇痛、镇静效果不断调整用药剂量

在采取了镇痛、镇静措施后,应及时观察、评估镇痛镇静的效果,并根据疗效制订下一步的治疗护理措施,以达到满意的治疗目的。

4.镇静过程中实施每日唤醒计划

为避免药物蓄积和药效延长,应每日定时中断镇静药物输注(宜在白天进行),以评估患者的精神与神经功能状态,该方案可减少用药量,减少机械通气时间和重症监护室停留时间。但患者清醒期须严密监测和护理,以防止患者自行拔除气管插管等意外的发生。

5.做好健康教育

护士负责患者及家属的宣教,让那些不愿意报告疼痛、害怕成瘾、担心出现不良反应的患者采取正确的态度对待疼痛,配合治疗。指导患者如何表达自己的疼痛程度、性质、持续时间和部位;对于使用 PCA 的患者,还应教会其正确的使用方法。让患者学会自我缓解疼痛的方法,如放松、想象、分散注意力等。家属对患者的安慰和鼓励对提高患者的痛阈起着不可替代的作用。

(三)观察及处理不良反应及并发症

1.呼吸抑制

患者可能表现为呼吸频率减慢、幅度减小、缺氧和(或)二氧化碳蓄积等。因此,需注意呼吸运动的监测,密切观察患者的呼吸频率、幅度、节律、呼吸周期比和呼吸形式,常规监测脉搏、氧饱和度,酌情监测呼气末二氧化碳,定时监测动脉血氧分压和二氧化碳分压。对机械通气患者定期监测自主呼吸、潮气量、每分通气量等。应结合镇痛、镇静状态评估,及时调整治疗方案,避免发生不良事件,无创通气患者尤其应该引起注意。加强呼吸道护理,缩短翻身、拍背的间隔时间,酌情给予背部叩击治疗和肺部理疗,结合体位引流,促进呼吸道分泌物排出,必要时可应用纤维支气管镜协助治疗。

2.过度镇静

临床上应选用恰当的镇静状态评分标准定时进行镇静评分。使用麻醉性镇痛药及镇静药后第 1 个 4h 内每 1h 监测 1 次,然后每 2h 监测 1 次,连续 8h,以后只要继续给药,就应每 4h 监测镇静程度 1 次,根据评分结果及时调整药物用量。ICU 患者长期镇痛镇静治疗期间,应尽可能实施每日唤醒计划。

3.尿潴留

发生率低于 5%,多见于男性,常发生于镇痛治疗后的 24~48h,同时使用镇静剂、腰麻术后、并发前列腺增生时会增加发生的危险性。为预防尿潴留的发生,尽量避免镇痛药物和镇静药物同时使用,给患者安排合理的排尿时间和良好的空间。诱导自行排尿可采用流水诱导法、热水冲会阴部法、膀胱区按摩法。诱导失败时可采用导尿,对于难以缓解的持续尿潴留患者可考虑更换镇痛药物。

4.恶心、呕吐

一般发生于用药初期,症状大多在 4~7 天内缓解。初用阿片类药物第 1 周可预防性使用胃复安等止吐药。轻度恶心者选用胃复安、氯丙嗪或氟哌啶醇。重度恶心、呕吐应按时给予止吐药,必要时用恩丹西酮或格兰西隆。对于持续性重度恶心、呕吐的患者应注意是否伴有便秘并及时解除。

5.便秘

便秘不仅出现在用阿片类药物的初期,还会持续存在于阿片类镇痛药物治疗的全过程。因此在病情允许的情况下应建议患者多饮水,进食富含纤维素的食物,必要时适量使用缓泻剂。重度便秘时可选择强效泻药或予灌肠。

6.低血压

引起低血压的原因是多方面的,如麻醉的影响、有效循环血量不足、心功能下降、长时间卧床等,采用硬膜外镇痛时会增加发生率。因此在镇痛、镇静治疗期间应严密监测血压、中心静脉压、心率、心律。尤其给予负荷剂量时,应根据患者的血流动力学变化调整给药速度,并适当进行液体复苏治疗,力求维持血流动力学平稳,必要时应给予血管活性药物。一旦出现低血压应查明原因,进行针对性处理。

7.皮肤瘙痒

皮脂腺萎缩的老年患者、皮肤干燥、晚期癌症、黄疸及伴随糖尿病的患者,使用阿片类药物时容易出现皮肤瘙痒。应注意皮肤卫生,避免搔抓、摩擦、强刺激性外用药、强碱性肥皂等不良刺激,选择松软的棉质内衣。对于轻度瘙痒给予适当皮肤护理即可,症状严重者,可以选择局部或全身用药。局部用药主要选择无刺激性止痒药,全身用药选择 H 受体拮抗剂类的抗组胺药。

第六节　ICU 谵妄

ICU 谵妄是一组表现为急性、波动性的认知和意识障碍综合征。在 ICU 病房里,谵妄是一个严重的而且普遍存在的问题,但却并未得到充分的重视,而活动减少型谵妄则更易受到忽视。CAM-ICU 是 ICU 谵妄评估的可靠方法,可以为广大医护人员所熟知并应用,以对每一位 ICU 患者进行常规的评估,使 ICU 谵妄能够被及时诊断,并能得到充分的治疗和护理,从而改善患者的预后。

一、疾病概述

1966 年 Mckegney 首次报道了因 ICU 监护引起精神障碍的病例。日本学者黑泽提出新概念:入住 ICU 后,经 2～3 天的意识清醒期后,出现以谵妄为主的症状,后者持续 3～4 天或直至转出 ICU;症状消失后不留后遗症。专业书刊至少出现过 25 个名称,以"ICU 精神病"、"ICU 综合征"、"术后谵妄"等最多。直到最近医学界对此有了正确的认识,明确这种症状实际上是谵妄。并以"ICU 谵妄"命名。

(一)ICU 谵妄的定义

ICU 谵妄是多种原因引起的一过性的意识混乱状态。短时间内出现意识障碍和认知能力改变是谵妄的临床特征,意识清晰度下降或觉醒程度降低是诊断的关键。

(二)ICU 谵妄的分型

ICU 谵妄一般分为三种类型。

1.躁动型

躁动、对刺激过度敏感,可能有幻觉和妄想,有攻击行为。

2.抑郁型

面部无表情、说话缓慢、运动迟缓、反应迟钝和精神萎靡,容易被忽视。

3.混合型

症状常不断变化,精神状态随时改变,患者一段时间情感淡漠,短时间又变得不安宁、焦虑或易激惹。

(三)ICU 谵妄的危害

(1)住院时间延长。

(2)发生并发症的危险性增加。

(3)影响机械通气患者的脱机成功率。

(4)病死率增加。

(5)增加远期并发症或后遗症的发生率。

(6)增加医疗费用。

二、ICU 谵妄的病因

1.个体因素

(1)疾病本身的因素、引起脑功能改变的因素、电解质紊乱、术后持续低氧血症、低血压、酸碱平衡紊乱、营养不良。

(2)对疾病认识不足,病情的严重程度与患者对疾病的认识程度有关。

(3)老年患者,生理机能减退,肾上腺皮质机能低下,脑细胞能量代谢障碍,高血糖损害神经细胞。

(4)激素分泌,体内褪黑素显著降低。

2.药物因素

ICU 中常用的药物常可产生精神毒性作用。

3.环境因素

(1)视觉、听觉混乱。

(2)限制探视。

(3)信息阙如。

（4）限制活动。

三、ICU 谵妄的发生机制

目前谵妄的发生机制并不十分明确。导致谵妄状态的原因是多样的，可以分为如下三类。

(一)躯体疾病及代谢紊乱

几乎所有的 ICU 中常见的躯体疾病都能引起谵妄，尤易见于中枢神经系统疾病（脑外伤、脑血管病、脑肿瘤、颅内感染）；心搏骤停；充血性心力衰竭；心律失常；呼吸衰竭；血行感染、凝血障碍；糖尿病、肝衰竭或肾衰竭等引起的代谢紊乱；大手术后出现的谵妄也比较多。

(二)中毒和药物不良反应

明确的中毒引起的谵妄状态，相对容易发现和处理，许多 ICU 常见的药物如利多卡因、地高辛及抗胆碱药等也可以引发谵妄状态，更需要特别注意。

(三)物质(或药物)滥用和物质(或药物)戒断

患者入院后，原来长期使用的某些物质或药物如果突然戒断，易产生戒断反应。

谵妄状态经常是多种因素共同影响的结果。环境、心理及心理-社会应激因素可能起到诱发作用。老年患者和有感觉障碍的患者以及伴有焦虑的患者更容易发生谵妄。

四、ICU 谵妄的临床表现

流行病学数据显示，ICU 病房中谵妄的发生率高达 70%～87%，提示 ICU 谵妄状态的关键症状是意识障碍，且主要表现为意识清晰度的下降以及对外界的察觉与注意减退。通常伴有认知功能障碍，还常见恐怖性幻觉、错觉，也可以继发产生片断的妄想。具有急性起病、症状昼轻夜重、呈波动性、一过性病程的临床特点。结局：可继发昏迷，甚至死亡，患者对病中表现全部或者大部分遗忘。

临床表现可归结为以下几种。

（1）注意力损害（最常见）：多急性起病，症状波动性大或出现兴奋状态和抑制状态交替，症状还常常表现为昼轻夜重或"日落效应"(sun-downing)，即黄昏时症状明显加重。

（2）记忆力、定向力损害。

（3）思维混乱。

（4）睡眠—觉醒周期紊乱。

（5）意识水平改变。

（6）情感障碍。

（7）感知障碍：错觉、幻觉（幻视多见）、内容多具有恐怖性。

五、ICU 谵妄的治疗

(一)病因治疗

寻找原发病因并尽可能及时消除。

(二)非药物治疗

1.改善认知功能

房间内设置钟表、日历、收音机或电视，对患者的幻觉和错觉给予解释和纠正。

2.加强患者与家属和医务人员的交流

尽量允许家属探视，鼓励患者写纸条，准备辅助图板，不能写字的患者可用示意的方式表达需求。

3.预防伤人自伤

密切关注患者行为,危险性高时可用约束保护。

4.环境要求

将环境应激减至最小,减少噪声,维持昼夜节律(夜间调暗灯光,尽量少行操作),避免感觉剥夺。使用眼镜或助听器改善患者视觉和听觉障碍。

5.最大程度地使患者舒适

合理应用镇痛药物,运用暗示疗法、音乐疗法、交谈及给予舒适体位等非药物镇痛法。对于接受机械通气的成年 ICU 患者,镇静治疗前优先进行镇痛。

6.解除约束

减少制动、早期活动,尽可能避免身体约束。

7.避免强刺激性药物

尽量采取措施避免应用对精神起显著作用的药物。

(三)药物控制精神症状

1.氟哌啶醇

该药以其起效快,对心功能、血压、呼吸影响小,较少发生肝肾毒性而用于 ICU,其静脉制剂也具有良好安全性。可能的不良反应主要是锥体外系不良反应。肌内注射时可用 5mg 起始,效果不佳时可隔 1～2h 重复,24h 内不超过 20mg。

2.苯二氮䓬类药

宜用半衰期短者,如劳拉西泮或奥沙西泮。

3.右美托咪定

高效、高选择性的肾上腺素 α2 受体激动药,具有镇痛作用和剂量依赖性镇静作用。治疗 ICU 患者谵妄时应用右美托米啶而非苯二氮䓬类,除非谵妄与酒精或苯二氮䓬类撤除有关。

六、护理措施

1.严密观察病情

做到早期评估,积极探查,尽早发现先兆。预防脑血管并发症、掌握呼吸机的应用指征、控制感染、维持水电解质平衡、补充营养。

2.做好基础护理、预防并发症的发生

做好各项基础护理工作,增进患者的舒适度,预防压疮和肺部及泌尿系统感染等并发症的发生。同时,护士在为患者进行擦浴、导尿、灌肠等操作及患者解大小便时,注意给予遮挡,并尽可能减少患者全身裸露的次数和时间。随时注意保护患者隐私,使其感到被尊重,防止不安、抑郁情绪的产生。

3.改善环境、促进患者舒适

妥善安排治疗操作时间,合理设置监护环境,保持病室清洁、舒适、安静(白天噪音不得超过 45dB,夜间不得超过 30dB)、温湿度适宜(温度 18～22℃,湿度 50%～60%),灯光可使用柔和光线,不要直接对着患者眼睛,病房内应设有窗户,保持充足的自然采光,钟表置于患者视野范围,并适当播放轻柔舒缓的音乐。在 ICU 紧张环境中应用音乐疗法,可缓和交感神经的过度紧张,促使其感情、情绪的镇静化,并抑制各种各样的压力反应,可减少和预防 ICU 谵妄的出现。在工作中,使用各种仪器时操作动作要轻,尽量降低监护和报警声音;放置仪器尽量避免靠近患者的头部;暂时不用的仪器应关掉;患者之间用屏风或帘子隔开,如遇到抢救及患者死亡等不良场面时,应拉上床间隔帘,避免刺激清醒患者。总之,要尽可能给患者营造一个良好的休养环境,以保证其安静和足够的睡眠。

4.提高操作技能

危重患者首先渴望得到最佳和最及时的抢救,医护人员娴熟的医疗操作技术、严谨的工作作风,不仅是患者转危为安的保证,也是使患者消除恐惧,获得安全感的重要保证。护士应熟练掌握各种监护仪器的性能、操作规程、注意事项,并能对有关数据、图像、检验结果迅速做出正确分析与处理,监护仪报警时应沉着镇定,反应迅速,避免造成紧张气氛。同时,应具有敏锐的观察力,对患者的任何一个细微变化,如突然近视、记忆力减退、皮肤异样感和行为动作反常等都要认真分析,并予以详细记录和及时处理。

5.加强护患沟通

在 ICU 谵妄的防治中,语言的交流起到十分重要的作用。待患者清醒后,护士应主动向其介绍术后监护的必要性和监护室的环境以及所使用的各种治疗、监护仪器,以消除患者的紧张感,稳定其不安情绪。护士应充分考虑到患者的知情需要,尊重其想要了解各项治疗及护理操作的合理愿望,在各项治疗、护理操作前应告知患者此项操作的目的及过程,以及可能会带来的不适;操作中须与患者交流,以分散患者的注意力,从而减少患者的紧张感与疼痛。此外,护士还需要加强与医生之间的沟通,在患者病情允许的条件下,酌情考虑让其尽快转出 ICU 病房。

6.加强人文关怀、实施个性化护理

护士应尊重理解患者,细致地观察患者的心理反应,针对性地采取心理护理措施,通过开导、解释、安慰等方法,减轻或消除患者的心理障碍。为避免语言上的不慎重带给患者的不良刺激,医护人员应尽量不要在患者床旁讨论病情;对焦虑、抑郁的患者,护士要积极主动地与患者及其家属进行交流、沟通,及时了解患者焦虑、抑郁产生的原因、程度及其心理承受能力,必要时掌握患者的家庭情况、文化程度、工作情况。取得多方面的帮助和支持,以减轻其焦虑抑郁;同时,护士在对患者实施每项护理操作时,需充分考虑每位患者的社会地位、文化层次、生活环境及宗教信仰、性格、信念等不同的个性特征,有针对性地为其提供个性化护理。定时允许家属探视,增加患者与外界的交流,减轻孤单感和分离的恐惧。用叙事医学的方式了解患者内心的真实需要。

7.尽量减少约束带使用

对患者有保护作用的约束带在实际使用过程中存在不自觉的伤害。其结果使患者产生明显的心理反应,如激动、逆反、丧失尊严、恐惧等。

8.提高自理能力

当其身体情况允许时,医护人员要鼓励并协助患者床上料理个人生活,如吃饭、洗漱、活动肢体等;逐步增加活动,使其正常行为不断得到强化,逐渐摆脱自己是重病患者身份的心理,活动后肌肉和心理的放松状态可抑制焦虑情绪的发生,也可减少 ICU 谵妄的发生。

七、ICU 谵妄的预防

(1)对 ICU 成人患者只要有可能就早期活动,以减少谵妄发生率和时间。

(2)不建议应用氟哌啶醇或非典型抗精神病药预防 ICU 患者谵妄。

(3)所有危重患者实施谵妄评估,使用 CAM-ICU 评估,建议每班至少 1 次。

(4)创建战略,以减少谵妄的危险因素,包括早期功能锻炼。

(5)提高护士的认知度。

第七节　感染性休克

一、疾病概述

休克是机体在各种有害因素侵袭下引起的以有效循环血量骤减,导致组织灌注不足,细胞代谢紊乱、受损,微循环障碍为特点的病理过程。严重感染特别是革兰阴性菌感染常可引起感染性休克。感染性休克亦称脓毒性休克,是指由微生物及其毒素等产物所引起的脓毒病综合征伴休克。感染灶中的微生物及其毒素、胞壁产物等侵入血液循环,激活宿主的各种细胞和体液系统,产生细胞因子和内源性介质,作用于机体各种器官、系统,影响其灌注,导致组织细胞缺血缺氧、代谢紊乱、功能障碍,甚至多器官功能衰竭。

1991 年,美国胸科学院和重症医学学会达成一致意见,把严重感染引起的一些临床指征总结为系统性炎症反应综合征(SIRS)。如果患者符合以下临床症状的至少两种,可定义为SIRS。①体温高于 38℃ 或低于 36℃。②心率大于每分钟 90 次。③呼吸频率高于每分钟 20 次或者动脉血 PCO_2 小于 32mmHg。④白细胞大于 $12×10^9$/L 或小于 $0.4×10^9$/L 或者不成熟白细胞大于 10%。

败血症是指感染并伴有 SIRS,同时至少有 1 项指标显示器官功能或灌注不足。①低血氧:动脉 $PO_2<72$mmHg。②血乳酸升高。③少尿:尿量每小时少于 30mL 或者 0.5mL/kg。严重败血症是在败血症的基础上并发器官衰竭,临床上表现为神志淡漠、低血压、血尿肌酐升高或广泛性血管内凝血障碍。

二、病因与发病机制

(一)病因

1.病原菌

感染性休克的常见致病菌为革兰阴性菌,如肠杆菌科细菌(大肠埃希菌、克雷伯菌等)、不发酵杆菌(假单胞菌属、不动杆菌属等)、脑膜炎球菌、类杆菌等。革兰阳性菌如葡萄球菌、链球菌、肺炎链球菌、梭状芽孢杆菌等也可引起休克。某些病毒性疾病如流行性出血热,其病程中也易发生休克。某些感染,如革兰阴性菌败血症、暴发性流脑、肺炎、化脓性胆管炎、腹腔感染、菌痢(幼儿)易并发休克。

2.宿主因素

原有慢性基础性疾病,如肝硬化、糖尿病、恶性肿瘤、白血病、烧伤、器官移植以及长期接受肾上腺皮质激素等免疫抑制剂、抗代谢药物、细菌毒类药物和放射治疗，或留置导尿管或静脉导管者可诱发感染性休克。因此本病较多见于医院内感染患者，老年人、婴幼儿、分娩妇女、大手术后体力恢复较差者尤易发生。

3.特殊类型的感染性休克

中毒性休克综合征（TSS）是由细菌毒素引起的严重综合征。最初报道的 TSS 是由金葡菌所致，近年来发现类似征群也可由链球菌引起。

（二）发病机制

感染性休克的发病机制极为复杂，20 世纪 60 年代提出的微循环障碍学说，为休克的发病机制奠定了基础，目前的研究已深入到细胞和分子水平，微生物及其毒素和胞壁组分（如脂多糖、LPS 等）激活机体的各种应答细胞（包括单核—巨噬细胞、中性粒细胞、内皮细胞等）以及体液系统（如补体、激肽、凝血和纤溶等系统）产生各种内源性介质、细胞因子等，在发病中起重要作用。感染性休克是多种因素互相作用、互为因果的综合结果。在休克发生发展过程中，微血管容积的变化可经历痉挛、扩张和麻痹三个阶段，亦即微循环的变化包括缺血缺氧期，淤血缺氧期和微循环衰竭期三个阶段。

1.缺血缺氧期

此期微循环改变的特点为，除心、脑血管外，皮肤及内脏（尤其是腹腔内脏）微血管收缩，微循环灌注减少，毛细血管网缺血缺氧，其中流体静压降低，组织间液通过毛细血管进入微循环，使毛细血管网获得部分充盈（自身输液）。参与此期微循环变化的机制主要有交感—肾上腺素髓质系统释放的儿茶酚胺、肾素—血管紧张素系统、血管活性物质等。

2.淤血缺氧期

此时的特点是无氧代谢产物（乳酸）增多，肥大细胞释放组胺和缓激肽形成增多，微动脉与毛细血管前括约肌舒张，而微静脉持续收缩，白细胞附壁黏着、嵌塞，致微循环内血流淤滞，毛细血管内流体静压增高，毛细血管通透性增加，血浆外渗，血液浓缩，有效循环血量减少，回心血量进一步降低，血压明显下降，缺氧和酸中毒更明显，氧自由基生成增多，引起广泛的细胞损伤。

3.微循环衰竭期

血液不断浓缩，血细胞聚集，血液黏滞性增高，又因血管内皮损伤等原因致凝血系统激活而引起 DIC，微血管床堵塞，灌流减少，并出血等，导致多器官功能衰竭，使休克难以逆转。

三、临床症状

感染性休克可影响到身体的任何部位和器官，包括脑、心脏、肺、肝、肾、肠道等。症状包括四肢冰冷、皮肤苍白，高热或者低温、寒战、头晕、低血压、低尿量、心悸、心跳增快、躁动、神志不清、呼吸困难等。

随着休克发展，患者烦躁或意识不清，呼吸浅速，心音低钝，脉搏细速，按压稍重即消失，表浅静脉萎陷。血压下降，收缩压降低至 10.6kPa（80mmHg）以下；严重者，血压较基础水平降低 20%～30%，脉压小；皮肤湿冷、发绀，常明显头晕眼花；尿量更少，甚至无尿。

休克晚期可出现 DIC 和重要脏器功能衰竭等。DIC 常有顽固性低血压和广泛出血，如皮肤、黏膜和（或）内脏、腔道出血。多脏器功能衰竭包括如下内容。

(一)急性肾衰竭

尿量明显减少或无尿。尿比重固定,血尿素氮、肌酐和血钾增高。

(二)急性心功能不全

患者常有呼吸突然增快、发绀。心率加快、心音低钝,可有奔马律。若患者心率不快或相对缓脉,但出现面色灰暗、肢端发绀,亦为心功能不全之兆。中心静脉压升高提示右心排血功能降低或血容量过多、肺循环阻力增高;肺动脉楔压升高提示左心排血功能不全。心电图可示心肌损害、心内膜下心肌缺血、心律失常和传导阻滞等改变。

(三)急性肺功能衰竭(ARDS)

表现为进行性呼吸困难和发绀,吸氧亦不能使之缓解,无节律不整。肺底可闻细湿啰音或呼吸音降低。X线胸片摄片示散在小片状浸润阴影,逐渐扩展、融合。血气分析示 $PaO_2 <$ 9.33kPa(70mmHg),重者 $PaO_2 < 6.65kPa(50mmHg)$。

(四)昏迷

脑功能障碍引起昏迷、一过性抽搐、肢体瘫痪,以及瞳孔、呼吸改变等。

(五)其他

肝衰竭引起昏迷、黄疸等。胃肠道功能紊乱表现为肠鼓、消化道出血等。

感染性休克应与低血容量性休克、心源性休克、过敏性休克、神经源性休克等相鉴别,低血容量性休克多因大量出血(内出血或外出血)、失水(如呕吐、腹泻、肠梗阻等)、失血浆(如大面积烧伤等)等使血容量突然减少所致;心源性休克因心脏搏血功能低下所致,常继发于急性心肌梗死、急性心包堵塞、严重心律失常、各种心肌炎和心肌病、急性肺源性心脏病等;过敏性休克常因机体对某些药物(如青霉素等)或生物制品发生过敏反应所致;神经源性休克可由外伤、剧痛、脑脊髓损伤、麻醉意外等引起,可因神经作用使外周血管扩张,有效血容量相对减少所致。

四、实验室检查及辅助检查

(一)血常规

白细胞计数大多增高,在$(15\sim30)\times10^9/L$之间,中性粒细胞增多伴核左移现象。红细胞压积和血红蛋白增高为血液浓缩的标志。并发 DIC 时血小板进行性减少。

(二)病原学检查

在抗菌药物治疗前常规进行血(或其他体液、渗出物)和脓液培养(包括厌氧菌培养),分离出致病菌后做药敏试验。溶解物试验(LLT)有助于内毒素的检测。

(三)尿常规和肾功能检查

发生肾衰竭时,尿比重由初期的偏高转为低而固定(1.010 左右);血尿素氮和肌酐值升高;尿、血肌酐比值小于 20;尿渗透压降低,尿渗透压为 40mmol/L;肾衰竭指数>1;Na^+ 排泄分数>1%。

(四)酸碱平衡的血液生化检查

二氧化碳结合力(CO_2CP)为临床常测参数,但在呼吸衰竭和混合性酸中毒时,必须同时做血气分析,测定血 pH、动脉血 $PaCO_2$、标准 HCO_3^- 和实际 HCO_3^-、缓冲碱与碱剩余等。尿 pH 测定简单易行。

(五)血清电解质测定

休克时血钠多偏低,血钾高低不一,取决于肾功能状态。

(六)血清酶的测定

血清 ALT、CPK、LDH 同工酶的测量可反映肝、心等脏器的损害情况。

(七)血液流变学和有关 DIC 的检查

休克时血液流速减慢、毛细血管淤滞,血细胞、纤维蛋白、球蛋白等聚集,血液黏稠度增高,故初期血液呈高凝状态,其后纤溶亢进而转为低凝。有关 DIC 的检查包括消耗性凝血障碍和纤溶亢进两方面:前者有血小板计数、凝血酶原时间、纤维蛋白原等;后者包括凝血酶时间、纤维蛋白降解产物(FDP)、血浆鱼精蛋白副凝(3P)和酒精胶试验等。

(八)其他

心电图、X 线检查等可按需进行。

五、治疗

(一)畅通气道

休克时肺属易损的器官,休克伴有呼吸衰竭、急性呼吸窘迫综合征者病死率高,故应迅速保持呼吸道通畅,早期以鼻导管或面罩间歇给氧,呼吸困难者可做气管插管或气管切开,增加动脉血氧含量,减轻组织缺氧状态。

(二)补充血容量

由于感染性休克患者血容量不足,需要大量生理盐水或者林格液来扩充血容量。2～3 条大口径静脉通路需要尽快建立起来,经常需要中心静脉管。一般的成年人需要 3～4L,甚至 5～6L 温暖的生理盐水或者林格液快速补充到患者的循环系统中。快速输液直到患者的收缩压＞90mmHg 和心率＜100 次/分或者尿量增加。然后,输液量保持在每小时 150mL。

(三)抗生素治疗

(1)应在 1h 内静脉使用抗生素进行抗感染治疗。

(2)应联合药物进行经验性抗感染治疗,尽可能覆盖病原微生物。

(3)每日评估抗感染治疗效果,一旦获得病原微生物证据,应降阶梯治疗,以优化抗生素治疗方案,避免耐药,减少毒性,降低费用。

(4)疗程一般 7～10 天,如果患者病情改善缓慢,可延长用药时间。

(5)抗病毒治疗目标是越早越好,并通过聚合酶链反应或病毒培养获得证据。抗生素治疗应越早越好。一旦尿常规和细菌培养、血培养及敏感菌检查,及脑脊液的样品采集后,抗生素应该立刻给予。

(四)血管活性药物的应用

(1)首选去甲肾上腺素。

(2)以肾上腺素为优先替代选择(加用或代替)。

(3)可使用血管加压素(0.03μg/min)。

(4)多巴胺,仅限于心律失常风险极低、心输出量低下或心率慢的患者。

(五)积极处理原发病

感染性休克的患者,原发感染灶的存在是引起休克的重要原因,应尽早处理原发感染灶。

(六)皮质醇激素

(1)提议对感染性休克成人患者,若充分液体复苏和缩血管治疗可恢复血流动力学稳定,不用皮质醇激素;若不能恢复稳定,则建议给予氢化可的松 200mg/d 静脉持续输注。

(2)不建议使用促肾上腺皮质激素刺激试验来判断感染性休克患者的皮质功能,以决定是否需使用氢化可的松。

(3)建议使用氢化可的松的感染性休克患者不加用氟氢可的松。

(4)建议当血管活性药物撤离时,停用激素。

(5)建议激素不使用于严重脓毒症无休克的患者。感染性休克常引起肾上腺功能不足,经过以上积极的抢救治疗后,给予激素治疗帮助患者身体对抗感染反应。氢化可的松 100mg 静脉注射,可每隔 8h 重复给予。

(七)血制品的输注

(1)一旦消除组织低灌注,且没有削弱组织灌注的情况,如心肌缺血(或其他相关心脏病)、严重低氧血症、急性出血或乳酸性酸中毒,建议有必要输注红细胞使血红蛋白≥70g/L。

(2)建议新鲜冰冻血浆仅用于出血或计划进行侵入性操作时,不仅仅为纠正实验室凝血指标紊乱而使用。

(3)反对对感染性休克、严重脓毒症患者进行抗凝治疗。

(4)不建议对严重脓毒症、感染性休克患者静脉应用丙种球蛋白。

(5)不建议使用促红细胞生成素作为严重脓毒症贫血患者的治疗策略。

(八)各项指征的监测

心脏和血氧浓度监测,尿导管监测尿量,监测基本体征如血压、心律和体温,保证患者充分休息。

感染性休克的病死率较高。病死率取决于患者的年龄和身体条件、感染源、有多少器官功能衰竭、治疗的及时程度和积极程度。因为前几个条件不可能改变,医护人员应该及时处理,并积极抢救感染性休克患者,以减少病死率。

六、护理措施

(一)一般护理

(1)休克卧位:将患者头和躯干抬高 20°～30°,下肢抬高 15°～20°。

(2)病房环境:室温保持在 20℃左右为宜,感染性休克高热时,应予以物理降温,如用冰帽或冰袋等,必要时采用药物降温。

(3)饮食应营养丰富、清淡、易消化的流质、半流质饮食。

(二)基础护理

(1)加强皮肤护理:保持床单清洁、平整、干燥,每 2h 翻身、拍背,按摩受压部位。

(2)做好管道护理,防止逆行感染。

(3)做好口腔护理,协助患者咳嗽、排痰,必要时给予雾化吸入。

(4)严格无菌操作。

(5)有创面的部位按时换药,促进愈合。

(三)专科护理

1.病情观察

(1)监测生命体征:监测脉搏、血压、呼吸和体温。脉搏快而弱,血压不稳定,脉压差小为休克早期。若血压下降,甚至测不到,脉搏细弱均为病情恶化的表现。根据病情每 10～20min 测一次脉搏和血压。体温低于正常者保温,高热者降温。

(2)监测意识状态:意识和表情反映中枢神经系统血液灌注量,若原来烦躁的患者,突然嗜睡,或已经清醒的患者又突然沉闷,表示病情恶化;反之,由昏睡转为清醒,烦躁转为安稳,表示病情好转。此外,根据患者年龄特点,密切观察,及早发现变化。

(3)观察皮肤色泽及肢端温度:面色苍白、甲床青紫、肢端发凉、出冷汗,都是微循环障碍、休克严重的表现。若全身皮肤出现花纹、瘀斑则提示弥散性血管内凝血。

(4)详细记录 24h 液体出入量:尿量是作为休克演变及扩容治疗等的重要参考依据。尿量>30mL/h 提示休克好转。

2.气道护理

保持呼吸道通畅,吸氧:昏迷患者头偏向一侧,经鼻导管给氧(4～6L/min)必要时可用面罩给氧。

(四)心理护理

感染性休克患者往往起病急,病情发展快,加之抢救中使用的检测治疗仪器较多,易使患者和家属有病情危重和面临死亡的感受,出现不同程度的紧张、焦虑和恐惧。作为护士,应正确评估患者和家属对疾病的情绪反应,心理承受能力及对治疗和预后的了解程度,做好相应的心理护理。

(五)安全护理

1.建立静脉通路

迅速建立 2～3 条静脉通路,最好能建一条中心静脉管路,可随时监测 CVP 来决定输液速度。使用心电监护。

2.及时准确地执行医嘱

(1)遵医嘱及时应用抗生素。

(2)合理补液:"先晶后胶,先盐后糖,见尿补钾"。

3.其他

加强看护,做好保护性措施。

七、健康教育

(1)心理护理:注意掌握患者的心理状态,耐心开导、安慰,并与其亲人合作,消除不良因素,以增强患者战胜疾病的信心,使其主动配合治疗、护理,促进身体的康复。

(2)饮食注意营养丰富、清淡、易消化的流质、半流质饮食,如鱼汤、排骨汤、稀饭、牛奶等,宜温热,忌生冷、寒凉之品,忌过饱。

参考文献

[1]刘玉春,牛晓琳.临床护理技术及管理[M].北京:华龄出版社,2020.

[2]吴文秀.外科护理 上[M].郑州:河南科学技术出版社.2019,

[3]陈春丽,任俊翠.专科护理技术操作规范[M].北京:中国纺织出版社,2021.

[4]王梅娟,李东霞.呼吸科护理技术与重症护理要点[M].昆明:云南科技出版社,2019.

[5]陈月琴,刘淑霞.临床护理实践技能[M].郑州:河南科学技术出版社,2019.

[6]张文燕,冯英.护理临床实践[M].青岛:中国海洋大学出版社,2019.

[7]吴雯婷.实用临床护理技术与护理管理[M].北京:中国纺织出版社,2021.

[8]孔翠.临床护理综合知识[M].北京:华龄出版社,2019.

[9]周芬华,潘卫群.养老护理 医疗照护[M].上海:上海科学技术出版社,2018.

[10]彭飞.神经外科护理 500 问[M].上海:上海科学技术出版社,2021.

[11]尉伟,郭晓萍.常见疾病诊疗与临床护理[M].北京:世界图书出版公司,2020.

[12]丁小萍,彭飞.骨科疾病康复护理[M].上海:上海科学技术出版社,2020.

[13]单既利,王广军.实用儿科诊疗护理[M].青岛:中国海洋大学出版社,2019.

[14]蔚秀丽.临床儿科护理规范与实践指导[M].内蒙古:内蒙古科学技术出版社,2021.

[15]苏晗,白柳.老年营养护理[M].武汉:华中科技大学出版社,2019.